全国高等职业教育护理专业教材

人体解剖学
Human Anatomy

主　编　王效杰　乔海兵
副主编　赵凤基　赵太平　郭新庆
编　委　（按姓氏汉语拼音排序）

包翠芬（辽宁医学院）	孙慧哲（沈阳医学院）
陈永春（黑龙江中医药大学）	王登科（宁夏师范学院医学院）
程艳华（辽宁何氏医学院）	王效杰（沈阳医学院）
付世杰（济南护理职业学院）	臧　晋（沈阳医学院）
郭新庆（菏泽医学专科学校）	曾　亮（沈阳医学院）
李加善（山西大同大学医学院）	张飞宇（黑龙江农垦职业学院护理分院）
李思忠（商丘医学高等专科学校）	张芬熙（新乡医学院）
刘　富（齐齐哈尔医学院）	张敏平（泰山护理职业学院）
孟　健（山西大同大学医学院）	赵凤基（黑龙江农垦职业学院护理分院）
乔海兵（山西医科大学汾阳学院）	赵太平（广州医学院从化学院）
石　静（山西医科大学汾阳学院）	

绘　图　中国医科大学医学美术教研室
　　　　徐国成　韩秋生　荆永显　李　虹
　　　　刘　枫　李会波　王维东
秘　书　曾　亮（沈阳医学院）

北京大学医学出版社

RENTI JIEPOUXUE

图书在版编目（CIP）数据

人体解剖学/王效杰，乔海兵主编. —北京：
北京大学医学出版社，2013.6（2021.7重印）
ISBN 978-7-5659-0586-5

Ⅰ. ①人… Ⅱ. ①王… ②乔… Ⅲ. ①人体解剖学-医学院校-教材 Ⅳ. ①R322

中国版本图书馆CIP数据核字（2013）第107134号

人体解剖学

主　　编：王效杰　乔海兵
出版发行：北京大学医学出版社
地　　址：（100191）北京市海淀区学院路38号 北京大学医学部院内
电　　话：发行部 010-82802230；图书邮购 010-82802495
网　　址：http://www.pumpress.com.cn
E-mail：booksale@bjmu.edu.cn
印　　刷：中煤（北京）印务有限公司
经　　销：新华书店
责任编辑：杨　杰　　责任校对：金彤文　　责任印制：罗德刚
开　　本：787 mm×1092 mm　1/16　印张：21　字数：538千字
版　　次：2013年7月第1版　2021年7月第5次印刷
书　　号：ISBN 978-7-5659-0586-5
定　　价：52.50元

版权所有，违者必究
（凡属质量问题请与本社发行部联系退换）

全国高等职业教育护理专业教材编审委员会

学术顾问 郑修霞

主任委员 肖纯凌　沈阳医学院　　　　　　院长

副主任委员（按姓氏笔画排序）

　　　　　孔晓霞　菏泽医学专科学校　　　　副校长
　　　　　任云青　山西医科大学汾阳学院　　副院长
　　　　　向　宇　仙桃职业学院医学院　　　院长
　　　　　孙　宁　宁夏师范学院医学院　　　院长
　　　　　纪　霖　辽源职业技术学院医药分院　院长
　　　　　李正直　宁夏医科大学　　　　　　副校长
　　　　　李洪亮　黑龙江农垦职业学院　　　副院长
　　　　　战文翔　山东中医药高等专科学校　副校长
　　　　　耿　杰　淄博职业学院护理学院　　院长

委　　员（按姓氏笔画排序）

　　　　　于淑霞　王　杰　王　雁　王凤荣　王克志
　　　　　王炜振　王效杰　田　健　乔海兵　刘观昌
　　　　　刘桂萍　齐云飞　李　玲　李　琳　李晓琳
　　　　　吴晓露　宋维芳　汪晓静　张　庆　张　忠
　　　　　张　勇　张凤萍　张炳盛　张翠华　陆予云
　　　　　陈宝琅　陈艳东　陈焕芬　邵爱玉　郑友凡
　　　　　袁志勇　倪月秋　高占玲　郭　宏　唐慧玲
　　　　　鹿瑞云　景汇泉　鲁春光　谢明夫　潘永忠

序

护理工作是医疗卫生工作的一个重要组成部分,护理事业健康发展关系到人民群众的健康和生命安全。随着医学模式的转变,对护理工作和护理人员的要求越来越高。近年来国家陆续发布了《国家中长期教育改革和发展规划纲要(2010—2020年)》、《关于全面提高高等职业教育教学质量的若干意见》以及新的《全国护士执业资格考试大纲》等文件,对高等职业教育护理专业教学提出了更高要求,教材建设也相应地面临新的考验。护理高等职业教育在为我国培养护理人才、提高人民健康水平中,发挥着极其重要的作用,如何发展护理高等职业教育已成为护理教育领域关注的首要问题。因此,只有不断更新观念,深化改革,抓住机遇,才能迎接新的挑战,使护理高等职业教育不断发展。

《教育部关于加强高职高专教育人才培养工作的意见》中指出:大力发展高等职业教育,培养和造就适应生产建设、管理、服务和技术第一线的高等技术应用型人才,客观上要求必须高度重视高等职业教育的教材改革和建设。本套教材正是为了适应新时期医学护理教育发展趋势,满足高等职业护理教育工作者和广大护理专业学生的需要而编写的。教材结合高等职业教育护理人才培养目标,内容与时俱进,充分体现护理特色,强调基础知识与基本技能并重,突出适用性、科学性、新颖性,体现"整体护理"和以"人"为中心的护理理念,引导学生自主学习。教材注重专业核心能力培养,与执业护士资格考试和护理实践紧密结合,紧跟临床护理的发展方向,加入"考点"、"案例"、"知识链接"等,具有很好的实用性。本套教材涵盖基础课教材七部:《人体解剖学》《组织学与胚胎学》《生物化学》《生理学》《病理学与病理生理学》《护理药理学》《病原生物学与免疫学》;专业课教材十六部:《基础护理学》《健康评估》《内科护理学》《外科护理学》《妇产科护理学》《儿科护理学》《急救护理学》《精神科护理学》《护理心理学》《护理学导论》《护理管理学》《中医护理学》《护理礼仪与人际沟通》《老年护理学》《社区护理学》《护理伦理学》。教材形式包括主教材、配套教材、多媒体课件。教材编写淡化学科意识,强化专业理念,注重体现医学人文教育理念,以促进学生素质的全面提高。在客观上,本套教材反映了当今护理学领域的新理论、新技术和新进展,拓展了护理教育的视野。

本套教材以专业培养目标为导向,以职业技能教育为根本,满足学科需要、教学需要、社会需要，既可以作为医学院校高等职业教育护理专业的教材，也可以作为临床医护人员了解和掌握护理问题的参考书。教材的编写得到全国多所医学院校领导及广大教育工作者大力支持和帮助，百余位奋斗在教学、科研和临床一线的学者专家，群策群力，同心同德，汇集各自的智慧和心血，阐述护理专业知识，介绍学科最新进展，汇编成本套教材，在此表示由衷感谢。

由于水平所限，整套教材编写难免存在提法不当和不足之处，诚挚期待医学教育界同仁和广大读者予以批评指正。

前 言

随着高等医学教育改革的不断深化，教材建设也在科学地发展。《人体解剖学》由北京大学医学出版社组织全国15所高等医学院校具有多年教学及实践经验的教师编写而成，教材共分9章。本教材面向全社会，以培养全面素质型及实用型人才为教育理念，教材内容与教学大纲及学生培养目标相符，是一本符合学生实际、图文并茂，具有一定学术价值的教科书，适合国内高等职业教育护理专业学生及教师使用。

根据目前医学科学的发展，本教材的编写在保证学习基础理论、基本知识和基本技能训练的基础上，重点突出了思想性、科学性、先进性、启发性和适应性。为帮助提高学生的医学专业英语水平，本教材以全国自然科学名词审定委员会公布的《人体解剖学名词》为准，对重点解剖学名词增加了中英文专业词汇对照表。

人体解剖学是一门形态科学，本教材在编写上体现了视觉效果，突出了以图带学的特色。该书共配有经过全新设计绘制的线条和套色插图323幅。教材按人体系统进行描述，并在每章节内附加了"知识链接"、"考点"内容，以提高学生的独立思考和创新思维能力。

本教材编写期间得到了北京大学医学出版社和编者所在学校的大力支持及帮助，在此一并致以衷心的感谢！

本教材的出版希望能对护理专科的教学改革起到一定的促进作用，但由于编者水平、能力和学识有限，编写周期短，在内容的取舍上难免有不妥和疏漏之处，敬请读者不吝赐教。

王效杰　乔海兵

目 录

绪论 …………………………………… 1
  一、人体解剖学的定义和在医学中地位 …………………………………… 1
  二、人体解剖学的分科及发展 …… 1
  三、人体的组成和分部 …………… 2
  四、人体解剖学的常用方位术语 … 2
  五、学习人体解剖学的基本观点和方法 …………………………………… 3
  六、变异、异常和畸形的概念 …… 4

第一章 运动系统
第一节 骨 ………………………… 5
  一、概述 …………………………… 5
  二、躯干骨 ………………………… 8
  三、颅骨 …………………………… 13
  四、上肢骨 ………………………… 21
  五、下肢骨 ………………………… 24
第二节 骨连结 …………………… 29
  一、概述 …………………………… 29
  二、躯干骨的连结 ………………… 32
  三、颅骨的连结 …………………… 36
  四、上肢骨的连结 ………………… 37
  五、下肢骨的连结 ………………… 41
第三节 肌学 ……………………… 48
  一、概述 …………………………… 48
  二、躯干肌 ………………………… 51
  三、头颈肌 ………………………… 58
  四、上肢肌 ………………………… 61
  五、下肢肌 ………………………… 68

第二章 消化系统 …………………… 76
  概述 ………………………………… 76
  一、内脏的概念和一般结构 ……… 76
  二、胸、腹部标志线和腹部分区 … 77
  三、消化系统的组成 ……………… 78

第一节 消化管 …………………… 78
  一、口腔 …………………………… 78
  二、咽 ……………………………… 83
  三、食管 …………………………… 85
  四、胃 ……………………………… 86
  五、小肠 …………………………… 87
  六、大肠 …………………………… 89
第二节 消化腺 …………………… 93
  一、肝 ……………………………… 93
  二、胰 ……………………………… 97

第三章 呼吸系统 …………………… 99
第一节 呼吸道 …………………… 100
  一、鼻 ……………………………… 100
  二、咽（见消化系统） …………… 102
  三、喉 ……………………………… 102
  四、气管和主支气管 ……………… 104
第二节 肺 ………………………… 105
  一、肺的位置和形态 ……………… 105
  二、肺内支气管与肺段 …………… 107
第三节 胸膜 ……………………… 107
  一、胸膜和胸膜腔的概念 ………… 107
  二、壁胸膜的分部和胸膜隐窝 …… 107
  三、肺与胸膜的体表投影 ………… 108
第四节 纵隔 ……………………… 109
  一、纵隔的概念和境界 …………… 109
  二、纵隔的分部 …………………… 109
  三、纵隔的内容 …………………… 109

第四章 泌尿系统 …………………… 111
第一节 肾 ………………………… 111
  一、肾的形态 ……………………… 111
  二、肾的位置和毗邻 ……………… 112
  三、肾的结构 ……………………… 113
  四、肾的被膜 ……………………… 113

五、肾的血管与肾段 …………… 114
第二节　输尿管 ………………… 114
　一、输尿管的位置及分部 ……… 114
　二、输尿管的狭窄 ……………… 115
第三节　膀胱 …………………… 115
　一、膀胱的形态 ………………… 115
　二、膀胱的位置和毗邻 ………… 116
第四节　尿道 …………………… 116

第五章　生殖系统 ………………… 118
第一节　男性生殖系统 ………… 118
　一、内生殖器 …………………… 118
　二、外生殖器 …………………… 122
　三、男性尿道 …………………… 124
第二节　女性生殖系统 ………… 125
　一、内生殖器 …………………… 125
　二、外生殖器 …………………… 130
附一　乳房 ……………………… 130
　一、乳房的位置与形态 ………… 131
　二、乳房的结构特点 …………… 132
附二　会阴 ……………………… 132
　一、肛三角 ……………………… 132
　二、尿生殖三角 ………………… 134
附三　腹膜 ……………………… 135
　一、腹膜与腹膜腔 ……………… 135
　二、腹膜与腹、盆腔脏器的关系 … 136
　三、腹膜形成的结构 …………… 136

第六章　脉管系统 ………………… 141
第一节　心血管系统 …………… 141
　一、概述 ………………………… 141
　二、心 …………………………… 144
　三、动脉 ………………………… 156
　四、静脉 ………………………… 171
第二节　淋巴系统 ……………… 182
　一、淋巴管道 …………………… 183
　二、淋巴器官 …………………… 186
　三、人体各部的淋巴引流 ……… 187

第七章　感觉器 …………………… 196
第一节　视器 …………………… 196
　一、眼球 ………………………… 196
　二、眼副器 ……………………… 199
　三、眼的血管和神经 …………… 201
第二节　前庭蜗器 ……………… 203
　一、外耳 ………………………… 203
　二、中耳 ………………………… 205
　三、内耳 ………………………… 208
声音的传导 ……………………… 210

第八章　神经系统 ………………… 212
第一节　概述 …………………… 212
　一、神经系统的区分 …………… 212
　二、神经系统的组成 …………… 213
　三、神经系统的常用术语 ……… 213
　四、神经系统的活动方式 ……… 214
第二节　中枢神经系统 ………… 214
　一、脊髓 ………………………… 214
　二、脑 …………………………… 220
　三、神经系统的传导通路 ……… 245
　四、脑和脊髓的被膜、血管及脑脊
　　　液循环 …………………… 254
第三节　周围神经系统 ………… 265
　一、脊神经 ……………………… 265
　二、脑神经 ……………………… 274
　三、内脏神经系统 ……………… 286

第九章　内分泌系统 ……………… 295
　一、甲状腺 ……………………… 295
　二、甲状旁腺 …………………… 296
　三、肾上腺 ……………………… 297
　四、垂体 ………………………… 297
　五、松果体 ……………………… 298
　六、胸腺 ………………………… 299

《人体解剖学》教学大纲 ………… 300
主要参考文献 ……………………… 308
中英文专业词汇对照表 …………… 309

绪　论

一、人体解剖学的定义和在医学中的地位

人体解剖学 human anatomy 是阐述正常人体器官位置、形态、结构、相关功能及其发生、发展规律的一门科学。医学生学习人体解剖学的目的在于掌握和理解人体器官的形态结构、位置与毗邻、生长发育规律及其功能意义。只有掌握正常人体的形态结构，才能判断人体的正常与异常，区别生理与病理状态，从而对疾病进行正确的诊断和治疗。因此，人体解剖学是学习基础医学和临床医学各学科的先修课程，是一门重要的医学基础课程。

二、人体解剖学的分科及发展

根据研究方法和叙述方式的不同，人体解剖学可分为以下学科：系统解剖学 systematic anatomy 是将人体器官划分为若干功能系统来进行描述和研究的学科；局部解剖学 regional anatomy 是在系统解剖学的基础上按局部（头、颈、胸、腹、盆、会阴、上肢、下肢等）来研究人体各部分的形态结构和相互关系的学科；为适应 X 线、计算机断层显像（CT）、超声或磁共振成像等应用，研究人体在不同层面上各器官形态结构、毗邻关系的学科，称断层解剖学 sectional anatomy；结合临床需要，以临床各科应用为目的进行人体解剖学研究的学科，称临床解剖学 clinical anatomy；专门为外科学研究与外科手术应用而进行人体解剖学研究的学科，称外科解剖学 surgical anatomy；应用 X 线研究人体形态结构的则称 X 线解剖学 X-ray anatomy；研究人体在生活过程中各器官形态结构的变化规律，或在特定条件下观察外因对人体器官形态结构变化影响的解剖学，称功能解剖学 functional anatomy；以研究体育运动或提高体育运动效果为目的的解剖学，称运动解剖学 locomotive anatomy。随着医学与生物学的迅猛发展，形态学的研究已进入分子生物学水平，对人体的研究会更深入，将会有一些新的学科不断从解剖学中分化出去，但广义上仍属于解剖学的范畴。

人体解剖学是一门古老的学科。在古代，春秋战国时期我国中医典籍《黄帝内经》中就有关于人体结构"其尸可剖而视之"的记载。古希腊名医 Hippocrates 进行过动物解剖，并以论著较详细地记述了心、肺、颅骨等器官的结构。解剖学家 Galen 著有较完整的论著《医经》，记载了血液、心脏、脑神经等结构，指出了血管内流动的是血液。此后，欧洲文艺复兴时期，人体解剖学的创始人——解剖学家 Vesalius 写出了人体解剖学巨著《人体构造》七卷，为人体解剖学奠定了坚实的基础。Harvey 的动物实验研究证明了血液循环的原理，提出心血管系统是一套封闭的管道系统。清朝王清任的论著《医林改错》，修正了许多解剖学内容。

20 世纪，随着科学技术日新月异的发展和应用，人类可借助各种仪器和方法观察人体结构，使观察活体的人体内部结构成为了现实。20 世纪 30 年代，电子显微镜问世，使形态科学研究进入到分子生物学水平。至 20 世纪末，我国著名解剖学家钟世镇院士也开展了"数字虚拟人"的研究。

综上所述，形态科学研究随着研究手段和方法的不断革新而发展，经历了大体解剖学、显微解剖学、超微结构解剖学和数字解剖学等阶段。我们相信随着科学技术的发展，人体解剖学将不断得到补充、完善和发展。

三、人体的组成和分部

人体结构和功能最基本的单位是细胞 cell。形态相似、功能相近的细胞通过细胞间质结合在一起，形成组织 tissue。人体有四种基本组织，即上皮组织、结缔组织、肌组织和神经组织。几种不同的组织组成一定形态并完成一定生理功能，称器官 organ。许多器官连结在一起，完成一系列共同的生理功能，称系统 system。人体有运动系统、消化系统、呼吸系统、泌尿系统、生殖系统、脉管系统、感觉器、神经系统和内分泌系统九大系统。全部系统组合成一完整的人体 human body。人体可分为以下部分：头部、颈部、胸部、腹部、盆部、会阴部、上肢和下肢。

四、人体解剖学的常用方位术语

为了正确描述人体各器官的形态结构和位置关系，必须使用公认的、统一的标准姿势和描述用语，以利于交流，避免混乱。这些标准姿势和术语是每一个学习解剖学和医学的人必须首先掌握并自觉运用的。

（一）人体的标准姿势

标准姿势也称解剖学姿势 anatomical position，是为正确描述人体各局部、器官及其结构的位置关系而特别规定的一种标准姿势。该姿势为人体直立，两眼向前平视，上肢自然下垂于躯干两侧，两足并拢，掌心和足尖向前（图绪-1）。描述人体任何结构时均应以此姿势为准，即使被观察的对象（尸体、标本、模型或患者）是处于俯卧、仰卧、侧卧、横位或倒置状态，或只是身体的一部分，也要按人体的标准姿势对它们进行描述。

（二）常用的方位术语

上 superior 和下 inferior：近头端的为上或颅侧 cranial，近足端的为下或尾侧 caudal。

前 anterior 和后 posterior：近腹面的为前或腹侧 ventral，近背面的为后或者背侧 dorsal。

内侧 medial 和外侧 lateral：靠近正中矢状面的为内侧，反之为外侧。

内 internal 和外 external：靠近内腔

图绪-1　解剖学姿势

的为内，远离内腔的为外。

浅 superficial 和深 deep：接近身体表面或器官表面者为浅，远离者为深。

描述四肢各部的结构时，常用下列用语代替上和下、前和后、内侧和外侧。

近侧 proximal 和远侧 distal：接近躯干的为近侧，远离的为远侧。

尺侧 ulnar 和桡侧 radial：即前臂的内侧和外侧。

胫侧 tibial 和腓侧 fibular：即小腿的内侧和外侧。

掌侧 palmar、足底侧 plantar 和足背侧 dorsal：掌侧为手的前面，足底侧为足的下面，二者的反面为背侧。

（三）轴和面

人体或器官任一局部的空间范围，均可在解剖学姿势下设置三个相互垂直的轴和面（图绪-1）。

1. 轴

（1）垂直轴 vertical axis：为上下方向垂直于地平面，与人体长轴平行的轴。

（2）矢状轴 sagittal axis：为前后方向与垂直轴垂直，平行于地平面的轴。

（3）冠状轴 coronal axis：又称额状轴，为左右方向与上述两轴相垂直的轴。

2. 面

（1）矢状面 sagittal plane：按前后方向将人体或器官纵切为左、右两部分，其断面即为矢状面。将人体分为左右对称的矢状面，称正中矢状面 median sagittal plane。

（2）冠（额）状面 coronal frontal plane：为按左右方向将人体纵切为前、后两部分的断面。

（3）水平面 horizontal plane：与人体的垂直轴垂直的平面，将人体横切为上、下两部。有时该平面也称为横切面 transverse plane。

五、学习人体解剖学的基本观点和方法

人体解剖学是一门形态学科，掌握以下几点才能准确地认识和理解人体形态结构及其演变规律。

1. 形态与功能相联系的方法 人体的形态结构与功能是密切相关的，每个器官都有一定的形态结构，这些形态结构是它们行使一定功能的结构基础。因此，在学习的过程中理解形态与功能的这种辩证关系，有利于更好地理解和记忆解剖学知识。

2. 理论与实际相结合的方法 学习的目的是为了应用，学习解剖学是为了更好地认识人体。解剖学是一门实践性很强的学科，在学习中，不应惧怕尸体和甲醛（福尔马林）刺激，要尽早进入角色，适应解剖学特殊的学习环境；必须把听课、实验和复习结合起来，把教材中的叙述、图谱和标本、模型的观察结合起来；要认真进行解剖操作和勤于观察标本、模型；要学会从标本联想到活体，比较分析它们的共性和个性；要适当地和临床应用联系起来，在理解的基础上进行记忆。只有这样才能学到有关人体解剖学比较完整的知识。

3. 局部与整体统一的观点 在学习人体解剖学的过程中，虽然是从基本组织至器官系统及各个局部进行学习，但必须认识到人体是一个统一的整体，它由许多器官或局部有机地构成，各局部都是整体的一部分，它们在结构和功能上是互相联系又互相影响的，局部的改变或损伤不仅影响到相邻的局部，而且影响到整体。因此，在观察和学习过程中，既要善于从局部联想到整体，从表面透视到内部，也要注意从整体的角度来理解个别器官和局部，从

而更深刻地把握整体与局部的关系。这样才能更系统地学好这门课程。

4．进化发展的观点　人类是物种进化的产物，是由低等动物经过长期发展而来的，是种系发生的结果。在人胚胎发生和器官发生过程中可以反映出这种演变过程，例如胚胎早期鳃弓和尾芽的出现和消失等。此时，在个体发生过程中，人体器官的位置、形态和结构由于胚胎发育异常，常出现变异或畸形。现代人仍在不断地发展、变化。人出生以后也在不断地发展，不同年龄、不同社会生活、不同劳动条件等，均可影响人体形态结构的发展；不同性别、不同地区、不同种族的人，以至于每一个个体均可有差异，这些都是正常现象。只有运用进化发展的观点去探讨人体的形态结构，才能更好地理解这些差异或畸形，从而更好地认识人体。

六、变异、异常和畸形的概念

人体结构虽然基本相同，但由于受遗传、环境、社会、营养、职业和体育锻炼等因素的影响，每个人身体的大小、高矮、胖瘦及脏器的形态、位置等都可能有差别，这些差别可综合为不同的体型，如瘦长型、矮胖型和适中型等。体型的差异一般都属于正常情况，而不是病态。

在解剖时，常可见到器官的位置和形态以及血管和神经的分支、分布和行程等可有多种形式。大多数的形式与书本描述是一致的，可认为是正常。但有少数或一部分会出现与正常不同的现象，一般称为异常 abnormality。在异常中，那些偏离了统计学所描述的正常范围，但差异无统计学意义，也未造成功能障碍或外观障碍者，称变异 variation；那些离正常范围太远，与正常相比，呈显著不同的形态，其外观、形态、结构不但发生了改变，而且还严重影响了正常功能者，称畸形 malformation。

第一章 运动系统

> **学习目标**
> 1. 掌握骨的分类和构造；躯干骨、上肢骨、下肢骨的名称、位置及主要结构；颅骨的构成；关节的基本结构和辅助结构及其特点；躯干骨的连结形式及各自的特点；颅骨的连结及特点；咀嚼肌的名称和功能；躯干肌的名称、形态和功能。
> 2. 熟悉鼻腔的结构和鼻旁窦的名称、位置及其开口部位；骨连结的分类；关节的基本运动形式；四肢骨各关节的构成和特点；四肢肌的名称、形态和功能。
> 3. 了解颅底内面观的形态结构及其交通；全身骨性标志；骨盆的性别差异；足弓的构成及特点；骨骼肌的辅助结构。

运动系统由骨、骨连结和骨骼肌构成，约占成人体重的60%。全身各骨借骨连结相连形成骨骼，构成人体的支架，赋予人体的基本形态，支持体重，保护内脏。骨骼肌附着于骨，在神经系统调控下进行收缩和舒张，牵引骨骼改变位置和角度，产生运动。在运动过程中，骨起着杠杆作用，骨连结为运动的枢纽，骨骼肌为动力器官。

第一节 骨

一、概述

骨 bone 是人体重要的器官之一。骨组织主要由骨细胞、胶原纤维和基质等构成，具有一定的形态，外被骨膜，内容骨髓，含有丰富的血管、淋巴管及神经，能不断进行新陈代谢和生长发育，并具有修复、再生和重塑的能力。经常锻炼可以促进骨的良好发育，长期废用则可出现骨质疏松。骨基质中有大量钙盐和磷酸盐，是人体钙、磷的储存库，参与体内钙、磷代谢。骨髓具有造血功能。

（一）骨的分类

成人有206块骨（图1-1），可分为颅骨、躯干骨和四肢骨三部分。前二者也称为中轴骨。按形态，可将骨分为4类：

1. 长骨 long bone 呈长管状，分布于四肢，如股骨和掌骨等。长骨分一体两端，体又称骨干 diaphysis，内有空腔称髓腔 medullary cavity，容纳骨髓。体表面有1~2个血管出入的孔，称滋养孔。两端膨大称骺 epiphysis，其表面有一光滑的关节面，与相邻关节面构成关节。骨干与骺相邻的部分称干骺端 metaphysis，幼年时保留一片软骨，称骺软骨 epiphysial cartilage。骺软骨细胞不断分裂繁殖和骨化，使骨不断加长。成年后，骺软骨骨化，骨干与骺融为一体，其间遗留一骺线 epiphysial line。

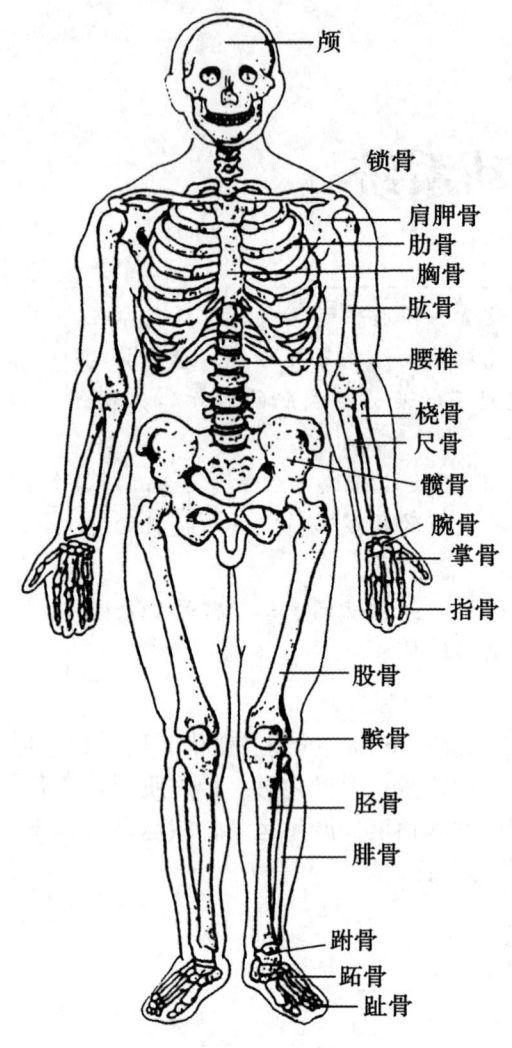

图 1-1　全身骨骼

2．短骨 short bone　形似立方体，多成群分布于连结牢固且较灵活的部位，如腕骨和跗骨。

3．扁骨 flat bone　呈板状，主要构成颅腔、胸腔和盆腔的壁，起保护作用，如颅盖骨和肋骨。

4．不规则骨 irregular bone　形状不规则，如椎骨。有些不规则骨内有腔洞，称含气骨 pneumatic bone，如上颌骨。

在某些肌腱内的扁圆形小骨，称籽骨 sesamoid bone。籽骨在运动中减少摩擦和改变力的方向，如髌骨和第一跖骨头下的籽骨。

骨的表面因受肌肉牵拉，血管、神经的走行和贯通以及与周围脏器毗邻而产生一定的形态并被赋予特定的名称，如突起、凹陷、空腔等。

（二）骨的构造

1．骨质　由骨组织构成，分密质和松质。骨密质 compact bone 质地致密，耐压性强，分布于骨的表面。骨松质 spongy bone 呈海绵状，由相互交织的骨小梁 trabeculae 排列而成，配布于骨的内部。骨小梁按照骨所承受的压力和张力的方向排列，因而骨能承受较大的重量。颅盖骨表层为密质，分别称为外板和内板，外板厚而坚韧，富有弹性，内板薄而松脆，故颅骨骨折多见于内板。内、外板之间为骨松质，称板障 diploe，有板障静脉经过。

2．骨膜 periosteum　除关节面的部分外，新鲜骨的表面都覆有骨膜。骨膜由纤维结缔组织构成，含有丰富的血管和神经，对骨的营养、再生和感觉有重要作用。骨膜可分为内、外 2 层，外层致密，有许多胶原纤维束穿入骨质，使之固着于骨面；内层疏松，有成骨细胞和破骨细胞，具有产生新骨质、破坏原骨质和重塑骨的功能。幼年期骨细胞功能活跃，可促进骨的生长；成年时处于相对静止状态。但当骨发生损伤（如骨折）时，骨膜又重新启动成骨功能，促进骨折的修复愈合。如骨膜剥离太多或损伤过大，则骨折愈合困难。

衬在骨髓腔内面和骨松质间隙内的骨膜称骨内膜 endosteum，是一层菲薄的结缔组织，也含有成骨细胞和破骨细胞，有造骨和破骨的功能。

3．骨髓 bone marrow　充填于骨髓腔和骨松质间隙内（图 1-2）。胎儿和幼儿的骨髓有造血功能，内含不同发育阶段的红细胞和某些白细胞，呈红色，称红骨髓 red bone marrow。5 岁以后，长骨骨干内的红骨髓逐渐被脂肪组织代替，呈黄色，称黄骨髓 yellow bone marrow，失去造血能力。但在慢性失血过多或重度贫血时，黄骨髓能转化为红骨髓，恢复造血功能。在椎骨、髂骨、肋骨、胸骨及肱骨和股骨等长骨的骺内，终生都是红骨髓，因

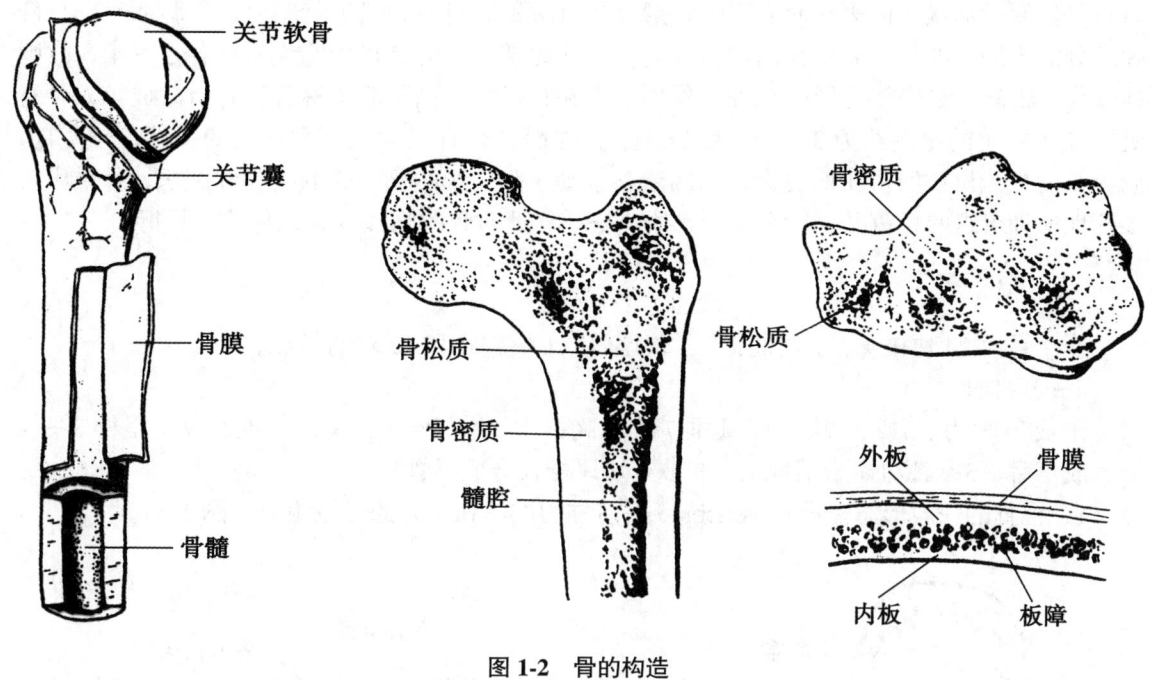

图 1-2 骨的构造

此，临床常选髂前上棘或髂后上棘等处进行骨髓穿刺，检查骨髓象。

4．骨的血管、淋巴管和神经

（1）血管：长骨的动脉包括滋养动脉、干骺端动脉、骺动脉及骨膜动脉。滋养动脉是长骨的主要动脉，一般有1～2支，经骨干的滋养孔进入骨髓腔，分升支和降支达骨端。分支分布到骨干骨密质的内层、骨髓和干骺端，在成年人可与干骺端动脉及骺动脉的分支吻合。干骺端动脉和骺动脉均发自邻近动脉，从骺软骨附近穿入骨质。上述各动脉均有静脉伴行。不规则骨、扁骨和短骨的动脉来自骨膜动脉或滋养动脉。

（2）淋巴管：骨膜的淋巴管很丰富，但对于骨质内是否存在淋巴管，尚有争论。

（3）神经：伴滋养血管进入骨内，分布到中央管（哈弗斯管）的血管周围间隙中，主要为内脏传出纤维，分布到血管壁；躯体传入纤维则多分布于骨膜。骨膜对张力或撕扯的刺激较为敏感，故骨脓肿和骨折常引起剧痛。

  知识链接

当大量失血或重度贫血时，黄骨髓可转化为红骨髓，恢复造血功能。在椎骨、髂骨、肋骨、胸骨、肱骨和股骨的近侧端松质内，终生都是红骨髓。因此，临床常选髂前上棘等处进行骨髓穿刺，检查骨髓象。

（三）骨的化学成分和物理性质

骨主要由有机质和无机质组成。有机质主要是骨胶原纤维束和黏多糖蛋白，构成骨的支架，赋予骨以弹性和韧性。无机质主要是碱性磷酸钙，使骨坚硬、挺实。脱钙骨（去掉无机质）仍具原骨形状，但柔软而有弹性；煅烧骨（去掉有机质）虽形状不变，但脆而易碎。两种成分的比例，随年龄的增长而发生变化。幼儿时期，骨的有机质和无机质各占一半，故弹性较大，柔软，易发生变形，在外力作用下不易骨折或折而不断，称青枝骨折。成年人骨有机质和无机质的比例约为3：7，最为合适，因而骨具有很大硬度和一定的弹性，较坚韧。老年人的骨无机质所占比例更大，但因激素水平下降，影响钙、磷的吸收和沉积，骨质出现多孔性，骨组织的总量减少，表现为骨质疏松症，此时骨的脆性较大，易发生骨折。

二、躯干骨

躯干骨由24块椎骨、1块骶骨、1块尾骨、1块胸骨和12对肋组成。

（一）椎骨

未成年时为32或33块，即颈椎7块，胸椎12块，腰椎5块，骶椎5块，尾椎3～4块。成年后，5块骶椎融合成骶骨，3～4块尾椎长合成尾骨。

1．椎骨的一般形态　椎骨 vertebrae 由前方的椎体和后方的椎弓组成（图1-3）。

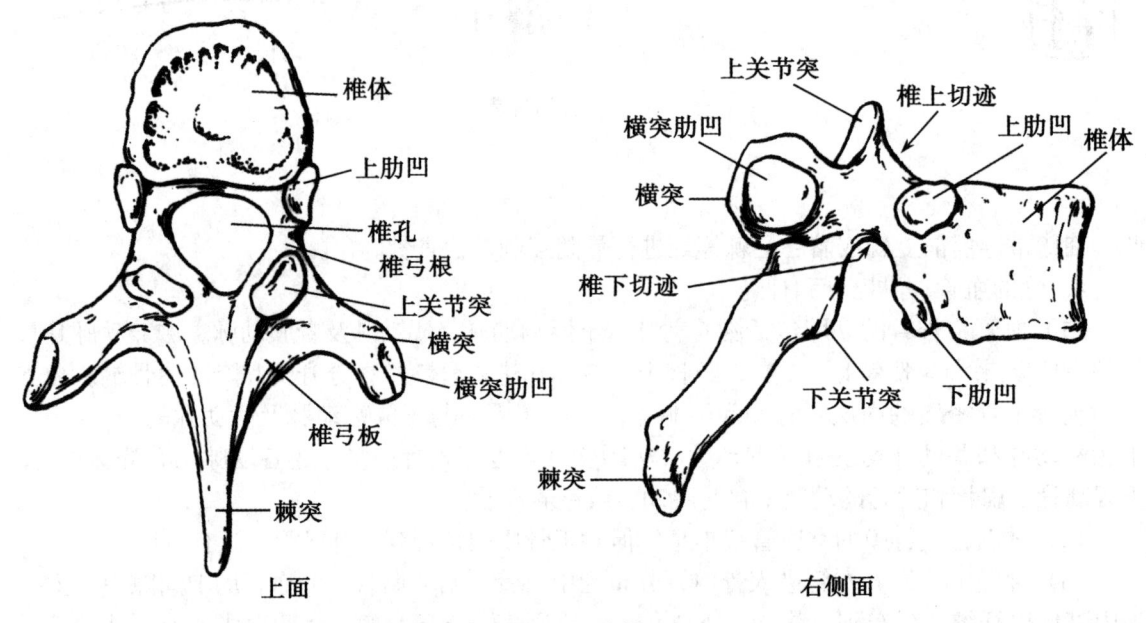

图1-3　胸椎

椎体 vertebral body 呈短圆柱形，是椎骨负重的主要部分，上、下面皆粗糙，借椎间盘与相邻近的椎骨相接。椎体后面与椎弓共同围成椎孔 vertebral foramen。各椎孔贯通，构成容纳脊髓的椎管 spinal canal。

椎弓 vertebral arch 为弓形骨板，是连接椎体的缩窄部分，称椎弓根 pedicle of vertebral arch，根的上、下缘各有一切迹，分别称椎上、下切迹。相邻椎骨的椎上、下切迹共同围成椎间孔 intervertebral foramina，有脊神经和血管通过。两侧椎弓根向后内扩展变宽的部分，称椎弓板 lamina of vertebral arch，两侧在中线会合。由椎弓发出7个突起：①棘突 spinous process 1个，由椎弓后面正中伸向后方或后下方，尖端可在体表扪到。②横突 transverse process 1对，从椎弓根与椎弓板移行处伸向两侧。棘突和横突都是肌和韧带的附着处。③关节突 articular process 2对，在椎弓根与椎弓板结合处分别向上、下方突起，即上关节突和下关节突，相邻关节突构成关节突关节。

2．各部椎骨的主要特征

（1）胸椎 thoracic vertebrae：椎体横断面呈心形，其两侧面上、下缘分别有上、下肋凹，与肋头相关节。横突末端有横突肋凹与肋结节相关节。关节突的关节面几乎呈冠状位，上关节突的关节面朝向后，下关节突的关节面则朝向前。棘突较长，向后下方倾斜，呈叠瓦状排列（图1-3）。

（2）颈椎 cervical vertebrae：椎体横断面呈椭圆形。上、下关节突的关节面几乎呈水平位。第3～7颈椎体上面侧缘向上突起称椎体钩 uncus corporis vertebrae。椎体钩与上位椎体下面的两侧唇缘相接，形成钩椎关节，又称 Luschka 关节。如锥体钩过度增生肥大，可使椎间孔狭窄，压迫脊神经，产生颈椎病的症状和体征。颈椎椎孔呈三角形。横突有孔，称横突孔 transverse foramen，有椎动脉和椎静脉通过。第6颈椎横突末端前方的结节特别隆起，称颈动脉结节。当头部出血时，可用手指将颈总动脉压于此结节，进行暂时止血。第2～6颈椎的棘突较短，末端分叉（图1-4）。

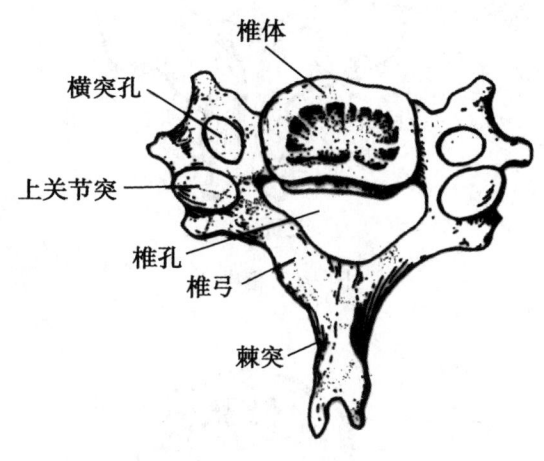

图1-4　颈椎（上面）

第1颈椎又名寰椎 atlas，呈环状，无椎体、棘突和关节突，由前弓、后弓及侧块组成（图1-5）。前弓较短，后面正中有齿关节凹（齿突凹），与枢椎的齿突相关节。侧块连接前、后两弓，上面各有一椭圆形关节面与枕髁相关节，下面有圆形关节面与枢椎上关节面相关节。后弓较长，上面有横行的椎动脉沟，有椎动脉通过。

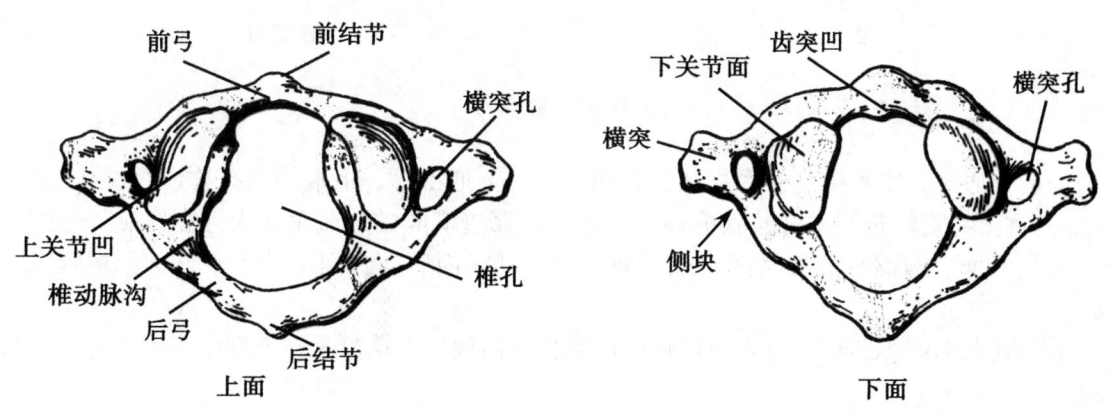

图1-5　寰椎

第2颈椎又名枢椎 axis，特点是椎体向上伸出齿突，与寰椎齿突凹相关节（图1-6）。齿突原为寰椎椎体，在发育过程中脱离寰椎而与枢椎椎体融合。

第7颈椎又名隆椎 prominent vertebra，棘突特别长，末端不分叉，活体易于触及，常作为计数椎骨序数的标志。

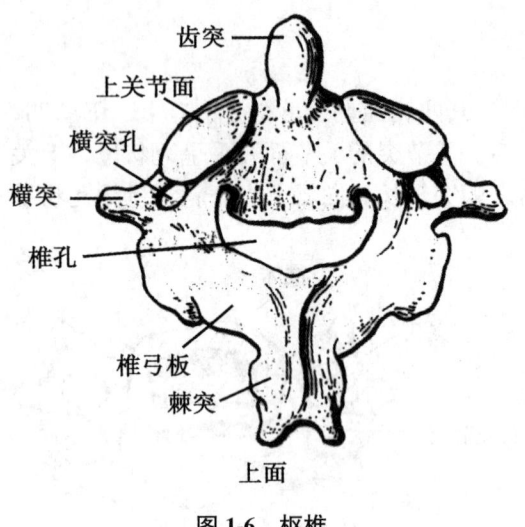

图1-6 枢椎

(3) 腰椎 lumbar vertebrae：在全部椎骨中，椎体最为粗壮，横断面呈肾形。椎孔呈卵圆形或三角形。上、下关节突粗大，关节面几乎呈矢状位。棘突宽而短，呈板状，水平伸向后方（图1-7）。各棘突间的间隙较宽，临床上可于此行腰椎穿刺术。

(4) 骶骨 sacrum, sacral bone：由5块骶椎融合而成，呈三角形，底在上，尖向下，盆面（前面）凹陷，上缘中份向前隆凸，称岬 promontory。盆面中部有4条横线，是椎体融合的痕迹。横线两端有4对骶前孔。背面粗糙隆凸，正中线上有骶正中嵴，嵴外侧有4对骶后孔。骶前、后孔均与骶管相通，分别有骶神

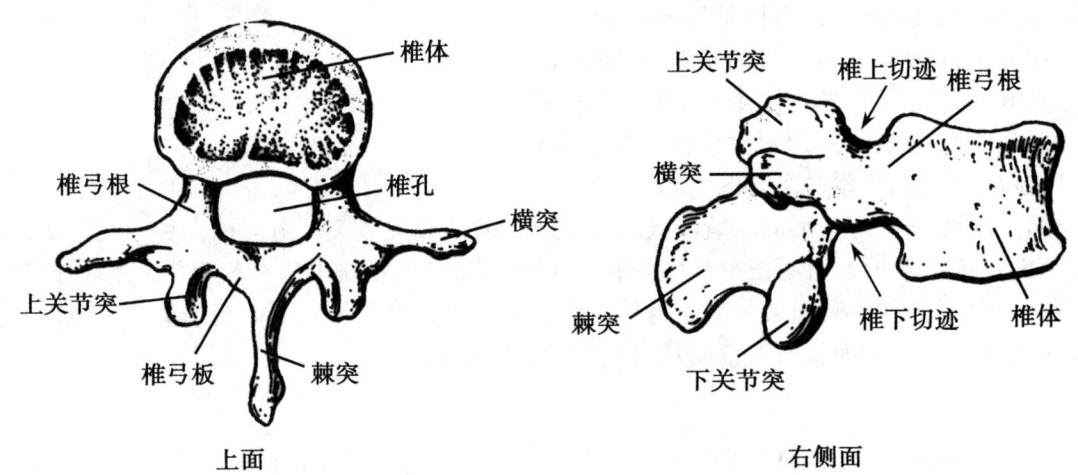

图1-7 腰椎

经前、后支通过。骶管由骶椎的椎孔长合而成，它上通椎管，下端的裂孔称骶管裂孔 sacral hiatus，裂孔两侧有向下突出的骶角 sacral cornu，骶管麻醉常以骶角作为标志。骶骨外侧部上份有耳状面，与髂骨的耳状面构成骶髂关节。耳状面后方骨面凹凸不平，称骶粗隆（图1-8）。

(5) 尾骨 coccyx：由3～4块退化的尾椎长合而成。上接骶骨，下端游离为尾骨尖（图1-8）。

知识链接

腰椎棘突呈板状水平伸向后方，临床常选择第3～4或第4～5腰椎棘突间行腰椎穿刺术。骶管裂孔是骶管麻醉的部位，骶角是确定骶管裂孔位置的体表标志。

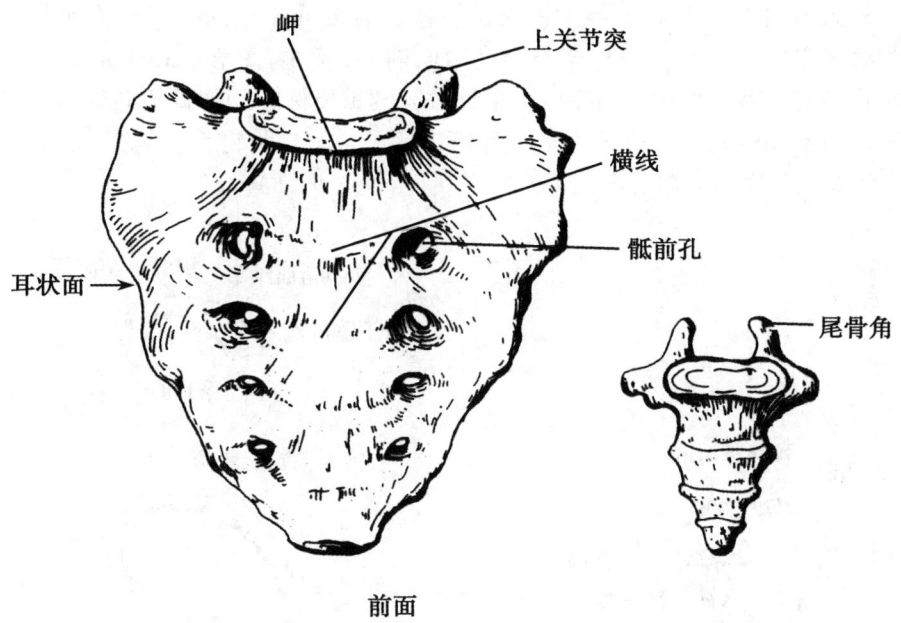

前面

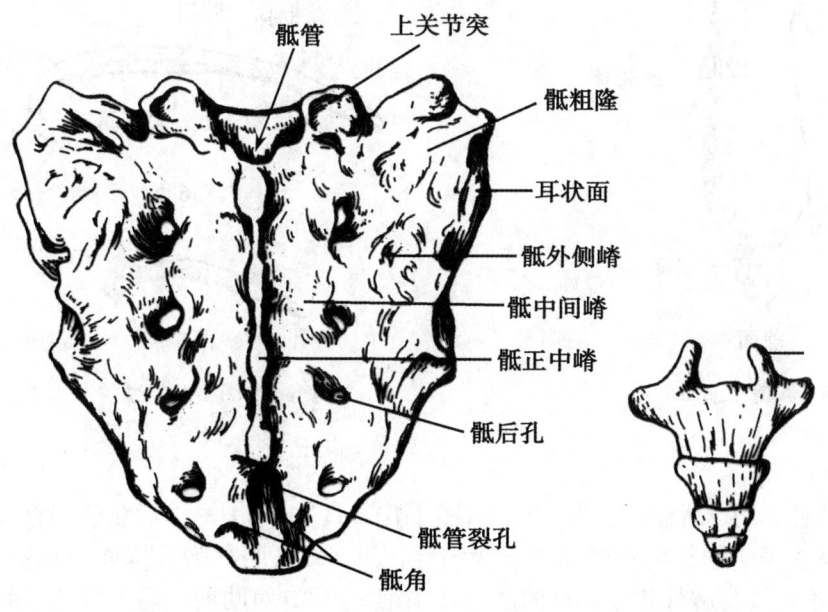

后面

图1-8 骶骨和尾骨

（二）胸骨

胸骨 sternum 呈前凸后凹，位于胸前壁正中，可分柄、体和剑突三部分（图1-9）。胸骨柄 manubrium sterni 上宽下窄，上缘中份为颈静脉切迹 jugular notch，两侧有锁切迹与锁骨相连。柄外侧缘上份接第1肋。柄与体连接处微向前突，称胸骨角 sternal angle，可在体表扪及，两侧的肋切迹与第2肋软骨相连接，是计数肋的重要标志。胸骨角向后平对第4胸椎体下缘。胸骨体 body of sternum 呈长方形，外侧缘接第2～7肋软骨。剑突 xiphoid process 薄而细长，形状变化较大，下端游离。

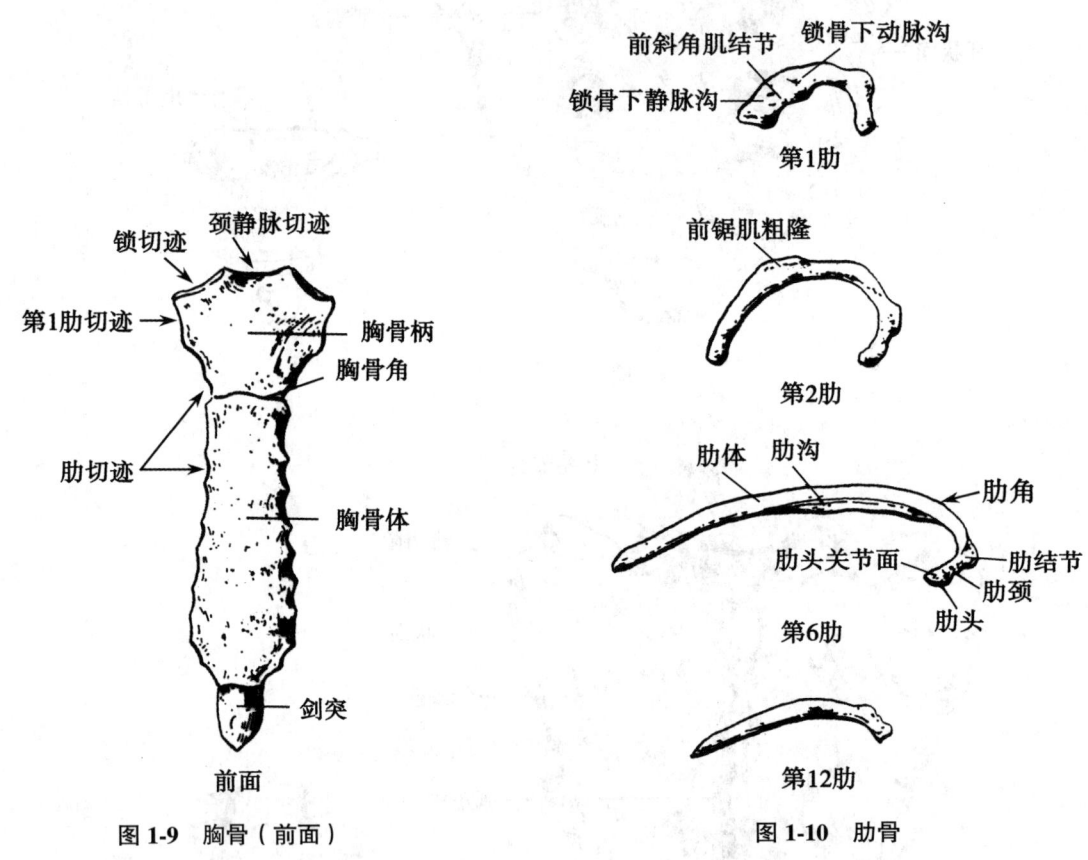

图1-9 胸骨（前面）　　　　　图1-10 肋骨

（三）肋

肋 ribs 由肋骨和肋软骨组成，共12对（图1-10，11）。第1～7对肋前端直接与胸骨连接，称真肋。其中第1肋与胸骨柄间为软骨结合，第2～7肋与胸骨构成微动的胸肋关节。第8～12对肋不直接与胸骨相连，称假肋。其中第8～10对肋前端与上位肋借肋软骨构成软骨间关节，形成肋弓 costal arch，第11～12对肋前端游离于腹壁肌层中，称浮肋。

1. 肋骨 costal bone　属扁骨，分为体和前、后两端。后端膨大，称肋头 costal head，有关节面与胸椎的上、下肋凹相关节。肋头外侧稍细，称肋颈 costal neck。颈外侧的粗糙突起称肋结节 costal tubercle，与相应胸椎的横突肋凹相关节。肋体 shaft of rib 长而扁，分内、外两面和上、下两缘。内面近下缘处有肋沟 costal sulcus，肋间神经和血管走行于其中。体的后份急转处称肋角 costal angle，前端稍宽，与肋软骨相接。

第1肋骨扁宽而短，分上、下面和内、外缘，无肋角和肋沟，近内缘处上面前份有前斜

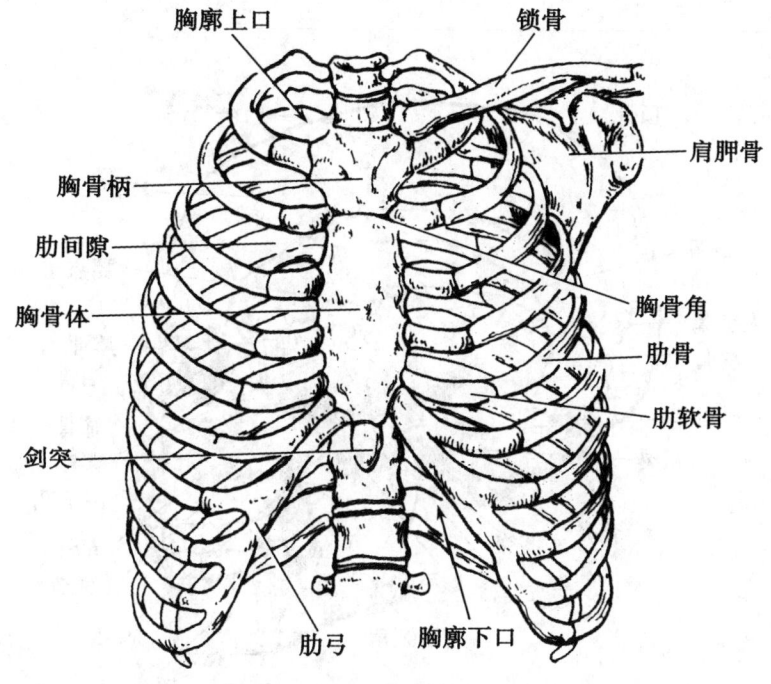

图 1-11 胸廓

角肌结节,为前斜角肌附着处,其前、后方分别有锁骨下静脉沟和锁骨下动脉沟。第2肋骨为过渡型。第11、12肋骨无肋结节、肋颈及肋角。

2. 肋软骨 costal cartilage 位于各肋骨的前端,由透明软骨构成,终生不骨化。

三、颅骨

(一) 颅的组成

颅 skull 位于脊柱上方,由23块颅骨围成(中耳的3对听小骨未计入)。颅骨多为扁骨或不规则骨(图1-12,13)。除下颌骨和舌骨以外,其他的颅骨借缝或软骨牢固连结。颅分为上部的脑颅和下部的面颅,二者以眶上缘和外耳门上缘的连线为分界线。

1. 脑颅骨 脑颅由8块脑颅骨围成,其中不成对的有额骨、筛骨、蝶骨和枕骨,成对的有颞骨和顶骨,它们构成颅腔。颅腔的顶是穹窿形的颅盖 calvaria,由额骨、顶骨和枕骨构成。颅腔的底由中部的蝶骨、后方的枕骨、两侧的颞骨、前方的额骨和筛骨构成。筛骨只有一小部分参与脑颅,其余构成面颅。

(1) 额骨 frontal bone:位于颅的前上方,分三部:①额鳞:是瓢形或贝壳形的扁骨,内含空腔称额窦。②眶部:为后伸的水平位薄骨板,构成眶上壁。③鼻部:位于两侧眶部之间,呈马蹄形,缺口处为筛切迹。

(2) 筛骨 ethmoid bone:为最脆弱的含气骨,位于两眶之间,参与构成鼻腔上部、鼻腔外侧壁和鼻中隔。此骨额状切面呈巾字形,分三部:①筛板:是多孔的水平骨板,构成鼻腔的顶。板的前份有向上伸出的骨嵴,称鸡冠。②垂直板:自筛板中线下垂,居正中矢状位,构成骨性鼻中隔上部。③筛骨迷路:位于垂直板两侧,由菲薄骨片围成许多小腔,称筛窦。迷路内侧壁具有2个卷曲小骨片,即上鼻甲和中鼻甲。迷路外侧壁骨质极薄,构成眶的内侧壁,称眶板。

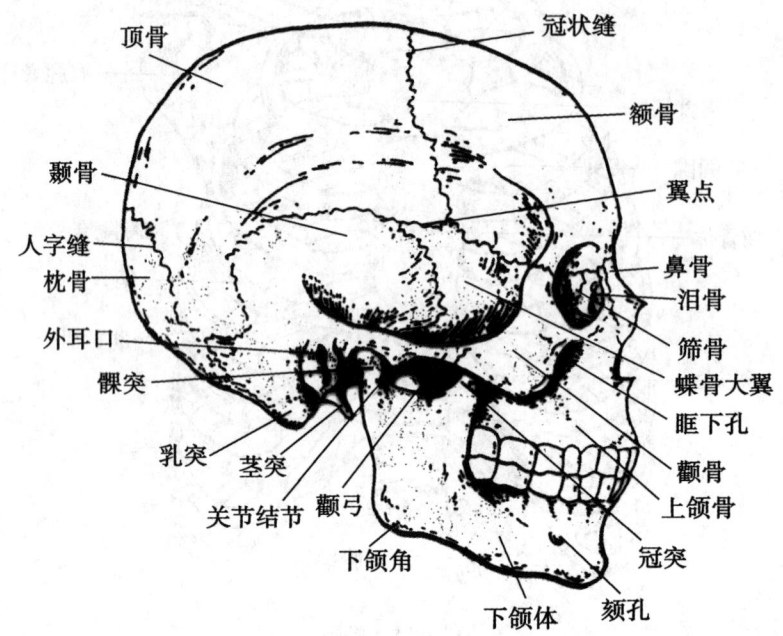

图1-12 颅的侧面观（右侧面）

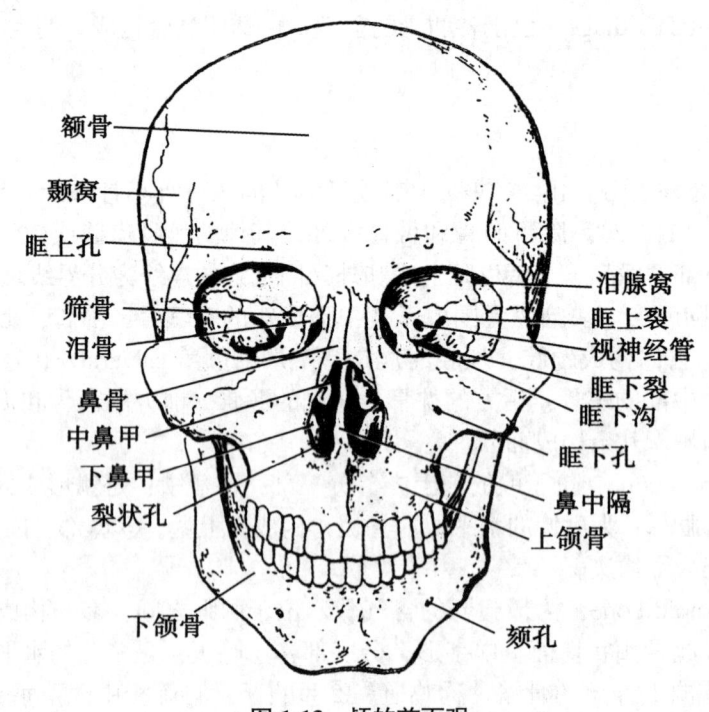

图1-13 颅的前面观

(3) 蝶骨 sphenoid bone：形似蝴蝶，居颅底中央，分体、大翼、小翼和翼突四部。

1) 体：为中间部的立方形骨块，内含蝶窦，窦分隔为左、右两半，分别向前开口于鼻腔。体上面呈马鞍状，称蝶鞍，中央凹陷为垂体窝 pituitary fossa。

2) 大翼 greater wing：由体两侧向外上方发出，分为凹陷的大脑面、前内侧的眶面和外下方的颞面。大翼根部由前向后外有圆孔 foramen rotundum、卵圆孔 foramen ovale 和棘孔 foramen spinosum，分别通过重要的神经和血管。

3) 小翼 lesser wing：为三角形薄板，从体的前上份发出。上面是颅前窝的后部，下面构成眶上壁的后部。小翼后内侧角处有视神经管 optic canal。小翼与大翼间的裂隙为眶上裂 superior orbital fissure。

4) 翼突 pterygoid process：从体与大翼连接处下垂，向后敞开形成翼突内侧板和翼突外侧板。

(4) 颞骨 temporal bone：参与构成颅底和颅腔侧壁，形状不规则，以外耳门为中心分三部（图 1-18）：

1) 鳞部 squamous part：位于外耳门前上方，呈鳞片状。

2) 鼓部 tympanic part：位于下颌窝后方，为弯曲的骨片，从前、下、后三面围绕外耳道。

3) 岩部（锥体）petrous part (pyramid)：呈三棱锥形，尖指向前内，对着蝶骨体的前面有光滑的三叉神经压迹，底与颞鳞、乳突部相接。岩部中央有弓状隆起，隆起前外下方的较薄骨板，称鼓室盖。后面中央部有一大孔，称内耳门 internal acoustic pore，通入内耳道。下面中央有颈动脉管外口，向前内通入颈动脉管 carotid canal。此管先垂直上行，继而折向前内，开口于岩部尖，称颈动脉管内口。颈动脉管外口后方的深窝是颈静脉窝。茎突 styloid process 是位于颈动脉管外口后外侧的细长骨突。颞骨岩部后份位于外耳门后方肥厚的突起，称乳突 mastoid process，内有乳突小房。茎突根部与乳突根部之间有茎乳孔 stylomastoid foramen。

(5) 枕骨 occipital bone：位颅的后下部，呈勺状，前下部有枕骨大孔 foramen magnum。枕骨借此孔分为四部，前为基底部，后为枕鳞，两侧为侧部。侧部的下方有椭圆形关节面，称枕髁。

(6) 顶骨 parietal bone：外隆内凹，呈四边形，位于颅顶中部，左、右各一。

2. 面颅骨 面颅由 15 块面颅骨构成。面颅骨包括成对的骨和不成对的骨，成对的有上颌骨、腭骨、颧骨、鼻骨、泪骨及下鼻甲；不成对的有犁骨、下颌骨和舌骨。面颅骨围成眶腔、骨性鼻腔和骨性口腔。

(1) 下颌骨 mandible：为面颅骨最大者，分一体两支（图 1-14）。①下颌体有上、下两缘及内、外两面。下缘圆钝，为下颌底；上缘构成牙槽弓，有容纳下颌牙牙根的牙槽。体外面正中凸向前为颏隆凸；前外侧面有颏孔 mental foramen；内面正中有 2 对小棘，称颏棘，其下外方有一椭圆形浅窝，称二腹肌窝。②下颌支 ramus of mandible 是体后方上耸的方形骨板，末端有 2 个突起，前方的称冠突，后方的称髁突，两突之间的凹陷为下颌切迹。髁突上端的膨大为下颌头 head of mandible，与下颌窝相关节，头下方较细处是下颌颈 neck of mandible。下颌支后缘与下颌底相交处称下颌角 angle of mandible。下颌支内面中央有下颌孔 mandibular foramen，孔的前缘有伸向上后的骨突，称下颌小舌。

(2) 舌骨 hyoid bone：居下颌骨下后方，呈马蹄形（图 1-15）。中间部称体，向后外延

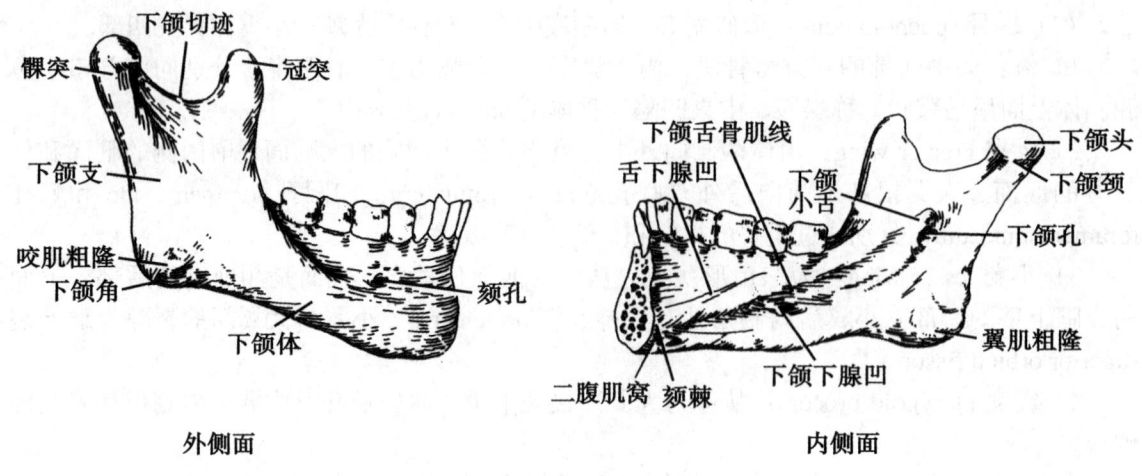

图 1-14 下颌骨

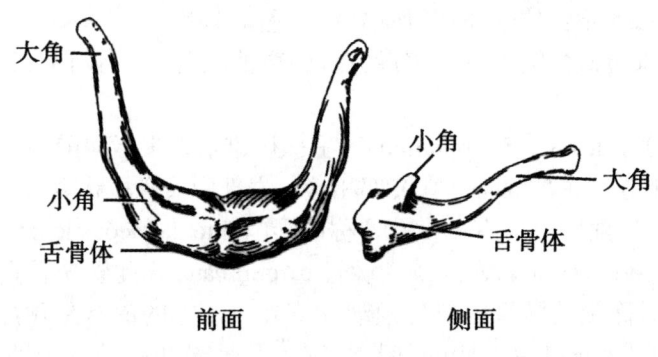

图 1-15 舌骨

伸的长突为大角,向上的短突为小角。大角和体都可在体表扪到。

(3) 犁骨 vomer:为斜方形小骨片,组成鼻中隔后下份。

(4) 上颌骨 maxilla:成对,构成面部的中央部,几乎与全部面颅骨相接,可分为一体和四突。

上颌体 内含上颌窦,分前面、颞下面、眶面及鼻面。前面上份有眶下孔 infraorbital foramen,孔下方凹陷,称尖牙窝。颞下面朝向后外,中部有几个小的牙槽孔。眶面构成眶的下壁,有矢状位的眶下沟,向前下连于眶下管。鼻面构成鼻腔外侧壁,后份有大的上颌窦裂孔,通入上颌窦,前份有纵行的泪沟。

额突 frontal process 突向上方,接额骨、鼻骨和泪骨。

颧突 zygomatic process 伸向外侧,接颧骨。

牙槽突 alveolar process 由体向下伸出,其下缘有牙槽,容纳上颌牙牙根。

腭突 palatine process 由体向内水平伸出,于中线与对侧腭突结合,组成骨腭的前份。

(5) 腭骨 palatine bone:呈"L"形,位于上颌骨腭突与蝶骨翼突之间,分水平板和垂直板两部。水平板组成骨腭的后份,垂直板构成鼻腔外侧壁的后份。

(6) 鼻骨 nasal bone:为成对的长条形小骨片,上窄下宽,构成鼻背的基础。

(7) 泪骨 lacrimal bone:为方形小骨片,位于眶内侧壁的前份。前接上颌骨,后连筛骨迷路眶板。

(8）下鼻甲 inferior nasal concha：为薄而卷曲的小骨片，附着于上颌体和腭骨垂直板的鼻面上。

(9）颧骨 zygomatic bone：位于眶的外下方，呈菱形，形成面颊的骨性突起。

(二) 颅的整体观

除下颌骨和舌骨外，其他颅骨借膜、软骨和骨牢固结合成一整体，没有活动。全颅的形态特征对于临床应用极为重要。

1．颅顶面观　呈卵圆形，前窄后宽，光滑而隆凸。顶骨中央最隆凸处称顶结节。额骨与两侧顶骨连接构成冠状缝 coronal suture。两侧顶骨连接为矢状缝 sagittal suture，两侧顶骨与枕骨连接成人字缝 lambdoid suture。矢状缝后份两侧常各有一小孔，称顶孔。

2．颅后面观　可见人字缝和枕鳞。枕鳞中央有一隆起，称枕外隆凸 external occipital protuberance。隆凸向两侧的弓形骨嵴称上项线，下方有与其平行的下项线。

3．颅内面观　颅盖内面凹陷，有许多与脑沟回对应的压迹与骨嵴。两侧有树枝状动脉沟，是脑膜中动脉及其分支的压迹。正中线上的一条浅沟为上矢状窦沟，沟两侧有许多颗粒小凹，为蛛网膜粒的压迹。

颅底内面分为颅前、中、后窝。窝中有很多孔、裂，大都与颅底外面相通（图 1-16）。

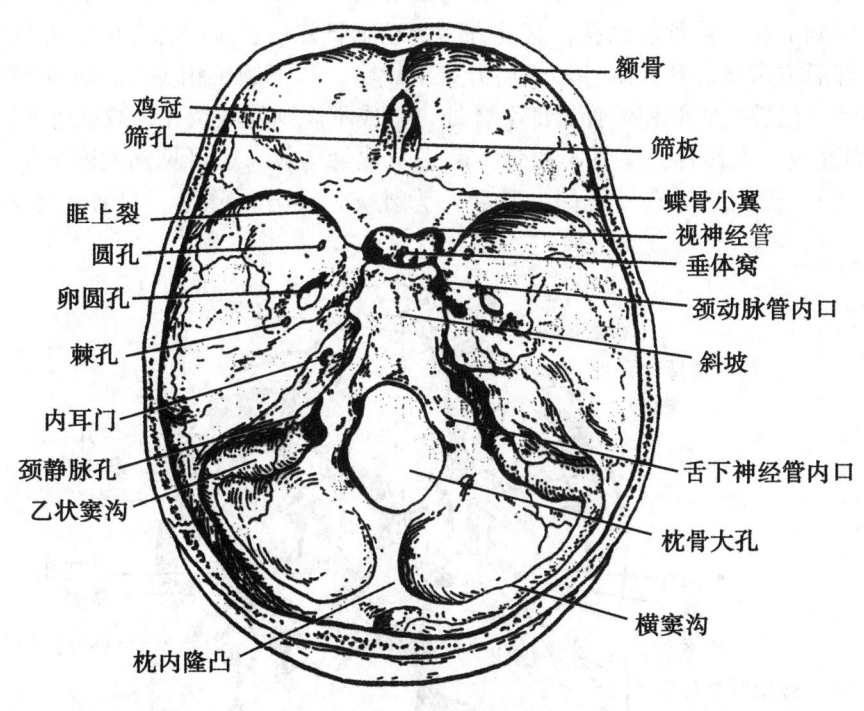

图 1-16　颅底内面观

(1）颅前窝 anterior cranial fossa：由额骨眶部、筛骨筛板和蝶骨小翼围成。正中线上由前至后，有额嵴、盲孔、鸡冠等结构。筛板上有筛孔通鼻腔。

(2）颅中窝 middle cranial fossa：由蝶骨体及大翼、颞骨岩部等围成。中央是蝶骨体，上面有垂体窝，窝前外侧有视神经管通入眶，管口外侧有突向后方的前床突。垂体窝前方圆形的骨隆起称鞍结节，后方横位的骨隆起是鞍背。鞍背两侧角向上突起为后床突。垂体窝和鞍背统称为蝶鞍，其两侧浅沟为颈动脉沟，沟向前外侧几乎达眶上裂，沟后端有孔称破裂孔 foramen lacerum，孔的后外侧壁有颈动脉管内口。蝶鞍两侧由前内向后外，依次有圆孔、卵圆孔和棘孔。脑膜中动脉沟自棘孔向外上方走行。弓状隆起的前下方较薄的骨板为鼓室盖，颞骨岩部尖端前面有三叉神经压迹。

（3）颅后窝 posterior cranial fossa：主要由枕骨和颞骨岩部后面围成。窝中央有枕骨大孔，孔前上方的平坦斜面称斜坡 clivus，孔前外缘有舌下神经管内口，孔后上方呈十字形的隆起称枕内隆凸 internal occipital protuberance，由此向上的浅沟称上矢状窦沟，该沟向下续于枕内嵴，向两侧续于横窦沟。横窦沟继而转向前下内走行，改称为乙状窦沟，末端终于颈静脉孔 jugular foramen。颞骨岩部后面有内耳门，通内耳道。

4．颅底外面观 颅底外面高低不平，神经、血管通过的孔和裂甚多（图 1-17）。颅底外面由前向后可见由两侧牙槽突合成的牙槽弓和由上颌骨腭突与腭骨水平板构成的骨腭。骨腭正中有腭中缝，其前端有切牙孔，通切牙管；近后缘两侧有腭大孔。骨腭上方被鼻中隔后缘（犁骨）分成左、右两半的是鼻后孔。鼻后孔两侧的垂直骨板即翼突内侧板。在翼突外侧板根部后外方，可见较大的卵圆孔和较小的棘孔。鼻后孔后方中央可见枕骨大孔，后者前方为枕骨基底部，与蝶骨体直接结合（25 岁以前借软骨结合）。枕骨大孔两侧有枕髁，髁前外侧稍上方有舌下神经管外口，髁后方有不恒定的髁管开口。在枕髁外侧，枕骨与颞骨岩部交界处有一不规则的孔，称颈静脉孔，其前方为颈动脉管外口。颈静脉孔的后外侧有细长的茎突，茎突根部后方有茎乳孔。颧弓根部后方有下颌窝，与下颌头相关节，窝前缘的隆起称关节结节。蝶骨、枕骨基底部和颞骨岩部会合处，围成不规则的破裂孔，被软骨所封闭。

5．颅侧面观 由额骨、蝶骨、顶骨、颞骨及枕骨构成，还可见到面颅的颧骨和上、下颌骨（图 1-12）。侧面中部有外耳门，其后方为乳突，前方是颧弓，二者在体表均可摸到。

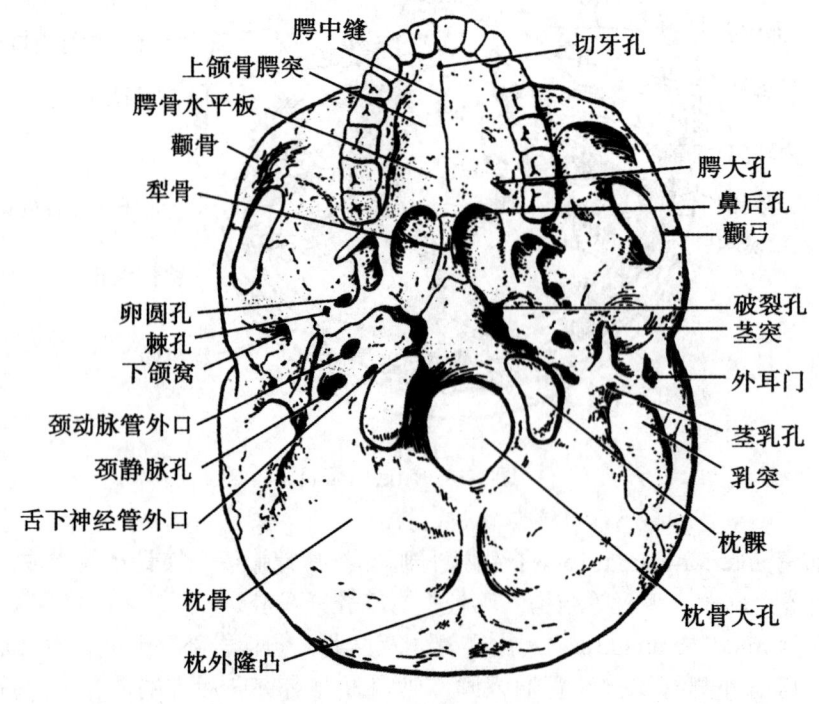

图 1-17 颅底外面观

颧弓将颅侧面分为上方的颞窝和下方的颞下窝。颞窝的上界为颞线，起自额骨与颧骨相接处，弯向上后，经额骨、顶骨，再转向下前达乳突根部。颞窝前下部较薄，额骨、顶骨、颞骨、蝶骨会合处常构成"H"形的缝，此处最为薄弱，称翼点 pterion。其内面有脑膜中动脉前支通过（常有血管沟），临床 X 线检查及手术中应注意。

颞下窝 infratemporal fossa 是上颌体和颧骨后方的不规则间隙，容纳咀嚼肌和血管、神经等，向上与颞窝连通。窝前壁为上颌体和颧骨，内侧壁为翼突外侧板，外侧壁为下颌支，下壁与后壁空缺。此窝向上借卵圆孔和棘孔与颅中窝相通，向前借眶下裂通眶，向内侧借上颌骨与蝶骨翼突之间的翼上颌裂通翼腭窝。

6．颅前面观　分为额区、眶、骨性鼻腔和骨性口腔（图 1-13）。

（1）额区：为眶以上的部分，由额鳞构成，两侧可见隆起的额结节，结节下方有与眶上缘平行的弓形隆起，称眉弓。左、右眉弓间的平坦部，称眉间。眉弓与眉间均为重要的体表标志。

（2）眶 orbit：为一对四棱锥形深腔，可分上、下、内侧、外侧四壁，容纳眼球及其附属结构。

1）底：即眶口，略呈四边形，向前下外倾斜。眶上缘中内 1/3 交界处有眶上孔或眶上切迹，眶下缘中份下方有眶下孔。

2）尖：指向后内，尖端有视神经管口，眶借此管向后通颅中窝。

3）上壁：由额骨眶部及蝶骨小翼构成，分割眶与颅前窝，前外侧份有泪腺窝，容纳泪腺。

4）内侧壁：最薄，由前向后为上颌骨额突、泪骨、筛骨眶板和蝶骨体，与筛窦和鼻腔相邻。前下份有泪囊窝，此窝向下经鼻泪管 nasolacrimal canal 通鼻腔。

5）下壁：主要由上颌骨构成，壁下方为上颌窦。下壁和外侧壁交界处后份有眶下裂 inferior orbital fissure，向后通颞下窝和翼腭窝，裂中部有向前行的眶下沟，该沟向前续于眶下管，管开口于眶下孔。

6）外侧壁：较厚，由颧骨和蝶骨大翼构成。外侧壁与上壁交界处的后份有眶上裂向后通颅中窝。

（3）骨性鼻腔 bony nasal cavity：位于面颅中央，介于两眶和上颌骨之间，由犁骨和筛骨垂直板构成的骨性鼻中隔将其分为左、右两半（图 1-18）。

鼻腔的顶主要由筛板构成，有筛孔通颅前窝。底为骨腭，前端有切牙管通口腔。外侧壁有 3 个向下弯曲的骨片，由上而下依次为上、中、下鼻甲，每个鼻甲下方为相应的上、中、下鼻道 superior, middle and inferior nasal meatus。上鼻甲后上方与蝶骨之间有蝶筛隐窝。中鼻甲后方有蝶腭孔，通向翼腭窝。鼻腔前方开口为梨状孔，后方开口为鼻后孔，通咽腔。

（4）鼻旁窦 paranasal sinuses：是上颌骨、额骨、蝶骨及筛骨内空的腔隙，位于鼻腔周围并开口于鼻腔（图 1-18，19）。

1）额窦 frontal sinus：居眉弓深面，左、右各一，开口于中鼻道前部。

2）筛窦 ethmoidal sinuses：也称筛小房 ethmoidal cellules，呈蜂窝状，位于筛骨迷路内，分前、中、后筛窦。前、中筛窦开口于中鼻道，后筛窦开口于上鼻道。

3）蝶窦 sphenoidal sinus：居蝶骨体内，向前开口于蝶筛隐窝。

4）上颌窦 maxillary sinus：最大，在上颌体内。窦顶为眶下壁，底为上颌骨牙槽突，与第 1、2 磨牙及第 2 前磨牙紧邻。前壁的凹陷处称尖牙窝，骨质最薄。内侧壁即鼻腔外侧壁，

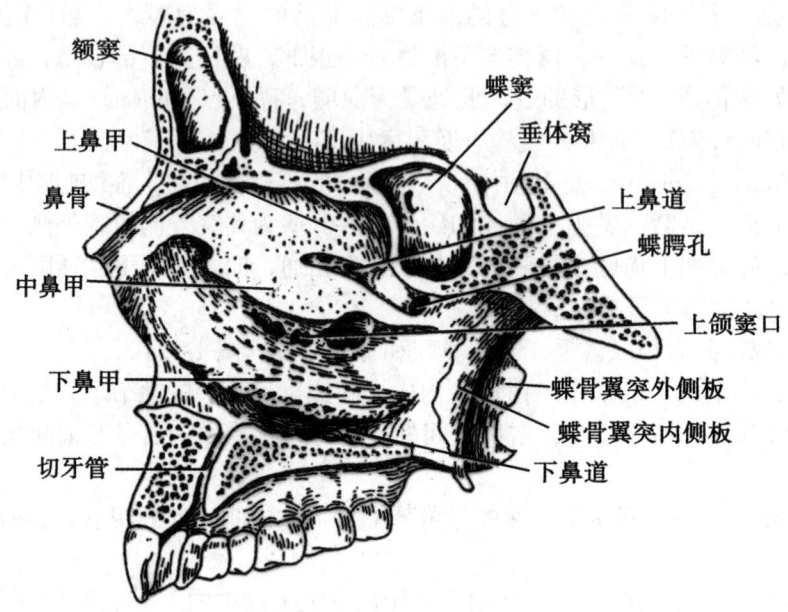

图 1-18 鼻腔外侧壁

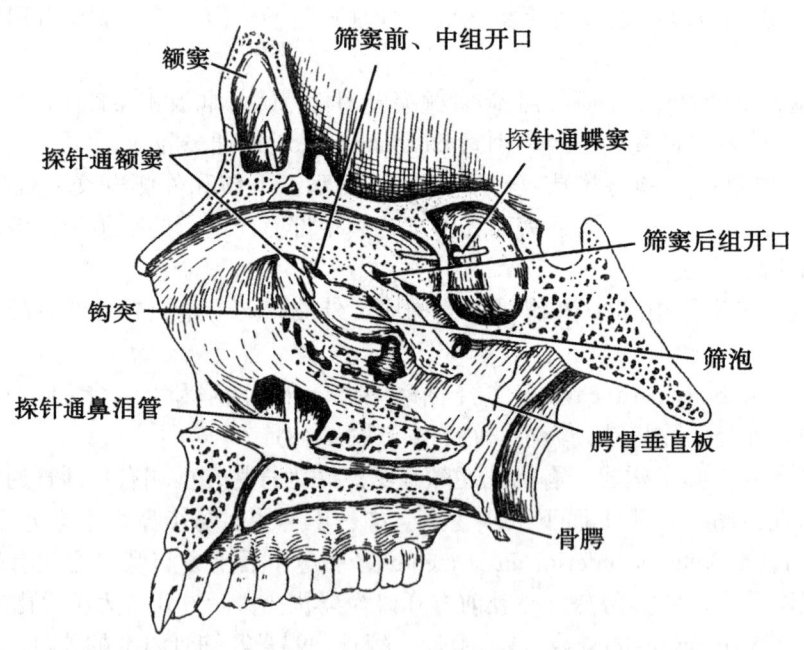

图 1-19 鼻腔外侧壁（切除部分鼻甲）

借上颌窦裂孔通中鼻道。窦口高于窦底，故窦内积液时直立体位不易引流。

（5）骨性口腔：骨性口腔由上颌骨、腭骨及下颌骨围成。顶即骨腭，前壁及外侧壁由下颌骨和上颌骨的牙槽突围成。

（三）新生儿颅的特征和出生后变化

胎儿时期由于脑及感觉器官发育早，而咀嚼和呼吸器官，尤其是鼻旁窦尚不发达，所以，脑颅比面颅大得多。新生儿面颅占全颅的1/8，而成人则占1/4。额结节、顶结节和枕鳞都是骨化中心部位，发育明显。从颅顶观察，新生儿颅呈五角形。额骨正中缝尚未愈合，额窦尚未发育，眉弓及眉间不明显。颅顶各骨尚未完全发育，骨缝间充满纤维组织膜。在多骨交接处，间隙的膜较大，称颅囟 cranial fontanelles。颅囟主要有：前囟（额囟）anterior fontanelle，最大，呈菱形，位于矢状缝与冠状缝相接处。后囟（枕囟）posterior fontanelle，位于矢状缝与人字缝会合处，呈三角形。另外，还有顶骨前下角的蝶囟和顶骨后下角的乳突囟。前囟在1~2岁时闭合，其余各囟都在出生后不久闭合（图1-20）。

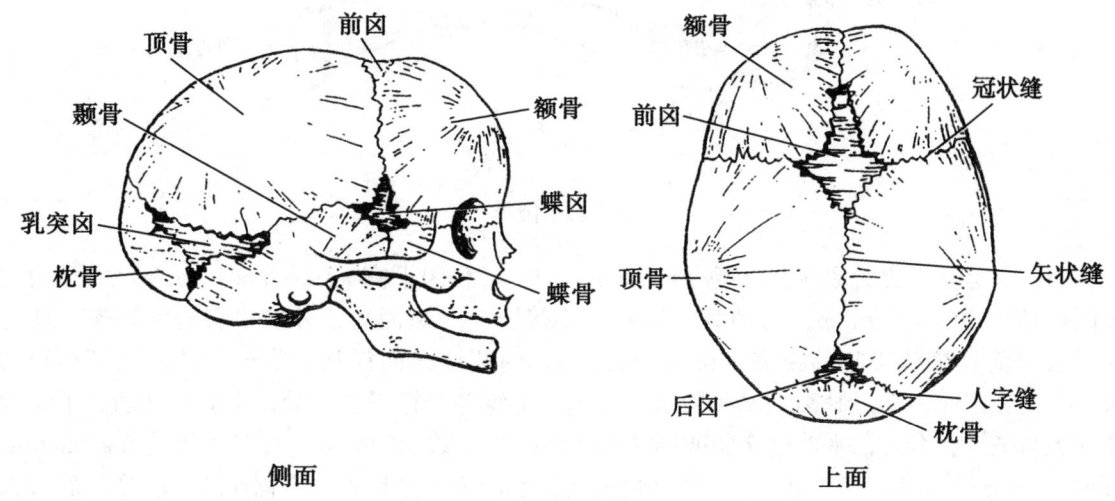

图1-20 新生儿颅

从出生到7岁是颅的生长期，此期颅生长最快，因出牙和鼻旁窦相继出现，使面颅迅速扩大。从7岁到性成熟期是相对静止期，颅生长缓慢，但逐渐出现性别差异。从性成熟期到25岁为成长期，性别差异更加明显，额部向前突出，眉弓、乳突和鼻旁窦发育迅速，下颌角显著，骨面的肌和筋膜附着痕迹明显。颅底诸骨为软骨化骨，成年后，蝶枕软骨结合变为骨性结合。老年人则因骨质被吸收，颅骨变薄。随着牙的脱落，牙槽被吸收变平，面部又显得短小。

考点：颅的形态特点。

四、上肢骨

（一）上肢带骨

1. 锁骨 clavicle 呈"～"形弯曲，架于胸廓前上方，全长可在体表扪到（图1-21）。内侧端粗大，为胸骨端，有关节面与胸骨柄相关节；外侧端扁平，为肩峰端，有小关节面与肩胛骨肩峰相关节。内侧2/3凸向前，呈三棱棒形；外侧1/3凸向后，呈扁平形。二者之间交界处较薄弱，锁骨骨折多发生在此处。锁骨将肩胛骨支撑于胸廓之外，以保证上肢的灵活运动。

2. 肩胛骨 scapula 为三角形扁骨，贴于胸廓后外面，介于第2到第7肋骨之间，可分二面、三缘和三个角。腹侧面或肋面为肩胛下窝 subscapular fossa。背侧面有肩胛冈 spine of

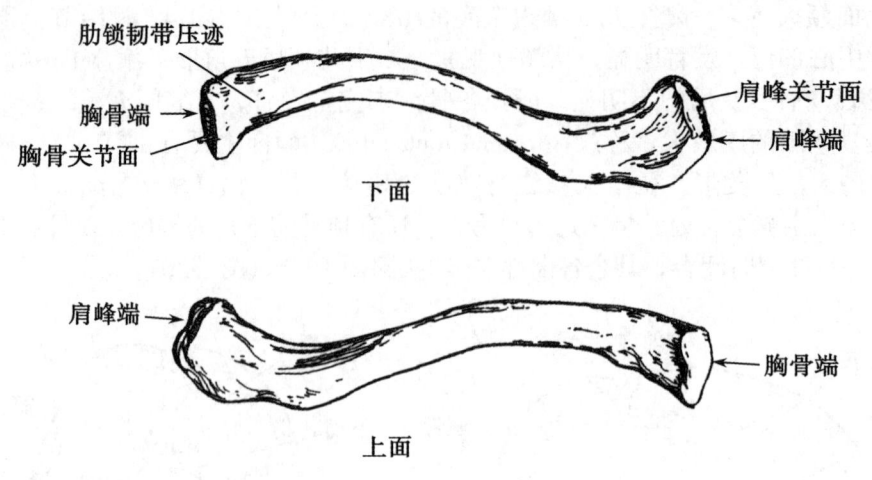

图 1-21 锁骨

scapula。冈上、下方分别为冈上窝 supraspinous fossa 和冈下窝 infraspinous fossa。肩胛冈向外侧延伸为肩峰 acromion，与锁骨的肩峰端相接。上缘短而薄，外侧份有肩胛切迹，切迹外侧有向前呈指状突起的喙突 coracoid process。内侧缘薄而锐利，临近脊柱，故又称脊柱缘。外侧缘肥厚，邻近腋窝，又称腋缘。上角为上缘与脊柱缘会合处，平对第 2 肋。下角为脊柱缘与腋缘会合处，平对第 7 肋或第 7 肋间隙，为计数肋的标志。外侧角为关节盂 glenoid cavity，与肱骨头相关节。盂上、下方分别有盂上结节和盂下结节。肩胛冈、肩峰、肩胛骨下角、内侧缘及喙突都可在体表扪到（图 1-22）。

（二）自由上肢骨

1. 肱骨 humerus　分一体及上、下两端。肱骨上端有朝向上后内方的肱骨头 head of

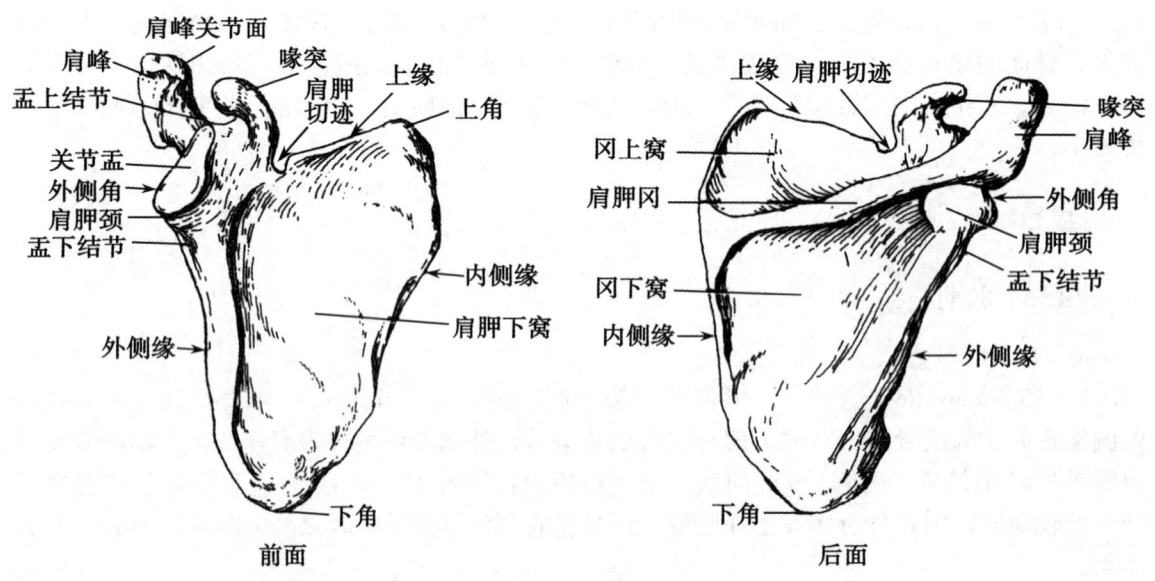

图 1-22 肩胛骨

humerus，头周围的环状浅沟为解剖颈 anatomical neck。肱骨头的外侧和前方分别有大结节 greater tubercle 和小结节 lesser tubercle，它们向下各延伸为大结节嵴和小结节嵴，中间为结节间沟。上端与体交界处稍细，为外科颈 surgical neck，较易发生骨折。

肱骨体上半部呈圆柱形，下半部呈三棱柱形。中部外侧面有粗糙的三角肌粗隆 deltoid tuberosity，为三角肌附着处。后面中部有一自内上斜向外下的桡神经沟 sulcus for radial nerve，桡神经和肱深动脉沿此沟经过，肱骨中部骨折可能伤及桡神经。内侧缘近中点处有开口向上的滋养孔。

肱骨下端较扁，外侧部前面有半球状的肱骨小头 capitulum of humerus，与桡骨相关节；内侧部有肱骨滑车 trochlea of humerus，与尺骨形成关节。滑车前面上方有冠突窝；肱骨小头前面上方有桡窝；滑车后面上方有鹰嘴窝，伸肘时容纳尺骨鹰嘴。小头外侧和滑车内侧分别为外上髁 lateral epicondyle 和内上髁 medial epicondyle。内上髁后方有尺神经沟，尺神经由此经过。下端与体交界处，即肱骨内、外上髁稍上方，骨质较薄弱，受暴力可发生肱骨髁上骨折。肱骨大结节和内、外上髁都可在体表扪到（图1-23）。

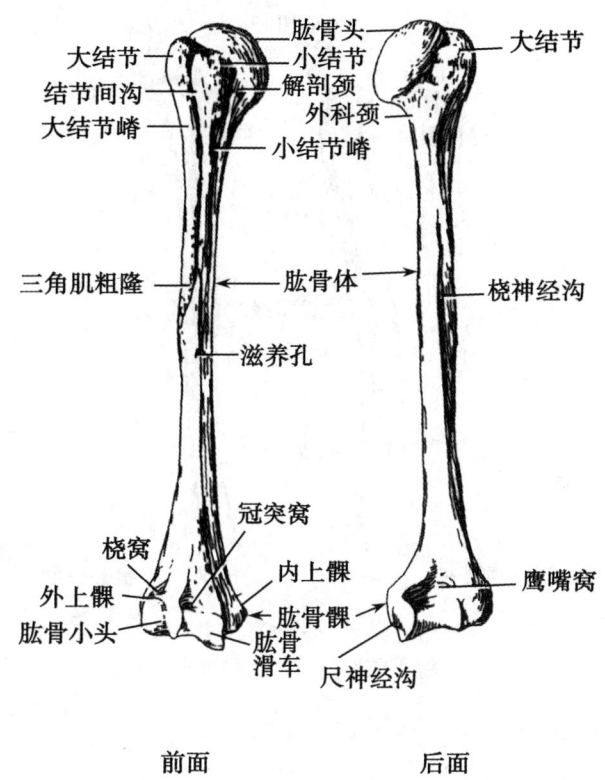

图1-23 肱骨

知识链接

肱骨外科颈骨折时易损伤腋神经；肱骨中下1/3骨折时易损伤桡神经；肱骨内上髁骨折时易损伤尺神经，引起相应的临床症状。

2. 桡骨 radius 位于前臂外侧部，分一体、两端。上端有膨大的桡骨头 head of radius，头上面有关节凹与肱骨小头相关节；周围的环状关节面与尺骨相关节；头下方为桡骨颈 neck of radius。颈的内下方有桡骨粗隆 radial tuberosity。桡骨体呈三棱柱形，内侧缘为薄锐的骨间缘，下端前凹后凸，外侧有向下突出的桡骨茎突 styloid process of radius。下端内面有尺切迹，与尺骨头相关节，下面有腕关节面与腕骨相关节。桡骨茎突和桡骨头在体表可扪到（图1-24）。

3. 尺骨 ulna 居前臂内侧部，分一体、两端。上端粗大，前面有一半圆形滑车切迹 trochlear notch，与肱骨滑车相关节。切迹后上方为鹰嘴 olecranon，前下方为冠突 coronoid process。冠突外侧面有桡切迹，与桡骨头相关节；冠突下方有粗糙的尺骨粗隆 ulnar tuberosity。尺骨体上段粗，下段细，外缘锐利，为骨间缘，与桡骨的骨间缘相对。下端为尺骨头 head of ulna，其前、外、后有环状关节面与桡骨的尺切迹相关节；下面光滑，借三角形的关节盘与腕骨隔开。头后内侧为尺骨茎突 styloid process of ulna。在正常情况下，尺骨茎突比桡骨茎突约高1cm。鹰嘴、后缘全长、尺骨头和茎突都可在体表扪到（图1-24）。

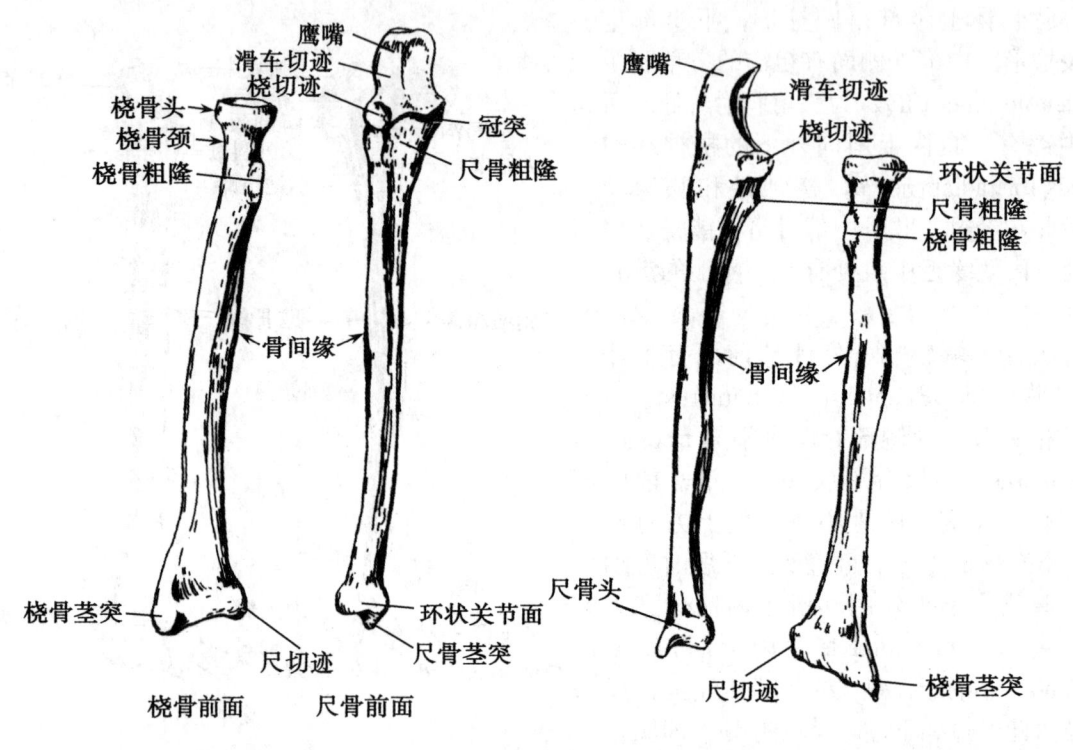

图1-24 桡骨和尺骨

4．手骨 包括腕骨、掌骨和指骨（图1-25）。

（1）腕骨 carpal bones：8块，排成近、远2列。近侧列由桡侧向尺侧为：手舟骨 scaphoid bone、月骨 lunate bone、三角骨 triquetral bone 和豌豆骨 pisiform bone；远侧列为：大多角骨 trapezium bone、小多角骨 trapezoid bone、头状骨 capitate bone 和钩骨 hamate bone。8块腕骨连接形成一掌面凹陷的腕骨沟。各骨相邻的关节面，形成腕骨间关节。手舟骨、月骨和三角骨近端形成的椭圆形关节面，与桡骨腕关节面及尺骨头下方的关节盘构成桡腕关节。

（2）掌骨 metacarpal bones：5块，由桡侧向尺侧依次为第一至第五掌骨。掌骨近端为底，接腕骨；远端为头，接指骨；中间部为体。第一掌骨短而粗，其底有鞍状关节面，与大多角骨的鞍状关节面相关节。

（3）指骨 phalanges of fingers：属长骨，共14块。拇指有2节，分别为近节和远节指骨，其余各指为3节，分别为近节指骨、中节指骨和远节指骨。每节指骨的近端为底，中间部为体，远端为滑车。远节指骨远端掌面粗糙，称远节指骨粗隆。

五、下肢骨

（一）下肢带骨

髋骨 hip bone 是不规则骨，上部扁阔，中部窄厚，有朝向下外的髋臼，下部有闭孔。

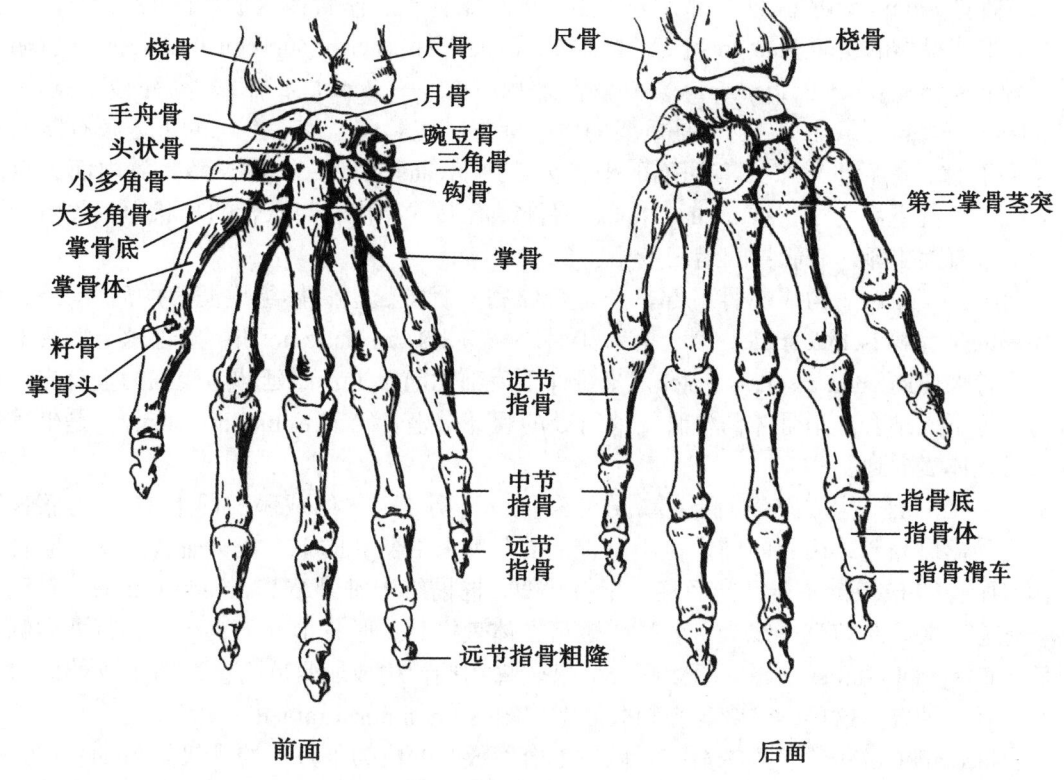

图 1-25 手骨

左、右髋骨与骶、尾骨围成骨盆。髋骨由髂骨、耻骨和坐骨组成，三骨汇合于髋臼，在16岁左右完全融合（图 1-26）。

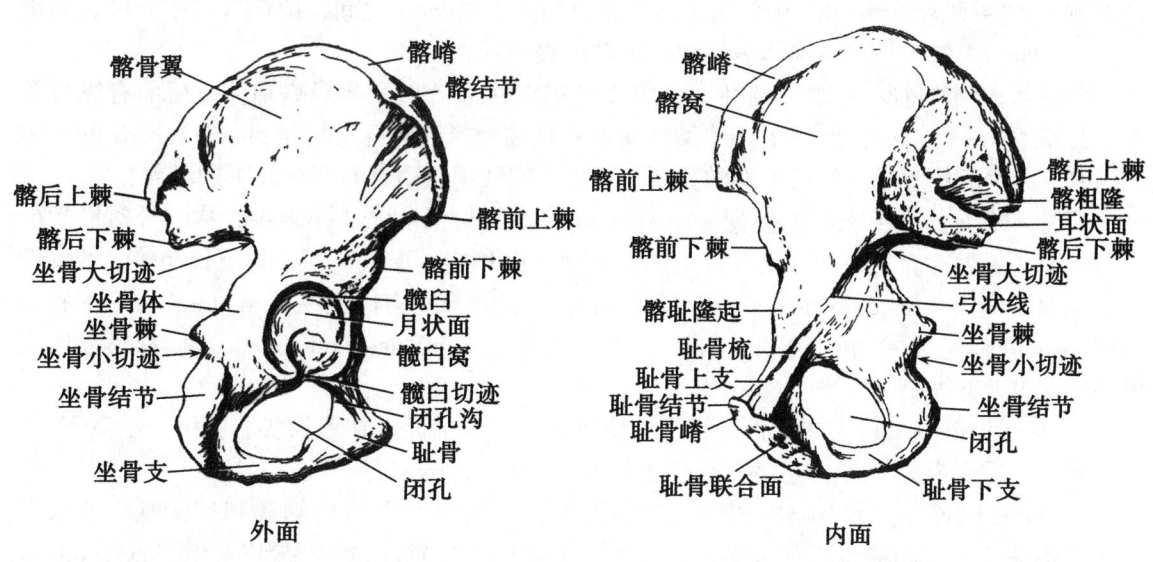

图 1-26 髋骨

1. 髂骨 ilium 构成髋骨上部，分为髂骨体和髂骨翼。髂骨体构成髋臼的上 2/5，翼上缘肥厚，形成弓形的髂嵴 iliac crest。髂嵴前端为髂前上棘 anterior superior iliac spine，后端为髂后上棘 posterior superior iliac spine。在髂前上棘后方 5～7cm 处，髂嵴外唇向外突起为髂结节 tubercle of iliac crest，它们都是重要的体表标志。在髂前、髂后上棘的下方各有髂前下棘和髂后下棘。髂后下棘下方有深陷的坐骨大切迹 greater sciatic notch。髂骨翼内面为髂窝 iliac fossa，髂窝下界为弓状线 arcuate line。髂骨翼后下方耳状面与骶骨的耳状面相关节。耳状面后上方有髂粗隆，与骶骨间借韧带相连。

2. 坐骨 ischium 构成髋骨下部，分坐骨体和坐骨支。坐骨体组成髋臼的后下 2/5，后缘有尖形的坐骨棘 ischial spine，棘下方有坐骨小切迹 lesser sciatic notch。坐骨棘与髂后下棘之间为坐骨大切迹 greater sciatic notch。坐骨体下后部向前、上、内延伸为较细的坐骨支，其末端与耻骨下支结合。坐骨体与坐骨支移行处的后部是坐骨结节 ischial tuberosity，是坐骨最低部，可在体表扪到。

3. 耻骨 pubis 构成髋骨前下部，分体和上、下两支。体组成髋臼前下 1/5，与髂骨体的结合处为髂耻隆起，由此向前内伸出耻骨上支，其末端急转向下，成为耻骨下支。耻骨上支上面有耻骨梳 pecten pubis，向后移行于弓状线，向前终于耻骨结节 pubic tubercle，是重要的体表标志。耻骨结节到中线为耻骨嵴，也可在体表扪到。耻骨上、下支相互移行处内侧为耻骨联合面 symphysial surface，两侧联合面借软骨相接，构成耻骨联合。耻骨下支伸向后下外，与坐骨支结合。这样，耻骨与坐骨共同围成闭孔 obturator foramen。

髋臼 acetabulum 由髂、坐、耻三骨的体汇合而成。窝内为半月形的月状面 lunate surface。窝的中央未形成关节面的部分为髋臼窝。髋臼边缘下部的缺口为髋臼切迹。

(二) 自由下肢骨

1. 股骨 femur 是人体最长、最结实的长骨，长度约为身高的 1/4，分一体、两端（图 1-27）。股骨上端有朝向内上前的股骨头 femoral head，与髋臼相关节。头中央稍下有小的股骨头凹，头下外侧为股骨颈 neck of femur。颈与体连接处上外侧为大转子 greater trochanter；内下方为小转子 lesser trochanter，有肌肉附着。在大、小转子之间，前面有转子间线，后面有转子间嵴。大转子是重要的体表标志，可在体表扪到。

股骨体略弓向前，上段呈圆柱形，中段呈三棱柱形，下段前后略扁。体后面有纵行骨嵴，为粗线 linea aspera。此线上端分叉，向上外延续为粗糙的臀肌粗隆 gluteal tuberosity，向上内侧延续为耻骨肌线。粗线下端的骨面为腘面。粗线中点附近有开口朝下的滋养孔。

股骨下端有向后突出的内侧髁 medial condyle 和外侧髁 lateral condyle，内、外侧髁的前面、下面和后面都有关节面。两髁前方的关节面彼此相连，形成髌面，与髌骨相接。两髁后份之间为髁间窝 intercondylar fossa。两髁侧面最突起处分别为内上髁 medial epicondyle 和外上髁 lateral epicondyle。内上髁上方的小突起为收肌结节 adductor tubercle。它们都是在体表可扪到的重要标志。

2. 髌骨 patella 是人体最大的籽骨，位于股骨下端前面，在股四头肌腱内，上宽下尖，前面粗糙，后面为关节面，与股骨髌面相关节。髌骨可在体表扪到（图 1-28）。

3. 胫骨 tibia 位于小腿内侧部。上端膨大，向两侧突出为内侧髁和外侧髁。两髁上面各有上关节面，与股骨髁相关节。两上关节面之间的粗糙小隆起为髁间隆起 intercondylar eminence。外侧髁后下方有腓关节面与腓骨头相关节，上端前面为胫骨粗隆 tibial tuberosity。内、外侧髁和胫骨粗隆于体表均可扪到。胫骨体呈三棱柱形，较锐的前缘和平滑的内侧面直

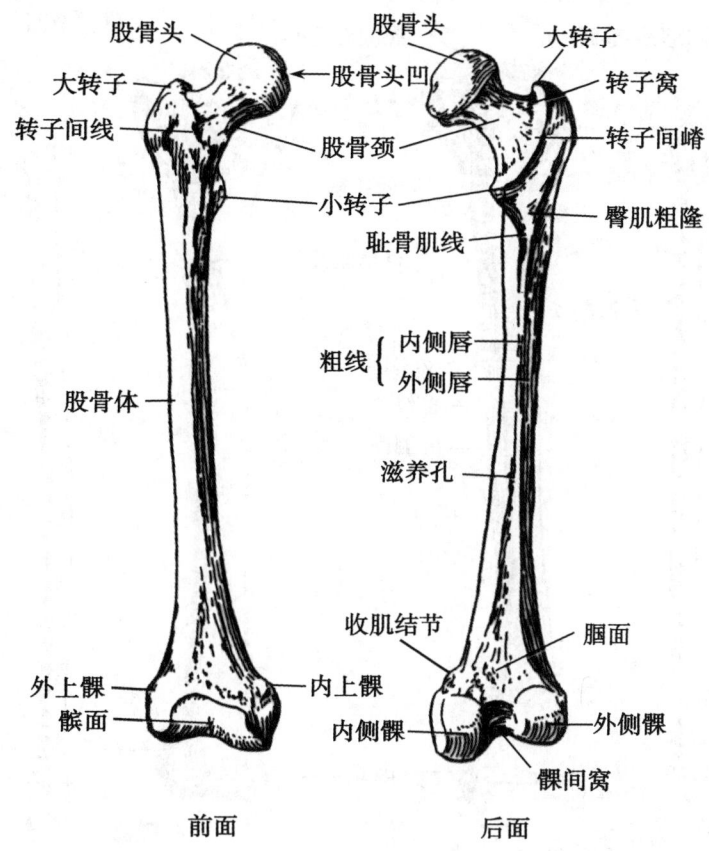

图 1-27 股骨

接位于皮下，外侧缘有小腿骨间膜附着的骨间缘。胫骨体后面上份有斜向下内的比目鱼肌线，后面上、中 1/3 交界处附近有向上开口的滋养孔。胫骨下端稍膨大，其内下方为内踝 medial malleolus；下端的下面和内踝的外侧面有关节面与距骨相关节；下端的外侧面有腓切迹与腓骨相接。内踝可在体表扪到（图 1-29）。

4．腓骨 fibula 位于胫骨外后方。上端为腓骨头 fibular head，有腓骨头关节面与胫骨相关节。头下方为腓骨颈 neck of fibula。腓骨体内侧缘有骨间缘，有小腿骨间膜附着；体内侧近中点处，有向上开口的滋养孔。下端膨大为外踝 lateral malleolus。其内侧有外踝窝，与距骨相关节。腓骨头和外踝都可在体表扪到（图 1-29）。

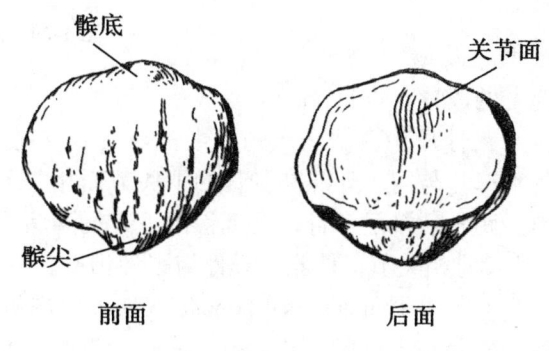

图 1-28 髌骨

5．足骨 包括跗骨、跖骨和趾骨（图 1-30）。

（1）跗骨 tarsal bones：7 块，属短骨，分前、中、后 3 列。后列包括上方的距骨 talus 和下方的跟骨 calcaneus；中列为位于距骨前方的足舟骨 navicular bone；前列为内侧楔骨 medial cuneiform bone、中间楔骨 intermediate cuneiform bone、外侧楔骨 lateral cuneiform bone 及跟骨

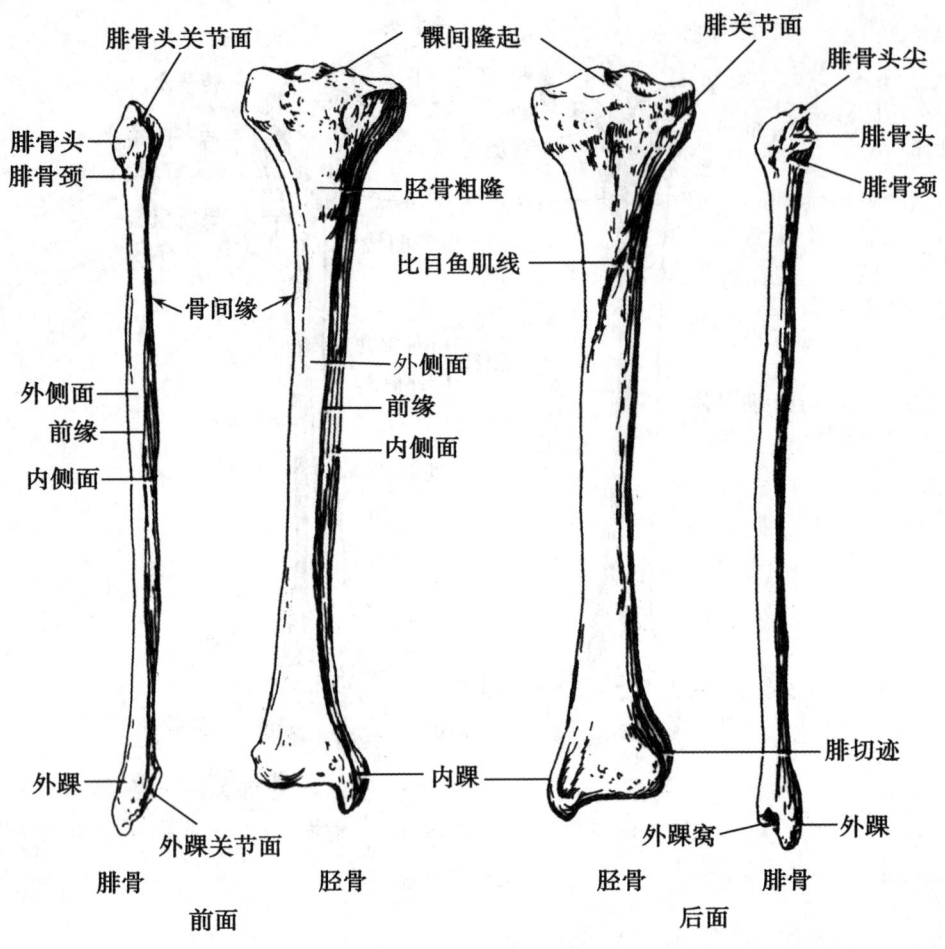

图 1-29 胫骨和腓骨

前方的骰骨 cuboid bone。

跗骨几乎占据全足的一半，与下肢支持和负重功能相适应，距骨上面有前宽后窄的距骨滑车，与内、外踝和胫骨的下关节面相关节。距骨下方与跟骨相关节。跟骨后端为跟骨结节。距骨前接足舟骨，足舟骨内下方的隆起为舟骨粗隆，是重要的体表标志。足舟骨前方与3块楔骨相关节，外侧的骰骨与跟骨相接。

(2) 跖骨 metatarsal bones：5块，由内侧向外侧依次为第一至第五跖骨，形状和排列大致与掌骨相当，但比掌骨粗大。跖骨近端为底，与跗骨相接，中间为体，远端为头，与近节趾骨相接。第五跖骨底向后突出为第五跖骨粗隆，在体表可扪到。

(3) 趾骨 phalanges of toes，bones of toes：共14块。踇趾为2节，其余各趾为3节。趾骨的形态和命名与指骨相同。踇趾粗壮，其余趾骨细小，小趾的远节趾骨甚小，往往与中节趾骨长合。

（陈永春）

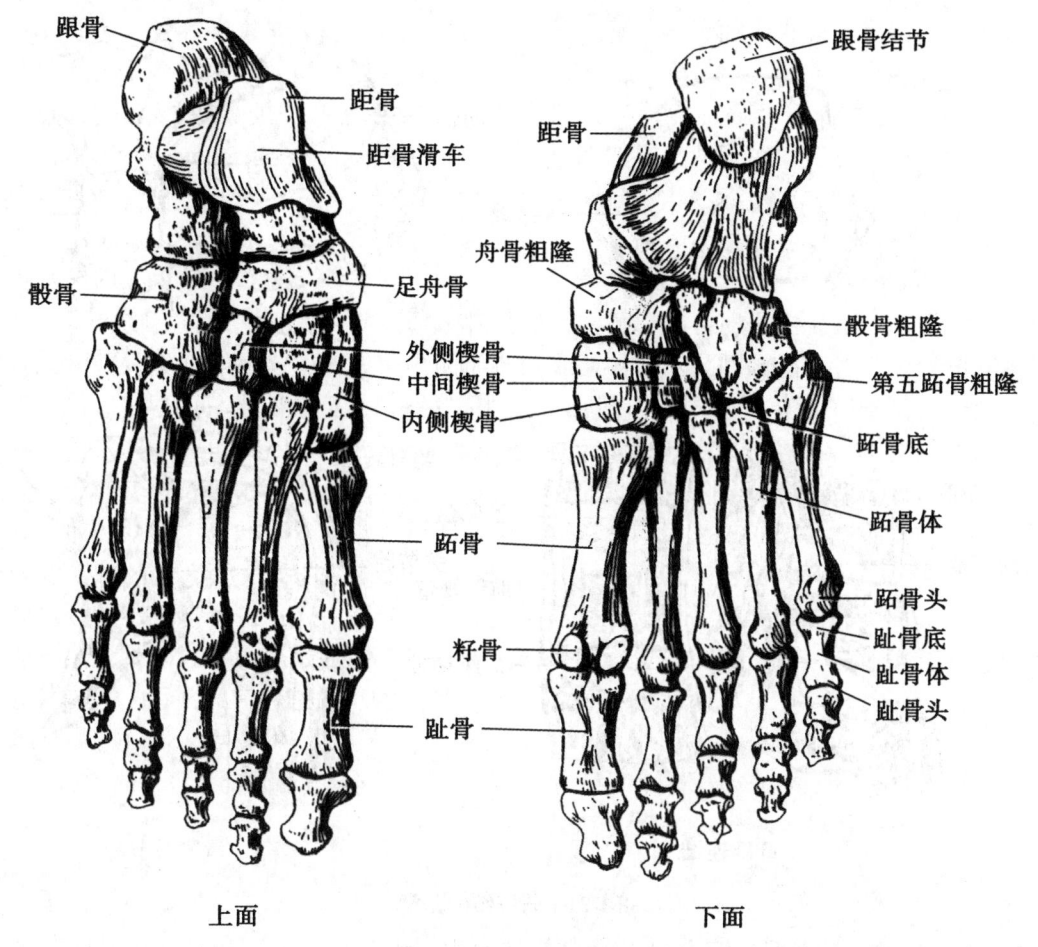

图 1-30 足骨

第二节 骨连结

一、概述

骨与骨之间通过不同的组织和结构相连，形成骨连结。根据连结方式不同，包括直接连结和间接连结两类（图 1-31）。

(一) 直接连结

直接连结是指骨与骨之间通过纤维结缔组织或软骨连结，较牢固，不活动或仅有轻度活动。这种连结包括纤维连结 fibrous joint、软骨连结 cartilaginous joint 和骨性结合 synostosis 3 类。

1. 纤维连结　两骨之间以纤维结缔组织相连，分 2 种形式。

(1) 韧带连结 syndesmosis：连接两骨的结构是纤维结缔组织，多呈条索状，如椎骨棘突之间的棘间韧带等。

(2) 缝 suture：两骨间通过少量纤维结缔组织相连，多见于颅骨之间。如果缝发生骨化，则成为骨性结合。

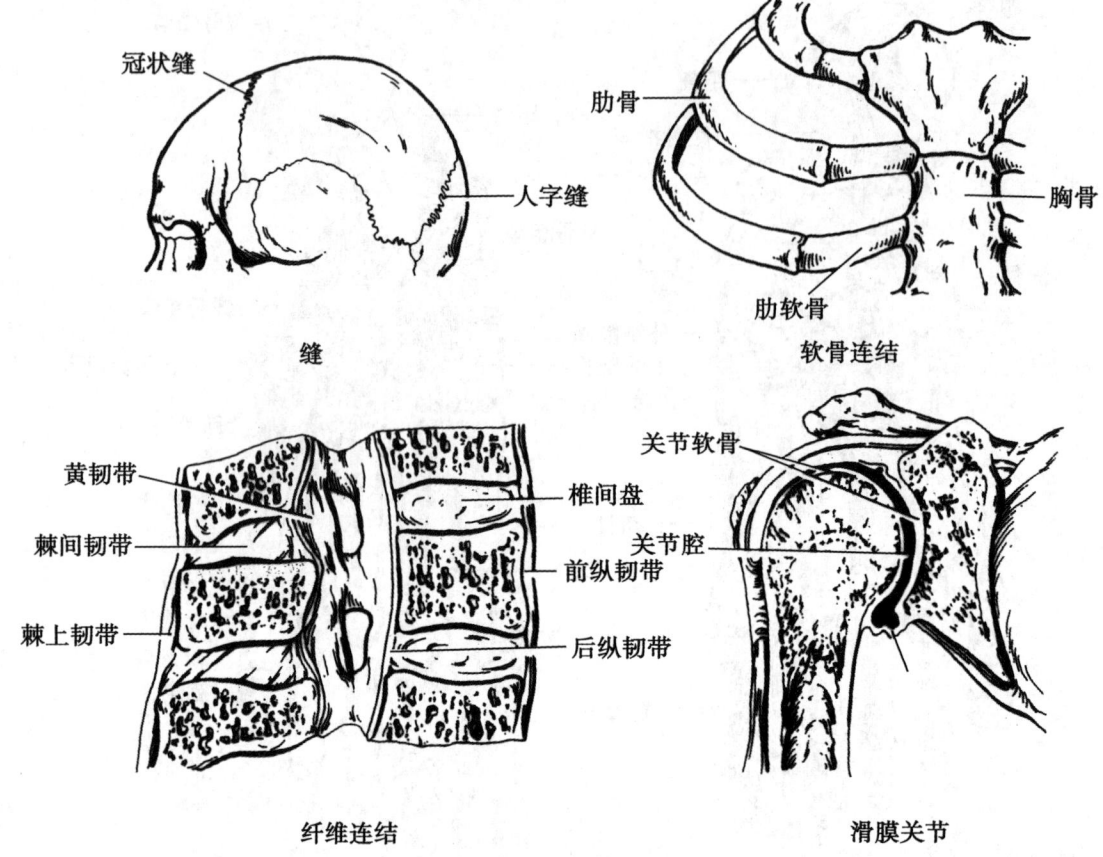

图 1-31 骨连结的分类

2．软骨连结　软骨是一种特殊分化的结缔组织，由软骨细胞、软骨基质及埋藏于基质中的纤维共同组成，软骨细胞被包埋在基质的小腔内。根据软骨组织内所含纤维成分的不同，软骨可分透明软骨、弹性软骨和纤维软骨 3 种。两骨之间根据相连的软骨不同，分为 2 种连结形式。

（1）透明软骨结合 synchondrosis：位于长骨骨干与骺之间的骺软骨、蝶骨与枕骨的结合等，多见于幼年发育时期，随着年龄增长而骨化，最终形成骨性结合。

（2）纤维软骨联合 symphysis：如位于椎骨椎体之间的椎间盘、耻骨联合等。

3．骨性结合　两骨间以骨组织连结，常由纤维软骨联合或透明软骨骨化而成，如骶椎椎骨之间以及髂骨、耻骨、坐骨之间在髋臼处的骨性结合等。

（二）间接连结

间接连结又称关节 articulation 或滑膜关节 synovial joint，是骨连结的最高分化形式。两骨之间相对分离，腔隙内有少量滑液，其周围借结缔组织相连，具有较大的活动性。

1．关节的基本构造　每个关节都是由关节面、关节囊和它们围成的关节腔所组成的（图 1-32）。

（1）关节面 articular surface：是参与组成关节的各相关骨的接触面。每个关节至少有 2 个关节面，一般是一凸一凹，凸者称关节头，凹者称关节窝。关节面上终生被覆有关节软骨 articular cartilage。关节软骨多数由透明软骨构成，其薄厚因不同的关节和年龄而异。关节软骨使关节面变光滑，这样在运动时减少关节面之间的摩擦，缓冲震荡和冲击的力量。

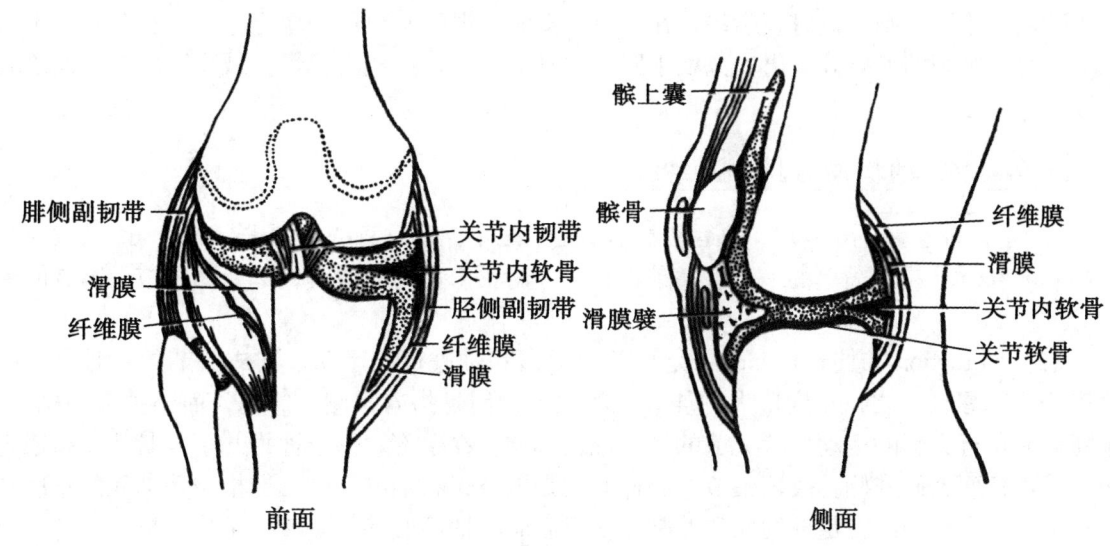

图 1-32　关节的构造（膝关节）

（2）关节囊 articular capsule：由纤维结缔组织膜构成，附着于关节软骨附近的骨面上，与关节面围成关节腔。关节囊分内、外 2 层。外层是纤维膜 fibrous membrane，厚而坚韧，含有大量的胶原纤维和少量弹性纤维。纤维膜的厚薄通常与关节的功能有关，各部的厚度不同，如下肢关节的负重较大，其纤维膜坚韧而紧张；而上肢关节运动灵活，则纤维膜薄而松弛。有些关节的部分纤维膜还可明显增厚而形成韧带，以增强关节的稳定性。内层是滑膜 synovial membrane，含有弹性纤维、血管和神经，衬贴于纤维膜的内面，其边缘附着于关节软骨的周缘，覆盖关节内除关节软骨、关节唇和关节盘以外的结构。滑膜能产生滑液，它为关节腔内提供液态环境，起润滑作用，而且也是关节软骨、半月板等结构进行新陈代谢的重要媒介，对于临床进行疾病的诊断也有一定的帮助。

（3）关节腔 articular cavity：是由关节囊滑膜层和关节面共同围成的密闭腔隙，腔内含有少量滑液，并呈负压，对维持关节的稳固有一定作用。

2. 关节的辅助结构　除具备上述的基本结构外，还有一些关节为增加其灵活性或稳固性，形成了几种特殊的辅助结构（图 1-32）。

（1）韧带 ligament：是连于相邻两骨之间的致密结缔组织纤维束，位于关节囊外的称囊外韧带，有的是囊的局部纤维增厚，如髋关节的髂股韧带；有的与囊分离，如膝关节的腓侧副韧带；有的是关节周围肌腱的直接延续，如膝关节的髌韧带。位于关节囊内的称囊内韧带，如膝关节内的交叉韧带等。

（2）关节盘 articular disc 和关节唇 articular labrum：是关节内含有胶原纤维的纤维软骨构成的两种不同形态的结构。

关节盘位于两个关节骨的关节面之间，多呈圆形，完全分隔关节腔。有的关节盘呈半月形，称关节半月板。关节盘可影响运动的方向，确保关节面各活动部分之间有良好的接触。此外，关节盘也可增加关节运动的形式和范围。

关节唇是附着于关节窝周缘的纤维软骨环，作用是加深关节窝，增大关节面，同时也可增加关节的稳固性。

（3）滑膜襞和滑膜囊：关节囊的滑膜层重叠卷折并突入关节腔形成的结构称滑膜襞。有时此襞内含脂肪，则形成滑膜脂垫。在关节运动时，滑膜脂垫可起填充作用。有时滑膜也可从关节囊纤维膜的薄弱处突出，充填于肌腱与骨面之间，形成滑膜囊，减少肌肉与骨面之间的摩擦。

> **考点：** 关节的基本结构和辅助结构。

3．关节的运动　滑膜关节的运动基本上是沿三个互相垂直的轴所进行的运动。

（1）移动：是最简单的一个骨关节面在另一骨关节面上的滑动，如跗跖关节、腕骨间关节等。

（2）屈 flexion 和伸 extension：是指关节沿冠状轴进行的运动。构成关节的两骨之间的角度变小称屈，反之，角度增大称伸。一般关节的屈是指向腹侧面成角，而膝关节则相反，小腿向后贴近大腿的运动称膝关节的屈，反之称伸。在手部，由于拇指几乎与其他4指成直角，拇指背面朝向外侧，故该关节的屈伸运动是围绕矢状轴进行的，拇指与手掌面的角度减小称屈，反之称伸。在足部的屈和伸则反映了胚胎早期后肢芽的旋转。足尖上抬、足背向小腿前面靠拢是踝关节的伸，习惯上称之为背屈。足尖下垂是踝关节的屈，习惯上称跖屈。

（3）收 adduction 和展 abduction：是关节沿矢状轴进行的运动。运动时，骨向正中矢状面靠拢称收，反之，远离正中矢状面称展。对于手指和足趾的收和展，则人为地规定为分别以中指和第二趾为中轴进行的靠拢或散开的运动。而拇指的收和展是围绕冠状轴进行的，拇指向示指靠拢称收，远离示指称展。

（4）旋转 rotation：是关节沿垂直轴进行的运动。如肱骨围绕骨中心轴向前内侧旋转，称旋内 medial rotation，而向后外侧旋转，则称旋外 lateral rotation。在前臂，桡骨对尺骨的旋转运动则是围绕桡骨头中心到尺骨茎突基底部的轴线旋转，将手背转向前方的运动称旋前，将手掌恢复到向前而手背转向后方的运动称旋后。

（5）环转 circumduction：骨的上端在原位转动，下端则做圆周运动，运动时全骨描绘出一圆锥形的轨迹。能沿两轴以上运动的关节均可做环转运动，如肩关节、髋关节和桡腕关节等。

二、躯干骨的连结

躯干骨的连结包括椎骨之间的连结及其形成的脊柱和由 12 块胸椎、12 对肋和 1 块胸骨之间的连结及其形成的胸廓。

（一）椎骨间的连结

1．椎骨间的连结　各椎骨之间借韧带、软骨和滑膜关节相连，包括椎体间连结和椎弓间连结（图 1-33，34）。

（1）椎体间的连结：椎体之间借椎间盘及前、后纵韧带相连。

1）椎间盘 intervertebral disc：位于相邻两个椎体之间（第 1 与第 2 颈椎之间除外），是椎骨之间的主要连结方式。椎间盘由两部分构成，中央部是髓核，是柔软而富有弹性的胶状物质，为胚胎时脊索的遗迹，周围部

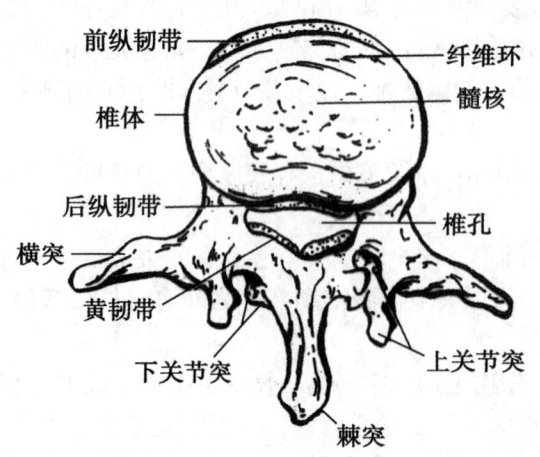

图 1-33　椎体间的连结（腰椎上面）

是纤维环，由多层呈同心圆排列的纤维软骨和胶原纤维组成。椎间盘的厚薄程度各不相同，颈、腰部的椎间盘前厚后薄，胸部的则与此相反。一般来说，椎间盘的厚度自上而下逐渐增加，而且其厚薄和大小可随年龄而变化。椎间盘的结构特点使其既坚韧，又富弹性，具有"弹性垫"样作用，可以缓冲外力对脊柱的震动，也可增加脊柱的运动范围。但是，由于年龄或者不恰当的运动经常导致纤维环破裂，因此髓核容易向后外侧脱出，突入椎管或椎间孔内，压迫相邻的脊髓或神经根而引起急性腰腿痛，临床称为腰椎间盘突出症。

知识链接

腰椎间盘突出症是骨科常见病之一，大部分腰腿痛患者是由腰椎间盘突出造成的。从1934年Mixterher和Barr提出此病至今已有七十余年。从国内外流行病学资料分析来看，其发病率的人口比率和绝对数值均呈上升趋势。发病年龄从几岁到几十岁，最早可见到9岁的腰椎间盘脱出患者。该病与我们生活的环境、生活和工作的习惯有关，长期不良的用腰习惯是主要原因。但是目前也有人认为腰椎间盘退行性改变是本病发生的基础。

2) 前纵韧带：起自枕骨大孔前缘，沿椎体的前面向下延伸至骶骨。该韧带下端增宽，与椎体紧密相连，但与椎间盘连结较松。前纵韧带的作用主要是防止脊柱过度后伸和椎间盘向前脱出。

3) 后纵韧带：起自枢椎并与覆盖枢椎椎体的覆膜相续，沿椎体的后面走行，下达骶骨。后纵韧带窄而坚韧，并与椎间盘的纤维环及椎体上、下缘紧密结合，而与椎体结合较疏松，有限制脊柱过度前屈和保护椎间盘的作用。

(2) 椎弓间的连结：包括椎弓板、棘突、横突间的韧带连结和上、下关节突间的滑膜关节（图1-34）。

1) 黄韧带ligamenta flava：呈节段性，位于相邻两椎弓板之间，由弹性纤维构成，呈黄色。黄韧带协助椎骨围成椎管，并有限制脊柱过度前屈、协助脊柱恢复直立的作用。

2) 棘间韧带：连结相邻棘突间的薄层纤维，附着于棘突根部到棘突尖。棘间韧带向前与黄韧带、向后与棘上韧带相移行。

3) 棘上韧带和项韧带：棘上韧带是连结胸椎、腰椎、骶椎各棘突尖之间的纵行韧带，向前与棘间韧带相融合，有限制脊柱前屈的作用。而在颈部，从颈椎棘突尖向后扩展成三角形板状的弹性膜层，称项韧带，是颈部肌肉附着的双层致密弹性纤维隔。

4) 横突间韧带：是位于相邻椎骨横突间的短韧带。

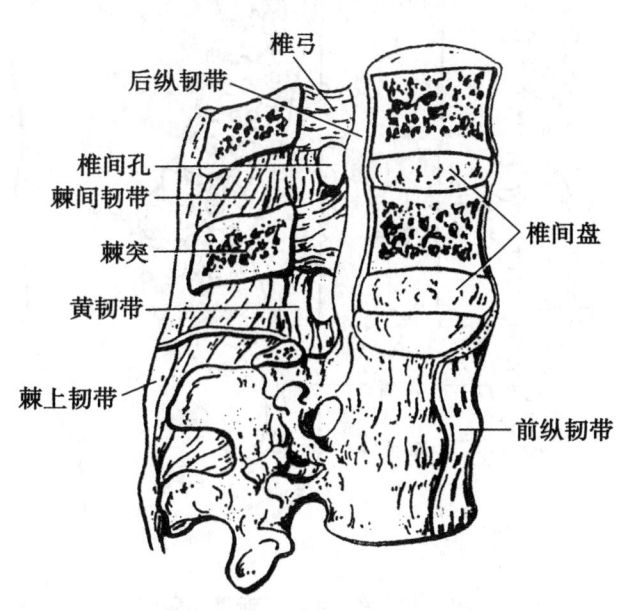

图1-34 椎弓间的连结

5）关节突关节：由相邻椎骨上、下关节突的关节面构成，属平面关节，只能进行轻微滑动。

考点：椎骨间连结的特点。

2．寰椎与枕骨及枢椎之间的连结

（1）寰枕关节：枕骨的枕髁与寰椎侧块的上关节凹构成的联合关节，属于双轴性椭圆关节，可使头做仰俯和侧屈运动。

（2）寰枢关节：包括3个滑膜关节，分别是2个寰枢外侧关节和1个寰枢正中关节。其中，寰枢外侧关节是由寰椎侧块的下关节面与枢椎上关节面构成。寰枢正中关节由枢椎的齿突与寰椎前弓后方的关节面和寰椎的横韧带构成。而且，该关节周围还有很多韧带加强，包括齿突尖韧带、翼状韧带、寰椎横韧带、覆膜等结构。

上述两个关节的联合运动能使头做仰俯、侧屈和旋转运动。

（二）脊柱

脊柱 vertebral column 由躯干骨的24块椎骨、1块骶骨和1块尾骨及它们之间的连结构成，形成人体的中轴，上端连结颅，下端连结下肢带骨（图1-35）。

1．脊柱的整体观及其运动

（1）脊柱的整体观：成年男性脊柱长约70cm，女性的略短，约为60cm。其长度可因姿势不同而略有差异，静卧比站立时可长2～3cm，这是由于站立时椎间盘被压缩所致。椎间盘的总厚度约为脊柱全长的1/4。随着年龄的增加，椎间盘胶原成分发生改变而变薄，骨质疏松可引起椎体加宽和高度降低，以及脊柱肌肉动力学下降致胸曲和颈曲的凸度增加，这些变化都直接导致老年人脊柱的长度减小。

1）脊柱前面观：从第2颈椎至第3骶椎的椎体宽度，由于重力作用逐渐加宽。骶骨耳状面以下，由于重力经髂骨传到下肢骨，椎体已无承重意义，体积也逐渐缩小。从前面观察，正常人的脊柱有轻度侧屈。惯用右手的人，脊柱上部略凸向右侧，下部则代偿性地略凸向左侧。

2）脊柱后面观：在背部正中线可见所有椎骨棘突连贯形成纵嵴。颈椎棘突短而分叉，近水平位。胸椎棘突细长，斜向后下方，呈叠瓦状排列。腰椎

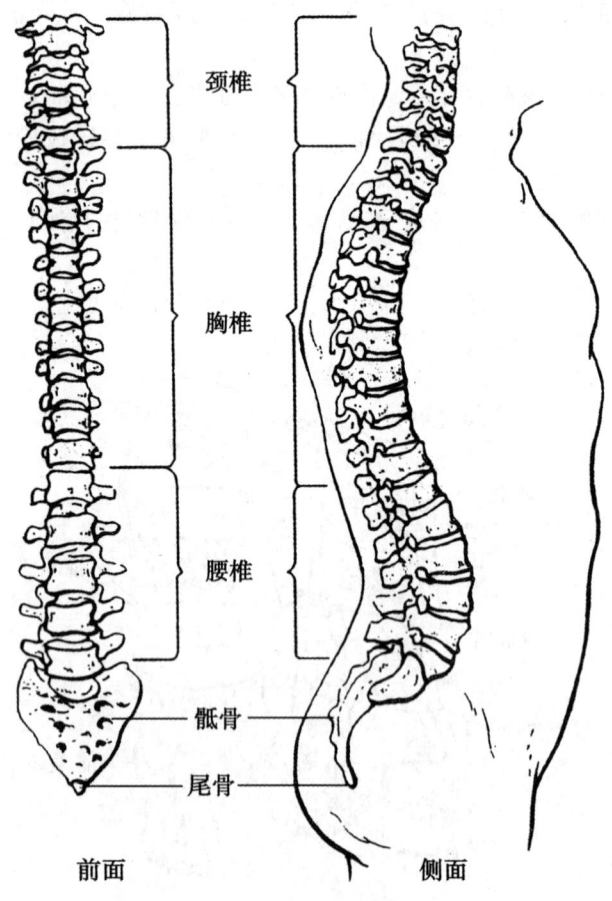

图1-35 脊柱的前面观及侧面观

棘突呈板状，水平伸向后方。

3）脊柱侧面观：成人脊柱有颈、胸、腰、骶4个生理性弯曲。其中，颈曲和腰曲凸向前，胸曲和骶曲凸向后。它们的形成原因不同，胸曲和骶曲在胚胎时已形成，因为胚胎全身是在屈曲状态下发育的。婴儿出生后的开始抬头、坐起及站立行走对颈曲和腰曲的形成产生明显影响。脊柱的这些弯曲有很重要的意义。它们增大了脊柱的弹性，同时对维持人体的重心稳定和减轻震荡也有重要意义。而且颈曲支持头的抬起，腰曲使身体重心垂线后移，以维持身体的前后平衡，保持稳固的直立姿势，而胸曲和骶曲在一定意义上扩大了胸腔和盆腔的容积。

(2) 脊柱的运动：脊柱的运动在相邻两椎骨之间是有限的，但整个脊柱的活动范围较大，可做屈、伸、侧屈、旋转和环转运动。脊柱各部的运动形式和范围不同，这主要取决于关节突关节的方位和形状、椎间盘的厚度、韧带的位置及厚薄等，同时也与年龄、性别和锻炼程度有关。脊柱的运动主要发生在颈部和腰部的屈、伸。在颈部，颈椎关节突的关节面略呈水平位，关节囊松弛，椎间盘较厚，故屈、伸及旋转运动的幅度较大。在胸部，胸椎与肋骨相连，椎间盘较薄，关节突的关节面呈冠状位，棘突呈叠瓦状，这些因素限制了胸椎的运动，故胸部活动范围较小。在腰部，椎间盘最厚，屈、伸运动灵活，关节突的关节面几乎呈矢状位，限制了旋转运动，但是也有研究显示，腰部也可旋转。但是由于颈、腰部运动灵活，故损伤也较多见，如腰椎间盘突出等。

(三) 肋的连结

1. 肋椎关节 costovertebral joint 肋骨与椎骨的连结包括肋头关节和肋横突关节，它们是联合关节，运动时肋骨沿肋头至肋结节的轴线旋转，使肋前端上升或下降，以增加或缩小胸廓的前后径，从而改变胸腔的容积，有助于呼吸运动。

(1) 肋头关节 joint of costal head：由肋头的关节面与相邻胸椎椎体边缘的上、下肋凹构成，属于微动关节，周围有韧带加强。

(2) 肋横突关节 costotransverse joint：由肋结节关节面与相应椎骨的横突肋凹构成，也属于微动关节，有肋横突韧带、肋横突上韧带和肋横突外侧韧带等加强。

2. 胸肋关节 sternocostal joint 由第2~7肋软骨与胸骨相应的肋切迹构成，属微动关节。第1肋与胸骨柄之间的连结是一种特殊的不动关节。第8~10肋软骨的前端不直接与胸骨相连，而依次与上位肋软骨形成软骨间连结。因此，在两侧各形成一个肋弓，第11和12肋的前端游离于腹后壁肌肉之中。

(四) 胸廓

胸廓 thoracic cage 由12块胸椎、12对肋、胸骨和它们之间的连结构成，呈上窄、下宽，前后扁平的圆锥形，围成胸腔。构成胸廓的主要关节包括肋椎关节和胸肋关节（图1-36）。

1. 胸廓的整体观 成人胸廓近似圆锥形，容纳胸腔脏器，如肺、心等。胸廓有上、下两口和前、后、外侧壁。胸廓上口较小，由胸骨柄上缘、第1肋和第1胸椎椎体围成，是胸腔和颈部器官走行的通道。胸廓下口宽而不整，由第12胸椎、第12对肋下缘及第11对肋前端、肋弓和剑突围成。两侧肋弓形成向下开放的角，称为胸骨下角。剑突将胸骨下角分成左、右剑肋角。胸廓前壁最短，由胸骨、肋软骨及肋骨前端构成；后壁较长，由胸椎和肋角内侧部分的肋骨构成；外侧壁最长，由肋骨体构成。相邻两肋之间称肋间隙，由肋间内、外肌相连。

2. 胸廓的运动 胸廓除具有保护、支持功能外，主要还参与呼吸运动。吸气时，在相

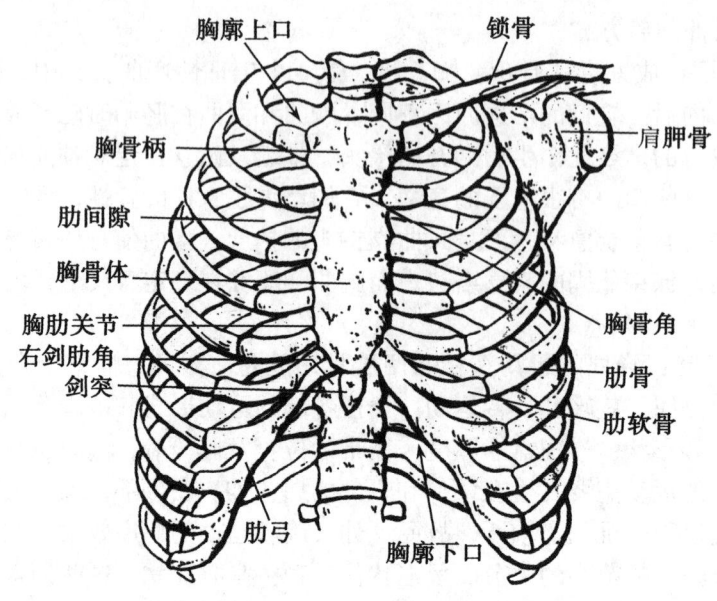

图1-36 胸廓（前面）

应的呼吸肌作用下，肋的前部抬高，从而加大了胸廓的前后径。肋上提时，肋体向外扩展，加大胸廓横径，最终使胸腔容积增大。呼气时，在重力和对应的呼吸肌作用下，胸廓做相反的运动，使胸腔容积减小。通过呼吸肌的收缩和舒张实现对胸腔容积的改变，从而形成肺的呼吸功能。

三、颅骨的连结

（一）颅骨的连结形式

颅骨的连结包括纤维连结、软骨连结和滑膜关节3种形式。

各颅骨之间借缝、软骨和骨相连结，结合较为牢固。颅盖诸骨是在膜的基础上骨化的，骨与骨之间留有薄层结缔组织膜，构成缝，包括冠状缝、矢状缝、人字缝和蝶顶缝等（图1-31）。随着年龄的增长，有的缝可发生骨化而成为骨性结合。颅底诸骨是在软骨基础上骨化的，骨与骨之间的连结是软骨性的，如成年前蝶骨体后面与枕骨基底部之间的蝶枕软骨结合，随着年龄的增长都先后骨化而成为骨性结合。

（二）颅骨的滑膜关节

颅骨的滑膜关节是颞下颌关节 temporomandibular joint，由下颌骨的下颌头与颞骨的下颌窝和关节结节构成。其关节面覆盖的是纤维软骨，关节囊松弛，向上附着于下颌窝和关节结节的周围，向下附着于下颌颈，囊外有外侧韧带加强。关节腔内有纤维软骨构成的关节盘，呈椭圆形，上面呈鞍状，前凹后凸，与关节结节和下颌窝的形状相对应。关节盘的周缘与关节囊相连，将关节腔分为上、下两部分。关节囊的前份较薄弱，下颌关节易向前脱位（图1-37）。

颞下颌关节属于联合关节，两侧必须同时运动。下颌骨可做上提、下降、前进、后退和侧方运动。其中，张口是下颌体下降并伴有下颌头和关节盘向前的运动，故大张口时，下颌体降向下后方，而下颌头随关节盘滑至关节结节下方。如果张口过大且关节囊过分松弛，下

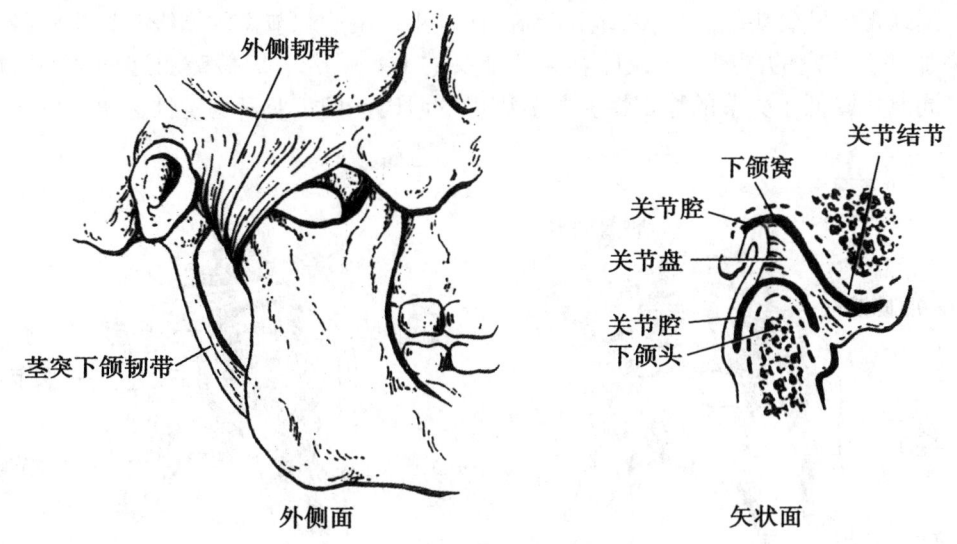

图 1-37 颞下颌关节

颌头可滑至关节结节前方而不能退回关节窝内，造成下颌关节脱位。手法复位时，必须先将下颌骨拉向下，超过关节结节，再将下颌骨向后推，才能将下颌头推回下颌窝内。

四、上肢骨的连结

上肢骨的连结包括上肢带骨和自由上肢骨的连结，主要功能是支持和运动，故附肢骨的连结以滑膜关节为主。随着生物的进化，人类开始直立行走以后，上肢获得适于抓握和进行操作等能力，因而上肢关节以灵活运动为主。

（一）上肢带骨的连结

1．胸锁关节 sternoclavicular joint 由锁骨的胸骨端与胸骨的锁切迹及第1肋软骨的上面构成，属于多轴关节。关节囊坚韧并有胸锁前、后韧带，锁间韧带、肋锁韧带等囊外韧带加强。关节腔内有纤维软骨构成的关节盘，将关节腔分成外上和内下两部分，使原来不相适合的关节面相互适应。胸锁关节活动度较小，可绕冠状轴做轻微的旋转和环转运动。胸锁关节的活动度虽小，但以此为支点扩大了上肢的活动范围。

 知识链接

锁骨的后下脱位可压迫锁骨下动脉，所以锁骨的后下脱位可根据微弱的桡动脉搏动来判断。

2．肩锁关节 由锁骨的肩峰端与肩峰的关节面构成，属于平面关节，是肩胛骨活动的支点。关节囊上方有肩锁韧带加强，关节囊和锁骨下方有坚韧的喙锁韧带。

3．喙肩韧带 为三角形的扁韧带，连于肩胛骨的喙突与肩峰之间，与喙突、肩峰共同构成喙肩弓。喙肩韧带位于肩关节上方，防止肱骨头向上脱位。

（二）自由上肢骨的连结

1．肩关节 shoulder joint 属于典型的球窝关节，由肱骨头与肩胛骨关节盂构成，又称盂肱关节。圆球形的肱骨头较大，关节盂特别浅而且小，虽然关节盂的周缘有纤维软骨构成的关节唇来加深关节窝的深度，仍仅能容纳关节头的 1/4～1/3。肩关节的这种结构增加了运动幅度，同时也降低了关节的稳定性。关节周围的肌肉、韧带对其稳定性起重要的作用（图1-38）。

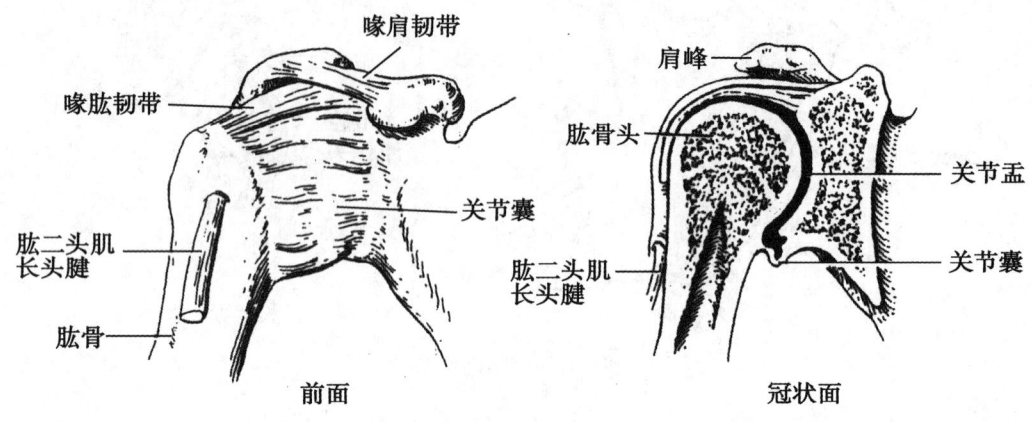

图 1-38　肩关节

肩关节囊的肩胛骨端附着于关节盂的周缘，肱骨端附于肱骨解剖颈。关节囊的滑膜层附着于盂唇，滑膜沿肱二头肌长头腱囊内的部分呈"口袋样"膨出，在结节间沟内形成滑膜鞘，包裹肌腱，以利于肌腱的活动。关节囊的上壁有喙肱韧带，从喙突根部至肱骨大结节前面，与冈上肌腱交织在一起并融入关节囊的纤维层。囊的前壁和后壁也有数条肌腱的纤维加入，以增加关节的稳固性，因而肩关节被称为"肌肉依赖关节"。但是，囊的下壁最为薄弱，故肩关节脱位时，肱骨头常从下份滑出，发生前下方脱位。

肩关节是全身最灵活的关节，可做三轴运动，即冠状轴上的屈和伸，矢状轴上的收和展，垂直轴上的旋内、旋外及环转运动。肩关节灵活的同时，也容易受到损伤，如脱位、骨折等。

考点：肩关节的形态和结构特点。

2. 肘关节 elbow joint　是由肱骨下端与尺、桡骨上端构成的复合关节，包括 3 个关节：
（1）肱尺关节：由肱骨滑车和尺骨滑车切迹构成。
（2）肱桡关节：由肱骨小头和桡骨头的关节凹构成。
（3）桡尺近侧关节：由桡骨环状关节面和尺骨桡切迹构成。

上述 3 个关节被包在一个关节囊内，肘关节囊前、后壁薄而松弛，两侧壁厚而紧张，并有韧带加强。囊的后壁最薄弱，常见桡、尺两骨向后脱位，移向肱骨下端的后上方（图1-39）。

肘关节有非常强韧的韧带加强：①桡侧副韧带：位于关节囊的桡侧，由肱骨外上髁向下延伸，止于桡骨环状韧带。②尺侧副韧带：位于关节囊的尺侧，由肱骨内上髁向下呈扇形，止于尺骨滑车切迹内侧缘。③桡骨环状韧带：该韧带附着于尺骨桡切迹的两端，环绕桡骨环状关节面，与尺骨桡切迹共同构成一个上口大、下口小的骨纤维环，容纳桡骨头，防止桡骨头脱出。

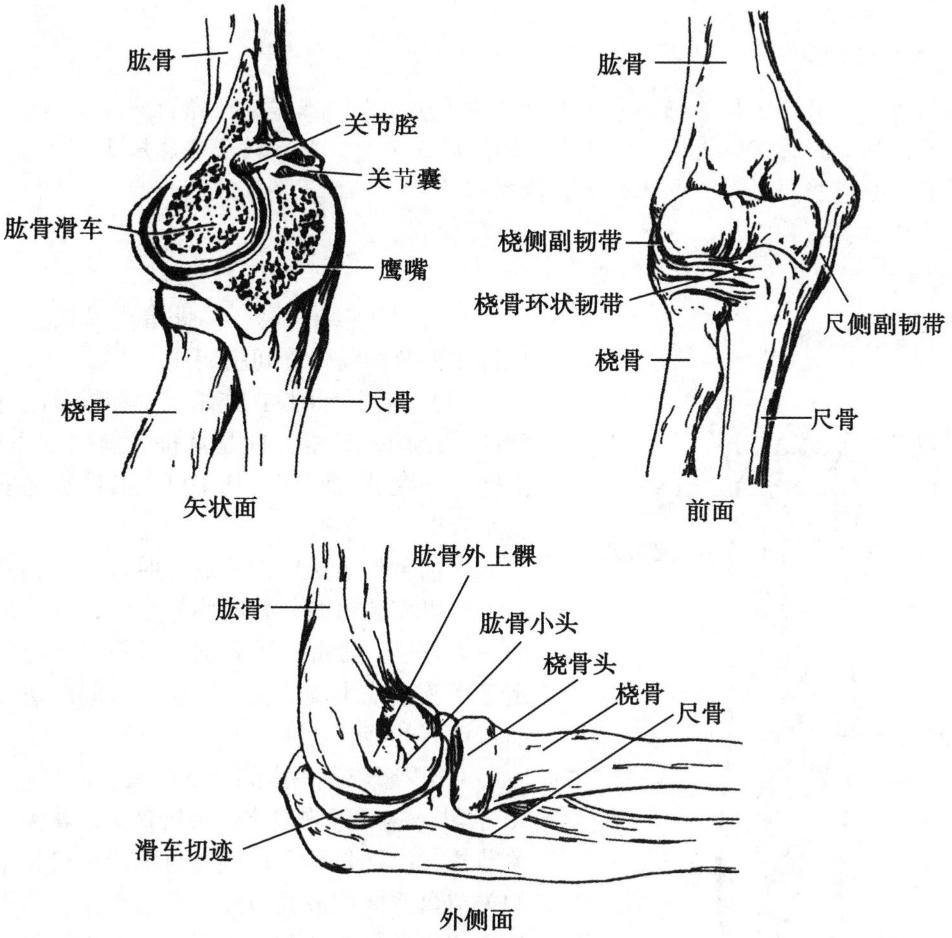

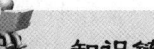

图 1-39 肘关节

知识链接

幼儿4岁以前,桡骨头尚在发育之中,桡骨环状韧带松弛。在肘关节伸直位猛力牵拉前臂时,桡骨头易被环状韧带卡住,或环状韧带部分夹在肱、桡骨之间,从而发生桡骨小头半脱位。

肘关节的运动以肱尺关节为主,允许做屈、伸运动。当伸前臂时,前臂偏向外侧,与臂形成约163°的夹角,称"提携角"。形成提携角的部分原因是肱骨滑车的内侧缘更为向前下突出,超过外侧缘约6mm,使关节的运动轴斜向下内。当伸肘关节时,提携角使前臂远离正中线;屈肘关节时,前臂更贴近正中线,这样增加了运动的幅度,有利于生活和劳动的操作。肱桡关节能做屈、伸和旋前、旋后运动,桡尺近侧关节与桡尺远侧关节联合可使前臂旋前和旋后。

> **知识链接**
>
> 当肘关节伸直时，肱骨内、外上髁和尺骨鹰嘴，此三点位于一条直线上。当肘关节屈至90°时，此三点的连线构成一尖端朝下的等腰三角形。此种特点在临床上可用于判断肘关节是否损伤。当肘关节发生脱位时，鹰嘴移位，三点位置关系发生改变。而肱骨髁上骨折时，三点位置关系不变。

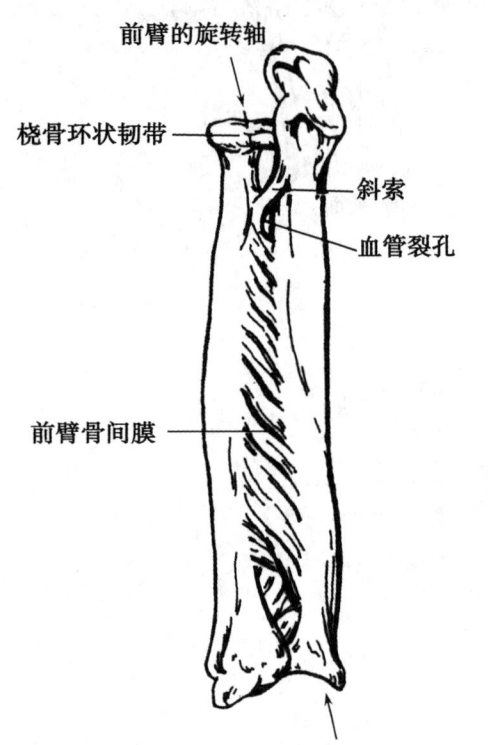

图1-40 前臂骨的连结

3. 桡尺连结 桡、尺骨借桡尺近侧关节、桡尺远侧关节和前臂骨间膜相连。

（1）前臂骨间膜：连结尺骨和桡骨的骨间缘之间的纤维膜，纤维方向是从桡骨斜向下内至尺骨。前臂骨间膜非常坚韧，甚至可在其撕裂之前就已经发生骨折（图1-40）。

当前臂处于旋前或旋后位时，骨间膜松弛。前臂处于半旋前位时，骨间膜最紧张，这也是骨间膜的最大宽度。因此，处理前臂骨折时，应将前臂固定于半旋前或半旋后位，以防止骨间膜挛缩，影响前臂愈后的旋转功能。

（2）桡尺近侧关节：(见肘关节)。

（3）桡尺远侧关节：由尺骨头环状关节面构成关节头，由桡骨的尺切迹及自下缘至尺骨茎突根部的关节盘共同构成关节窝。关节盘是三角形纤维软骨板，将尺骨头与腕骨隔开。关节囊松弛，附着于关节面和关节盘周缘。

桡尺近侧和远侧关节是联动关节，前臂可做旋转运动，其旋转轴为通过桡骨头中心至尺骨头中心的连线。运动时，桡骨围绕尺骨进行旋转运动。当桡骨转至尺骨前方并与之相交叉时，手背向前，称旋前；与此相反的运动，即桡骨转回到尺骨外侧，称旋后。

4. 手关节 包括桡腕关节、腕骨间关节、腕掌关节、掌骨间关节、掌指关节和指骨间关节（图1-41）。

（1）桡腕关节 radiocarpal joint：又称腕关节 wrist joint，由腕骨的手舟骨、月骨和三角骨的近侧关节面作为关节头，桡骨的腕关节面和尺骨头下方的关节盘作为关节窝而构成（图1-41）。关节囊松弛，周围有韧带加强，其中掌侧韧带最坚韧，所以腕关节的后伸运动受限。桡腕关节可做屈、伸、展、收及环转运动。

（2）腕骨间关节 intercarpal joint：相邻各腕骨之间构成的关节，分近侧腕骨间关节、远侧腕骨间关节和两列腕骨之间的腕中关节。各腕骨之间借韧带连成一整体，仅能进行轻微的滑动，属微动关节。

（3）腕掌关节 carpometacarpal joint：由远侧列腕骨与5个掌骨底构成。

第一章 运动系统

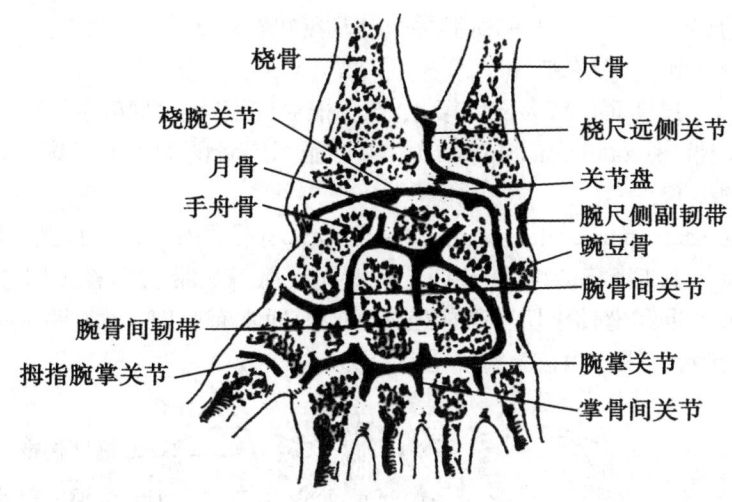

图 1-41 手关节（冠状面）

拇指腕掌关节 carpometacarpal joint of thumb 是由大多角骨与第一掌骨底构成的鞍状关节，为人类及灵长目动物所特有。关节囊厚而松弛，可做屈、伸、收、展、环转和对掌运动。当第一掌骨处于静止位时，屈、伸运动发生在冠状面上，即拇指在手掌平面上向掌心靠拢为屈，离开掌心为伸。而拇指的收、展运动发生在矢状面上，即拇指在与手掌垂直的平面上离开示指为展，靠拢示指为收。对掌运动则是拇指尖与其余四指尖掌侧面相接触的运动。这一运动加深了手掌的凹陷，是人类进行握持和精细操作时所必需的主要动作。

（4）掌骨间关节 intermetacarpal joint：是第二至第五掌骨底之间的平面关节，属于微动关节，周围有韧带加强。

（5）掌指关节 metacarpophalangeal joint：属于球窝关节，由掌骨头与近节指骨底构成。关节囊松弛，其前、后有韧带加强，掌侧韧带较坚韧，并有纤维软骨加强。囊的两侧有侧副韧带，从掌骨头两侧向远侧延伸，附于指骨底前方两侧。当掌指关节处于伸位时，可做屈、伸、收、展及环转运动，环转运动因受韧带限制，幅度小。当掌指关节处于屈位时，仅允许做屈、伸运动。手指的收、展是以通过中指的正中线为准的，向中线靠拢是收，远离中线是展。当手握拳时，掌指关节显露于手背的凸出处是掌骨头。

（6）指骨间关节 interphalangeal joint of hand：由相邻两节指骨的底和滑车构成，是典型的屈戌关节。关节囊松弛，两侧有韧带加强，只能做屈、伸运动。指屈曲时，指背凸出的部分是指骨滑车。

五、下肢骨的连结

下肢的主要功能是支持体重和运动，以及维持身体的直立姿势，所以下肢关节以稳定肢体为主。下肢关节的稳固是通过关节面的形态，关节囊韧带的粗细、数量及坚韧程度和关节周围肌肉的强度来获得的。

下肢骨的连结包括下肢带骨的连结和自由下肢骨的连结。

（一）下肢带骨的连结

1. 骶髂关节 sacroiliac joint　由骶骨和髂骨的耳状面构成，关节面凸凹不平，彼此结合十分紧密。关节囊非常紧张，而且有骶髂前、后韧带加强。骶髂关节具有相当大的稳固性，以发挥支持体重的功能。妊娠妇女的骶髂关节活动度可稍增大。

2．髋骨与脊柱间的韧带连结

(1) 髂腰韧带：强韧而且较大，由第4、5腰椎横突横行至髂嵴的后上部（图1-41）。

(2) 骶结节韧带 sacrotuberous ligament：起自骶、尾骨的侧缘，呈扇形，集中附着于坐骨结节内侧缘（图1-42）。

(3) 骶棘韧带 sacrospinous ligament：位于骶结节韧带的前方，起自骶、尾骨侧缘，呈三角形，止于坐骨棘，其起始部为骶结节韧带所遮掩。骶棘韧带与坐骨大切迹围成坐骨大孔，骶棘韧带、骶结节韧带和坐骨小切迹围成坐骨小孔，通常有肌肉、血管和神经等从盆腔经此两孔到达臀部和会阴区（图1-41，42）。

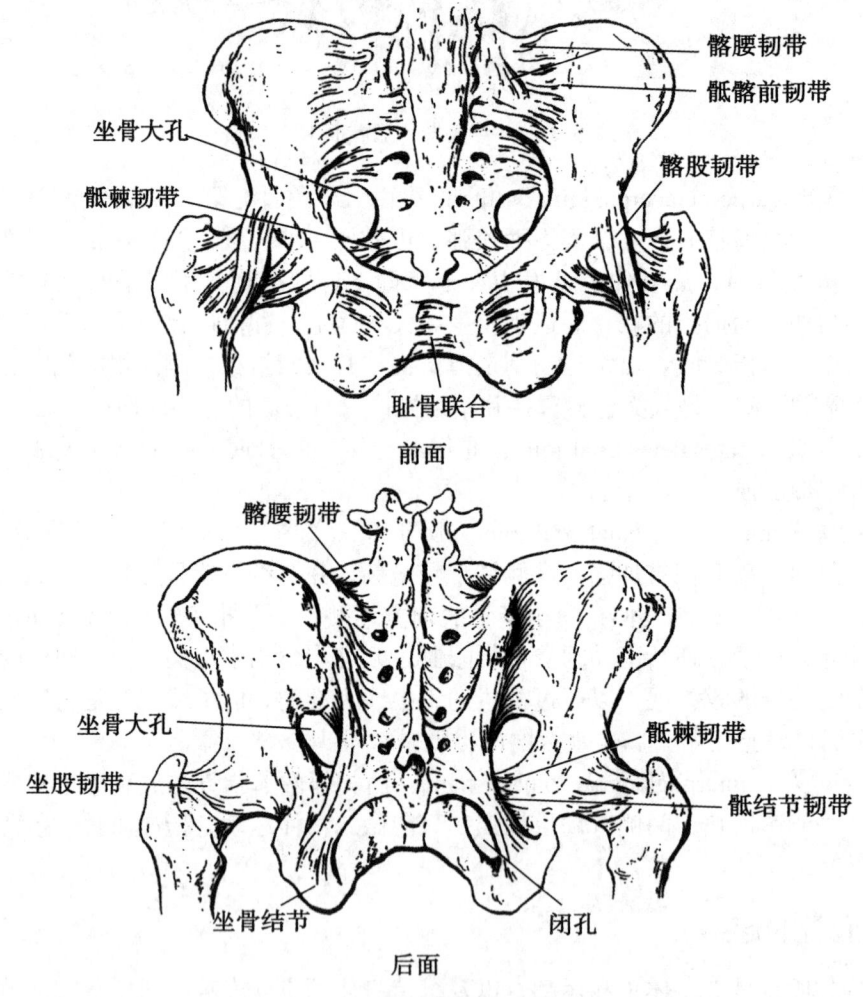

图1-42 骨盆的韧带

3．耻骨联合 pubic symphysis 由两侧耻骨联合面借纤维软骨构成的耻骨间盘连结构成。耻骨间盘中往往出现一矢状位的裂隙，女性较男性的厚，裂隙也较大，妊娠妇女和经产妇尤为显著。在耻骨联合的上、下方分别有耻骨上韧带和耻骨弓状韧带连结加强（图1-43）。

4．闭孔膜 obturator membrane 封闭闭孔，并为盆内、外肌肉提供附着点。膜的上部与闭孔沟围成闭膜管，有闭孔神经、血管通过。

5. 骨盆 pelvis 由左、右髋骨和骶骨、尾骨以及它们之间的连结构成（图1-44）。通过环形的界线把骨盆分为上方的大骨盆（假骨盆）和下方的小骨盆（真骨盆）。界线由骶骨岬向两侧经弓状线、耻骨梳、耻骨结节至耻骨联合上缘构成。当人体直立时，骨盆向前倾斜，两侧髂前上棘与两耻骨结节位于同一冠状面内，且尾骨尖与耻骨联合上缘位于同一水平面上。

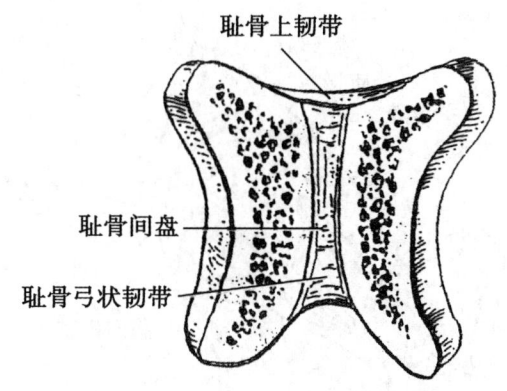

图 1-43 耻骨联合（冠状切面）

大骨盆 greater pelvis 由于呈向前倾斜状，故几乎没有前壁。小骨盆 lesser pelvis 是大骨盆向下延伸的骨性狭窄部，可分为骨盆上口、骨盆下口和骨盆腔。骨盆上口由上述界线围成，呈圆形或卵圆形。骨盆下口由尾骨尖、骶结节韧带、坐骨结节、坐骨支、耻骨下支和耻骨联合下缘围成，呈菱形。两侧坐骨支与耻骨下支连成耻骨弓，它们之间的夹角称耻骨下角。骨盆上、下口之间的腔称骨盆腔。骨盆腔也称固有盆腔，该腔内有直肠、膀胱和部分生殖器官。骨盆腔是一前壁短、侧壁和后壁较长的弯曲通道，其中轴是骨盆轴，分娩时，胎儿循此轴娩出。

骨盆的位置可因人体姿势不同而变动。人体直立时，骨盆向前倾斜，骨盆上口的平面与水平面构成 50°～55° 的角（女性可为 60°），称骨盆倾斜度。骨盆倾斜度的增减将影响脊柱的生理性弯曲，如倾斜度增大，则重心前移，必然导致腰曲前凸增大，反之则腰曲凸度减小。

在全身骨骼中，男女骨盆的性别差别最为显著。骨盆的性别差别与其功能有关，因为女性骨盆要适合分娩的需要。因此，女性骨盆外形短而宽，骨盆上口近似圆形，较宽大，骨盆下口和耻骨下角较大。女性耻骨下角可达 90°～100°，男性则为 70°～75°（图1-44）。

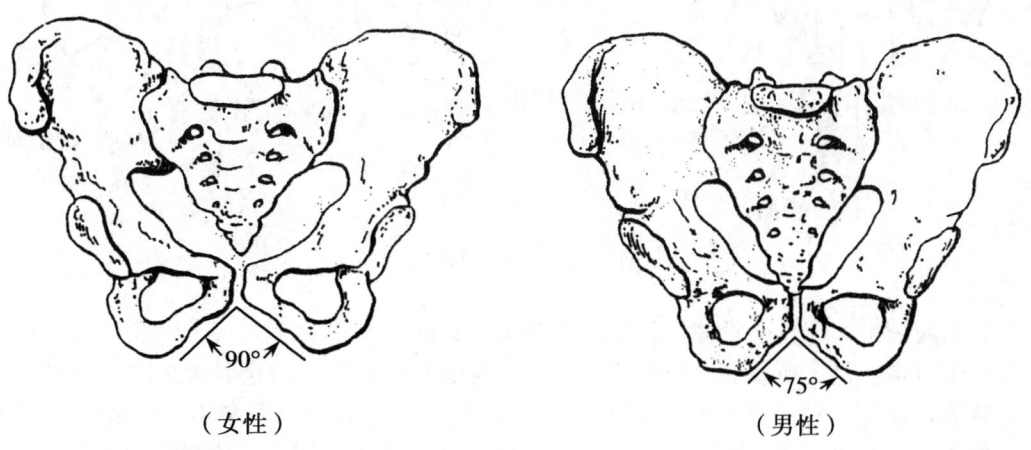

（女性）　　　　　　　　　　（男性）

图 1-44 骨盆

（二）自由下肢骨的连结

1. 髋关节 hip joint 由髋臼与股骨头构成，属球窝关节。髋臼的周缘附有纤维软骨构成的髋臼唇，以增加髋臼的深度。髋臼切迹被髋臼横韧带封闭，使半月形的髋臼关节面扩大为环形，而且髋臼窝内充填有脂肪组织，这样可使其与股骨头连结更稳固（图1-45）。

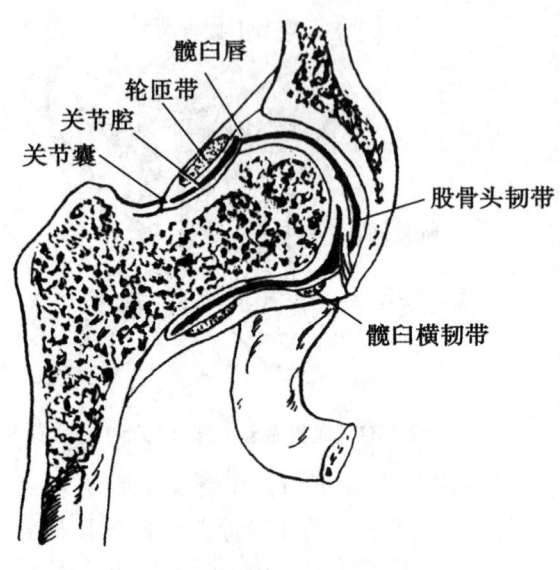

图1-45 髋关节

髋关节的关节囊坚韧、致密，向上附着于髋臼周缘及横韧带，向下附着于股骨颈，前面达转子间线，后面包绕股骨颈内侧2/3。这样使股骨颈骨折有囊内、囊外骨折之分。关节囊周围有多条韧带加强（图1-45，46）。

（1）髂股韧带：最强健，起自髂前下棘，呈人字形向下经囊的前方止于转子间线，可限制大腿过伸，对维持人体直立姿势有很大作用。

（2）股骨头韧带 ligament of the head of the femur：位于关节腔内，连于股骨头凹和髋臼横韧带之间，为滑膜所包被，内含营养股骨头的血管。当大腿半屈并内收时，韧带紧张，外展时韧带松弛。

（3）耻股韧带：由耻骨上支向外下于关节囊前下壁与髂股韧带的深部融合。

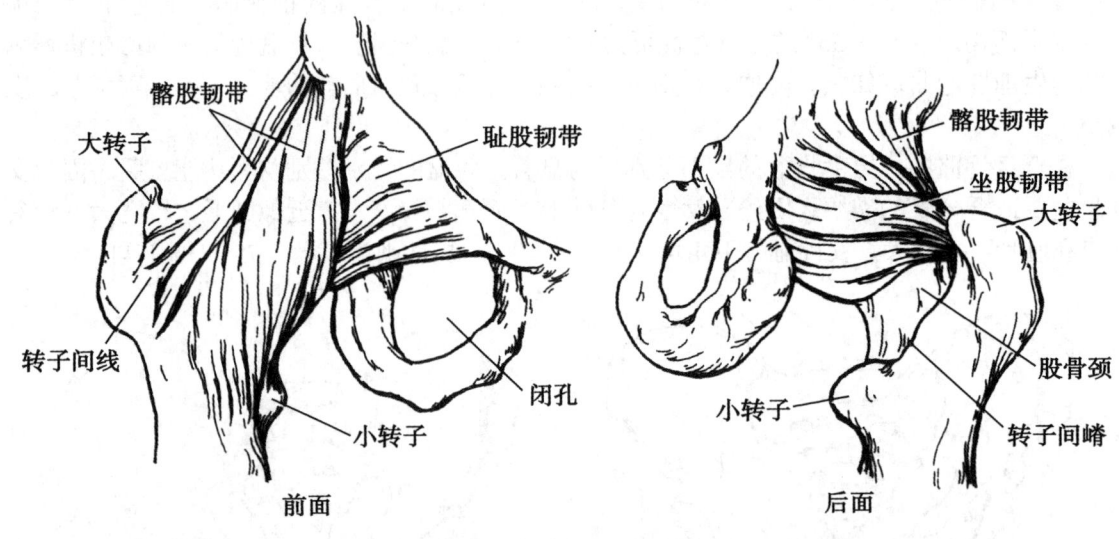

图1-46 髋关节的韧带

（4）坐股韧带：起自坐骨体，斜向外上与关节囊融合，附着于大转子根部。

（5）轮匝带：是关节囊的深层纤维围绕股骨颈的环形增厚，防止股骨头向外脱出。

髋关节可做屈、伸、展、收、旋内、旋外以及环转等运动。但是由于股骨头位于髋臼内，关节囊相对坚韧，并且周围有多条韧带保护，其运动幅度较小，这样就非常稳固，以发挥其承重和行走的功能。但是，髋关节的股骨头也容易向下方脱出。

2．膝关节 knee joint 由股骨下端、胫骨上端和髌骨构成，是人体最大、最复杂的关节。髌骨与股骨的髌面相接，股骨的内、外侧髁分别与胫骨的内、外侧髁相对。膝关节囊薄而松弛，附着于各关节面的周缘，周围有韧带加强，包括囊内、外韧带，以增加关节的稳定性。膝关节囊的滑膜层是全身关节中最宽阔、最复杂的，附着于该关节各骨的关节面周缘，覆盖关节内除关节软骨和半月板以外的所有结构。滑膜在髌骨上缘的上方向上突起，在股四头肌肌腱和股骨体下部之间形成髌上囊。在髌骨下方的中线两侧，部分滑膜层突向关节腔内，形成一对翼状襞 alar folds，内含有脂肪组织，充填于关节腔内的空隙中。其主要韧带有：

（1）髌韧带 patellar ligament：扁平而强韧，是股四头肌肌腱的中央部纤维索，从髌骨向下止于胫骨粗隆。

（2）腓侧副韧带：是坚韧的纤维索，起自股骨外上髁，向下延伸至腓骨头，与外侧半月板不直接相连。

（3）胫侧副韧带：呈宽扁束状，位于膝关节后内侧，起自股骨内上髁，向下附着于胫骨内侧髁及相邻骨体，但是与关节囊和内侧半月板紧密结合。胫侧副韧带和腓侧副韧带在伸膝时紧张，屈膝时松弛，半屈膝时最松弛。因此，半屈膝时可以做轻微的旋内和旋外运动。

（4）膝交叉韧带 cruciate ligaments of knee：位于膝关节中央稍后方，非常强韧，由滑膜衬覆，可分前、后 2 条（图 1-47、48）。①前交叉韧带 anterior cruciate ligament，起自胫骨髁间隆起的前方内侧，与内、外侧半月板的前角愈着，斜向后上方外侧，纤维呈扇形附着于股骨外侧髁的内侧。②后交叉韧带 posterior cruciate ligament，较前交叉韧带短而强韧，并较垂直，起自胫骨髁间隆起的后方，斜向前上方内侧，附着于股骨内侧髁的外侧面。膝交叉韧带牢固地连结股骨和胫骨，可限制胫骨沿股骨向前、后移位。前交叉韧带在伸膝时最紧张，能限制胫骨前移。后交叉韧带在屈膝时最紧张，可限制胫骨后移。

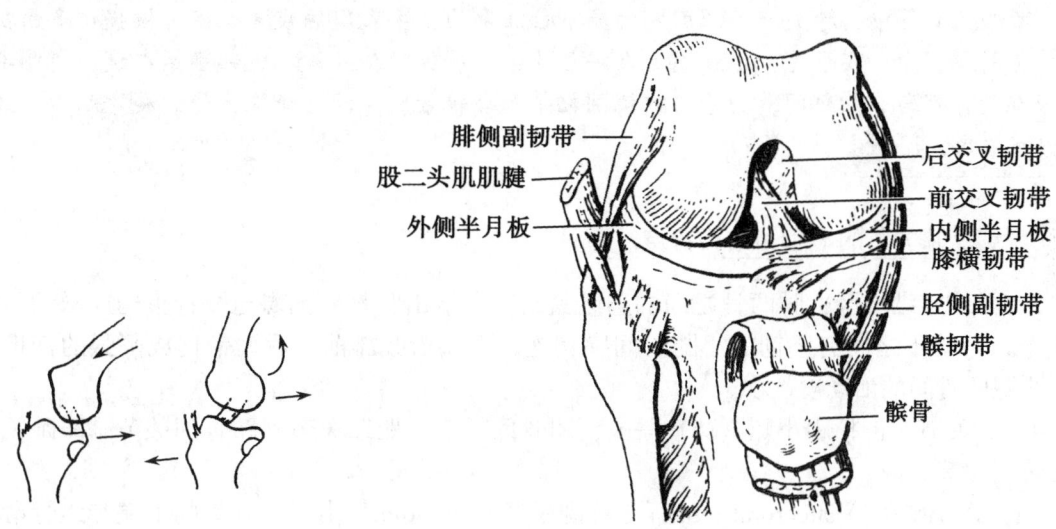

图 1-47 膝关节（前面）及交叉韧带

半月板 menisci　在股骨内、外侧髁与胫骨内、外侧髁关节面之间的两块半月形纤维软骨板，分别称内、外侧半月板。内侧半月板较大，呈"C"形，前端窄后端宽，外缘与关节囊及胫侧副韧带紧密相连。外侧半月板较小，近似"O"形，外缘亦与关节囊相连（图 1-48）。其上面凹陷，下面平坦，外缘厚，内缘薄，两端借韧带附着于胫骨髁间隆起。半月板使关节面更为相适，也能缓冲压力、吸收震荡，起弹性垫的作用。半月板还增大了关节窝的深度，又能连同股骨髁一起对胫骨做旋转运动。半月板的位置随着膝关节的运动而改变，当膝关节在迅速运动时，常造成半月板损伤。如踢足球时，伸小腿并迅速内旋，半月板尚未来得及前滑即被膝关节上、下关节面挤压，从而发生半月板挤伤。由于内侧半月板与关节囊

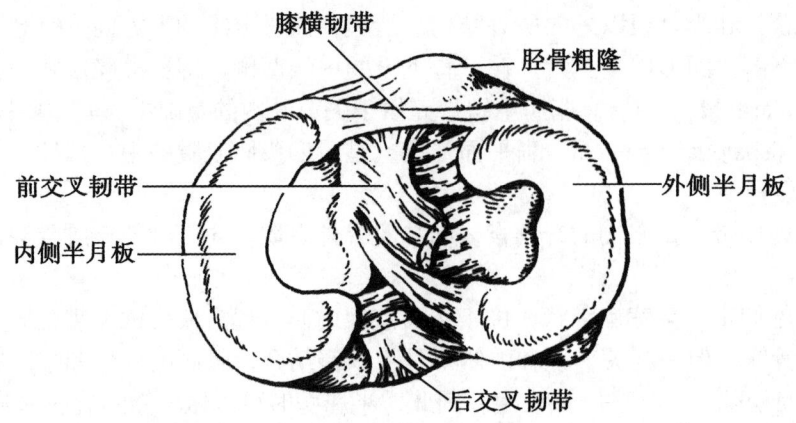

图 1-48 膝关节水平面

及胫侧副韧带紧密相连，因而内侧半月板损伤的机会较多。膝关节是比较容易受损伤的关节，且在前、内、外侧三面没有重要的神经、血管结构，最适合关节镜的应用。

> **知识链接**
>
> 膝关节半月板损伤是一种以膝关节局限性疼痛，部分患者有打软腿或膝关节交锁现象、股四头肌萎缩、膝关节间隙固定的局限性压痛为主要表现的疾病。半月板损伤多由扭转外力引起，当一腿承重，小腿固定在半屈曲、外展位时，身体及股部猛然内旋，内侧半月板在股骨髁与胫骨之间，由于与内侧副韧带结合较紧密，活动受限，受到旋转压力而致半月板撕裂。

考点： 膝关节的形态和结构特点。

3．胫腓连结　胫、腓两骨之间的连结紧密，上端由胫骨外侧髁与腓骨头构成微动的胫腓关节，两骨干之间有坚韧的小腿骨间膜相连，下端借胫腓前、后韧带构成坚强的韧带连结。小腿两骨间的活动度甚小。

4．足关节　包括距小腿（踝）关节、跗骨间关节、跗跖关节、跖骨间关节、跖趾关节和趾骨间关节。

（1）距小腿关节 talocrural joint：亦称踝关节 ankle joint，由胫、腓骨的下端与距骨滑车构成，近似单轴的屈戌关节。踝关节的关节囊附着于各关节面的周围，囊的前、后壁薄而松弛，两侧有韧带增厚加强。内侧有内侧韧带（或称三角韧带），是坚韧的三角形纤维索，起自内踝尖，向下呈扇形展开，止于足舟骨、距骨和跟骨。外侧韧带由不连续的 3 条独立的韧带组成，前面是距腓前韧带，中间是跟腓韧带，后面是距腓后韧带。3 条韧带均起自外踝，分别向前、向下和向后内止于距骨及跟骨，均较薄弱（图 1-49，50）。踝关节能做背屈（伸）和跖屈（屈）运动。距骨滑车前宽后窄，当背屈时，较宽的滑车前部嵌入关节窝内，踝关节较稳定。当跖屈时，由于较窄的滑车后部进入关节窝内，足能做轻微的侧方运动，关节不够稳定，故踝关节扭伤多发生在跖屈（如下山、下坡、下楼梯）的位置。

（2）跗骨间关节 intertarsal joint：是跗骨之间的关节，以距跟关节（也称距下关节）、距跟舟关节和跟骰关节较为重要。

距跟关节和距跟舟关节在功能上是联动关节。运动时，跟骨与舟骨连同其余的足骨一起对距骨做内翻或外翻运动。足的内侧缘提起，足底转向内侧称内翻。足的外侧缘提起，足底转向外侧称外翻。内、外翻常与踝关节运动协同发生，即内翻常伴有足的跖屈，外翻常伴有足的背屈。跟骰关节和距跟舟关节联合构成跗横关节 transverse tarsal joint，又称 Chopart 关节，其关节线横过跗骨中份，呈横位的"S"形，内侧部凸向前，外侧部凸向后。实际上这两个关节在解剖学上是两个独立的关节，临床上沿此线进行足的离断（图1-49）。

跗骨各骨之间还借许多坚强的韧带相连，主要的韧带有：①跟舟足底韧带（又称跳跃韧带），为宽而肥厚的纤维带，位于足底，连于跟骨与足舟骨之间，对维持足的内侧纵弓起重要作用。②分歧韧带，是强韧的"Y"形韧带，起自跟骨前部背面，向前分为两股，分别止于足舟骨和骰骨。在足底尚有一些其他的韧带，连结跟骨、骰骨和跖骨底，对维持足弓都有重要意义（图1-50）。

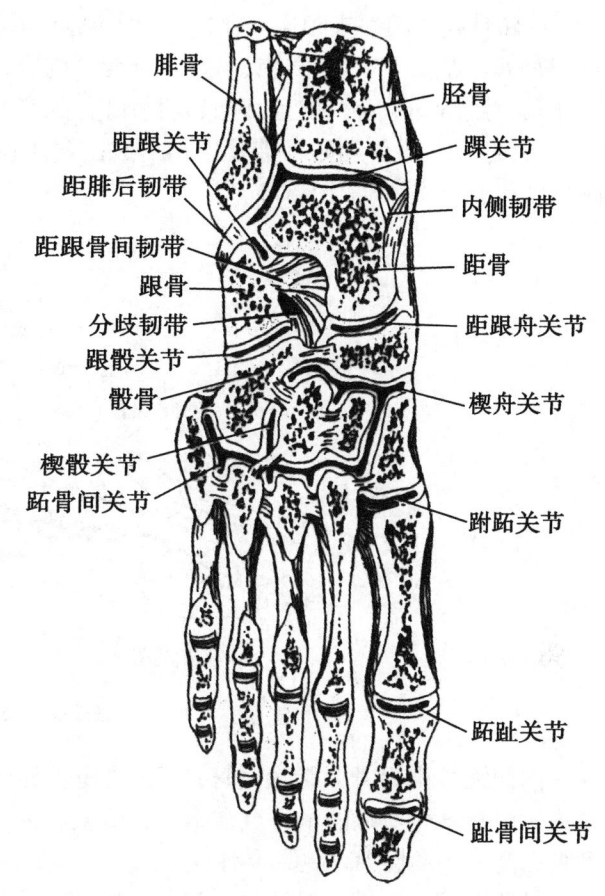

图 1-49　足关节（水平切面）

（3）跗跖关节：由 3 块楔骨和骰骨的前端与 5 块跖骨的底构成，属平面关节，可做轻微滑动。

（4）跖骨间关节：位于第二至第五跖骨底的毗邻面之间，属平面关节，活动甚微。而第

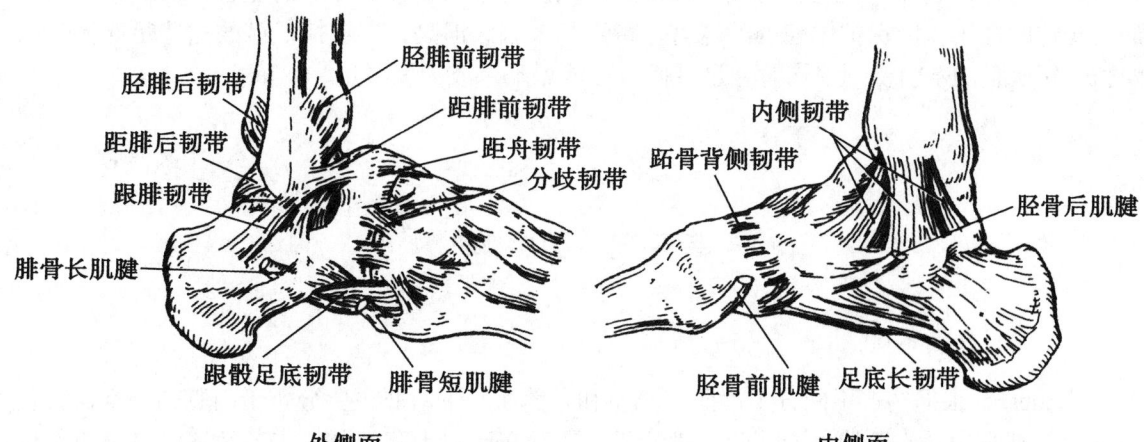

图 1-50　踝关节周围韧带

一、二跖骨底之间并未相连，在这一点上跚趾与拇指相似。

(5) 跖趾关节：由跖骨头与近节趾骨底构成，可做轻微的屈、伸、收、展运动。

(6) 趾骨间关节：由各趾相邻两节趾骨的底与滑车构成，可做屈、伸运动。

5．足弓　跗骨和跖骨借其连结形成凸向上的弓，称足弓。习惯上可将足弓分为内、外侧纵弓和1个横弓（图1-51）。

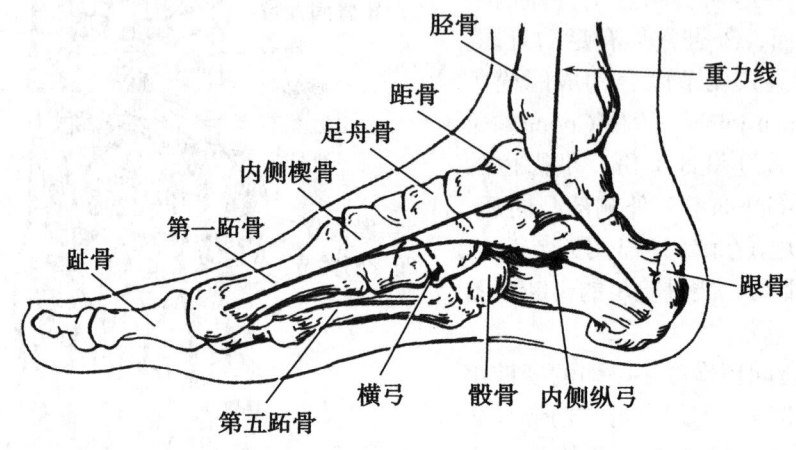

图 1-51　足弓

内侧纵弓由跟骨、距骨、舟骨、3块楔骨和内侧的3块跖骨连结构成，弓的最高点为距骨头。内侧纵弓前端的承重点在第一跖骨头，后端的承重点是跟骨的跟结节。内侧纵弓比外侧纵弓高，活动性大，更具有弹性。

外侧纵弓由跟骨、骰骨和外侧的2块跖骨连结构成，弓的最高点在骰骨。外侧纵弓的运动幅度非常有限，活动度较小，适于传递重力和推力。

横弓由骰骨、3块楔骨和跖骨连结构成，弓的最高点在中间楔骨。横弓呈半穹窿形，其足底的凹陷朝内，当两足紧紧并拢时，则形成一完整的穹窿。维持横弓主要依靠腓骨长肌腱。

足弓可增加足的弹性，使足成为具有弹性的"三脚架"，这样增加了足底的稳固性，同时也发挥了在行走和跳跃运动时缓冲震荡的作用。足弓还可保护足底的血管、神经，减轻地面对身体的冲击，以保护体腔内的器官，特别是大脑。但是，当维持足弓的这些足底韧带以及长、短肌腱的牵引受到损伤时，足弓便有可能塌陷，成为扁平足。

（孙慧哲）

第三节　肌　学

一、概述

肌 muscle 根据构造不同分平滑肌、心肌和骨骼肌。平滑肌主要分布于内脏的中空器官及血管壁；心肌构成心壁的主要部分；骨骼肌主要存在于躯干和四肢。本节叙述的骨骼肌是运动系统的动力部分，绝大多数附着于骨骼。骨骼肌在人体内分布极为广泛，有600多块，约占体重的 40%。每块肌都具有一定的形态、结构、位置和辅助装置，执行一定的功能，有丰富的血管和淋巴管分布，并接受神经的支配，所以每块肌都是一个器官。

（一）骨骼肌的形态和结构

骨骼肌由肌腹 muscle belly 和肌腱 tendon 两部分构成。肌腹主要由肌纤维（即肌细胞）组成。肌纤维包括红肌纤维与白肌纤维。红肌主要由红肌纤维组成，较细小，收缩较慢，但作用持久；白肌主要由白肌纤维组成，较宽大，收缩较快，能迅速完成特定的动作，但作用不持久，每块肌肉大都含有这两种纤维。肌腱主要由平行、致密的胶原纤维束构成，色白、强韧而无收缩功能，位于肌腹的两端，其抗张强度为肌的很多倍。骨骼肌通常跨过一个或两个关节，借肌腱附着于骨骼表面。当肌受到突然暴力时，通常肌腱不致断裂而肌腹可能断裂。扁肌的腱性部分呈薄膜状，称腱膜 aponeurosis。

肌根据其形态分长肌、短肌、扁肌和轮匝肌 4 种（图 1-52）。长肌多见于四肢。有些长肌的起端有两个以上的头，以后聚成一个肌腹，称二头肌；有些长肌肌腹被中间腱划分成两个肌腹，称二腹肌。短肌短而小，多见于躯干深层。扁肌呈薄片状，多见于胸、腹壁，除运动功能外还兼有保护内脏的作用。轮匝肌主要由环行的肌纤维构成，位于孔裂的周围，收缩时关闭孔或裂。

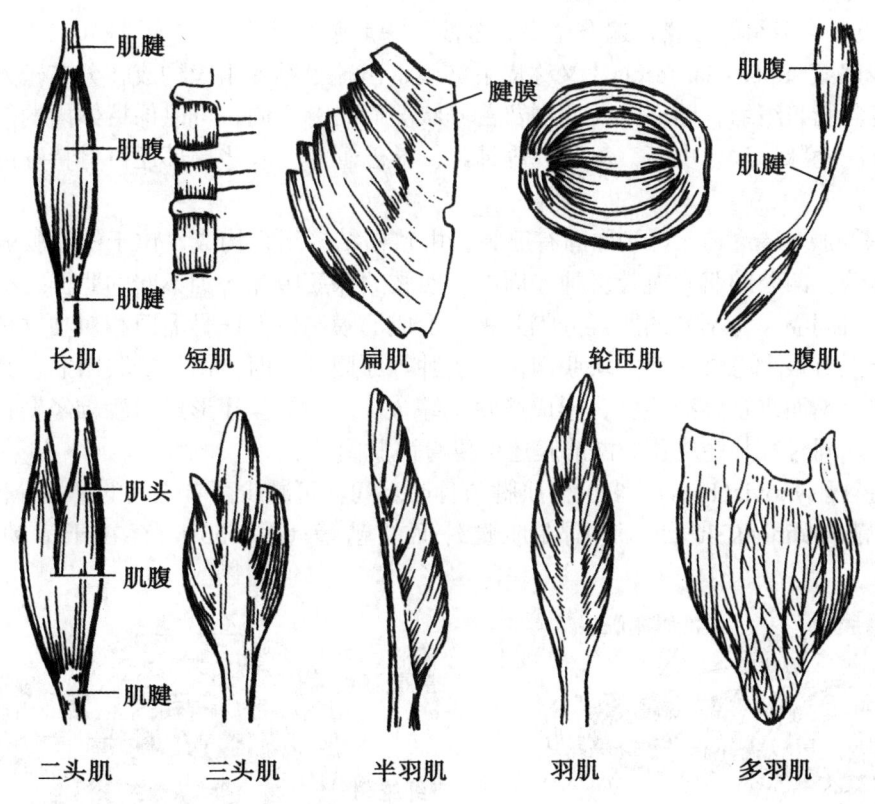

图 1-52　肌的各种形态

（二）骨骼肌的起止、作用和配布

所有的骨骼肌都有一个起点和一个止点。通常把接近身体正中面或四肢部靠近近侧的附着点视为肌肉的起点，因为一般这个点移动较少，因此又称定点。反之，则把另一端视为止点或动点。肌肉的定点和动点在一定条件下可以相互置换。例如胸大肌起于胸廓，止于肱骨，收缩时使上肢向胸廓靠拢，但在做引体向上动作时，胸大肌的动、定点互换。

骨骼肌分布在关节的周围，可跨过一个或多个关节。肌在关节周围配布的方式和多少与关节的运动轴多少相一致。单轴关节通常配备 2 组肌，从而使这些关节完成屈和伸的运动。双轴关节通常有 4 组肌，除有屈肌和伸肌外，还配布有内收肌和外展肌。关节在完成某一种运动时，通常是几块肌共同配合完成的。共同完成一个动作的肌肉称协同肌 synergic muscles；而产生相反运动的肌称拮抗肌 antagonistic muscles。这些肌肉在神经系统的统一调控下，互相协调又互相配合共同完成某种动作。

（三）骨骼肌的命名

熟悉骨骼肌的命名原则有助于我们学习骨骼肌。它们是按形状、大小、位置、头或腹的数目、起止点或作用等方法进行命名的。如斜方肌是按形状命名的；冈上肌是按位置命名的；肱二头肌是按肌的形态结构命名的；胸大肌是以大小和位置命名的；胸锁乳突肌是按其起止点命名的；旋后肌是按作用命名的；腹外斜肌是根据位置和肌束的方向命名的。

（四）骨骼肌的辅助结构

对于肌的功能来说，许多辅助结构是必需的。它们具有保持肌的位置、减少运动时的摩擦和保护等功能，包括筋膜、滑膜囊、腱鞘和籽骨等。

1．筋膜　结缔组织被膜，遍布全身，分浅、深筋膜 2 种。

（1）浅筋膜 superficial fascia：又称皮下筋膜，由疏松结缔组织构成，分布于人体真皮的深部，内富含脂肪组织，因部位、性别及营养状况而略有不同，可以保持体内的热量。浅筋膜内还含有浅动脉、浅（皮下）静脉、皮神经、淋巴管等，有些局部还可有特殊的器官，如乳腺和皮肌。

（2）深筋膜 deep fascia：又称固有筋膜，由致密结缔组织构成，位于浅筋膜的深面，广泛分布在体壁、四肢的肌和血管、神经周围。四肢的深筋膜深入到不同的肌群之间，并附着于骨，构成肌间隔，将不同的肌群分隔开来，形成筋膜鞘以保证骨骼肌相对独立地活动，这一点在临床上有很大意义。当一块肌肉由于水肿等原因肿胀时，由于筋膜限制，其体积会膨胀，压迫神经丛而出现疼痛症状，形成筋膜室综合征。深筋膜还形成血管神经鞘包绕相应的血管、神经。同时，某些位置的深筋膜还可供骨骼肌附着。

2．滑膜囊 synovial bursa　多位于肌腱与骨面之间，可减少两者之间的摩擦，保护肌肉。

3．腱鞘 tendinous sheath　包围在肌腱外面的鞘管（图 1-53），存在于活动性较大的

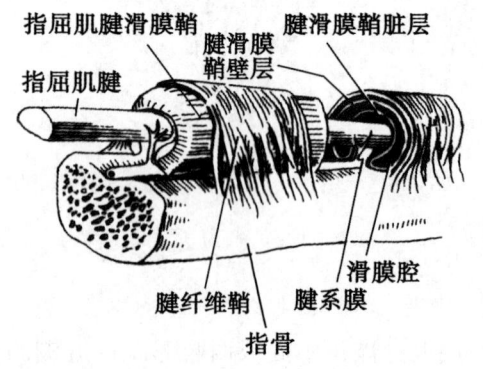 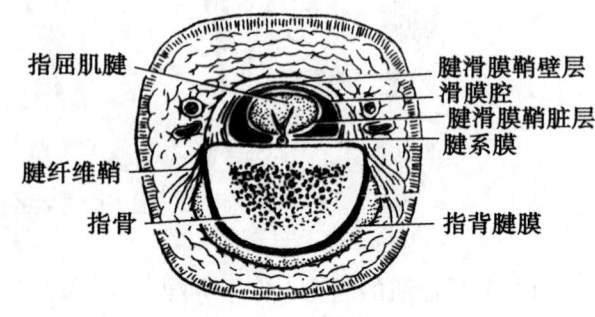

图 1-53　腱鞘

部位,如腕、踝、手指和足趾等处。腱鞘分纤维层和滑膜层两部分。纤维层又称腱纤维鞘 fibrous sheath of tendon,位于外层,是由深筋膜增厚所形成的骨性纤维性管道,起着滑车和约束肌腱的作用。滑膜层又称腱滑膜鞘 synovial sheath of tendon,位于腱纤维鞘内,是由滑膜构成的双层圆筒形鞘。鞘的内层包在肌腱的表面,称脏层;外层贴在腱鞘纤维层的内面和骨面,称壁层。脏、壁两层互相移行形成腔隙,内含少量滑液,使肌腱能在鞘内自由滑动。腱滑膜鞘从骨面移行到肌腱的部分称腱系膜,其中有供应肌腱的血管、神经通过。由于肌腱经常运动,腱系膜大部分消失,仅在血管、神经出入处保留下来,称腱纽。

 知识链接

若手指长期做过度且快速的活动,则易导致腱鞘损伤,产生疼痛并影响肌腱的滑动,称腱鞘炎。

4. **籽骨 sesamoid bone** 多在肌腱承受压力的位置形成,如在手掌面或足跖面的肌腱中,使肌腱能较灵活地滑动于骨面,从而减少摩擦并改变骨骼肌牵引的方向。髌骨是人体最大的籽骨,是膝关节重要的组成部分。

二、躯干肌

躯干肌包括背肌、胸肌、膈、腹肌和会阴肌。会阴肌(包括盆肌)在生殖系统中描述。

（一）背肌

根据层次分为背浅肌和背深肌(图 1-54)。

1. **背浅肌** 位于浅层,起自颅骨和脊柱的不同位置,止于上肢带骨或自由上肢骨。

（1）斜方肌 trapezius:位于颈后部和背上部的浅层,为三角形的扁肌,左、右两侧的斜方肌内侧缘连在一起呈斜方形,因此被命名为斜方肌。斜方肌起自上项线、枕外隆凸、项韧带、第 7 颈椎和全部胸椎的棘突,上部的肌束斜向外下方,止于锁骨的外侧 1/3 部分;中部的平行向外,止于锁骨的肩峰端、肩峰和肩胛冈中部;下部的斜向外上方,止于肩胛冈的内侧份。作用:主要是固定肩胛骨,从而维持上肢带骨的稳固性。收缩时使肩胛骨向脊柱靠拢,上部肌束可上提肩胛骨,下部肌束使肩胛骨下降。该肌瘫痪可出现"塌肩"。

（2）背阔肌 latissimus dorsi:位于背部的下半部分及胸廓的后外侧,宽阔、扁平,以腱膜起自第 7~12 胸椎的棘突、胸腰筋膜、髂嵴后 1/3 部分等处,肌束向外上方集中,经肱骨内侧至其前方,与大圆肌共同止于肱骨小结节嵴。作用:使肱骨内收、旋内和后伸。当上肢上举固定时,可做引体向上动作。

（3）肩胛提肌 levator scapulae:位于颈后部两侧、斜方肌上部的深面,起自上 1~4 颈椎的横突,向下走行,止于肩胛骨的上角。作用:上提肩胛骨,并使肩胛骨下角转向内。

（4）菱形肌 rhomboideus:位于斜方肌中下部的深面,呈菱形,起自第 6、7 颈椎和第 1~4 胸椎的棘突,纤维行向外下,止于肩胛骨的内侧缘。作用:使肩胛骨紧贴胸壁并牵引肩胛骨向脊柱靠拢。

考点: 斜方肌和背阔肌的名称、形态、起止及功能等。

2. **背深肌** 位于背浅肌的深层、脊柱两侧,分长肌和短肌。长肌位置较浅,主要有竖

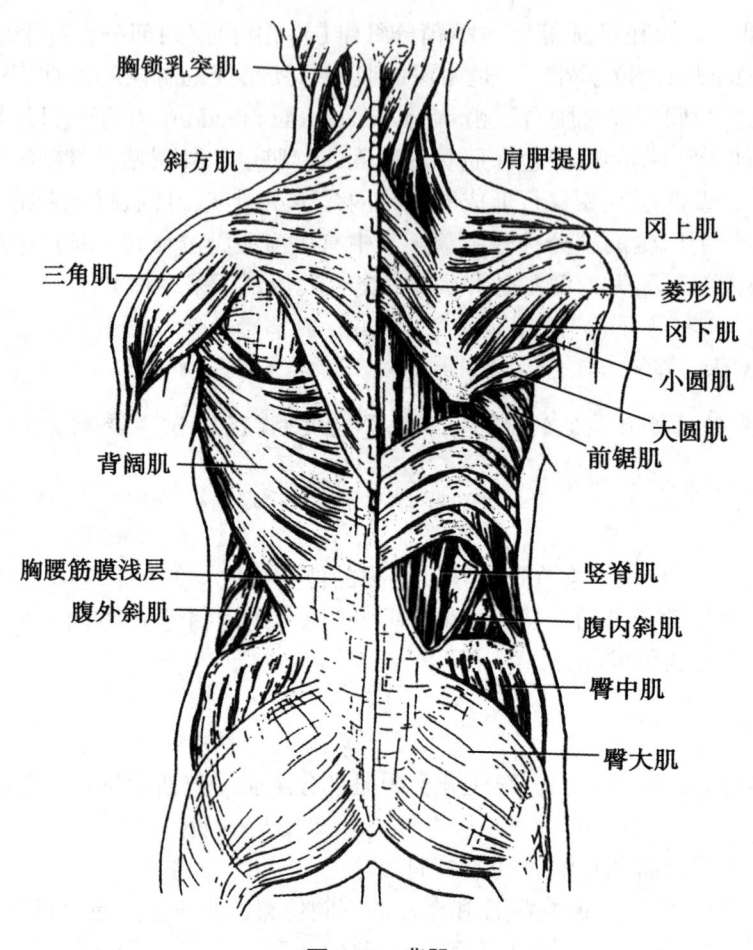

图 1-54 背肌

脊肌；短肌位于深部，种类较多而复杂，包括枕下肌、棘间肌等。背深肌对维持人体直立起重要作用，其中短肌还与脊柱的韧带一起保持各椎骨之间的稳固连结。

竖脊肌 erector spinae 位于脊柱两侧由椎弓、肋突和棘突构成的骨纤维管内，起自骶骨背面和髂嵴的后部，向上分出三群肌束，沿途止于椎骨和肋骨，最终向上可到达颞骨乳突，其中在腰部最为发达。作用：使脊柱后伸和头后仰，一侧收缩使脊柱侧屈。

（二）胸肌

胸肌分为两群，包括胸上肢肌和胸固有肌。

1. 胸上肢肌　位于胸壁的前面及侧面的浅层，止于上肢带骨或肱骨，包括胸大肌、胸小肌、前锯肌等（图 1-55，56）。

（1）胸大肌 pectoralis major：位于胸廓前壁的大部分，宽而厚，呈扇形，起自锁骨的内侧半、胸骨骨膜和第 2～6 肋软骨等处，各部肌束聚合向外，以扁腱止于肱骨大结节嵴。作用：使肩关节内收、旋内和前屈。如上肢固定，可上提躯干，与背阔肌一起完成引体向上的动作，也可提肋助吸气。

考点：胸大肌的名称、形态、起止及功能等。

（2）胸小肌 pectoralis minor：位于胸大肌深面，呈三角形，起自第 3～5 肋，止于肩胛

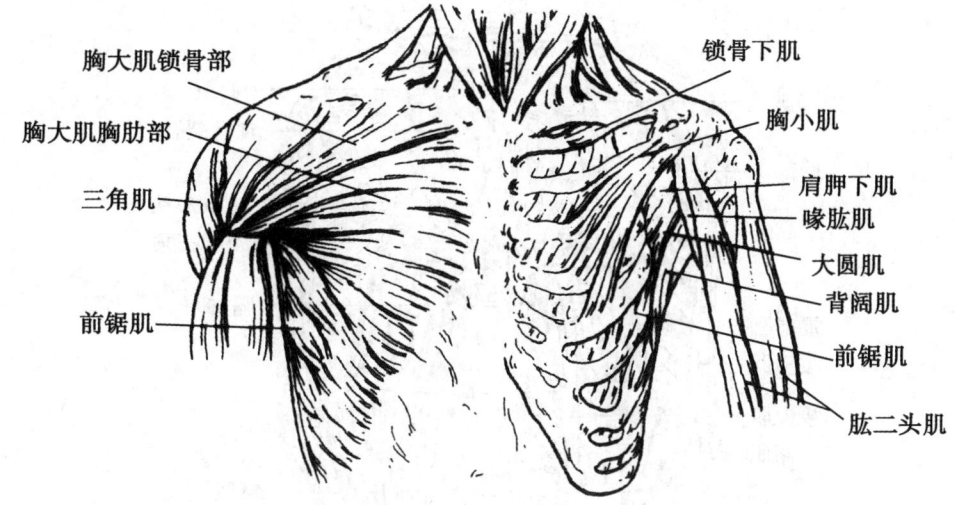

图 1-55 胸肌

骨的喙突。作用：牵拉肩胛骨下降和旋转。

(3) 前锯肌 serratus anterior：位于胸廓侧壁，以 9 个肌齿起自第 1～8 或第 9 肋骨，肌束斜向后上内，经肩胛骨的前方，止于肩胛骨内侧缘和下角（图 1-56）。收缩时牵拉肩胛骨向前和紧贴胸廓，并协助臂的前屈。当肩胛骨固定时，可提肋。若此肌瘫痪，则肩胛骨下角离开胸廓而突出于皮下，称"翼状肩"，同时臂上举难超过 90°。

2. 胸固有肌　参与胸壁的构成，保持一定的节段性，包括肋间内、外肌等（图 1-56）。

(1) 肋间外肌 intercostales externi：位于各肋间隙的最外层，从肋结节向前延伸至肋软骨的起始部，继续向前延续为结缔组织膜，称肋间外膜。其肌束起自上位肋骨下缘，然后斜向前下，止于下位肋骨的上缘。

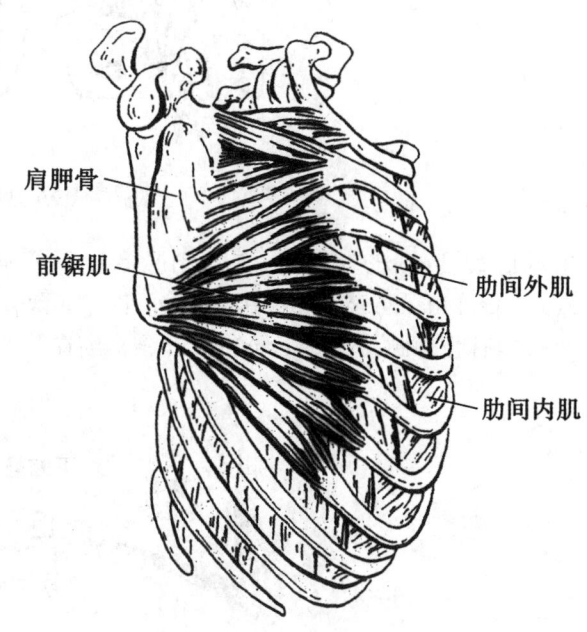

图 1-56 前锯肌

收缩时上提肋，使胸廓前后径及横径皆扩大，以助吸气。

(2) 肋间内肌 intercostales interni：位于肋间外肌的深面，起自下位肋骨内侧面的上缘，止于上位肋骨的肋沟，从肋角向前至胸骨侧缘。后部从肋角至椎骨移行为肋间内膜。作用：降肋助呼气。

(三) 膈

膈 diaphragm 位于胸、腹腔之间，为穹窿形的扁肌，由中央的中心腱和周围的肌性部分组成。其肌纤维起自胸廓下口的周缘和腰椎前面，分为三部分：起自剑突后面的胸骨部；起自下 7～12 对肋骨和肋软骨的肋部；以左、右 2 个膈脚起自上 1～3 腰椎的腰部（图 1-57）。

膈上有分别通过不同结构的 3 个裂孔：在第 12 胸椎体前方，左、右 2 个膈脚之间有

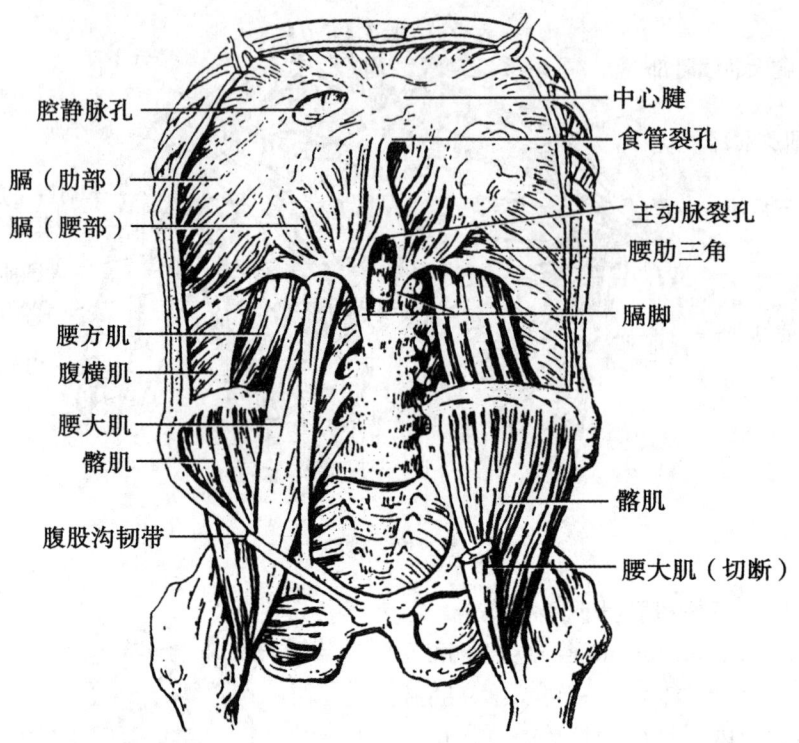

图 1-57 膈的形态

主动脉裂孔 aortic hiatus，有主动脉和胸导管通过；在主动脉裂孔的左前上方有食管裂孔 esophageal hiatus，约在第 10 胸椎水平，有食管和迷走神经通过；在食管裂孔右前上方的中心腱内有腔静脉孔 vena caval foramen，约在第 8 胸椎水平，有下腔静脉通过（图 1-58）。

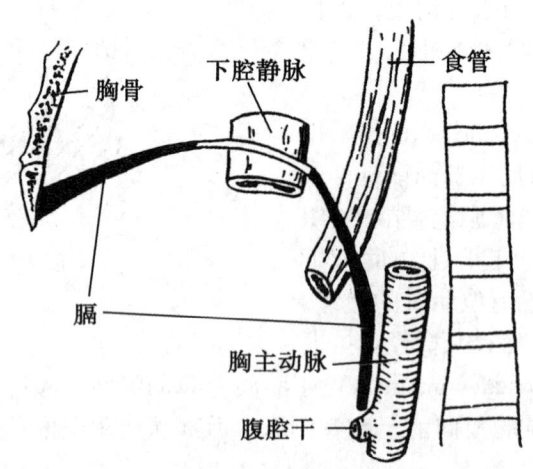

图 1-58 膈的形态及位置

膈的三部分之间留有三角形小区，仅覆以结缔组织，其中胸骨部与肋部起点之间的部分称胸肋三角 sternocostal triangle；肋部与腰部之间的部分称腰肋三角 lumbocostal triangle。这些三角区是膈的薄弱区，腹部脏器可经它们突入胸腔，称膈疝。

知识链接

膈疝分为创伤性膈疝与非创伤性膈疝,后者又分先天性与后天性两类。非创伤性膈疝中最常见的是食管裂孔疝、胸腹裂孔疝、胸骨旁疝和膈缺如等。食管裂孔疝是膈疝中最常见的。对于形成食管裂孔疝的病因尚有争议,少数发病于幼年的患者有先天性发育障碍的因素,但近年来多认为后天性因素是主要因素,与肥胖及慢性腹内压升高有关,特别是肥胖的经产妇多发生食管裂孔疝。

膈是主要的呼吸肌,在呼吸的不同时相,其形态变化较大。收缩时,膈穹窿下降,胸腔容积扩大,以助吸气;反之,以助呼气。膈与腹肌同时收缩,则能使腹内压增加,以协助排便、呕吐、咳嗽、喷嚏及分娩等活动。

考点: 膈的形态特点、起止及功能等。

(四)腹肌

腹肌是组成腹壁的主要结构,按其部位可分为前外侧群、后群两部分。

1. 前外侧群 构成腹腔的前外侧壁,包括腹外斜肌、腹内斜肌、腹横肌和腹直肌(图1-59、60、61)。

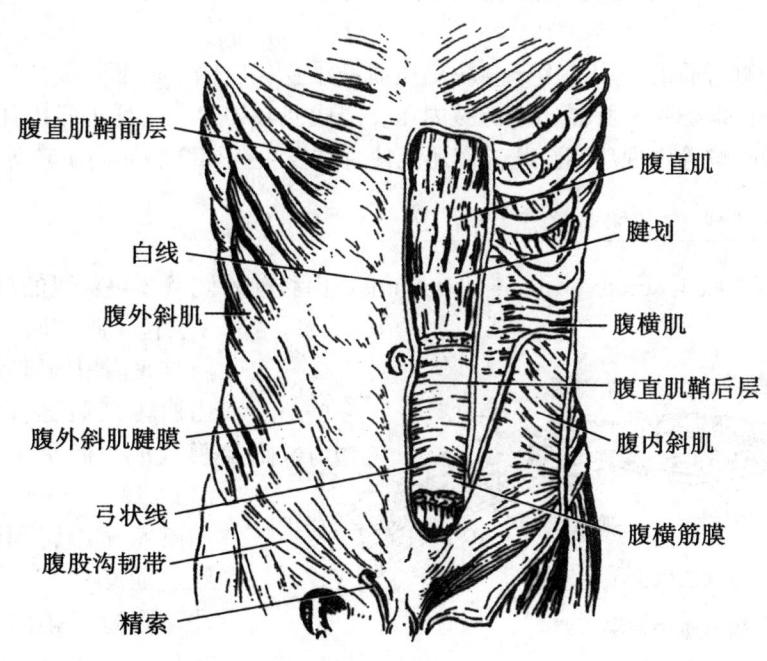

图 1-59 腹前外侧壁肌

(1)腹外斜肌 obliquus externus abdominis:位于腹前外侧壁的浅层,以 8 个肌齿起自第 5～12 肋的外面,与前锯肌、背阔肌的肌齿交错。大部分肌纤维从上外斜向下内逐渐移行为扁平的腱膜,经腹直肌的前面,并参与构成腹直肌鞘的前层,至腹正中线终于白线。而起于最下 3 个肋的肌纤维垂直向下,止于髂嵴外侧。腹外斜肌腱膜向下走行,在髂前上棘与耻骨结节之间，其下缘卷曲增厚形成腹股沟韧带 inguinal ligament。在耻骨结节外上方，腹外斜肌腱膜形成三角形的裂孔，形成腹股沟管浅（皮下）环 superficial inguinal ring。

（2）腹内斜肌 obliquus internus abdominis：位于腹外斜肌的深面，起始于胸腰筋膜深层、髂嵴中间线、髂前上棘和腹股沟韧带的外侧1/2，肌束呈扇形，向上走行，分别止于下3个肋。大部分肌束向内延续为腱膜，在腹直肌外侧缘分前、后2层包裹腹直肌，参与构成腹直肌鞘的前层及后层，在腹正中线终于白线。起于腹股沟韧带的肌束行向前下，越过精索（男性）前面，延续为腱膜，与腹横肌的腱膜汇合形成腹股沟镰 inguinal falx 或称联合腱 conjoint tendon，止于耻骨梳的内侧端及耻骨结节附近。腹内斜肌的最下部发出一些细散的肌纤维，包绕精索、睾丸和阴囊，称提睾肌，收缩时可上提睾丸。此肌虽属骨骼肌，但不受意志支配。在女性，该肌非常薄弱，仅少许纤维沿子宫圆韧带表面下降，相当于男性提睾肌外侧部的纤维。

（3）腹横肌 transversus abdominis：位于腹内斜肌深面，起自第7～12肋软骨的内面、胸腰筋膜深层、髂嵴和腹股沟韧带的外侧1/3，肌束横行向前内移行为腱膜，并越过腹直肌后面参与构成腹直肌鞘后层，终于白线。腹横肌最下部的肌束和腱膜下缘的内侧部分分别参与构成提睾肌和腹股沟镰。

（4）腹直肌 rectus abdominis：位于腹前壁正中线两侧的腹直肌鞘内，肌纤维起自耻骨嵴，肌束向上止于剑突和第5～7肋软骨的外面。全长被3～4条横行的腱划分成几个肌腹。腱划由结缔组织构成，与腹直肌鞘的前层紧密结合，而未与腹直肌鞘的后层愈合，呈完全游离状态。

腹前外侧群肌的作用：由于3块扁肌肌纤维互相交错，薄而坚韧，与腹直肌共同形成有弹性的腹壁，保护腹腔脏器，维持腹内压。当腹肌收缩时，可增加腹内压，以完成排便、分娩、呕吐和咳嗽等生理功能。此外，还能使脊柱发生前屈、侧屈与旋转等运动。

考点：腹肌的名称、形态、位置等。

（5）腹直肌鞘 sheath of rectus abdominis：由腹前外侧壁3块扁肌的腱膜形成，分前、后2层包绕腹直肌。前层由腹外斜肌腱膜与腹内斜肌腱膜的前层构成；后层由腹内斜肌腱膜的后层与腹横肌腱膜构成。但是，腹直肌鞘的后层在脐以下4～5cm处，由于3块扁肌的腱膜全部转到腹直肌的前面构成腹直肌鞘的前层，使后层缺如。因此，腹直肌鞘的后层在此处的下缘形成一凸向上方的弧形边界线，称弓状线 arcuate line，此线以下的腹直肌后面与腹横筋膜相贴（图1-60）。

（6）白线 linea alba：位于腹前壁正中线，左、右腹直肌鞘之间，由两侧扁肌腱膜的纤维交织而成，

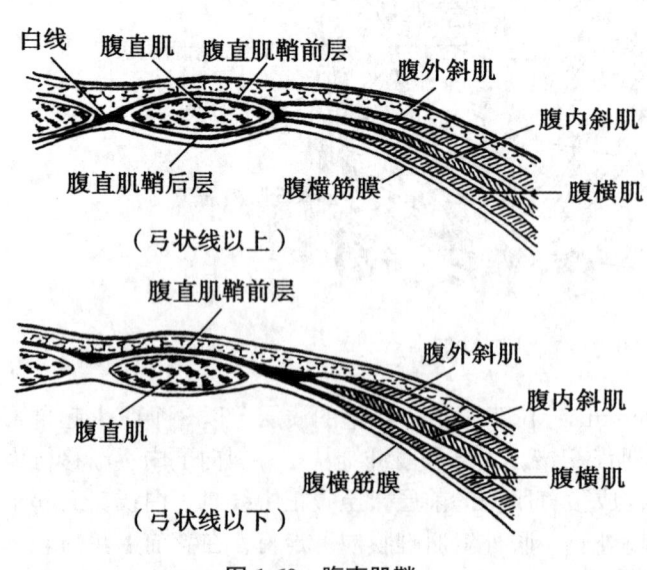

图1-60 腹直肌鞘

坚韧而少血管。其上方起自剑突，下方止于耻骨联合。

2. 后群　后群有腰大肌和腰方肌，腰大肌将在下肢肌中叙述。

腰方肌 quadratus lumborum 位于腹后壁，脊柱腰椎部两侧，其后方有竖脊肌，前面是腰大肌，被前、后面胸腰筋膜的深层和中层所包裹。该肌起自髂嵴的后部，向上止于第 12 肋和第 1～4 腰椎横突（图 1-57）。腰方肌收缩可下降第 12 肋，并使身体侧屈。

3. 腹肌形成的结构

（1）腹股沟管 inguinal canal：位于腹前外侧壁的下部，在腹股沟韧带内侧半的上方，是外上斜向内下的一条由腹部各肌肉之间形成的潜在裂隙，长约 4.5cm（图 1-61）。管内有男性的精索或女性的子宫圆韧带通过。管的内口称腹股沟管深（腹）环 deep inguinal ring，在腹股沟韧带中点上方约 1.5cm 处，是腹横筋膜在此处向外突出形成的。管的外口即腹股沟管浅（皮下）环，是由腹外斜肌腱膜所形成的三角形裂孔。管有 4 个壁，前壁是腹外斜肌腱膜和腹内斜肌；后壁是腹横筋膜和腹股沟镰；上壁是腹内斜肌和腹横肌的弓状下缘；下壁是腹股沟韧带的内侧部分。

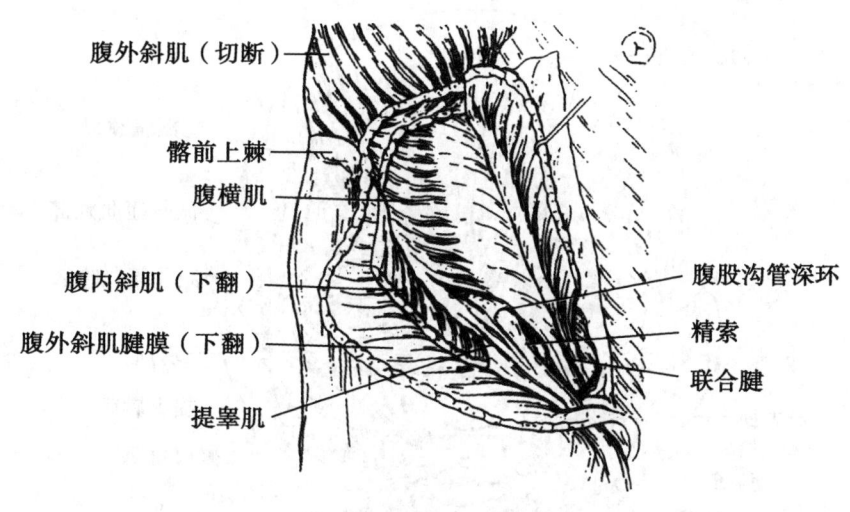

图 1-61　腹股沟管

（2）腹股沟（海氏）三角 inguinal（Hesselbach）triangle：位于腹前壁下部，是由腹直肌外侧缘、腹股沟韧带内侧份和腹壁下动脉围成的三角区。

腹股沟管和腹股沟三角都是腹壁下部的薄弱区。在病理情况下，如腹膜形成的鞘突未闭合，或腹壁肌肉薄弱、长期腹内压升高等，可致腹腔内容物由此区突出而形成疝。若腹腔内容物经腹股沟管深环进入腹股沟管，再经浅环突出，下降入阴囊（男性），则构成腹股沟斜疝；若腹腔内容物不经腹股沟管深环，而从腹股沟三角处膨出，则形成腹股沟直疝。

知识链接

腹股沟疝的修补术除了要将疝囊高位结扎并切除外，尚需重建腹股沟管、加强腹股沟管后壁、缩小腹股沟管深环，使之仅容许精索（在女性为子宫圆韧带）通过。术中需注意保护髂腹下神经及髂腹股沟神经，前者在髂前上棘前方约 2.5cm 处穿过腹内斜肌，在腹外斜肌腱膜深面，于腹股沟管浅环上方浅出；后者行于前者下方，经精索浅面，穿腹股沟管浅环而出。二者支配该区深层 2 块肌。如在术中损伤髂腹下神经与髂腹股沟神经，则可导致疝复发。

(五) 会阴肌（见生殖系统）

三、头颈肌

(一) 头肌

头肌包括面肌和咀嚼肌两部分。

1. 面肌　属扁薄的皮肌，多起自颅骨的不同部位，止于头面部皮肤，主要分布于面部的口、眼、鼻等孔裂周围，有闭合或开大上述孔裂的作用。同时，由于可牵动面部皮肤，引起皮肤移位，产生皱褶，从而产生面部各种表情，故面肌又称表情肌（图 1-62）。

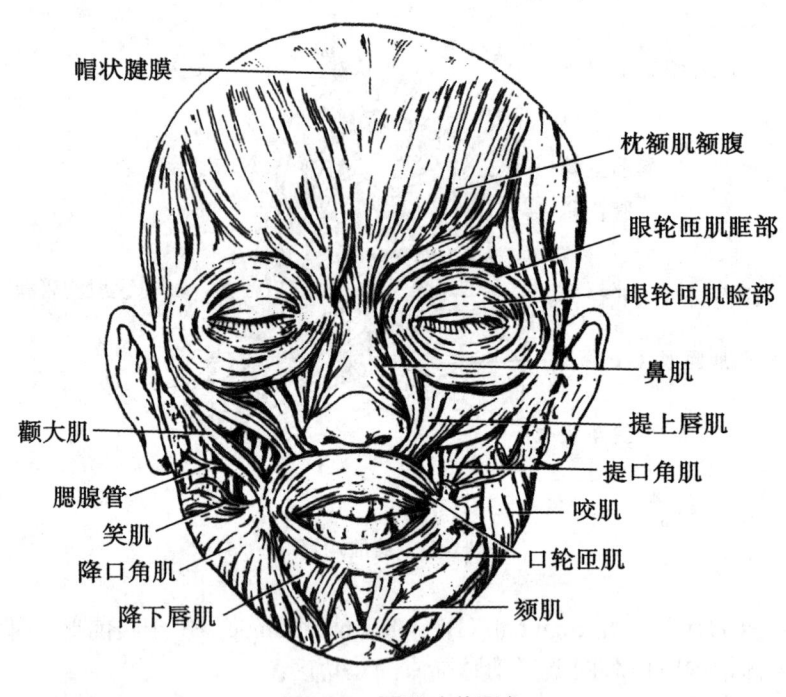

图 1-62　面肌（前面）

(1) 颅顶肌 epicranius：与颅骨连结疏松，覆盖大部分的颅骨，主要包括左、右各 1 块枕额肌，它由 2 个肌腹和中间的帽状腱膜 galea aponeurotica 构成。前方的肌腹位于额部皮下，称额腹；后方的肌腹位于枕部皮下，称枕腹。枕腹起自枕骨，额腹止于眉部皮肤。枕腹可向后牵拉帽状腱膜，额腹收缩时可提眉并使额部皮肤出现皱纹。

(2) 眼轮匝肌 orbicularis oculi：位于眼裂周围，呈扁椭圆形，分眶部、睑部和泪囊部。睑部纤维收缩时可引起眨眼，与眶部纤维共同收缩时可使眼裂闭合。泪囊部纤维可扩大泪囊，使囊内产生负压，以利于泪液的引流。眼轮匝肌收缩可产生烦恼和忧虑的表情。

(3) 口周围肌：人类口周围肌在结构上高度分化，形成复杂的肌群。

1）口轮匝肌 orbicularis oris：环绕口裂的环行肌，收缩时使口唇关闭或撅起、伸出。

2）颊肌 buccinator：呈四边形，在面颊深部，此肌紧贴口腔侧壁，外拉口角，并使唇、颊紧贴牙齿，保持颊黏膜无皱襞。颊肌可与口轮匝肌共同作用，完成吹口哨的动作，故又叫吹奏肌。

（4）鼻周围肌：是几块扁薄小肌，分布在鼻孔周围，有开大或缩小鼻孔的作用。

1）鼻肌：鼻肌收缩可将鼻翼拉向后下，缩小鼻孔。

2）降眉间肌：起自鼻背，移行于额部皮肤，收缩时鼻根产生横向皱褶。

2．咀嚼肌　包括咬肌、颞肌、翼内肌、翼外肌，配布于下颌关节周围，参与咀嚼运动。

（1）咬肌 masseter：起自颧弓的下缘，纤维斜向后下止于咬肌粗隆，收缩时上提下颌骨（图 1-63）。

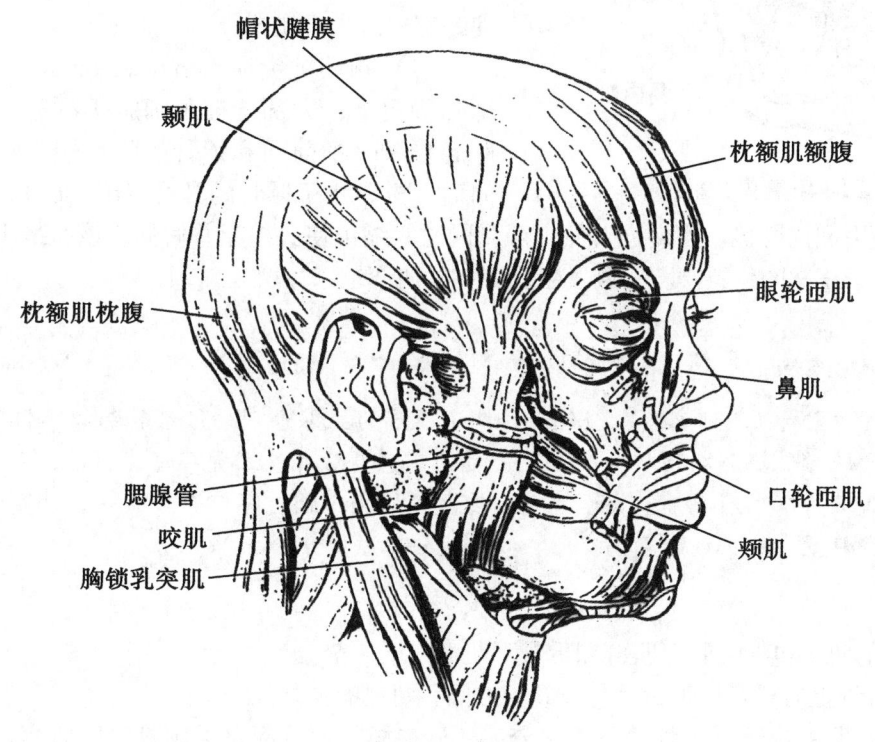

图 1-63　面肌（侧面）

（2）颞肌 temporalis：是上提下颌骨最有力的肌。颞肌起自颞窝，肌束呈扇形向下汇聚，通过颧弓的深面，止于下颌骨的冠突（图 1-63）。

（3）翼外肌 lateral pterygoid：位于颞下窝内，起自蝶骨大翼的下面和翼突外侧板的外侧面，向后外止于下颌颈和颞下颌关节的关节盘。收缩时牵拉颞下颌关节的关节盘连同下颌头向前至关节结节的下方，做张口运动，一侧作用时使下颌骨移向对侧。

（4）翼内肌 medial pterygoid：走行与翼外肌几乎垂直，起自翼窝的翼突外侧板，止于下颌角内面的翼肌粗隆，收缩时牵拉下颌骨向前上运动。除此之外，翼内肌还可使下颌骨移向对侧，与翼外肌交替作用，形成下颌骨的两侧运动，即研磨运动（图 1-64）。

咀嚼肌中，咬肌、颞肌、翼内肌都属于闭口肌，而只有翼外肌属于张口肌，且闭口肌的力量大于张口肌。所以，下颌关节的自然姿势是闭口。当肌痉挛或下颌神经受刺激时，表现也是牙关紧闭或张口困难。

考点：咀嚼肌的名称、位置、起止及功能等。

（二）颈肌

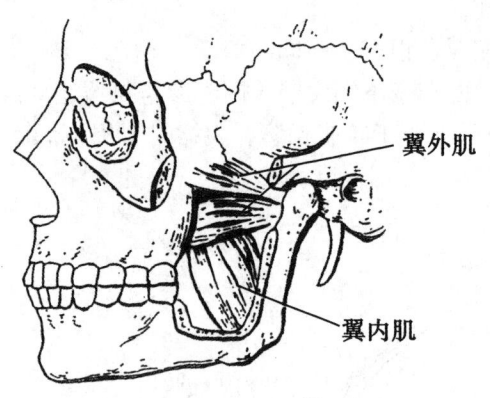

图 1-64 翼内、外肌

颈肌根据其所在位置可分为颈浅肌及颈外侧肌、颈前肌、颈深肌三群。

1．颈浅肌及颈外侧肌

（1）颈阔肌 platysma：位于皮肤的深面，颈部浅筋膜内，薄而宽阔，起自胸大肌和三角肌表面的筋膜，向上止于口角。作用：牵拉口角向下，并使颈部皮肤出现皱褶。

（2）胸锁乳突肌 sternocleidomastoid：位于颈部外侧皮下，大部分被颈阔肌所覆盖。胸锁乳突肌起自胸骨柄前面和锁骨的胸骨端，两头汇合斜向后上方，止于颞骨的乳突（图1-63）。作用：一侧收缩可使头屈向同侧，面转向对侧；两侧同时收缩可使头抬起并后仰。该肌最主要的作用是维持头处于正常的位置。若一侧发生病变，如肌挛缩，可引起斜颈。

 知识链接

"落枕"就是以颈部疼痛、僵硬、转侧不便等为主要表现的颈部软组织急性扭伤或炎症，多见于胸锁乳突肌损伤。临床表现是晨起突感颈后部、上背部疼痛不适，以一侧为多见。检查时颈部肌肉有触痛。由于疼痛，使颈项活动不便，不能自由旋转，甚至使头部强直处于异常位置，使头偏向患侧。

2．颈前肌　包括舌骨上肌群和舌骨下肌群（图1-65）。

（1）舌骨上肌群：位于舌骨与下颌骨之间，每侧有4块肌。

1）二腹肌：位于下颌骨的下方，分前、后二腹。前腹起自下颌骨二腹肌窝，斜向后下方；后腹起自乳突内侧，斜向前下；两个肌腹以中间腱相连，中间腱借筋膜形成的滑车系于舌骨。

2）下颌舌骨肌：是位于二腹肌前腹深部的三角形扁肌，起自下颌骨，止于舌骨，与对侧下颌舌骨肌汇合于正中线，组成口腔底。

3）茎突舌骨肌：位于二腹肌后腹的前上方并与之伴行，起自茎突，止于舌骨。

4）颏舌骨肌：在下颌舌骨肌深面，起自颏棘，止于舌骨。

舌骨上肌群的作用：当舌骨固定时，下颌舌骨肌、颏舌骨肌和二腹肌前腹均能牵拉下颌骨向下而张口。吞咽时，下颌骨固定，舌骨上肌群收缩上提舌骨，使舌升高，推挤食团入咽。

（2）舌骨下肌群：舌骨下肌群位于颈前部，在舌骨下方正中线的两侧，位于喉、气管、甲状腺的前方，每侧有4块肌，分浅、深2层排列，各肌均以起止点命名。

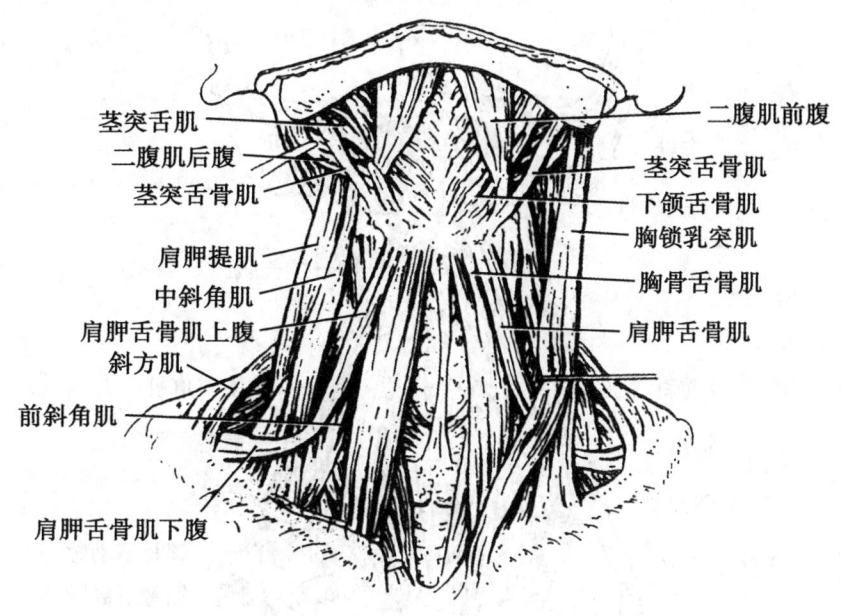

图 1-65 颈前肌

1）胸骨舌骨肌：起自胸骨柄后面，止于舌骨体，在颈部正中线的两侧。

2）肩胛舌骨肌：在胸骨舌骨肌的外侧，是细长的带状肌，分上、下腹，下腹起自肩胛骨上缘，经位于胸锁乳突肌下部深面的中间腱，下腹止于舌骨体外侧。

3）胸骨甲状肌：位于胸骨舌骨肌深面，起自胸骨柄后面，止于甲状软骨。

4）甲状舌骨肌：是胸骨甲状肌的延续，起自甲状软骨，止于舌骨体外侧。

舌骨下肌群的作用：下降舌骨和喉，也可牵拉甲状软骨靠近舌骨。甲状舌骨肌在吞咽时可提喉，使之靠近舌骨。

3．颈深肌　分内、外侧两群（图1-66）。

（1）外侧群：位于脊柱颈段的两侧，包括前斜角肌 scalenus anterior、中斜角肌 scalenus medius 和后斜角肌 scalenus posterior。各肌均起自颈椎横突，其中前、中斜角肌止于第1肋，后斜角肌止于第2肋。前、中斜角肌与第1肋之间的空隙称斜角肌间隙 scalene fissure，间隙内有锁骨下动脉和臂丛神经通过。在临床上，前斜角肌肥厚或痉挛可压迫这些结构，产生相应症状，称前斜角肌综合征。作用：一侧肌收缩，使颈侧屈；两侧肌同时收缩，可上提第1、2肋，助深吸气。

（2）内侧群：位于脊柱颈段的前方，包括头前直肌、头长肌和颈长肌等，统称椎前肌。作用：收缩能使头颈前屈。

四、上肢肌

上肢肌包括肩肌、臂肌、前臂肌和手肌。

（一）肩肌

肩肌配布于肩关节周围，均起自上肢带骨，止于肱骨，故又称上肢带肌（图1-67）。作用是运动肩关节，包括三角肌等。

1．三角肌 deltoid　位于肩关节的外上方，呈三角形包裹肩关节，使肩部呈圆隆形。该肌起自锁骨的外侧份、肩峰和肩胛冈，肌束逐渐向外下方集中，止于肱骨体中部外侧的三角

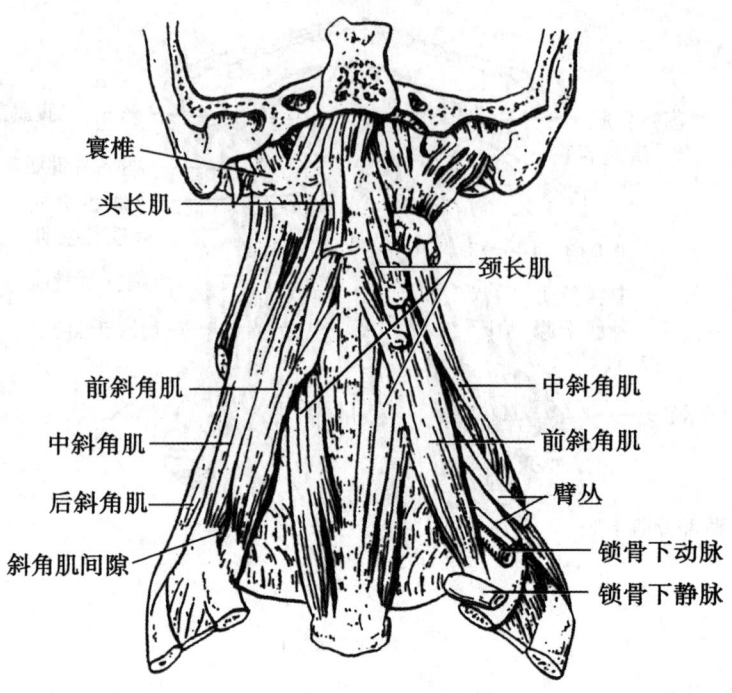

图 1-66 颈深肌（斜角肌间隙）

肌粗隆。该肌受腋神经支配，若腋神经受损可致该肌瘫痪并萎缩，使肩峰突出于皮下，形成"方肩"。三角肌收缩时主要是使肩关节外展，同时前部肌束可以使肩关节屈和旋内，后部肌束能使肩关节伸和旋外（图1-67，68）。

2．冈上肌　位于斜方肌深面，起自肩胛骨的冈上窝，肌束向外经肩峰和喙肩韧带的下方，跨越肩关节，止于肱骨大结节的上部。收缩时使肩关节外展。冈上肌肌腱与喙肩韧带、肩峰及三角肌之间有一较大的肩峰下囊，感染时，外展肩关节可引起疼痛。该肌腱也是肩关节周围诸肌腱中最易断裂的肌腱之一。

3．冈下肌　位于冈下窝内，起自冈下窝内侧，肌束向外经肩关节后面，止于肱骨大结节的中部。冈下肌收缩时肩关节旋外。

4．小圆肌　位于冈下肌的下方，起自肩胛骨外侧缘大圆肌起点的上方，止于肱骨大结节的下部。小圆肌收缩时肩关节旋外，但作用较弱。

5．大圆肌　位于小圆肌的下方，其下缘后面被背阔肌遮盖。该肌起自肩胛骨下角的背面，肌束经臂的内侧、肱三头肌长头的前面，止于肱骨小结节嵴。大圆肌收缩时肩关节内收并旋内。

6．肩胛下肌　起自肩胛下窝，肌束向上外经肩关节的前方，止于肱骨小结节。肩胛下肌收缩时肩关节内收和旋内。

上述肌肉配布在肩关节周围，其作用主要是维持肩关节的稳固性。肩胛下肌、冈上肌、冈下肌、小圆肌肌腱分别止于肩关节的前方、上方、后方，腱纤维与关节囊纤维相交织，形成"肌腱袖"。当这些肌肉收缩时，可保持肱骨头与关节盂紧密接触，从而加强肩关节的稳定性。

考点：三角肌的名称、位置、起止及功能等。

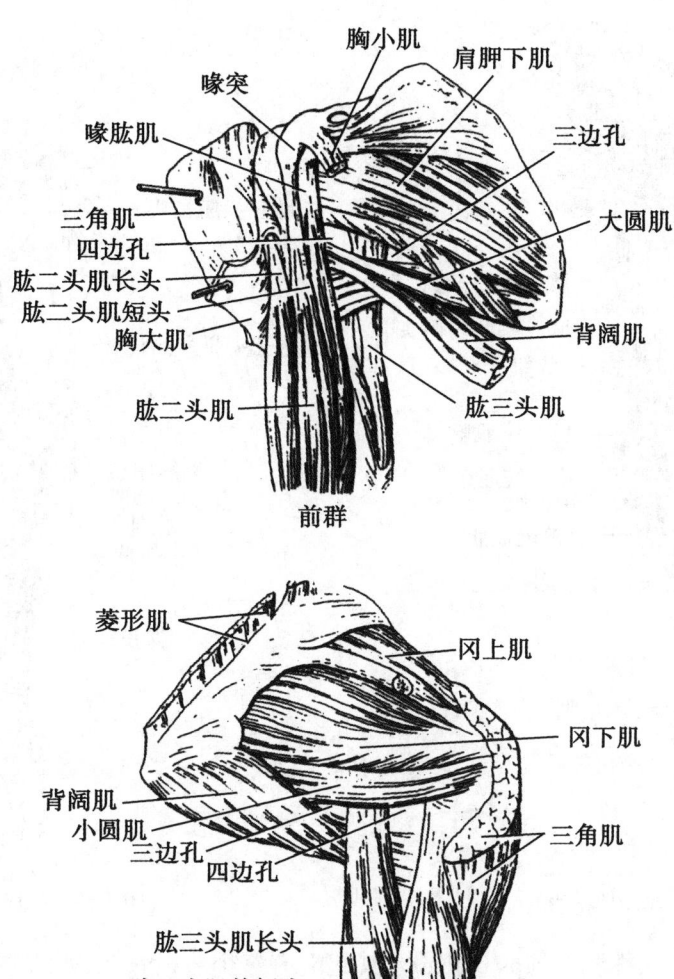

图 1-67　上肢带肌

（二）臂肌

位于肱骨前面和后面，以肌间隔分为前、后两群。

1．前群　包括浅层的肱二头肌和深层的肱肌和喙肱肌（图 1-68）。

（1）肱二头肌 biceps brachii：位于肱骨前面，有两个头。长头以长腱起自肩胛骨盂上结节，经结节间沟下行；短头位于内侧，起自肩胛骨喙突。两头在三角肌止点水平合并，形成肱二头肌，其末端止于桡骨粗隆。肱二头肌作用于两个关节，其长头使臂外展和旋内，短头使臂内收。两头共同作用时屈肩关节和肘关节；当前臂在旋前位时，能使其旋后。

（2）喙肱肌 coracobrachialis：与肱二头肌短头共同起自肩胛骨喙突，止于肱骨中部内侧。作用：协助肩关节屈和内收。

（3）肱肌 brachialis：位于肱二头肌的深面，起自肱骨前面的下半部分，止于尺骨粗隆。肱肌收缩时屈肘关节。

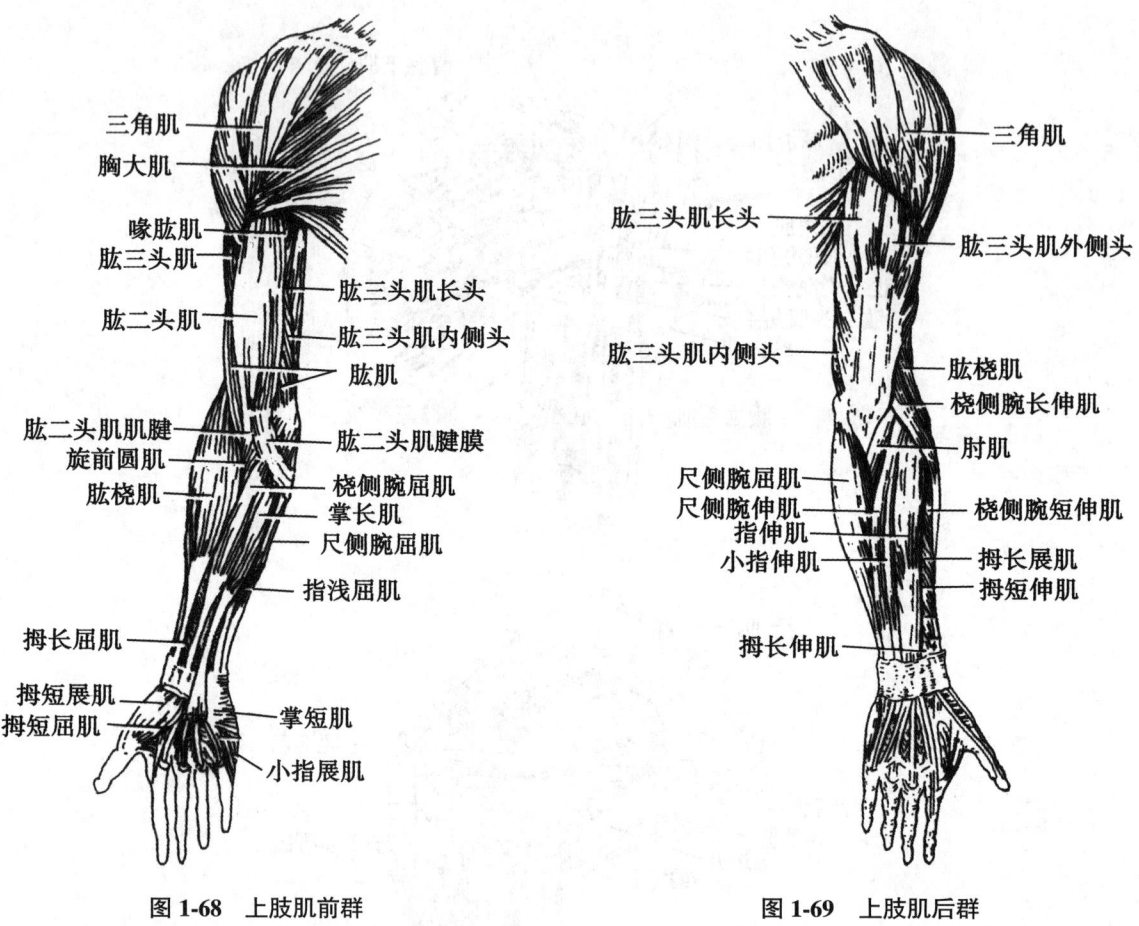

图 1-68 上肢肌前群　　　　　图 1-69 上肢肌后群

2. 后群　即肱三头肌 triceps brachii，其起端有三个头，长头以长腱起自肩胛骨盂下结节，经大、小圆肌之间下行；外侧头与内侧头分别起自肱骨后面桡神经沟的外上方和内下方的骨面。三个头向下合成一扁腱，止于尺骨鹰嘴（图 1-69）。作用：主要是伸肘关节，同时长头还可使肩关节后伸和内收。

考点： 肱三头肌的名称、位置、起止及功能等。

（三）前臂肌

前臂肌位于尺、桡骨的周围，分前、后两群，主要运动腕关节、指骨间关节。

1. 前群　前群共 9 块肌，分 4 层排列（图 1-68）。

（1）第一层：包括 5 块肌，自桡侧向尺侧依次为：

1）肱桡肌 brachioradialis：位于最外侧，起自肱骨外上髁的上方，向下止于桡骨茎突，作用：屈肘关节。

其余 4 块肌共同起自肱骨内上髁以及前臂深筋膜。

2）旋前圆肌 pronator teres：位于桡侧腕屈肌的外侧，止于桡骨外侧面的中部。作用：使前臂旋前并参与屈肘关节。

3）桡侧腕屈肌 flexor carpi radialis：以长腱止于第二掌骨底掌侧。作用：主要是屈腕、使腕外展，同时也有屈肘的功能。

4）掌长肌 palmaris longus：位于桡侧腕屈肌的内侧，肌腹很小而腱细长，呈放射状至手掌，连于掌腱膜。作用：屈腕和使掌腱膜紧张。

5）尺侧腕屈肌 flexor carpi ulnaris：位于最内侧，止于豌豆骨。作用：屈腕和使腕内收。

(2) 第二层：只有1块肌，即指浅屈肌 flexor digitorum superficialis，仅上端被浅层肌所覆盖。该肌起自肱骨内上髁、尺骨的冠突和桡骨前面，肌束往下移行为4条肌腱，通过腕管和手掌分别进入第2～5指的屈肌腱鞘，每条腱分2个脚，止于中节指骨体的两侧（图1-70）。作用：屈近侧指骨间关节、屈掌指关节和屈腕。

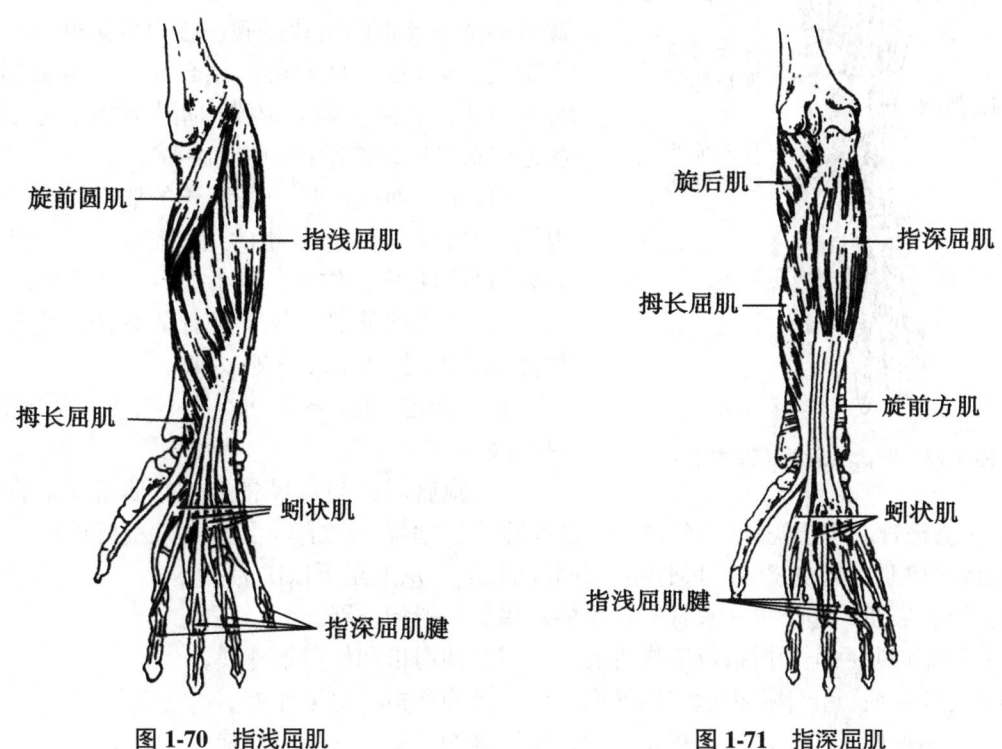

图 1-70 指浅屈肌　　　　　图 1-71 指深屈肌

(3) 第三层：有2块肌（图1-71）。

1）拇长屈肌 flexor pollicis longus：位于外侧半，起自桡骨前面和前臂骨间膜，以长腱通过腕管至手掌，止于拇指远节指骨底。作用：屈拇指指骨间关节和掌指关节。

2）指深屈肌 flexor digitorum profundus：位于内侧半，起自尺骨上2/3的前面和前臂骨间膜，向下分成4条肌腱，经腕管入手掌，在指浅屈肌腱的深面分别进入第2～5指的屈肌腱鞘，在鞘内穿经指浅屈肌腱2个脚之间，止于远节指骨底。作用：屈第2～5指的远侧指骨间关节、近侧指骨间关节、掌指关节和屈腕。

(4) 第四层：旋前方肌 pronator quadratus，呈方形，位于桡、尺骨远端的前面，起自尺骨下1/4，止于桡骨下1/4。作用：与旋前圆肌一同使前臂旋前。

考点： 前臂前群肌的名称、位置等。

2. 后群　共10块肌，分浅、深2层排列。

(1) 浅层　包括5块肌，共同起自肱骨外上髁以及邻近的深筋膜，自桡侧向尺侧依次为

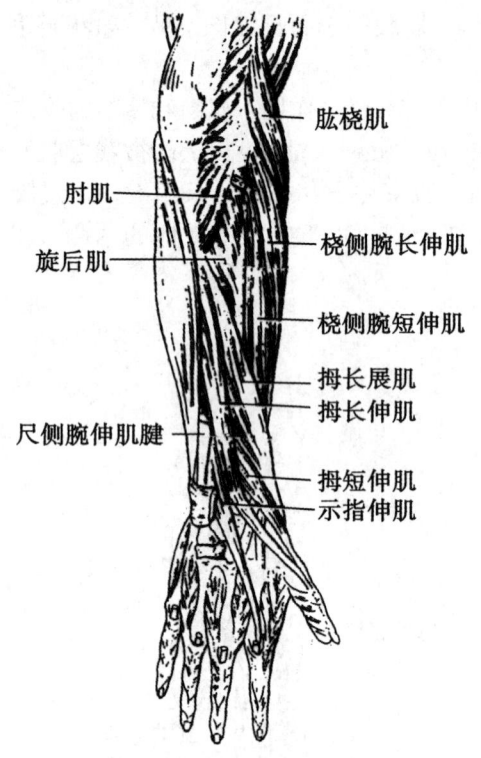

图 1-72 前臂肌后群（深层）

（图 1-69）：

1）桡侧腕长伸肌：向下以其长腱至手背，止于第二掌骨底。作用：主要是伸腕，可使腕外展，同时还有屈肘关节的作用。

2）桡侧腕短伸肌：在桡侧腕长伸肌的后内侧，止于第三掌骨底。作用：伸腕和使腕外展，屈肘能力较弱。

3）指伸肌：肌腹向下移行为4条肌腱，经手背至第2～5指的指背腱膜。在手背远侧部，掌骨头附近，4条腱之间有腱间结合相连。各腱到达指背时向两侧扩展为扁的腱膜称指背腱膜，止于中节和远节指骨底。作用：伸指和伸腕。

4）小指伸肌：是一条细长的肌，附于指伸肌内侧，肌腱移行为第5指的指背腱膜，止于小指中节和远节指骨底。作用：伸小指，协助伸腕。

5）尺侧腕伸肌：行于尺骨的背侧，止于第五掌骨底。作用：伸腕，使腕内收。

（2）深层　也有5块肌（图1-72），从上外向下内依次为：

1）旋后肌：起自尺骨近侧，肌纤维斜向下外并向前包绕桡骨，止于桡骨的桡骨粗隆与旋前圆肌的附着点之间。作用：使前臂旋后。

其余4块肌皆起自桡骨、尺骨和骨间膜的背面，从上至下依次为：

2）拇长展肌：止于第一掌骨底，主要作用是使拇指外展。

3）拇短伸肌：止于拇指近节指骨底，作用是伸拇指和使拇指外展。

4）拇长伸肌：止于拇指远节指骨底，作用是伸拇指，也可伸腕。

5）示指伸肌：止于示指的指背腱膜，作用是伸示指，并参与伸腕。

（四）手肌

手的固有肌位于手的掌侧，全是短小的肌肉，其作用是运动手指，可做屈、伸、收、展的动作和对掌运动等。手肌可分三群：外侧、中间和内侧三群（图1-73）。

1. 外侧群　在手掌拇指侧形成一隆起，称鱼际 thenar，有4块肌，分浅、深2层排列。

（1）拇短展肌：位于浅层外侧，使拇指外展。

（2）拇短屈肌：位于浅层内侧，使拇指屈、内收、外展和对掌。

（3）拇对掌肌：位于拇短展肌的深面，使拇指对掌，并协助内收。

（4）拇收肌：位于拇对掌肌的内侧，使拇指内收，协助对掌。

2. 内侧群　在手掌内侧形成一隆起，称小鱼际 hypothenar，有3块肌，也分浅、深2层排列。

（1）小指展肌：位于浅层内侧，作用是使小指外展。

（2）小指短屈肌：位于浅层外侧，作用是屈小指的掌指关节。

（3）小指对掌肌：位于上述两肌深面，作用是使小指对掌。

3. 中间群　位于掌心，包括蚓状肌和骨间肌。

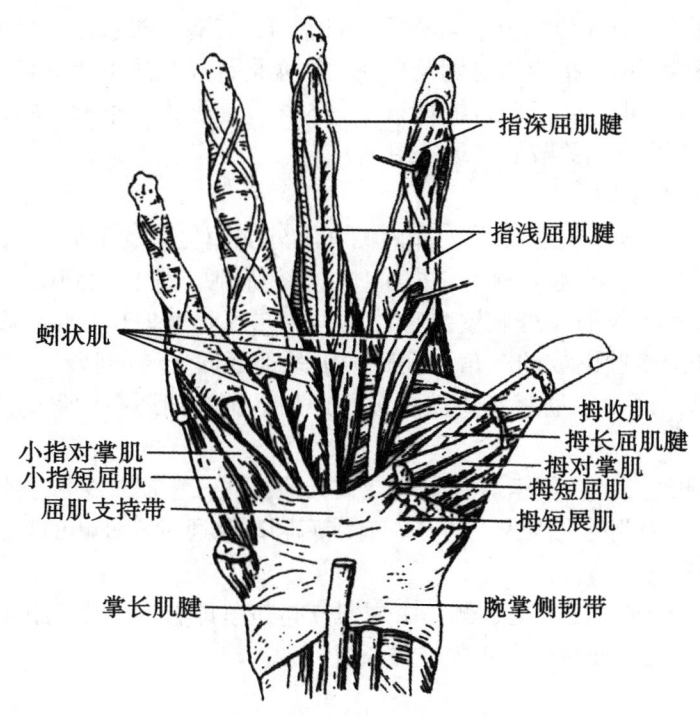

图 1-73 手肌

（1）蚓状肌 lumbricales：为 4 条细束状肌纤维，起自指深屈肌腱桡侧，经掌指关节桡侧至第 2～5 指的背面，止于指背腱膜（图 1-71，73）。作用是屈掌指关节，伸指骨间关节。

（2）骨间掌侧肌：有 3 块，位于第二至五掌骨间隙内，起自第二、四、五掌骨，分别止于第 2、4、5 近节指骨，并呈放射状至相应的指背腱膜。作用是使第 2、4、5 指向中指靠拢（图 1-74）。

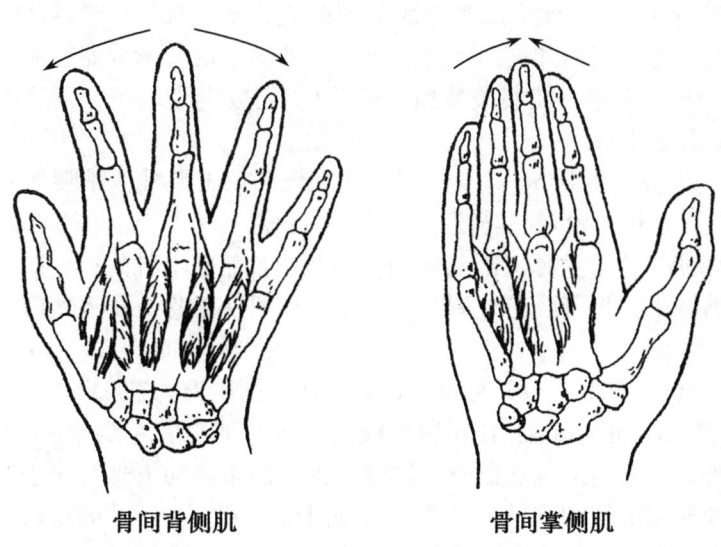

图 1-74 骨间肌及其功能

(3) 骨间背侧肌：有4块，位于4个掌骨间隙内，各有两头起自掌骨的相邻骨面，分别止于第2指骨的桡侧、第3指骨的桡侧及尺侧、第4指骨尺侧的指背腱膜。作用：以中指为中心展第2、3、4指。由于骨间肌也绕至第2～5指背面，止于指背腱膜，故能协同蚓状肌完成屈掌指关节、伸指骨间关节的运动（图1-74）。

（五）上肢的局部结构

1. 腋窝 axillary fossa　是位于臂上部内侧和胸外侧壁之间的锥形空隙，有顶、底和前、后、内侧及外侧4个壁。前壁为胸大、小肌；后壁为肩胛下肌、大圆肌、背阔肌和肩胛骨；内侧壁为上部胸壁和前锯肌；外侧壁为喙肱肌、肱二头肌短头和肱骨。顶即上口，是由锁骨、肩胛骨上缘和第1肋围成的三角形间隙，由颈部通向上肢的腋动、静脉和臂丛等即经腋窝上口进入腋窝。底由腋筋膜和皮肤构成。此外，腋窝内还有大量的脂肪及淋巴结、淋巴管等。

2. 三边孔和四边孔　是位于肩胛下肌、大圆肌、肱三头肌长头和肱骨上端之间的两个间隙。肱三头肌长头内侧的间隙为三边孔，有旋肩胛动脉通过；外侧的间隙称四边孔，有旋肱后动脉及腋神经通过。

3. 腕管 carpal canal　位于腕掌侧，由屈肌支持带（即腕横韧带和腕骨沟）围成。管内有指浅、深屈肌腱，拇长屈肌腱和正中神经通过。

五、下肢肌

下肢肌包括髋肌、大腿肌、小腿肌和足肌。根据功能的需要，下肢主要是维持直立姿势、支持体重和行走，因此，在形态上下肢肌比上肢肌更粗壮有力。

（一）髋肌

髋肌又称盆带肌，主要起自骨盆的内面和外面，跨过髋关节，止于股骨上部。其主要功能是运动髋关节。按其所在的部位和作用，分前、后两群。

1. 前群　有3块肌（图1-75）。

（1）髂腰肌 iliopsoas：由腰大肌和髂肌共同组成。腰大肌起自腰椎体侧面和横突。髂肌位于腰大肌的外侧，起自髂窝和髂前下棘附近，两者向下汇合形成髂腰肌，经腹股沟韧带深面，止于股骨小转子。作用：使髋关节屈（抬腿），完成走路动作。下肢固定时，可使躯干前屈，如仰卧时抬起上半身。

（2）腰小肌：出现率不到50%，起自第12胸椎和第1腰椎，贴腰大肌前面下行，止于髂筋膜或髂耻隆起。作用：紧张髂筋膜。

（3）阔筋膜张肌：位于大腿上部前外侧。该肌起自髂前上棘附近，肌腹在阔筋膜两层之间，向下移行于髂胫束，止于胫骨外侧髁。作用：该肌使股骨头压入髋臼，同时使阔筋膜紧张并屈髋。

2. 后群　主要位于臀部，故又称臀肌，共7块（图1-76，77）。

（1）臀大肌 gluteus maximus：位于臀部浅层，宽大而肥厚，形成特有的臀部隆起。该肌起自髂骨翼后部外面、髂后上棘和骶骨、尾骨背面，肌束斜向下外，止于髂胫束和股骨的臀肌粗隆。作用：使髋关节伸和旋外，并防止骨盆过度前倾。当下肢固定时，能伸直躯干，防止躯干前倾，是维持人体直立的重要肌肉。

知识链接

肌内注射是护理工作中最常用的操作技术。因为肌肉对药物刺激耐受性较好，肌肉丰满，大血管、神经干较少，有丰富的毛细血管网和淋巴管网，对药物吸收较快，易被患者接受，所以是理想的给药途径。在临床各种药物注射中，以臀部肌内注射应用最多，其中以臀大肌较为常用。臀大肌注射区常用方法（十字法）：自臀裂的顶点向左（或右）侧画一水平线，在其中髂嵴最高点画一垂直平分线，外上方1/4即为注射区。

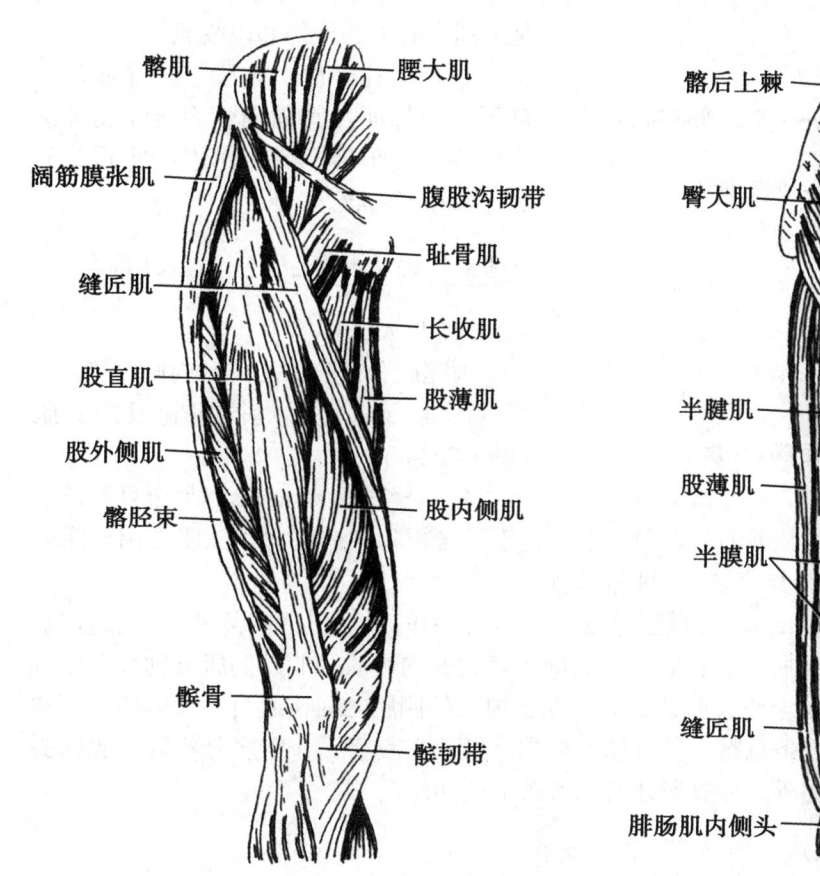

图 1-75　髋肌、大腿肌前群及内侧群　　　　图 1-76　髋肌及大腿肌后群（浅层）

（2）臀中肌 gluteus medius：前上部位于皮下，后下部位于臀大肌的深面，呈扇形。该肌起自髂骨翼、髂嵴，止于股骨大转子。

（3）臀小肌：位于臀中肌的深面，起自髂骨翼外面，肌束向下集中形成短腱，止于股骨大转子。

作用：上述两肌作用相同，都使髋关节外展（如跳舞），但臀小肌作用较弱。同时，它们的前部肌束能使髋关节旋内，后部肌束则使髋关节旋外。

（4）梨状肌 piriformis：以分散的肌束在骶前孔外侧起自骶骨前面，纤维向外穿坐骨大孔达臀部，止于股骨大转子。作用：在身体直立时，使髋关节外展、旋外和后伸。

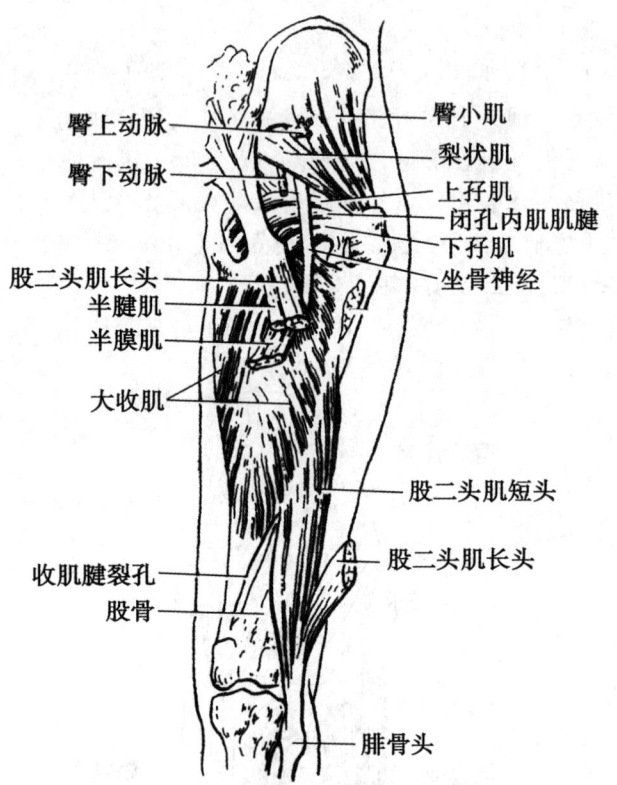

图 1-77 髋肌及大腿肌后群（深层）

(5) 闭孔内肌：起自闭孔膜内面及其周围的骨面，肌束向后集中成为肌腱，穿坐骨小孔出骨盆转折向外，止于转子窝。作用是与臀大肌共同使髋关节旋外。此肌腱上、下各有一块小肌，分别称上孖肌、下孖肌，与闭孔内肌一起止于转子窝，协助闭孔内肌发挥作用。

(6) 股方肌：呈四边形的扁肌，起自坐骨结节，向外止于转子间嵴。该肌是大腿强有力的旋外和内收肌。

(7) 闭孔外肌：在股方肌深面，起自闭孔膜外面及其周围骨面，经股骨颈的后方，止于转子窝。作用：使髋关节旋外和轻度内收。

考点： 臀大肌的名称、位置及功能等。

(二) 大腿肌

大腿肌分前群、后群和内侧三群。

1. 前群　包括缝匠肌和股四头肌（图 1-75）。

(1) 缝匠肌 sartorius：是全身最长的扁肌，起自髂前上棘，越过大腿前面，斜向内下，止于胫骨粗隆的内侧面。该肌作用于两个关节，可以屈髋和屈膝关节，并使屈位的膝关节旋内。

(2) 股四头肌 quadriceps femoris：是全身最大、最有力的肌，包括四部分，即股直肌、股内侧肌、股外侧肌和股中间肌。股直肌起自髂前下棘；股内侧肌和股外侧肌分别起自股骨粗线内、外侧唇；股中间肌位于股直肌的深面，在股内、外侧肌之间，起自股骨体的前面和外侧面。4 块肌向下汇合成一条总腱，包绕髌骨，向下续为髌韧带，止于胫骨粗隆。股四头肌的主要作用是伸膝关节，另外，股直肌还有屈髋关节的功能。

考点： 大腿前群肌的名称、位置、起止及功能等。

2. 内侧群　共有 5 块肌，位于大腿的内侧，均起自闭孔周围的骨面，分层排列（图 1-75，1-78）。

(1) 耻骨肌：呈长方形的短肌，起自髂耻隆起、耻骨梳，止于耻骨肌线。作用：使髋关节屈和内收。

(2) 长收肌：呈三角形，起自耻骨上支，止于粗线中份。其主要作用是内收髋关节。

(3) 股薄肌：起于耻骨下支，下行止于胫骨上端内侧，位于内收肌的最内侧，位置表浅，伸膝时，该肌可使髋关节内收和前屈。

(4) 短收肌：在耻骨肌和长收肌的深面，起于耻骨下支，止于粗线上份。该肌可使髋关节内收、旋外。

（5）大收肌：在上述肌的深面，大而厚，呈三角形。该肌起自耻骨下支前面、坐骨支和坐骨结节，向下分别止于粗线内侧缘和股骨内上髁的收肌结节。该肌的主要作用是使髋关节内收，而且它是一块强有力的收肌。大收肌肌腱止于股骨内上髁上方的收肌结节，此肌腱与股骨之间形成一裂孔，称收肌腱裂孔 adductor tendinous opening，并有股血管通过。

3．后群　包括股二头肌、半腱肌、半膜肌。它们均起自坐骨结节，跨越髋、膝两个关节（图1-76，77）。

（1）股二头肌 biceps femoris：位于股后部的外侧，有长、短两个头。长头起自坐骨结节，短头起自股骨粗线，两头汇合后，形成股二头肌，以长腱止于腓骨头。该肌的作用是屈膝关节。

（2）半腱肌 semitendinosus：位于股后部的内侧，肌腱细长，起于坐骨结节，止于胫骨上端的内侧。该肌可伸髋关节、屈膝关节，并使屈位的膝关节旋内。

（3）半膜肌 semimembranosus：在半腱肌的深面，紧贴半腱肌下行，以腱止于胫骨内侧髁的后面。该肌与半腱肌相似，伸髋关节和屈膝关节。

（三）小腿肌

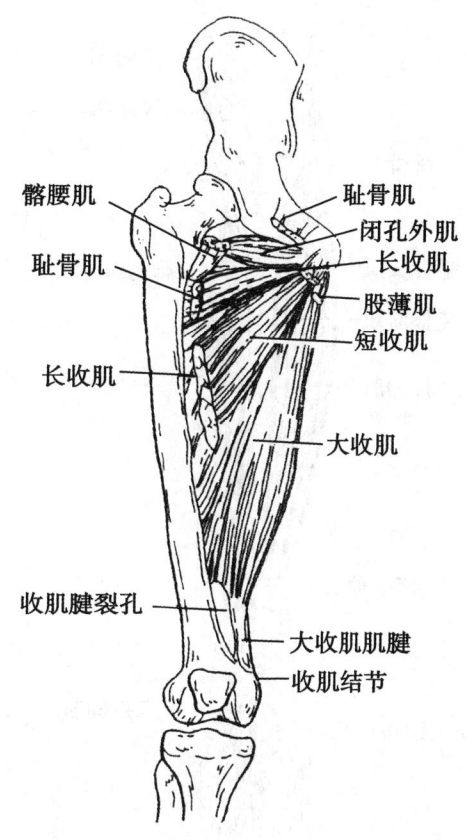

图1-78　大腿肌内侧群

小腿肌分三群：前群在小腿骨间膜的前面，后群在小腿骨间膜的后面，外侧群在腓骨的外侧面。因为下肢有行走、跑和跳等功能，而且还要维持人体直立姿势，所以小腿肌的后群是非常强大的。但是，小腿肌的分化程度不如上肢，所以，肌的数目较前臂为少。

1．前群　有3块肌，包括胫骨前肌、趾长伸肌和跛长伸肌（图1-79）。

（1）胫骨前肌 tibialis anterior：起自胫骨外侧面的大部分，肌腱向下穿经伸肌上、下支持带的深面，止于内侧楔骨内侧面和第一跖骨底。该肌的作用是伸踝关节（背屈）和使足内翻。

（2）趾长伸肌 extensor digitorum longus：起自胫骨外侧髁、腓骨头和小腿骨间膜，向下经伸肌上、下支持带深面，胫骨前肌肌腱的外侧至足背，形成4个腱向前止于第2～5趾的趾背腱膜。该肌的作用是伸踝关节（背屈）和伸趾。另外，此肌常分出另一肌腱，止于第五跖骨底，称为第三腓骨肌，该肌可使足外翻。

（3）跛长伸肌：起自腓骨内侧面下2/3和小腿骨间膜，向下走行至伸肌上、下支持带深面，胫骨前肌肌腱与趾长伸肌肌腱之间到达第一跖骨背面，延续为跛趾趾背腱膜，止于末节趾骨底。作用：伸踝关节和伸跛趾。

2．外侧群　包括腓骨长肌 peroneus longus 和腓骨短肌 peroneus brevis，两肌皆起自腓骨外侧面，长肌起点较高，并覆盖短肌（图1-80）。两肌腱均经外踝后方腓骨上、下支持带深面向前下走行。腓骨长肌肌腱绕至足底，斜行向足内侧，止于内侧楔骨和第一跖骨底；腓骨短肌肌腱向前止于第五跖骨粗隆。它们的作用相似，都能使足外翻和屈踝关节（跖屈）。此

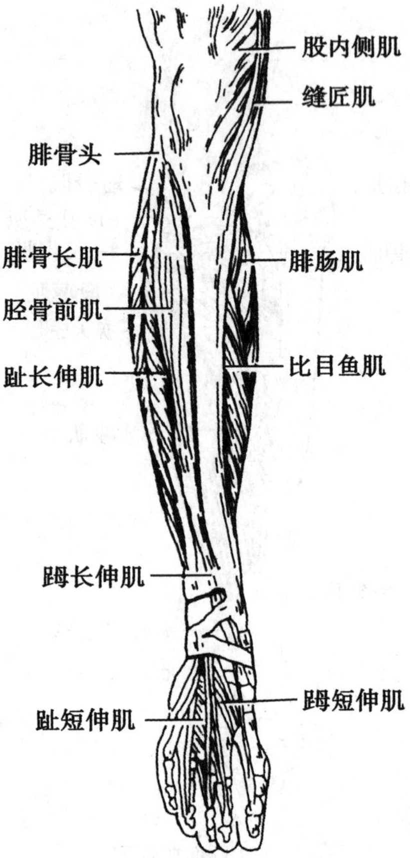

图 1-79 小腿肌前群

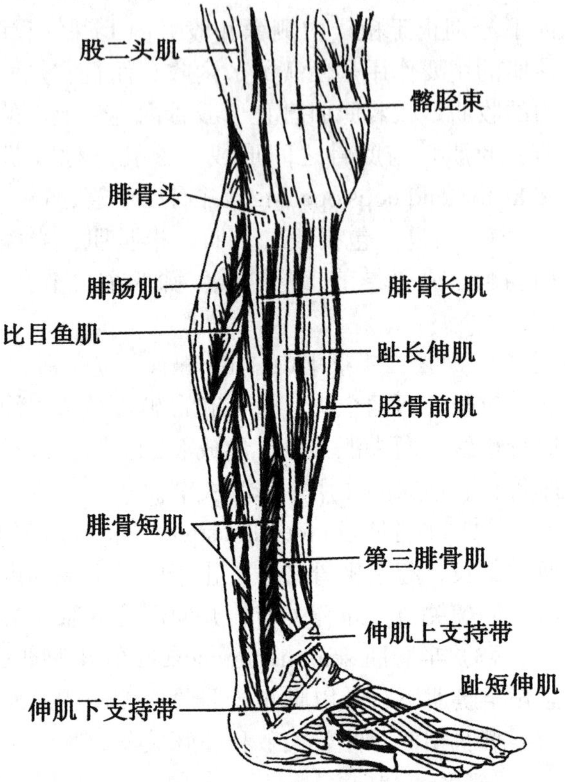

图 1-80 小腿肌外侧群

外,腓骨长肌肌腱和胫骨前肌肌腱共同形成"腱环",其对维持足横弓,调节足的内翻、外翻都有重要的作用。

3. 后群 分浅、深 2 层,包括小腿三头肌等(图 1-81)。

(1)浅层:包括小腿三头肌 triceps surae,它由腓肠肌和比目鱼肌构成。腓肠肌位于浅层,比目鱼肌位于其深面。腓肠肌 gastrocnemius 有两个头,分别起自股骨内、外侧髁的后面,内、外侧头向下汇合,约在小腿中点移行为腱性结构;比目鱼肌 soleus 呈扁形,起自腓骨后面的上部和胫骨的比目鱼肌线,肌束向下移行为肌腱,和腓肠肌的肌腱合成粗大的跟腱 tendo calcaneus 止于跟骨结节。腓肠肌在行走、跑、跳过程中提供动力,比目鱼肌富含慢性抗疲劳的红肌纤维,主要与站立时小腿与足之间的稳定性有关。小腿三头肌使踝关节跖屈,腓肠肌还有屈膝关节的作用。在站立时,能固定踝关节和膝关节,防止身体倾倒。

考点:小腿三头肌的名称、位置、起止及功能等。

 知识链接

跟腱突然受力可断裂,最容易发生在不具备运动条件、未进行任何预备训练而突然对跟腱发力的情况下,而且以往有过受伤病史的人更容易发生跟腱断裂。

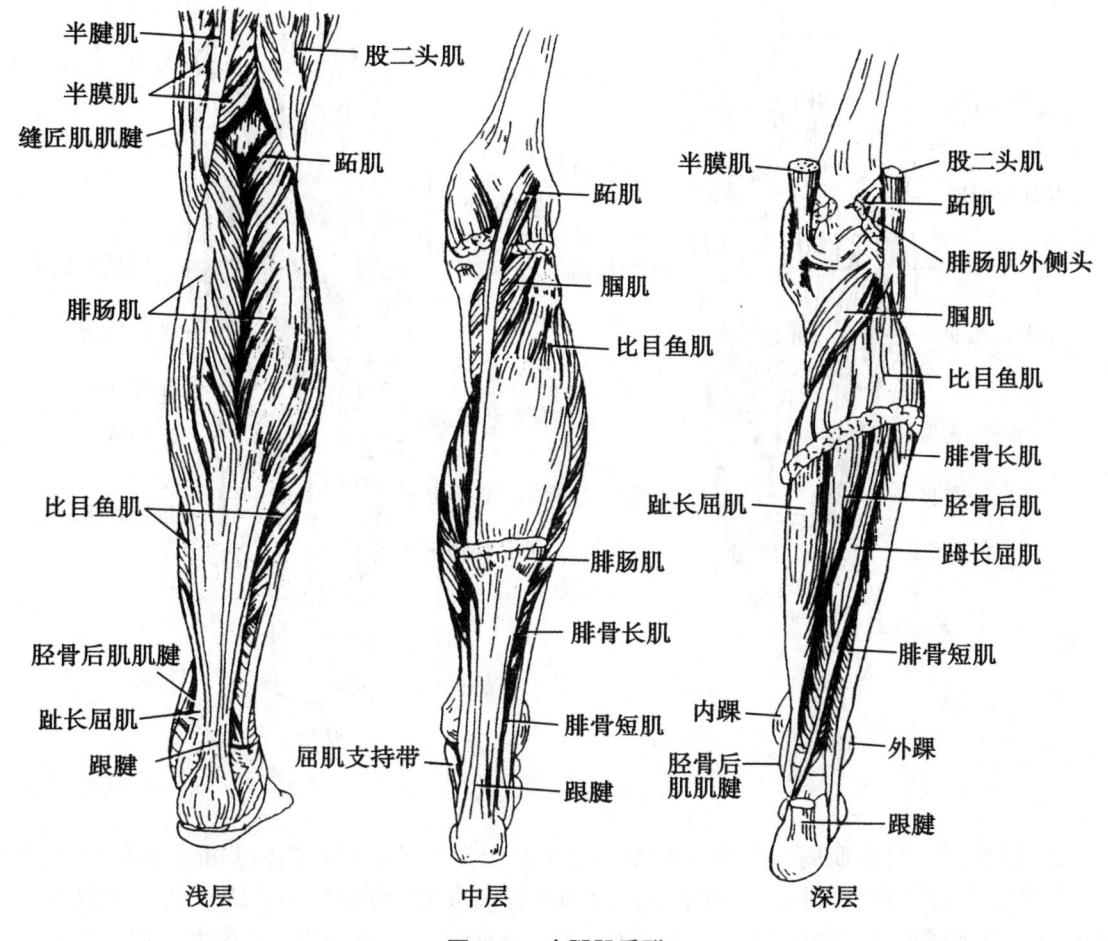

图 1-81 小腿肌后群

(2) 深层：有 4 块肌。

1) 胫骨后肌 tibialis posterior：位于趾长屈肌和蹈长屈肌之间，起自胫骨、腓骨和小腿骨间膜的后面，向下以长腱经内踝后面、屈肌支持带深面到足底内侧，止于舟骨粗隆和内侧、中间及外侧楔骨。作用：屈踝关节并同时使足内翻。

2) 蹈长屈肌 flexor hallucis longus：位于胫骨后肌的腓侧，起自腓骨后面下份，肌腱长而肥厚，其经内踝之后、屈肌支持带深面至足底，止于蹈趾远节趾骨底。作用是屈蹈趾，还可协助其他肌使足内翻。

3) 趾长屈肌 flexor digitorum longus：位于胫骨后肌的胫侧，起自胫骨后面。它的长腱经内踝后方、屈肌支持带深面至足底，然后分 4 条肌腱，止于第 2～5 趾的远节趾骨底。作用：屈踝关节和屈第 2～5 趾，还可使足内翻。

4) 腘肌：位于腘窝的下方，起自股骨外侧髁的外侧部分，止于胫骨后面的比目鱼肌线以上的骨面。该肌能使膝关节屈和旋内。

(四) 足肌

足肌根据位置分为足背肌和足底肌。

1. 足背肌　均较薄弱，包括蹈短伸肌和趾短伸肌。它们均起自跟骨，分别止于蹈趾的趾背腱膜和第 2～5 趾的趾背腱膜。作用：伸蹈趾和第 2～5 趾。

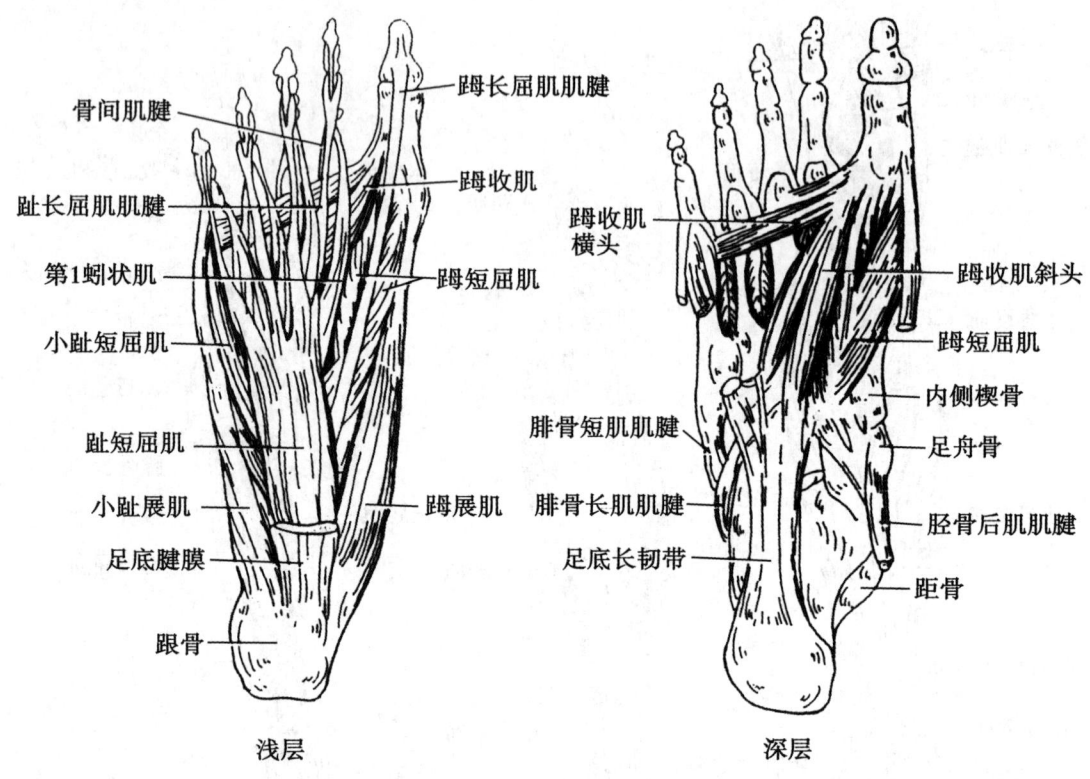

图 1-82 足底肌

2．足底肌 足底肌的配布情况和作用与手肌相似。足底肌包括内侧群、外侧群和中间群，但没有与拇指和小指相应的对掌肌。内侧群有踇展肌、踇短屈肌和踇收肌；外侧群有小趾展肌和小趾短屈肌；中间群由浅入深排列有趾短屈肌、足底方肌、4条蚓状肌、3块骨间足底肌和4块骨间背侧肌（图1-82）。各肌的作用同其名。总体来说，足底肌与足底腱膜、脂肪和骨骼形成统一体，共同参与维持足弓的形成，并保护足底血管、神经免受压迫。

（五）下肢的局部结构

1．梨状肌下孔 infrapiriform foramen 位于臀大肌的深面，在梨状肌下缘和坐骨大孔之间，其内有坐骨神经、臀下血管和神经、阴部血管和神经等出骨盆。

2．股三角 femoral triangle 在大腿前面的上部，上界是腹股沟韧带，内侧界是长收肌内侧缘，外侧界是缝匠肌内侧缘。股三角的前壁是阔筋膜，底是髂腰肌、耻骨肌和长收肌，三角内有股神经、股血管和淋巴结等结构。

3．收肌管 位于大腿中部，缝匠肌的深面，前壁为大收肌腱板，后壁为大收肌，外侧壁为股内侧肌。管的上口是股三角尖，下口是收肌腱裂孔，通至腘窝。管内有股血管、隐神经通过。

4．腘窝 在膝关节的后方，呈菱形。窝的上外侧界是股二头肌，上内侧界是半腱肌和半膜肌，下外侧界和下内侧界分别是腓肠肌的外侧头和内侧头，底是膝关节囊。窝内有腘血管、胫神经、腓总神经、脂肪和淋巴结等结构。

小结

　　运动系统由骨、关节和骨骼肌组成。骨按部位分为颅骨、躯干骨和四肢骨；按形态又可分为长骨、短骨、扁骨和不规则骨。骨由骨质、骨膜、骨髓及神经、血管构成。

　　躯干骨由椎骨、肋和胸骨构成。椎骨由颈椎、胸椎、腰椎、骶椎和尾椎组成。肋由肋骨和肋软骨构成，共12对。胸骨由胸骨柄、胸骨体和剑突组成。颅骨由23块骨组成。颅骨分脑颅骨和面颅骨。

　　上肢骨由上肢带骨和自由上肢骨组成。上肢带骨包括锁骨和肩胛骨。自由上肢骨包括肱骨、尺骨、桡骨、腕骨、掌骨（5块）和指骨（14块）。下肢骨由下肢带骨和自由下肢骨组成。下肢带骨即髋骨，由髂骨、坐骨和耻骨组成。自由下肢骨包括股骨、髌骨、胫骨、腓骨、跗骨、跖骨（5块）和趾骨（14块）。

　　人体全身206块骨（成人）通过各种形式连结在一起，构成人体骨骼，为人体提供支架，同时实现最基本的功能——运动。在实现运动的基础上，还起到支持体重和保护内脏的作用。

　　骨骼肌是构成人体的基本结构之一，主要存在于躯干和四肢。每块肌都具有一定的形态、结构、位置和辅助装置，执行一定的功能。每块肌都是一个器官，含有丰富的血管和淋巴管分布，并接受神经的支配，最终实现运动功能。全身骨骼肌共有600多块，约占体重的40%，根据位置不同可分为头肌、颈肌、躯干肌、四肢肌。

（曾　亮）

第二章 消化系统

> **学习目标**
> 1. 掌握消化系统的组成，上、下消化道的概念；咽峡的组成；腭扁桃体的位置；咽的位置、分部和交通；食管三处狭窄的部位及临床意义；胃、十二指肠的位置、形态和分部；大肠的形态特点；直肠和肛管的位置、形态结构；唾液腺的名称、位置及开口的位置；肝的位置、形态及分叶；肝门、肝蒂的概念；肝外胆道系统的构成。
> 2. 熟悉胸、腹部标志线及腹部分区；舌的形态、黏膜特征及舌肌的作用；食管、小肠、大肠的分部；空、回肠的形态特点；阑尾的位置及其根部的体表投影。胰的形态及位置。
> 3. 了解内脏的概念、组成及作用；牙的形态及乳牙和恒牙的排列方式。

概 述

一、内脏的概念和一般结构

解剖上通常将消化、呼吸、泌尿和生殖4个系统的器官合称为内脏 viscera。研究内脏各器官形态结构和位置的科学，称为内脏学 splanchnology。某些与内脏功能密切相关的结构，如胸膜、腹膜和会阴等，也归于内脏学的范畴。内脏大部分器官位于胸腔、腹腔和盆腔内，各系统都由一套连续的管道和一个或几个实质性器官组成，都有孔道直接或间接地与外界相通，主要完成物质代谢和繁殖后代的功能。

内脏各器官虽然各有其特征，但就其基本构造而言，可分为中空性器官和实质性器官两大类。

（一）中空性器官

此类器官呈管状或囊状，内部均有空腔，如消化管（胃、肠等）、呼吸道（气管、支气管等）、泌尿道（输尿管、膀胱等）和生殖道（输精管、输卵管、子宫等）。这类器官的管壁由数层组织构成，其中，消化管各器官的壁均由4层组织构成，而呼吸道、泌尿道和生殖道各器官的壁由3层组织构成。

（二）实质性器官

此类器官多属腺组织，表面包以结缔组织的被膜或浆膜，内无空腔，如肝、胰、肾及生殖腺等。结缔组织被膜深入器官实质内，将器官的实质分割成若干个小单位，称小叶，如肝小叶。分布于实质性器官的血管、神经和淋巴管以及该器官的导管等出入器官之处，常有一凹陷，此处称为该器官的门 hilum（或 porta），如肺门、肝门和肾门等。

二、胸、腹部标志线和腹部分区

大部分内脏器官在胸腔、腹腔、盆腔内占据相对固定的位置，而掌握内脏器官的正常位置，对于临床诊断和检查，都有重要的实用意义。为了描述胸、腹腔内各器官的位置及其体表投影，通常在胸、腹部体表确定一些标志线和划分一些区域（图2-1）。

（一）胸、腹部的标志线

前正中线 anterior median line　沿身体前面正中线所作的垂线。

胸骨线 sternal line　沿胸骨外侧缘最宽处所作的垂线。

锁骨中线 midclavicular line　经锁骨中点向下所作的垂线。

胸骨旁线 parasternal line　经胸骨线与锁骨中线连线中点所作的垂线。

腋前线 anterior axillary line　沿腋前襞向下所作的垂线。

腋后线 posterior axillary line　沿腋后襞向下所作的垂线。

腋中线 midaxillary line　沿腋前、后线连线中点所作的垂线。

肩胛线 scapular line　经肩胛骨下角所作的垂线。

后正中线 posterior median line　经身体后面正中线即沿各椎骨棘突所作的垂线。

（二）腹部的分区

为便于描述腹腔脏器的位置，可将腹部分成若干区域，划分的方法较多。解剖学常用的是九分法，即通过两侧肋弓最低点（第10肋的最低点）和两侧髂结节所作的2条横线将腹部分成腹上、中、下三部，再经两侧腹股沟韧带中点作2条垂线，将腹部分成9个区域，包括上腹部的腹上区和左、右季肋区，中腹部的脐区和左、右腹外侧（腰）区，下腹部的腹下（耻）区和左、右腹股沟（髂）区（图2-1）。临床上常用的简便方法是通过脐各作一条横线和垂线，将腹部分为左上腹、右上腹、左下腹和右下腹4个区。

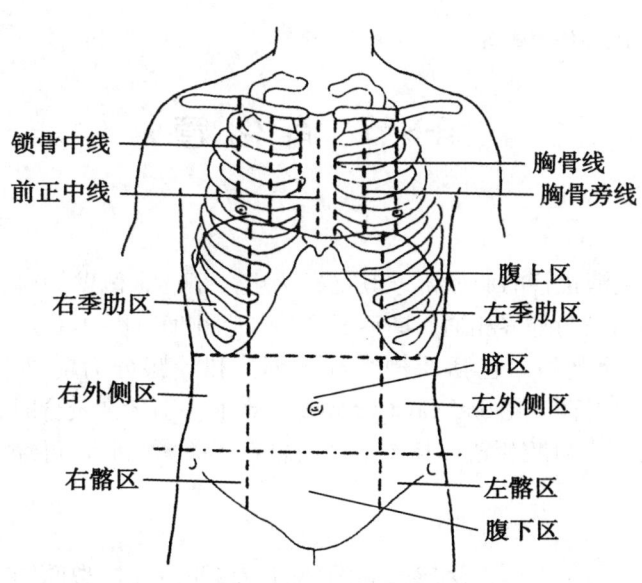

图 2-1　胸、腹部的标志线和腹部分区

三、消化系统的组成

消化系统 alimentary system 包括消化管和消化腺两大部分（图2-2）。

消化管 alimentary canal 是指从口腔到肛门的管道，根据其功能和形态不同，可分为口腔、咽、食管、胃、小肠（十二指肠、空肠和回肠）和大肠（盲肠、阑尾、结肠、直肠和肛管）。临床上通常把从口腔到十二指肠的这部分管道称上消化道，空肠以下的部分称下消化道。

消化腺 digestive gland 按体积的大小和位置不同，可分为大消化腺和小消化腺两种。大消化腺位于消化管壁外，为一个独立的器官，所分泌的消化液经导管流入消化管腔内，如唾液腺、肝和胰。小消化腺是分布于消化管壁的黏膜层或黏膜下层内的小腺体，如唇腺、颊腺、舌腺、食管腺、胃腺和肠腺等。

消化系统的基本功能是消化食物、吸收营养物质和排出代谢废物。此外，口腔、咽等器官还参与呼吸、语言等活动。

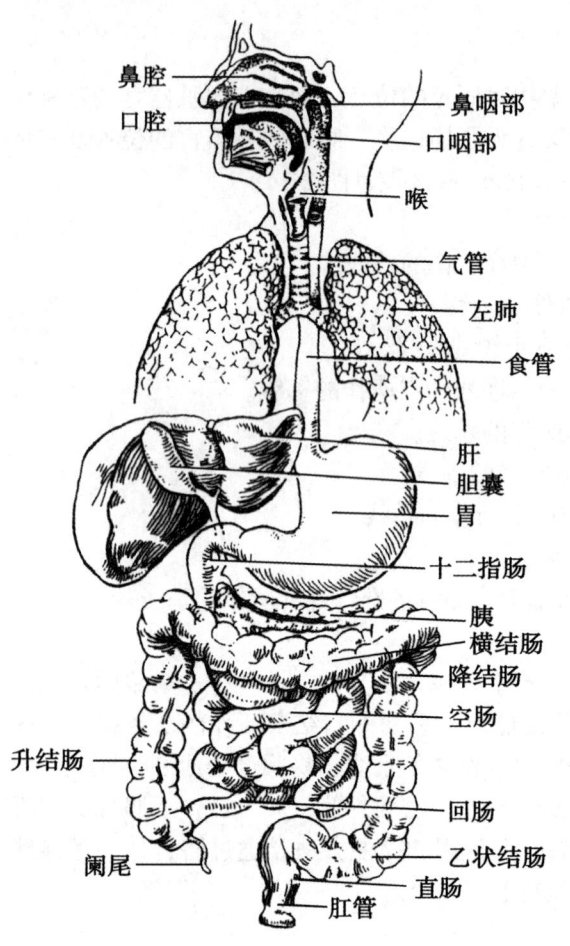

图 2-2　消化系统模式图

第一节　消 化 管

一、口腔

口腔 oral cavity 是消化管的起始部，其前壁为上、下唇，侧壁为颊，上壁为腭，下壁为口腔底。口腔向前经口裂与外界相通，向后经咽峡与咽相通（图2-3）。

整个口腔借上、下牙弓（包括牙槽突和牙列）和牙龈分为前外侧部的口腔前庭 oral vestibule 和后内侧部的固有口腔 oral cavity proper。当上、下牙列咬合时，口腔前庭仅可经第三磨牙后方的间隙与固有口腔相通。临床上，当患者牙关紧闭时，可经此间隙进行插管，以注入药物或营养物质。

（一）口唇

口唇 oral lips 分上唇和下唇，两唇之间的裂隙为口裂。在口裂两侧，上、下唇结合处为口角。口唇的游离缘是皮肤与黏膜的移行部，称唇红，其内有丰富的毛细血管，使唇呈红色，当缺氧时则呈绛紫色，临床称为发绀。在上唇外面中线处有一纵行浅沟，称人中，为人类所特有，急救昏迷患者时常在此进行针刺或指压。在上唇的外面两侧与颊部交界处，各有一浅沟，称鼻唇沟。

（二）颊

颊 cheek 是口腔的两侧壁，在上颌第二磨牙牙冠相对的颊黏膜上有腮腺管乳头 papilla of parotid duct，为腮腺管的开口。

（三）腭

腭 palate 是口腔的上壁，分隔鼻腔与口腔。腭分为硬腭和软腭两部分。

硬腭 hard palate 位于腭的前 2/3，主要由骨腭表面覆以黏膜构成。黏膜厚而致密，与骨膜紧密相贴。

软腭 soft palate 位于腭的后 1/3，主要由肌和黏膜构成。软腭的前份呈水平位，后份斜向后下，称腭帆。腭帆后缘游离，其中部有垂向下方的突起，称腭垂或悬雍垂。自腭帆两侧向下方分别形成 2 对黏膜皱襞，前方的 1 对为腭舌弓 palatoglossal arch，续于舌根的外侧；后方的 1 对为腭咽弓 palatopharyngeal arch，向下延至咽侧壁。腭垂、腭帆游离缘、两侧的腭舌弓及舌根共同围成咽峡 isthmus of fauces，是口腔和咽之间的狭窄部，也是两者的分界（图 2-3）。

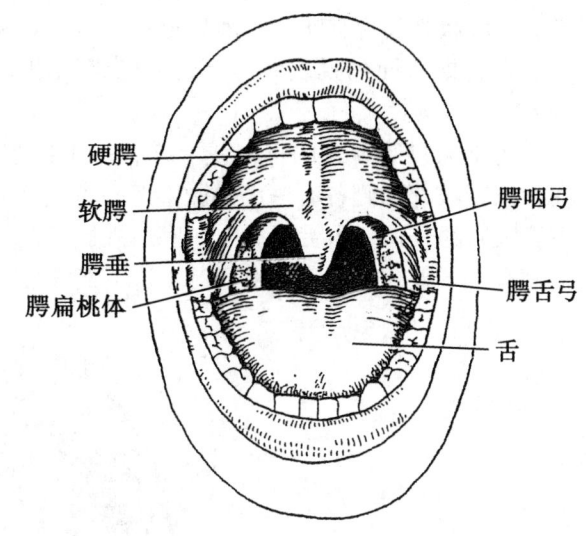

图 2-3　口腔与咽峡

（四）舌

舌 tongue 位于口腔底，是一肌性器官，由骨骼肌和黏膜构成，具有协助咀嚼、搅拌和吞咽食物、感受味觉及辅助发声等功能。

1. 舌的形态　舌有上、下两面。舌的上面称舌背，以舌背后部向前开放的"V"字形界沟 terminal sulcus 为界将舌分为舌体和舌根两部分。舌体占舌的前 2/3，其前端为舌尖（图 2-4），舌根占舌的后 1/3。

2. 舌黏膜　舌体背面黏膜有许多小突起，称为舌乳头 papillae of tougue。根据形态不同，分为丝状乳头、菌状乳头、叶状乳头和轮廓乳头 4 种。丝状乳头 filiform papillae 数目最多，呈白色；菌状乳头 fungiform papillae 比丝状乳头稍大，呈红色，多见于舌尖和舌侧缘。叶状乳头 foliate papillae 位于舌侧缘的后部，人类此乳头不发达。轮廓乳头 vallate papillae 排列于界沟前方，体积最大，有 7~11 个。丝状乳头具有感知一般感觉的功能。轮廓乳头、菌状

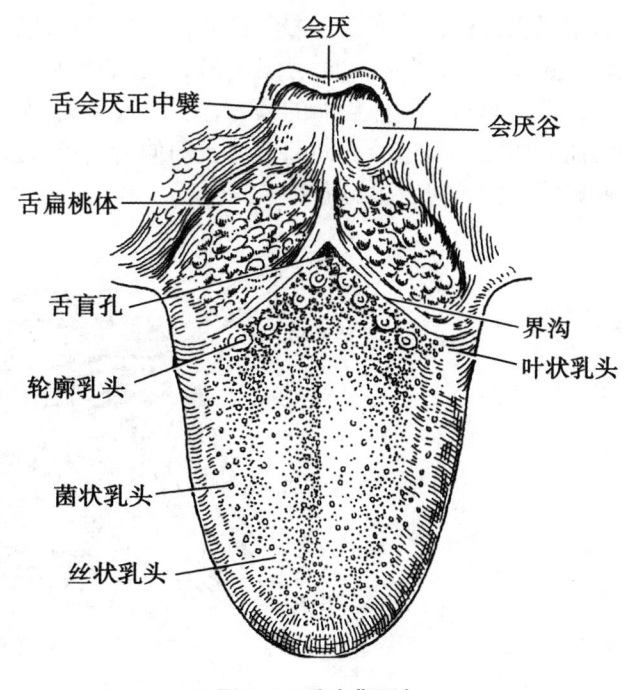

图 2-4　舌（背面）

乳头、叶状乳头含有味蕾，为味觉感受器，具有感受酸、甜、苦、咸味觉的功能。

在舌根背面黏膜表面，有由淋巴组织组成的大小不等的丘状突起，称舌扁桃体 lingual tonsil（图2-4）。

舌下面黏膜在舌的正中线上，有连于口腔底的黏膜皱襞，称舌系带 frenulum of tongue。在舌系带根部两侧各有一小黏膜隆起，称舌下阜 sublingual caruncle，其上有下颌下腺管和舌下腺大管的开口。由舌下阜向口底后外侧延续的带状黏膜皱襞称舌下襞 sublingual fold，其深面藏有舌下腺。舌下腺小管开口于舌下襞表面（图2-5）。

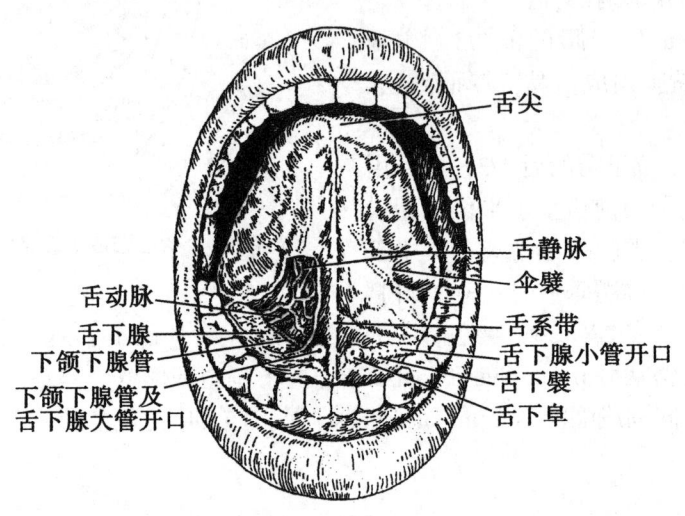

图 2-5 口腔底与舌下面

3．舌肌　舌肌为骨骼肌，包括舌内肌和舌外肌两部分。舌内肌的起、止点均在舌内，肌束呈纵、横、垂直三个方向排列，收缩时可使舌缩短、变窄或变薄。舌外肌起自舌周围各骨，止于舌内，共有4对（图2-6），收缩时可改变舌的位置。其中以颏舌肌在临床上较为重要，该肌起自下颌体后面的颏棘，肌纤维呈扇形向后上方分散，止于舌正中线两侧。两侧颏舌肌同时收缩可牵拉舌向前下方，即伸舌；单侧颏舌肌收缩可使舌尖伸向对侧。如一侧颏舌肌瘫痪，伸舌时舌尖偏向瘫痪侧。

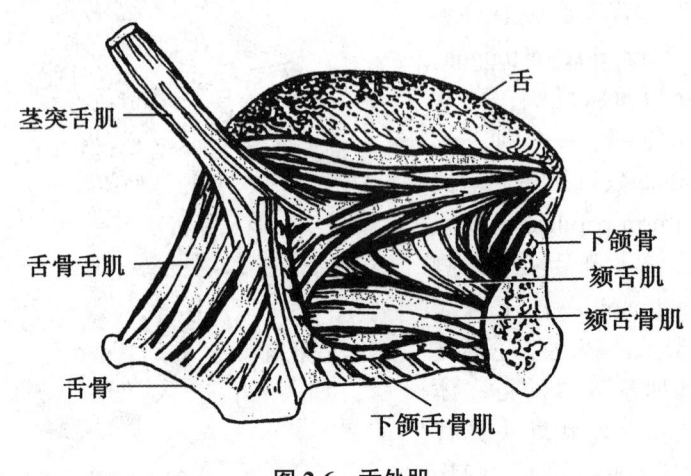

图 2-6 舌外肌

（五）牙

牙 teeth 是人体内最坚硬的器官，镶嵌于上、下颌骨的牙槽内，具有咀嚼食物和辅助发声等作用。

1．牙的名称和排列　根据牙萌出的先后顺序，人的一生中有两组牙，第一组称乳牙，第二组称恒牙。一般在出生后 6 个月时开始萌出乳牙 deciduous teeth，到 3 岁左右出齐，共 20 个（图 2-7）。6 岁左右，乳牙开始脱落，恒牙 permanent teeth 逐渐萌出，到 12~14 岁基本出齐。但第三磨牙常到青春期甚至更晚才萌出，故又称迟牙 wisdom tooth 或智牙。第三磨牙终生不萌出者约占 30%（表 2-1）。由于第三磨牙萌出较晚，萌出时颌骨发育已近成熟，若颌骨没有给该牙留出足够的空间，常影响其正常萌出，而发生各种阻生牙。恒牙全部出齐共 32 个，上、下颌各 16 个（图 2-8）。

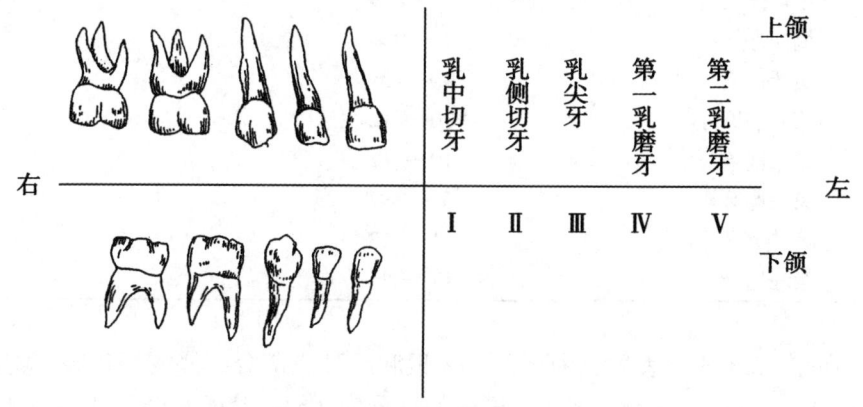

图 2-7　乳牙的名称及符号

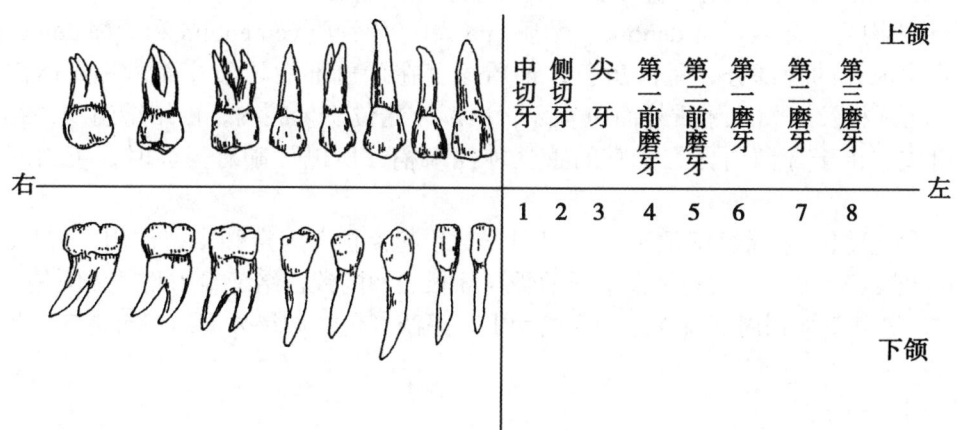

图 2-8　恒牙的名称及符号

根据牙的形状和功能，乳牙可分为切牙、尖牙和磨牙，恒牙可分为切牙、尖牙、前磨牙和磨牙。切牙、尖牙分别用以咬切和撕扯食物，磨牙和前磨牙则有研磨和粉碎食物的功能。

乳牙与恒牙的名称及排列顺序如图 2-7、8 所示。乳牙在上、下颌的左、右半侧各 5 个，共计 20 个。恒牙在上、下颌的左、右半侧各 8 个，共计 32 个。临床上，为了记录牙的位置，常以被检查者的方位为准，以"十"记号划分成4区，并以罗马数字Ⅰ～Ⅴ表示乳牙，用阿拉伯数字1～8表示恒牙，如"6̲"表示左上颌第一恒磨牙，"Ⅴ̲"则表示左上颌第二乳磨牙。

表 2-1 牙的萌出和脱落时间

牙		萌出时间	脱落时间
乳牙	乳中切牙	6～8个月	7岁
	乳侧切牙	6～10个月	8岁
	乳尖牙	16～20个月	12岁
	第一乳磨牙	12～16个月	10岁
	第二乳磨牙	20～30个月	11～12岁
恒牙	中切牙	6～8岁	
	侧切牙	7～9岁	
	尖牙	9～12岁	
	第一前磨牙	10～12岁	
	第二前磨牙	10～12岁	
	第一磨牙	6～7岁	
	第二磨牙	11～13岁	
	第三磨牙	17～25岁或更迟	

2．牙的形态　牙的外表可分为牙冠、牙根和牙颈三部分。暴露于口腔，露出于牙龈以外的部分为牙冠 crown of tooth。嵌入牙槽内的部分为牙根。牙颈是介于牙冠与牙根之间的部分，被牙龈所包绕。牙内部的空腔称牙腔 dental cavity 或髓腔 pulp cavity，通过牙根尖端的牙根尖孔与外界相通，牙的血管和神经通过牙根尖孔进入牙腔。

3．牙的构造　牙由牙质 dentine、釉质 enamel、牙骨质 cementum 和牙髓 dental pulp 组成。牙质构成牙的大部分，呈淡黄色。釉质覆盖在牙冠部的牙质外面，为人体内最坚硬的组织。在牙根及牙颈的牙质外面包有牙骨质。牙髓位于牙腔内，由结缔组织、神经和血管共同组成。由于牙髓内含有丰富的感觉神经末梢，所以牙髓有炎症时，可引起剧烈的疼痛。

4．牙周组织　牙周组织位于牙根周围，对牙起保护、固定和支持作用，包括牙周膜、牙槽骨和牙龈三部分。牙周膜是介于牙槽骨与牙根之间的致密结缔组织膜。牙龈是口腔黏膜的一部分，紧贴于牙颈周围及邻近的牙槽骨上，呈淡红色。如果牙周组织有炎症，易使牙齿松动。

（六）唾液腺

唾液腺 salivary gland 位于口腔周围，又称口腔腺，能分泌唾液，具有清洁口腔和帮助消化食物等功能。唾液腺分大、小两类，小唾液腺位于口腔各部黏膜内，属黏液腺，如唇腺、颊腺、腭腺和舌腺等。大唾液腺有3对（图2-9）。

1．腮腺 parotid gland　是唾液腺中最大的一对，形状不规则，位于耳廓的前下方、下颌支与胸锁乳突肌之间。腮腺管 parotid duct 自腮腺前缘发出，于颧弓下一横指处向前横越咬肌表面，至咬肌前缘处弯向内侧斜穿颊肌，开口于平对上颌第二磨牙牙冠处的颊黏膜上。

2. 下颌下腺 submandibular gland 呈扁椭圆形，位于下颌骨体内面的下颌下三角内，开口于舌下阜。

3. 舌下腺 sublingual gland 较小，位于口腔底舌下襞的深面。舌下腺导管有大、小2种，大管有1条，开口于舌下阜；小管有5～15条，开口于舌下襞。

二、咽

（一）咽的位置和形态

咽 pharynx 是消化管上端扩大的部分，位于第1～6颈椎前方，上端起于颅底，下端约在第6颈椎下缘或环状软骨的高度续于食管，是消化管与呼吸道的共同通道。咽是上宽下窄、前后略扁的漏斗形肌性管道。咽有前壁、后壁和两侧壁。咽的前壁不完整，自上向下分别有通向鼻腔、口腔和喉腔的开口，后壁平坦，两侧壁与颈部大血管和甲状腺侧叶等相毗邻（图2-10）。

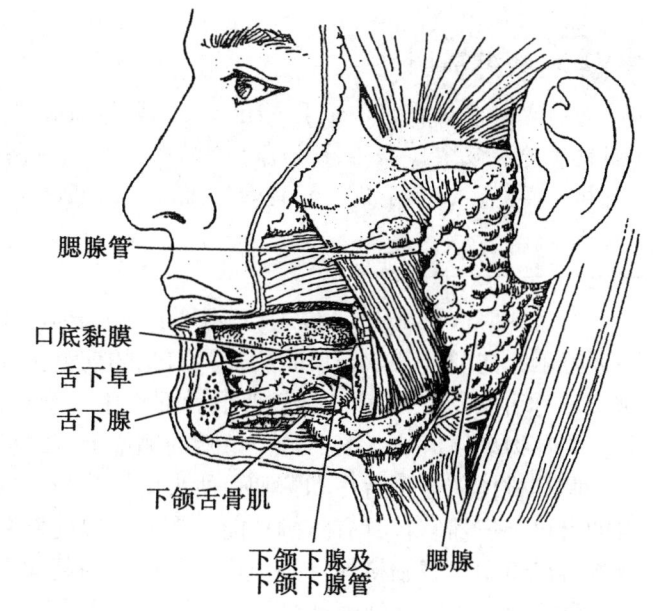

图 2-9 唾液腺

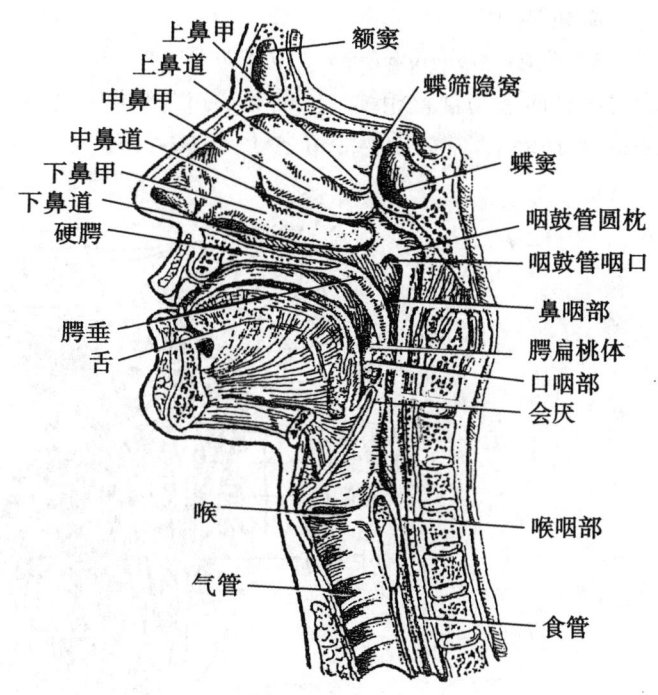

图 2-10 头颈部正中矢状切面

（二）咽的分部

按照咽的前方毗邻，以腭帆游离缘和会厌上缘平面为界，可将咽分为鼻咽、口咽和喉咽三部分。

1. 鼻咽 nasopharynx 位于鼻腔的后方，介于颅底和腭帆游离缘平面之间，向前经鼻后孔通鼻腔。在鼻咽的两侧壁，下鼻甲后方约1cm处，有咽鼓管咽口，咽腔经此口通过咽鼓管与中耳的鼓室相通。咽鼓管咽口前、上、后方的弧形隆起称咽鼓管圆枕，是寻找咽鼓管咽口的标志。位于咽鼓管咽口附近黏膜内的淋巴组织称咽鼓管扁桃体。咽鼓管圆枕后方与咽后壁之间的纵行深窝称咽隐窝 pharyngeal recess，是鼻咽癌的好发部位（图2-10）。

鼻咽上壁后部的黏膜内有丰富的淋巴组织，称咽扁桃体，幼儿时期较发达，6～7岁时开始萎缩，约至10岁以后完全退化。有的儿童咽扁桃体可出现异常增大，致使咽腔变窄，影响呼吸，熟睡时表现为张口呼吸。

知识链接

通常，咽鼓管咽口处于关闭状态。当吞咽或用力张口时，咽鼓管咽口开放，空气通过咽鼓管进入鼓室，以维持鼓膜两侧的气压平衡。咽部感染时，细菌可经咽鼓管波及中耳，引起中耳炎。由于小儿的咽鼓管较短而宽，且略呈水平位，故儿童患急性中耳炎者远较成人为多。

2．口咽 oropharynx　位于口腔后方，介于腭帆游离缘与会厌上缘平面之间，上续鼻咽，下通喉咽，向前经咽峡与口腔相通。口咽的前壁主要为舌根后部，此处有一呈矢状位的黏膜皱襞，称舌会厌正中襞，连于舌根后部正中与会厌之间。舌会厌正中襞两侧的深窝称会厌谷，为异物易停留处（图2-4）。口咽的侧壁上有腭扁桃体。

腭扁桃体位于腭舌弓和腭咽弓所夹的扁桃体窝内，是由淋巴组织和上皮组织紧密结合形成的淋巴上皮器官，具有防御功能。在6岁以前发育快，青春期开始萎缩，到老年时仅留少量的淋巴组织。腭扁桃体呈椭圆形，其内侧面朝向咽腔，表面覆以黏膜，并有许多深陷的小凹，称扁桃体小窝，细菌易在此存留繁殖，成为感染病灶。

咽扁桃体、咽鼓管扁桃体、腭扁桃体和舌扁桃体共同构成咽淋巴环，对消化管和呼吸道起防御和保护作用。

3．喉咽 laryngopharynx　位于喉腔的后方，介于会厌上缘平面与第6颈椎椎体下缘平面之间，向下与食管相续，向前经喉口与喉腔相通。在喉口的两侧各有一深窝，称梨状隐窝 piriform recess，常为异物滞留之处（图2-11）。

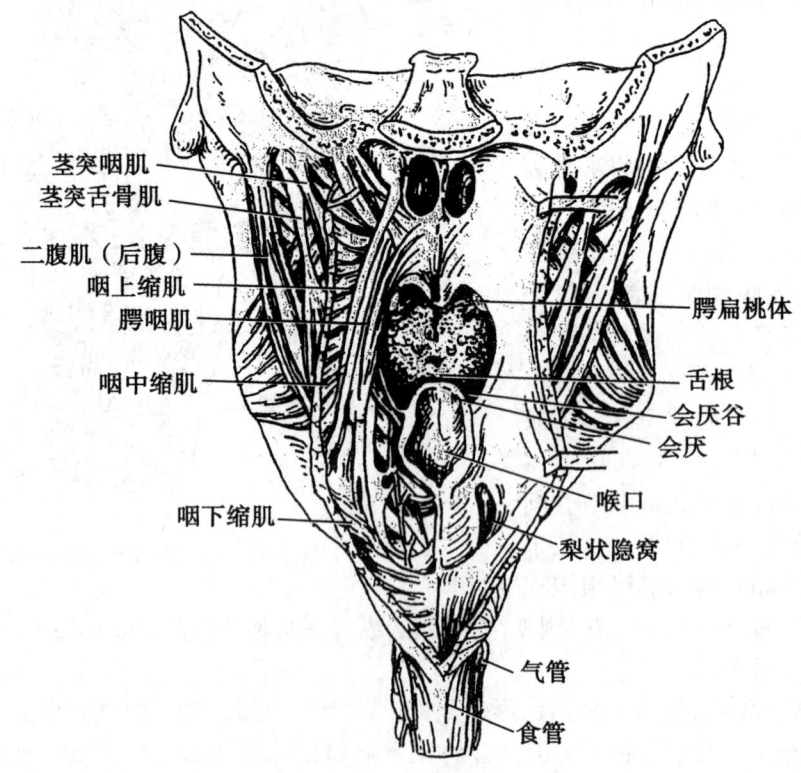

图2-11　咽腔（切开咽后壁）

三、食管

（一）食管的位置和形态

食管 esophagus 是一前后扁平的肌性管状器官，长约 25cm。食管上端在第 6 颈椎椎体下缘平面与咽相续，下端约平第 11 胸椎椎体高度与胃的贲门连接。食管经颈部和胸部，穿膈的食管裂孔进入腹腔，可分为颈部、胸部和腹部三部分（图 2-12）。颈部上起自第 6 颈椎椎体下缘平面，下至胸骨颈静脉切迹，长约 5cm；胸部上起自胸骨颈静脉切迹平面，下至膈的食管裂孔，长 18～20cm；腹部自食管裂孔至贲门，仅 1～2cm。

（二）食管的狭窄

食管全长有三处生理性狭窄：第一狭窄为食管的起始处，相当于第 6 颈椎椎体下缘水平，距中切牙约 15cm；第二狭窄为食管与左主支气管交叉处，相当于第 4、5 胸椎椎体之间水平，距中切牙约 25cm；第三狭窄为食管通过膈的食管裂孔处，相当于第 10 胸椎水平，距中切牙约 40cm（图 2-12）。

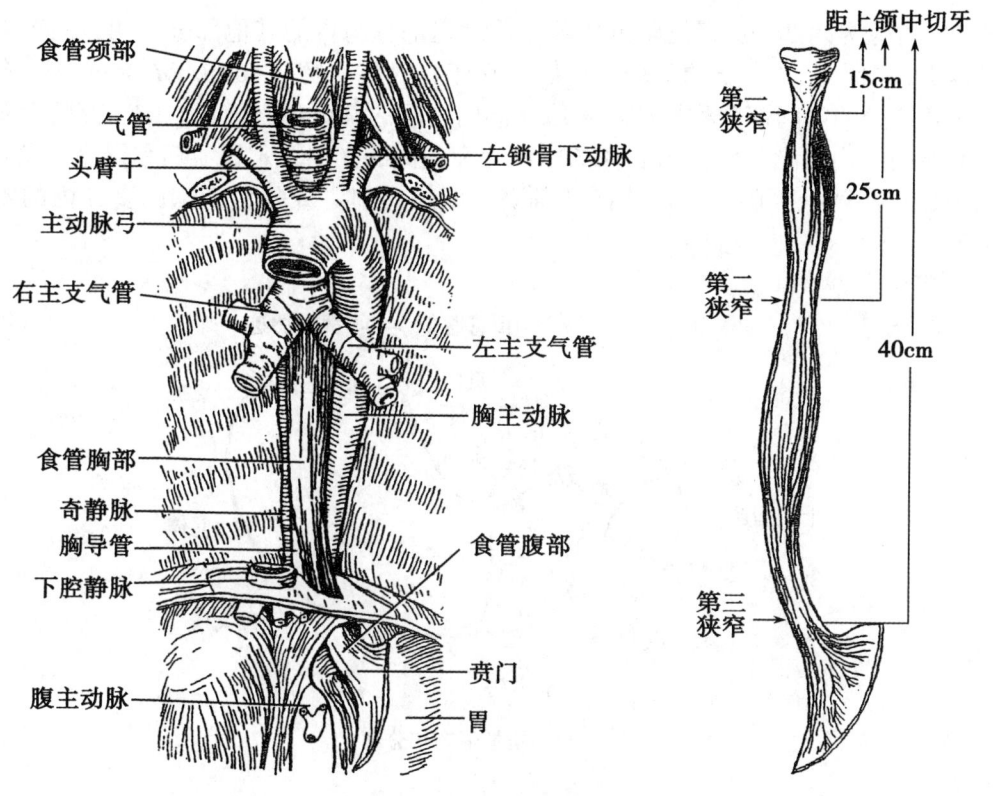

图 2-12　食管的位置及狭窄

　知识链接

食管的三处狭窄都具有一定的临床意义。第一狭窄是食管异物易滞留的部位，第二、第三狭窄为食管疾病的多发部位，如瘢痕、挛缩和憩室等，也是食管癌的好发部位。在日常生活中一定要提高警惕，当出现吞咽困难等情况时，应及时到医院进行全面检查。临床上进行食管插管时也应注意这几处狭窄部位。

四、胃

胃 stomach 是消化管最膨大的部分，上接食管，下续十二指肠，具有容纳食物、分泌胃液和初步消化食物的功能。成人胃的容量约为 1500ml，新生儿胃的容量约为 30ml。

（一）胃的形态和分部

胃的形态可受体位、体型、年龄、性别和胃的充盈状态等多种因素的影响。胃在完全空虚时略呈管状，高度充盈时可呈球囊形。

胃有前、后两壁，上、下两弯，出、入两口（图 2-13）。胃前壁隆凸，朝向前上方，后壁平坦，朝向后下方。胃小弯凹向右上方，其最低点弯度明显折转处称角切迹，是胃体与幽门部在胃小弯的分界。胃大弯大部分凸向左下方。胃的近端与食管连接处是胃的入口，称贲门 cardia。胃的远端接续十二指肠处是胃的出口，称幽门 pylorus。在幽门表面，有一缩窄的环行沟，为幽门括约肌所在之处。幽门前静脉常横过幽门前方，为胃手术时确定幽门的标志。

通常将胃分为四部分：贲门附近的部分称贲门部，与胃的其他部分无明显的界限；贲门平面以上，向左上方膨出的部分为胃底，临床有时称胃穹窿 fornix of stomach；自胃底向下至角切迹处的中间部分称胃体；胃体与幽门之间的部分称幽门部。幽门部的大弯侧有一不甚明显的浅沟将幽门部分为右侧的幽门管和左侧的幽门窦。胃溃疡和胃癌多发生于胃的幽门窦近胃小弯处。临床上所称的"胃窦"即幽门窦，或是包括幽门窦在内的幽门部（图 2-13）。

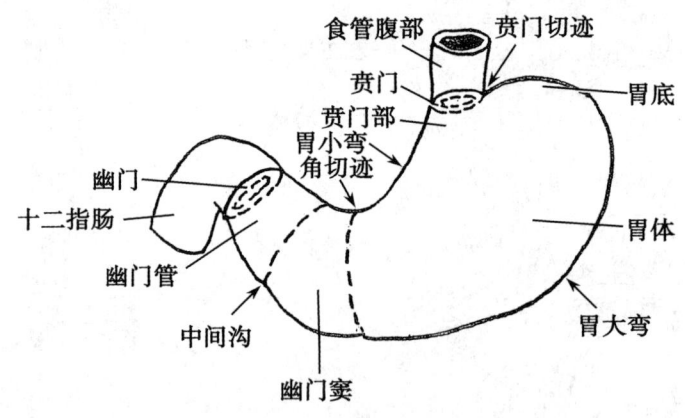

图 2-13 胃的形态和分部

（二）胃的位置和毗邻

胃的位置常因体型、体位和充盈程度不同而有较大变化。通常，胃在中等程度充盈时，大部分位于左季肋区，小部分位于腹上区。胃前壁右侧部与肝左叶相邻，左侧部与膈相邻，被左肋弓掩盖。胃前壁的中间部分位于剑突下方，直接与腹前壁相贴，是临床上进行胃触诊的部位。胃后壁与胰、横结肠、左肾上部和左肾上腺相邻，胃底与膈和脾相邻（图 2-14）。

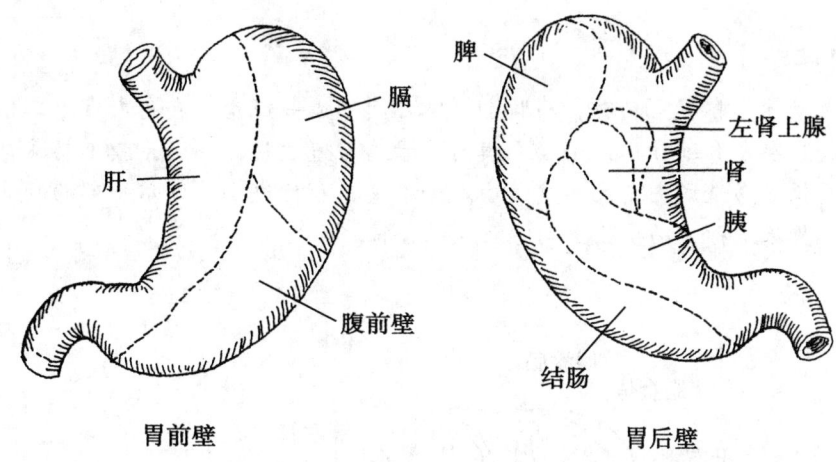

图 2-14　胃的毗邻器官

五、小肠

小肠 small intestine 是消化管中最长、最弯曲的一段，也是消化和吸收的重要部位，上起自幽门，下连盲肠，成人长 5～7m，可分为十二指肠、空肠和回肠三部分。

（一）十二指肠

十二指肠 duodenum 介于胃与空肠之间，全长约 25cm，呈"C"形包绕胰头，按其位置可分上部、降部、水平部和升部四部分（图 2-15）。

 知识链接

十二指肠球是十二指肠溃疡的好发部位。十二指肠上部和降部周围结构的肿瘤可压迫或浸润胆总管，患者可出现阻塞性黄疸。发生在十二指肠球部以下的溃疡称为球后溃疡，球后溃疡多发生在十二指肠大乳头的近端。

1. 上部 superior part　起自胃的幽门，水平行向右后方，至肝门下方急转向下移行为降部，转折处称十二指肠上曲 superior duodenal flexure。十二指肠上部近侧与幽门相连接的一段肠管，由于其肠壁薄，管径大，黏膜光滑、平坦，无环状襞，故临床常称此段为十二指肠球 duodenal bulb，是十二指肠溃疡及穿孔的好发部位。

2. 降部 descending part　起自十二指肠上曲，沿右肾内侧缘垂直下行至第 3 腰椎椎体下端，弯向左移行为水平部，转折处称十二指肠下曲 inferior duodenal flexure。降部的黏膜环状襞发达，其后内侧壁上有一纵行的皱襞，称十二指肠纵襞，其下端的圆形隆起称十二指肠大乳头 major duodenal papilla，距中切牙约 75cm，为胆总管和胰管的共同开口处。在大乳头上方（近侧）1～2cm 处，有时可见到十二指肠小乳头，为副胰管的开口处（图 2-15）。

3. 水平部 horizontal part　又称下部，起自十二指肠下曲，向左横越至第 3 腰椎椎体左前方移行为升部。肠系膜上动、静脉紧贴此部向前面下行。在某些情况下，肠系膜上动脉可压迫该部引起十二指肠梗阻。

知识链接

肠系膜上动脉起自腹主动脉，与腹主动脉之间形成一锐角，夹角内有十二指肠水平部的远侧段通过。在发育过程中，小肠系膜附着于腹后壁过紧，或肠系膜上动脉自腹主动脉发出的位置过低，易造成夹角的角度过小。如果夹角角度过小，则水平部的肠管可被挤压而发生梗阻，临床上称为肠系膜上动脉压迫综合征。

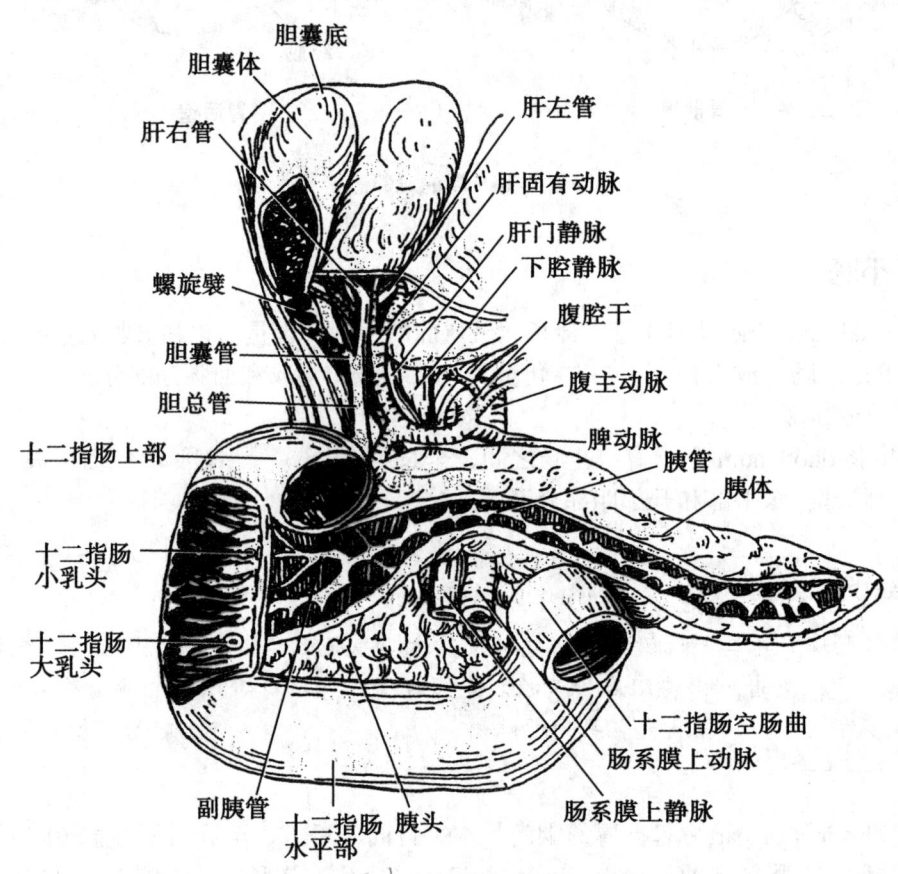

图 2-15 胆道、十二指肠和胰（前面观）

4．升部 ascending part　最短，自水平部末端起始，斜向左上方，至第 2 腰椎椎体左侧转向下移行为空肠，转折处称十二指肠空肠曲。十二指肠空肠曲被十二指肠悬肌固定于右膈脚上。十二指肠悬肌及其表面的腹膜皱襞共同构成十二指肠悬韧带 suspensory ligament of duodenum，又称 Treitz 韧带 ligament of Treitz。在腹部外科手术中，Treitz 韧带可作为确定空肠起始的重要标志。

（二）空肠与回肠

空肠 jejunum 和回肠 ileum 上端起自十二指肠空肠曲，下端续于盲肠。空肠和回肠一起被小肠系膜悬于腹后壁，合称为系膜小肠。

空肠和回肠无明显界限。通常，系膜小肠的近侧 2/5 称空肠，位于腹腔的左上部；远侧

3/5 称回肠，位于腹腔的右下部，部分位于盆腔内。从外观上看，空肠管径较粗，管壁较厚，血管较多，颜色较红；而回肠管径较细，管壁较薄，血管较少，颜色较浅。肠系膜内血管的分布也有区别，空肠的动脉弓级数较少（有 1～2 级），直血管较长；而回肠的动脉弓级数较多（可达 4～5 级），直血管较短（图 2-16）。从组织结构上看，空、回肠都具有消化管典型的 4 层结构，其黏膜除形成环状襞外，内表面还有密集的绒毛，这些结构极大地增加了肠黏膜的表面积，有利于营养物质的消化和吸收。在黏膜层和黏膜下层组织内含有孤立淋巴滤泡和集合淋巴滤泡 2 种淋巴滤泡，前者散在于空肠和回肠的黏膜内，后者多见于回肠下部（图 2-16）。肠伤寒的病变发生于集合淋巴滤泡，可并发肠穿孔或肠出血。

此外，约 2% 的成人，在距回肠末端 0.3～1m 范围的回肠壁上，有长 2～5cm 的囊状突起，自肠壁向外突出称 Meckel 憩室，此为胚胎时期卵黄囊管未完全消失形成的。Meckel 憩室易发生炎症或合并溃疡、穿孔，因其位置靠近阑尾，故症状与阑尾炎相似，临床上应注意对两者的鉴别诊断。

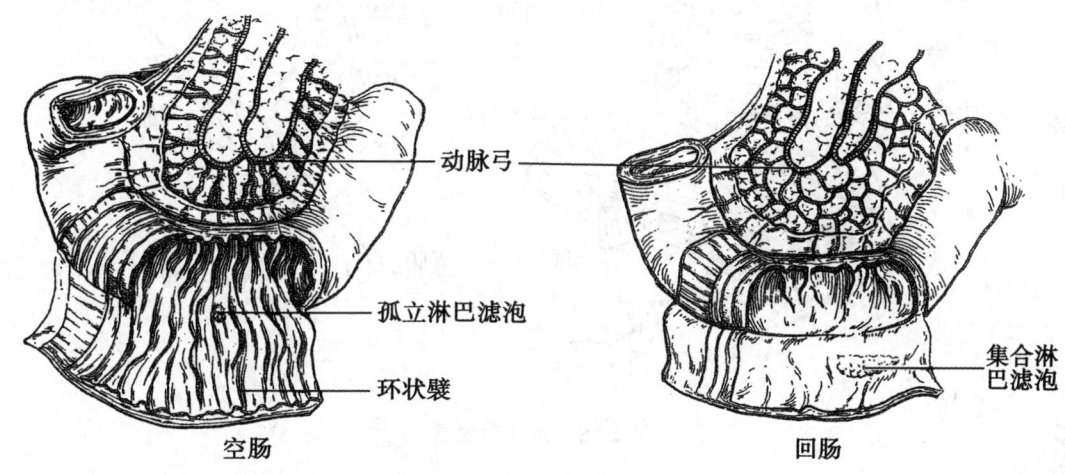

图 2-16 空肠与回肠的比较

六、大肠

大肠 large intestine 是消化管的下段，全长约 1.5m，全程围绕于空、回肠的周围，可分为盲肠、阑尾、结肠、直肠和肛管五部分。大肠的主要功能为吸收水分、维生素和无机盐，并将食物残渣形成粪便排出体外。

除直肠、肛管和阑尾外，结肠和盲肠具有 3 种特征性结构，即结肠带、结肠袋和肠脂垂。结肠带有 3 条，由肠壁的纵行肌增厚形成，沿大肠的纵轴平行排列，3 条结肠带均汇集于阑尾根部。结肠袋是由横沟隔开向外膨出的囊状突起，这是由于结肠带短于肠管的长度而使肠管皱缩形成的。肠脂垂是沿结肠带两侧分布的大小不等的脂肪突起（图 2-17）。上述三个特征是临床手术中鉴别大、小肠的重要标志。

（一）盲肠

盲肠 caecum 是大肠的起始部，位于右髂窝内，长 6～8cm。其下端为盲端，上续升结肠，左侧与回肠相连接。回肠末端向盲肠的开口部位形成上、下两片半月形的皱襞，称回盲瓣。此瓣的作用为控制小肠内容物流入大肠的速度，以便食物在小肠内充分消化、吸收，并可防止盲肠内容物逆流回小肠。在回盲瓣下方约 2cm 处有阑尾的开口（图 2-18）。

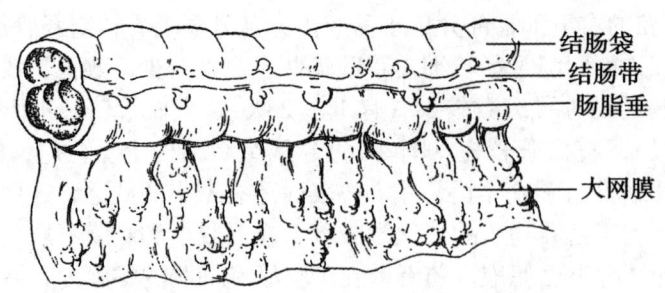

图 2-17 结肠的特征性结构（横结肠）

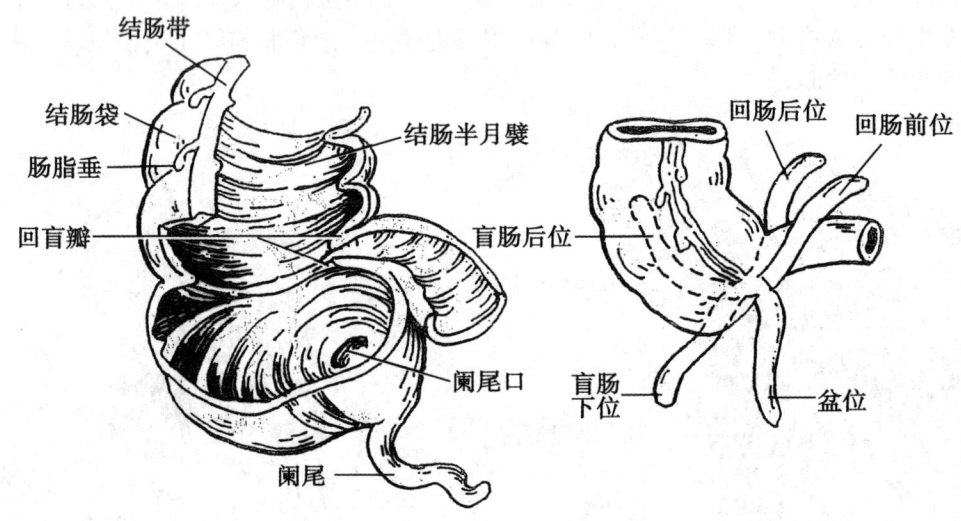

图 2-18 盲肠和阑尾

（二）阑尾

阑尾 vermiform appendix 为一蚓状突起，其长度因人而异，一般长 5～7cm。阑尾根部连于盲肠下端后内侧壁，位于右髂窝内。阑尾末端游离，位置变化较大。据统计，国人的阑尾以回肠前位和盲肠后位较为多见（图 2-18）。由于 3 条结肠带均在阑尾根部集中，手术中可沿结肠带向下追踪，是寻找阑尾的可靠方法。

阑尾根部的体表投影点通常在右髂前上棘与脐连线的中、外 1/3 交点处，该点称 McBurney 点。有时也以 Lanz 点表示，即左、右髂前上棘连线的右、中 1/3 交点处。由于阑尾的位置常有变化，所以诊断阑尾炎时，确切的体表投影位置并不十分重要，在右下腹部有一个局限性压痛点对阑尾炎的诊断则更有意义。

（三）结肠

结肠 colon 是介于盲肠与直肠之间的一段大肠，整体呈"M"形，包绕于空、回肠周围。结肠分为升结肠、横结肠、降结肠和乙状结肠四部分（图 2-19）。

1. 升结肠　在右髂窝处，起自盲肠上端，沿右侧腹后壁上升至肝右叶下方，转折向左前下方移行于横结肠，转折处的弯曲称结肠右曲 right colic flexure（或称肝曲）。

2. 横结肠　起自结肠右曲，向左横行至脾的下方，转折向下续于降结肠，转折处称结肠左曲（或称脾曲）。横结肠由横结肠系膜连于腹后壁，活动度较大，其中间部分可下垂至

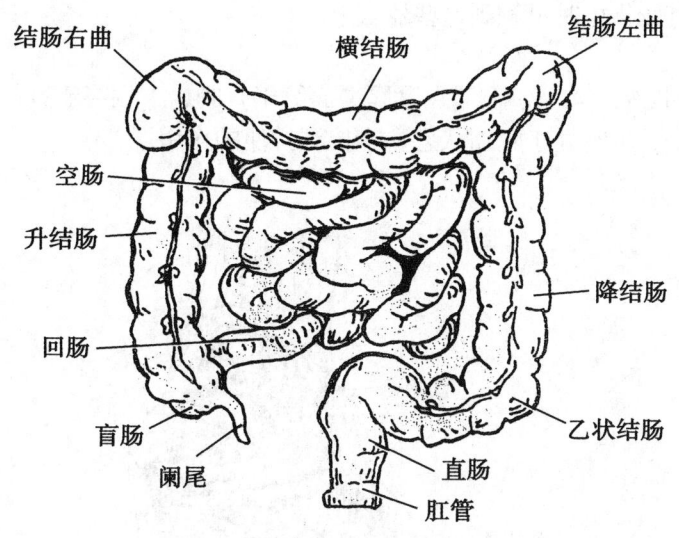

图 2-19 小肠和大肠

脐或低于脐平面。

3．降结肠　起自结肠左曲，沿左侧腹后壁下降，至左髂嵴处续于乙状结肠。

4．乙状结肠　在左髂嵴处起自降结肠，沿左髂窝转入盆腔内，全长呈"乙"字形弯曲，至第3骶椎平面续于直肠。乙状结肠借乙状结肠系膜连于盆腔左后壁，活动度较大，易造成乙状结肠扭转，乙状结肠也是憩室和肿瘤等疾病的多发部位。

(四)直肠

直肠 rectum 是消化管位于盆腔下部的一段，全长 10～14cm。直肠在第3骶椎前方起自乙状结肠，沿骶骨、尾骨前面下行，穿过盆膈移行于肛管。直肠并不直，在矢状面上形成2个明显的弯曲：直肠骶曲是直肠上段沿骶、尾骨的盆面下降而形成的一个凸向后方的弓形弯曲；直肠会阴曲是直肠末段绕过尾骨尖，转向后下方而形成的一个凸向前方的弓形弯曲。在冠状面上也有3个凸向侧方的弯曲，但不恒定，一般中间较大的一个凸向左侧，上、下两个凸向右侧（图 2-20）。当临床进行直肠镜、乙状结肠镜检查时，应注意这些弯曲部位，以免损伤肠壁。

直肠上端与乙状结肠交接处管径较细，向下肠腔显著膨大，称直肠壶腹 ampulla of rectum。直肠内面有3个由黏膜及环行肌构成的直肠横襞。中间的直肠横襞大而明显，位置恒定，通常位于直肠壶腹稍上方的直肠右前壁上，距肛门约 7cm，可作为乙状结肠镜检查的定位标志。

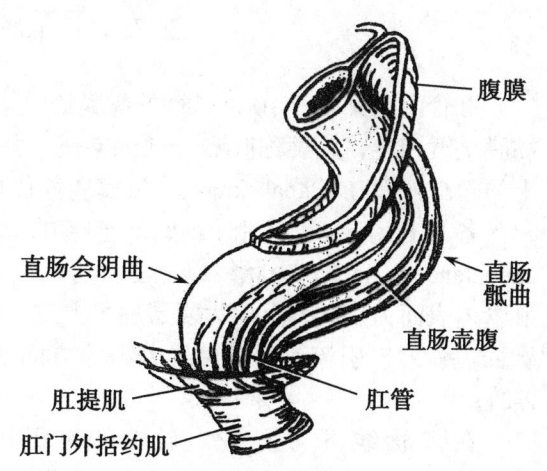

图 2-20　直肠与肛管的外形

直肠的毗邻器官存在性别差异。男性直肠的前方有膀胱、前列腺、精囊；女性直肠的前方有子宫和阴道。直肠指检时可触到这些器官。

（五）肛管

肛管 anal canal 长 3～4cm，上端在盆膈平面续于直肠，下端终于肛门（图 2-21）。肛管被肛门括约肌所包绕，平时处于收缩状态，有控制排便的作用。

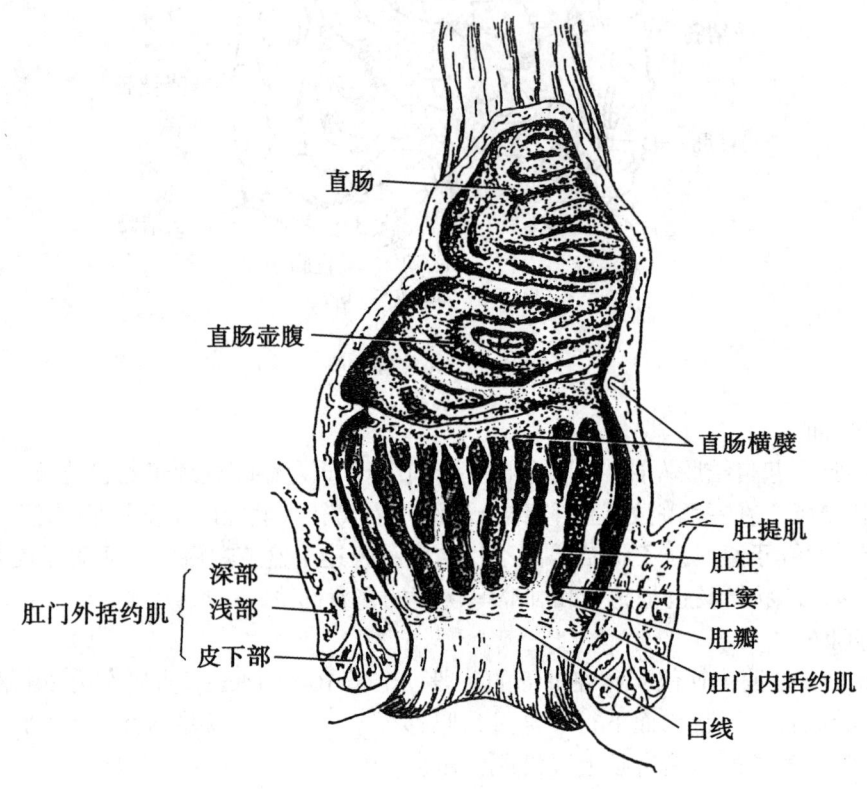

图 2-21　直肠与肛管的内面形态

肛管内面有 6～10 条纵行的黏膜皱襞，称肛柱 anal columns。各肛柱下端彼此借半月形黏膜皱襞相连，此襞称肛瓣 anal valves。每一肛瓣与其相邻的两个肛柱下端之间形成开口向上的隐窝，称肛窦 anal sinuses。肛窦内往往积存粪屑，也易感染而引起肛窦炎。

各肛柱下端与各肛瓣边缘连接的锯齿状环行线称齿状线 dentate line（或肛皮线 anocutaneous line）。齿状线以上的肛管内表面为黏膜，上皮为单层柱状上皮；齿状线以下的肛管内表面为皮肤，上皮为复层扁平上皮。此外，齿状线上、下部分的肠管在动脉来源、静脉回流、淋巴引流，以及神经分布等方面都不相同，这在临床上具有很大的实际意义（表 2-2）。

在齿状线下方有一宽约 1cm 的环状区域，称肛梳 anal pecten（或称痔环 annulus haemorrhoidalis），表面光滑。肛梳下缘有一不甚明显的环行线，称白线 white line（或称 Hilton 线）。该线位于肛门内、外括约肌的分界处，活体肛诊时可触知此处为一环行浅沟（图 2-21）。

肛管周围有肛门内、外括约肌环绕。肛门内括约肌为平滑肌，由肠壁内环行平滑肌增厚形成，有协助排便的作用，但几乎无括约肛门的作用。肛门外括约肌为骨骼肌，围绕在肛门

表 2-2　肛管齿状线上、下部的比较

	齿状线以上	齿状线以下
覆盖上皮	单层柱状上皮	复层扁平上皮
动脉来源	直肠上、下动脉	肛门动脉
静脉回流	直肠上静脉→肠系膜下静脉→肝门静脉	肛门静脉→阴部内静脉→髂总静脉→下腔静脉
淋巴引流	肠系膜下淋巴结	腹股沟浅淋巴结
神经分布	内脏神经	躯体神经

内括约肌外下方，它受意识支配，有较强的控制排便的作用，手术中应防止损伤，以免造成排便失禁（图 2-21）。

知识链接

肛梳部的皮下组织和肛柱部的黏膜下层内含有丰富的静脉丛，有时可因某种病理原因或不恰当的生活方式而造成淤血、扩张和屈曲，形成静脉曲张，向肛管腔内突起，称为痔。痔发生在齿状线以上者称内痔，发生在齿状线以下者称外痔。也有跨越于齿状线上、下相连的，称混合痔。由于神经分布的不同，所以内痔不疼，而外痔疼痛剧烈。

第二节　消化腺

一、肝

肝 liver 是人体最大的消化腺，参与糖、蛋白质、脂类和维生素等物质的代谢。由胃肠道吸收来的各种物质除脂质外，都经第一肝门内的肝门静脉入肝，在肝细胞内进行多种物质的合成、分解、转化、贮存和解毒等。肝细胞还能生成胆汁沿胆道排入肠道，完成对各种物质的消化。此外，肝还有吞噬、防御、产生抗体、造血等功能。

成人肝的重量为 1300～1500g，占体重的 1/40～1/50。胎儿和新生儿的肝相对较大，重量可达体重的 1/20。

（一）肝的形态

肝呈不规则的楔形，表面大部分光滑，由腹膜脏层包裹而成，呈红褐色，质软而脆，受暴力冲击时易破裂出血，危及生命。按形态可将其分为膈面（前面）、脏面和前、后、左、右四缘（图 2-22，23）。

肝上面隆凸，与膈相接触，故又称膈面 diaphragmatic surface。该面与膈之间有相互移行的腹膜，该处腹膜皆为双层结构，略呈"Y"形，呈冠状位的称冠状韧带 coronary ligament，该韧带向左、右两侧延伸形成左、右三角韧带；呈矢状位的称镰状韧带 falciform ligament，此韧带将肝分为左、右两叶，肝左叶薄而小，肝右叶厚而大。在左、右冠状韧带前、后层之间的肝区无腹膜被覆，仅有少量的疏松结缔组织与膈相连，较粗糙，故将此区称肝裸区 bare area of liver。

肝下面朝向下后方，与较多腹腔脏器相邻，凹凸不平，故又称脏面 visceral surface（图

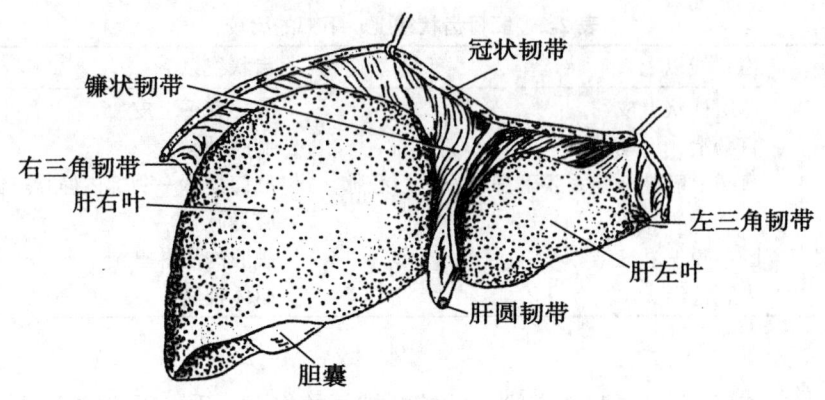

图 2-22 肝的前面（膈面）

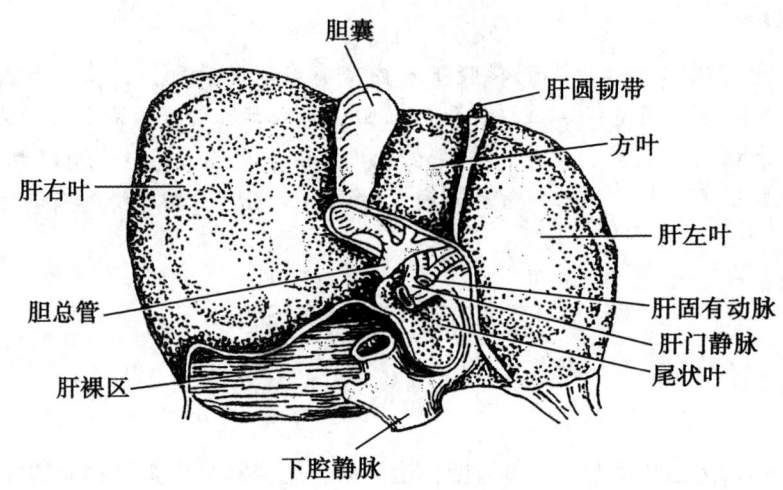

图 2-23 肝的下面（脏面）

2-23）。此面可见由左、右两条纵沟和一条横沟组成的"H"形沟，左纵沟窄而深，其前部是肝圆韧带 ligament teres hepatis，为胎儿时期脐静脉闭锁后的遗迹；后部是静脉韧带 ligament venosum，为胎儿时期静脉导管的遗迹。右纵沟宽而浅，其前部是胆囊窝 fossa for gallbladder，容纳胆囊；后部是腔静脉沟 sulcus for vena cava，该沟向后上伸至膈面，有下腔静脉通过。横沟位于中间部，长约 5cm，有肝门静脉左、右支，肝固有动脉左、右支，肝左、右管以及神经、淋巴管等在此出入，称肝门 porta hepatis 或第一肝门。这些结构被结缔组织包绕，构成肝蒂 hepatic pedicle。肝的脏面借"H"形的沟分为四叶：右纵沟的右侧为右叶；左纵沟的左侧为左叶；横沟前方的部分为方叶 quadrate lobe；横沟后方的部分为尾状叶 caudate lobe。其中脏面的左叶与膈面的左叶一致，而脏面的右叶、方叶和尾状叶与膈面的右叶相对应。

肝下缘为肝的脏面和膈面的分界线，可分为前、后、左、右四缘。左缘和前缘较薄锐；前缘左部有肝圆韧带切迹，是肝圆韧带和镰状韧带移行相连的部位；前缘右部有胆囊切迹 notch of gallbladder，胆囊底常于此露出肝前缘。右缘与后缘皆较钝圆和厚实；在后缘上有腔静脉沟，容纳上行的下腔静脉，此沟的上端有第二肝门，为肝内 3 条较大的肝静脉（肝左、中、右静脉）出肝汇入下腔静脉的开口处。

考点： 第一肝门的形态特点。

（二）肝的位置和毗邻

肝大部分位于右季肋区和腹上区，小部分位于左季肋区。肝大部分被膈所掩盖，仅一小部分位于左、右肋弓之间的腹上区，直接与腹前壁相接触。

肝的上界与膈穹窿一致，在右锁骨中线上平第5肋间或第5肋，向左经胸骨体与剑突结合处，终于左侧第5肋间左锁骨中线附近。肝下界即肝前缘，在右侧。肝前缘与右肋弓大体一致，故体检时，在右肋弓下不能触到肝。在腹上区左、右肋弓间，肝前缘在剑突下约3cm。幼儿时期，由于腹腔的容积较小，而肝体积相对较大，肝下缘常低于右肋弓下1.5~2.0cm，到7岁以后，在右肋弓下则不能触到。肝的脏面在左叶与胃前壁相邻；在右叶，其前部与结肠右曲相邻接，中部近肝门处邻接十二指肠上部，后部邻接右肾和右肾上腺的前面。

（三）肝的分叶和分段

从解剖学角度，肝根据外形可分为左叶、右叶、方叶与尾状叶。然而，这种分叶的方法不符合肝内管道系统的分布规律，因此不能适应肝部分切除的要求。

在肝内有4套管道，它们分别形成2个系统，即肝静脉系统和Glisson系统。肝门静脉、肝动脉及肝管的各级分支均结伴同行，并由结缔组织鞘包裹，共同组成Glisson系统。肝静脉系统是在肝内由肝左、中、右静脉及其属支构成的系统，它们最终注入下腔静脉。

所谓肝段，就是根据Glisson系统的分支与分布以及肝静脉的走行划分的。Glisson系统分布于肝段内，肝静脉走行于肝段间，两者在肝内呈相嵌配布（图2-24）。根据Glisson系统的分支与分布，肝可分为两半肝（左半肝、右半肝）、五叶（右前叶、右后叶、左内叶、左外叶与尾状叶）、六段（左外叶上、下段，右后叶上、下段，尾状叶左、右段）。

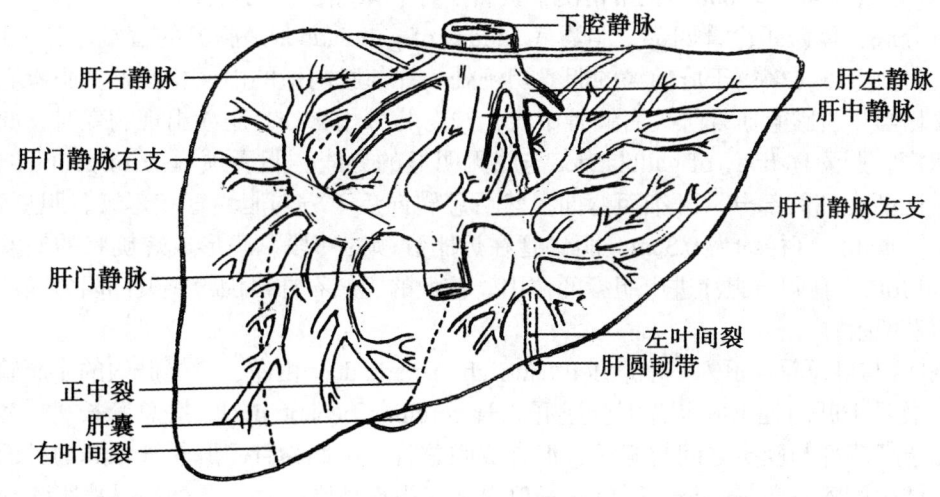

图2-24 肝内管道与肝裂

肝内各管道的腐蚀铸型标本显示，在肝叶和肝段间存在着一些缺少Glisson系统分布的自然裂隙，这些裂隙叫肝裂 hepatic fissure。肝内有正中裂、左叶间裂和右叶间裂3个叶间裂，以及左外叶段间裂和右后叶段间裂2个段间裂。

(四)肝外胆道

肝外胆道是指将肝细胞分泌的胆汁输送到十二指肠的管道系统,包括胆囊、胆囊管、肝左管、肝右管、肝总管和胆总管(图2-25)。

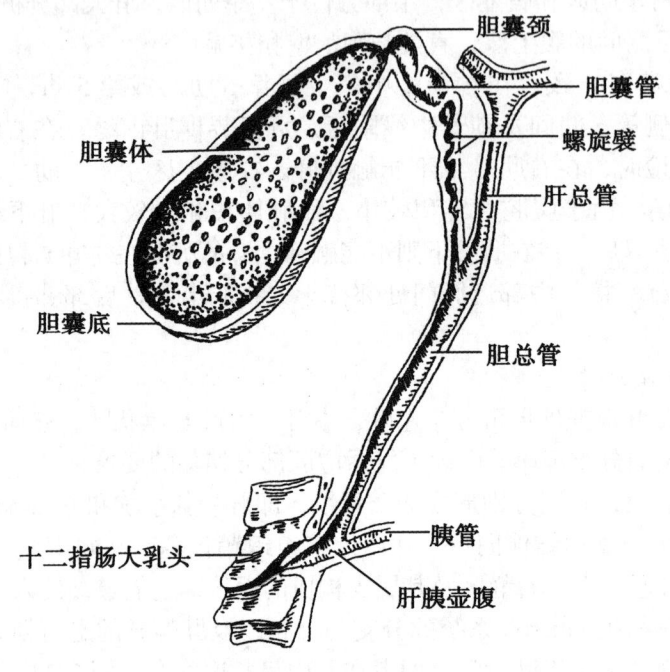

图 2-25 胆囊与输胆管道

1. 胆囊与胆囊管 胆囊 gallbladder 位于肝下面的胆囊窝内,呈梨形,长 8~12cm,宽 3~5cm,容量为 40~60ml,正常情况下具备贮存和浓缩胆汁的功能。

胆囊分底、体、颈、管四部,胆囊底 fundus of gallbladder 是胆囊的盲端,膨大而钝圆。胆囊底指向前下方,多露于肝前缘的胆囊切迹处,并与腹前壁的内面相接触。胆囊底的体表投影位置相当于右腹直肌外缘(右锁骨中线)与右肋弓相交处。胆囊出现病变时,此处常出现明显压痛。胆囊体 body of gallbladder 与底无明显的界线。胆囊颈 neck of gallbladder 为胆囊体向后逐渐变细的部分,颈细而弯曲,然后急转向后下方与胆囊管相延续。胆囊管 cystic duct 长 3~4cm,直径约为 0.3cm。胆囊管在近胆囊颈的一段黏膜形成螺旋状的皱襞,称螺旋襞 spiral fold,有调节胆汁进出胆囊的作用,较大的胆结石亦可因螺旋襞的阻碍而滞留于此处导致胆囊梗阻。

2. 肝管与肝总管 肝左、右管 left and right hepatic duct 由左、右半肝内的小胆管逐渐汇合而成,最后于肝门处出肝,并汇合成肝总管 common hepatic duct。肝总管长 2~4cm,下端在十二指肠降部与胰头之间与胆囊管汇合成胆总管。由胆囊管、肝总管和肝的脏面围成的三角形区域称胆囊三角(Calot 三角),三角内常有胆囊动脉通过,此处是寻找胆囊动脉的标志。

3. 胆总管 common bile duct 长 4~8cm,管径为 3~6mm,上端起自肝总管与胆囊管的汇合处,向下经十二指肠上部的后方,至胰头与十二指肠降部之间,斜穿十二指肠降部的后内侧壁,在壁内与胰管汇合,汇合处形成略膨大的肝胰壶腹 hepatopancreatic ampulla,又称 Vater 壶腹,开口于十二指肠大乳头。在肝胰壶腹周围有肝胰壶腹括约肌 sphincter of hepatopancreatic ampulla，又称 Oddi 括约肌。在胆总管与胰管的末段也有少量的平滑肌包绕，分别称胆总管括约肌和胰管括约肌。一般情况下，肝胰壶腹括约肌保持收缩状态，可阻止胆汁流出，肝细胞分泌的胆汁经输出管道进入胆囊，贮存并浓缩；进食后，尤其在进食高脂肪性食物后，在神经-体液的调节下，胆囊收缩和肝胰壶腹括约肌舒张，使胆囊内的胆汁经胆囊管、胆总管排入十二指肠，参与对食物的化学性消化。

考点：肝外胆道系统的组成。

知识链接

临床上胆囊疾患或胆管梗阻引起胆囊炎症时，在右锁骨中线、肋弓下缘处有明显压痛，患者疼痛而不敢深吸气为 Murphy 征阳性，是胆囊炎的重要体征。

二、胰

胰 pancreas 是人体仅次于肝的第二大消化腺，具有内、外两种分泌功能。内分泌部即胰岛 pancreas islet，分泌胰岛素，参与糖代谢；外分泌部分泌胰液，它是碱性液体，含多种消化酶，如胰蛋白酶、胰淀粉酶、胰脂肪酶等，它们分别对食物中的各种营养成分进行化学性消化，在整个食物消化过程中起到重要的作用。

（一）胰的形态和结构

胰是一个狭长的棱柱形腺体，长 14～20cm，质地柔软，呈灰红色，重量为 80～115g，分头、体、尾三部（图 2-26），各部之间无明显界限。

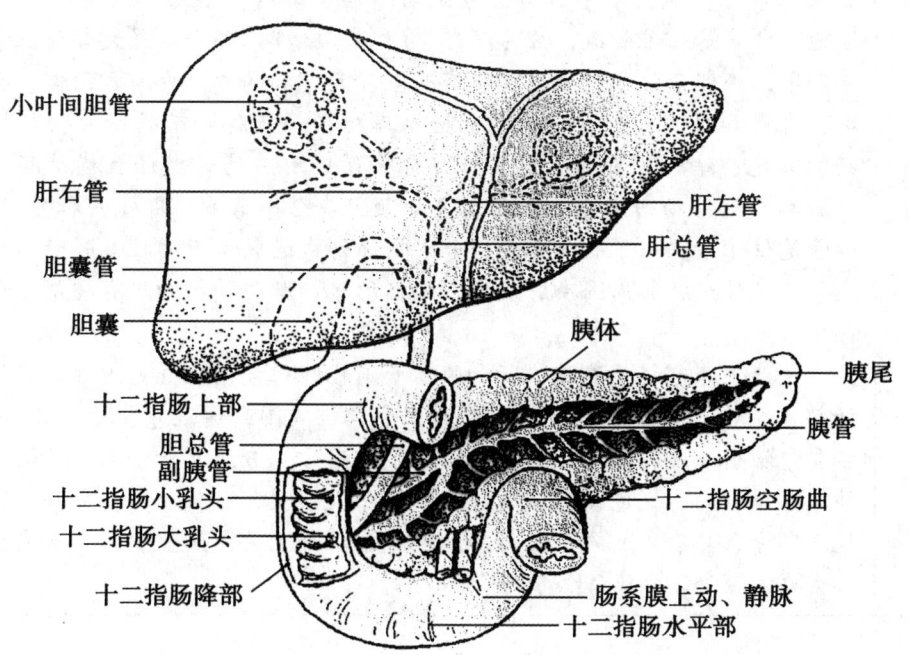

图 2-26 胆道、十二指肠和胰

胰头 head of pancreas 为胰右端呈梭形膨大的部分，其上、下方和右侧被十二指肠所包绕，胆总管在胰头后面与十二指肠降部之间经过，胰头癌可因肿块压迫胆总管而出现阻塞性黄疸。在胰头的下部有一凸向左后上方的钩突。在钩突和胰头之间有肠系膜上动、静脉穿过。

胰体 body of pancreas 位于胰头与胰尾之间，占胰的大部分。胰体的前面隔网膜囊与胃后壁相邻，故胃后壁的癌肿或溃疡穿孔常与胰发生粘连。

胰尾 tail of pancreas 较细，向左上方抵达脾门。

胰管 pancreatic duct 位于胰实质内，接近胰的后面，与胰的长轴一致，从胰尾至胰头接受许多小叶间导管，最后于十二指肠降部的壁内与胆总管末端汇合成肝胰壶腹，开口于十二指肠大乳头，分泌胆汁和胰液的混合物至消化道。在胰头的上部常有一小管，称副胰管，位于胰管的上方，收纳胰头前上部的胰液，开口于十二指肠小乳头。

（二）胰的位置与毗邻

胰位于腹上区和左季肋区，胃的后方，横贴于腹后壁上部，相当于第1～2腰椎水平。其前面隔网膜囊与胃毗邻，后方有下腔静脉、胆总管、肝门静脉和腹主动脉等重要结构。胰上缘平对脐上约10cm，下缘平对脐下约5cm处。由于胰位置较深，所以当胰出现病变的时候，如急性胰腺炎、胰头癌等，在临床上不容易被发现，从而增加了诊断的难度。

| 小结 | 消化系统由消化管和消化腺两部分组成。消化管包括口腔、咽、食管、胃、小肠、大肠，可分为上、下消化道。消化腺包括大消化腺和小消化腺。
口腔包括口腔境界和口腔内容物。口腔内容物主要有牙和舌。口腔周围还有三大唾液腺，即腮腺、下颌下腺和舌下腺。咽分为鼻咽、口咽和喉咽三部分。咽有7个出口，分别与口腔、鼻腔、喉腔、食管、鼓室相通连。食管是肌性管道，分为颈部、胸部、腹部三部分。胃大部分位于左季肋区，小部分位于腹上区。胃有两壁、两弯和两口，分为贲门部、幽门部、胃底和胃体四部分。小肠包括十二指肠、空肠和回肠。大肠包括盲肠、阑尾、结肠、直肠和肛管五部分。结肠可分为升结肠、横结肠、降结肠和乙状结肠四部分。直肠在矢状面上有2个弯曲，即骶曲和会阴曲。肛管是位于盆膈以下的消化管，肛管内面形成的结构有肛柱、肛瓣和齿状线等。另外，肛管周围有肛门内、外括约肌，肛门外括约肌有控制排便的作用。
大消化腺包括唾液腺、肝和胰，小消化腺位于消化管壁内。唾液腺包括腮腺、舌下腺和下颌下腺，它们位于口腔周围，通过导管开口在口腔，主要分泌唾液淀粉酶等。肝位于腹腔膈的下方，分脏面和膈面。肝的功能涉及各个方面，还包括分泌胆汁。胰位于腹后壁，呈狭长形，分头、体和尾三部分，具有内、外分泌的功能。外分泌部主要是消化食物，而内分泌部主要是分泌胰岛素等，调节血糖。 |

（付世杰）

第三章 呼吸系统

> **学习目标**
> 1. 掌握呼吸系统的组成；鼻旁窦的名称、位置及开口部位；喉软骨的名称及喉腔的分部；肺的位置、形态及分叶；胸膜、胸膜腔、纵隔的概念及壁胸膜的分部。
> 2. 熟悉喉的连接；左、右支气管的特点；纵隔的分部；肺和胸膜下界的体表投影。
> 3. 了解外鼻的形态；喉肌的名称及作用；肺段的概念；纵隔的内容物。

呼吸系统 respiratory system 由呼吸道和肺两部分组成。呼吸道包括鼻、咽、喉、气管和各级支气管；肺主要由肺实质（包括肺内各级支气管和肺泡）及肺间质（包括肺的血管、淋巴管、神经和结缔组织等）组成（图3-1）。临床上把鼻、咽和喉称为上呼吸道，把气管及各级支气管称为下呼吸道。呼吸系统的主要功能是通过呼吸运动，完成人体与外界的气体交换。另外，肺还具有嗅觉、发声和内分泌的功能。

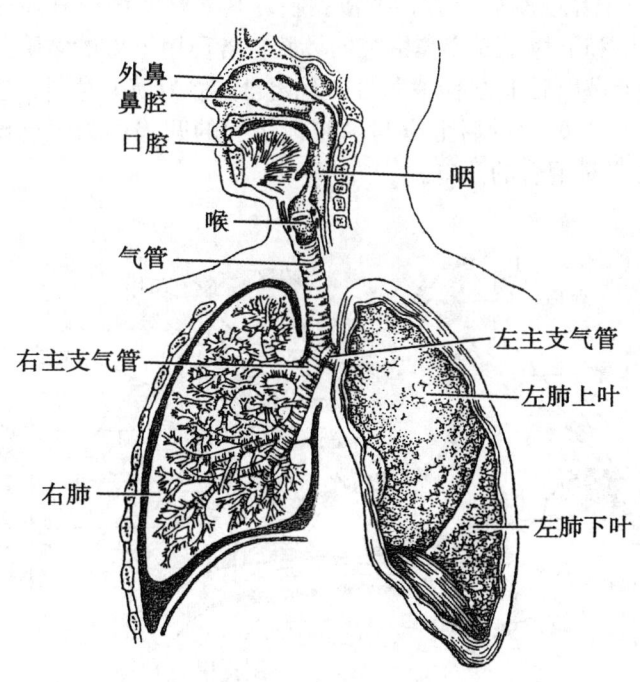

图3-1 呼吸系统全貌

第一节 呼吸道

一、鼻

鼻 nose 由外鼻、鼻腔和鼻旁窦三部分组成，既是呼吸道的起始部，也是嗅觉器官，另外还兼有辅助发声的功能。

（一）外鼻

外鼻 external nose 位于面部中央，以鼻骨和鼻软骨为支架，外覆皮肤。上端在两内眦之间与额部相连的部分为鼻根，向下延伸为鼻背，末端游离为鼻尖。鼻尖两侧隆凸呈弧形，为鼻翼，呼吸困难时，鼻翼可出现明显扇动。鼻翼下方的孔为鼻前孔。从鼻翼根部向外下方到口角的浅沟称为鼻唇沟 nasolabial sulcus。另外，鼻翼和鼻尖部皮肤富含皮脂腺和汗腺且较厚，为酒渣鼻和痤疮的好发部位。

（二）鼻腔

鼻腔 nasal cavity 以骨和软骨为支架，内衬黏膜和皮肤。鼻腔被鼻中隔分为左、右两腔，鼻腔向前经鼻前孔通外界，向后经鼻后孔通鼻咽部。鼻中隔 nasal septum 由骨性鼻中隔（包括筛骨的垂直板和犁骨）和软骨被覆黏膜构成，常略偏于鼻腔的一侧，以左侧常见。鼻中隔前下份的黏膜较薄，富含毛细血管，称易出血区（Little 区）。每侧鼻腔以鼻阈 nasal limen（鼻前庭后上方的弧形隆起）为界分为前下部的鼻前庭和后上部的固有鼻腔两部分。

1．鼻前庭　为鼻翼内面和鼻尖围成的部分，内覆皮肤，生有鼻毛，可过滤和净化空气。鼻前庭因缺少皮下组织且富含皮脂腺和汗腺，为疖肿的好发部位，发病时疼痛剧烈。

2．固有鼻腔　位于鼻前庭后上方，被覆黏膜，其外侧壁结构复杂（图 3-2）。通常自上而下有上鼻甲、中鼻甲和下鼻甲 3 个鼻甲突向鼻腔，各鼻甲下方的裂隙分别形成上鼻道、中鼻道和下鼻道。有的上鼻甲后上方有一小的长形隆起，称为最上鼻甲，它与上鼻甲之间的沟称为最上鼻道。通常，上鼻甲的后上方与鼻腔顶之间的凹陷称为蝶筛隐窝 sphenoethmoidal recess。下鼻道的前方有鼻泪管的开口。

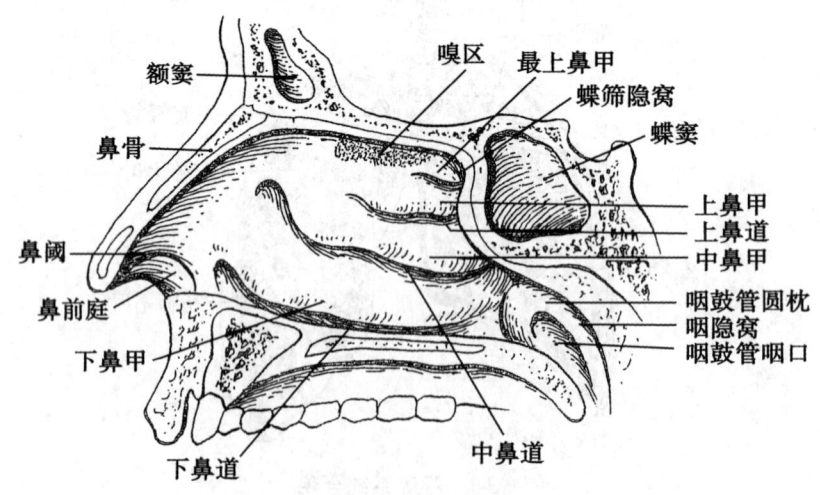

图 3-2 鼻腔外侧壁

鼻腔黏膜依结构和功能不同分为嗅区和呼吸区。嗅区为位于上鼻甲内侧面及其相对的鼻中隔部分的黏膜，活体呈淡黄色或苍白色，内含能感受嗅觉刺激的嗅细胞；呼吸区为除嗅区以外的大部分鼻黏膜，富含血管、腺体，活体呈淡红色，对吸入的空气有加温和湿润的作用。

3．鼻旁窦 paranasal sinuses　鼻腔周围颅骨内有一些开口于鼻腔的含气空腔，称为鼻旁窦，共 4 对，即上颌窦、额窦、筛窦和蝶窦。上颌窦是鼻旁窦中最大的，位于上颌骨体内，开口于中鼻道。额窦位于额骨体内，开口于中鼻道。筛窦大小不一，可分为前、中、后 3 群，其中前、中筛窦开口于中鼻道，后筛窦开口于上鼻道。蝶窦位于蝶骨体内，开口于蝶筛隐窝（上鼻道）。鼻旁窦内腔与鼻腔相通，可温暖和湿润空气，并对发声起共鸣作用（图 3-3，4）。

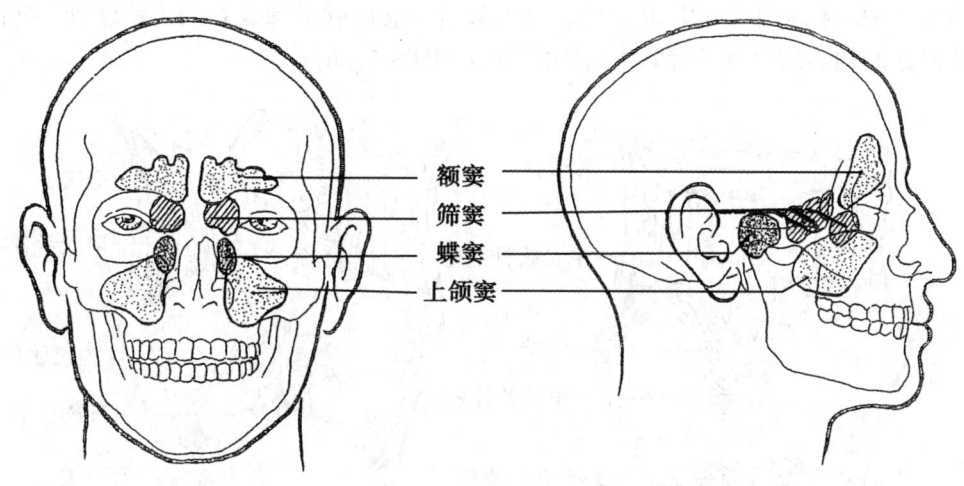

图 3-3　鼻旁窦的投影

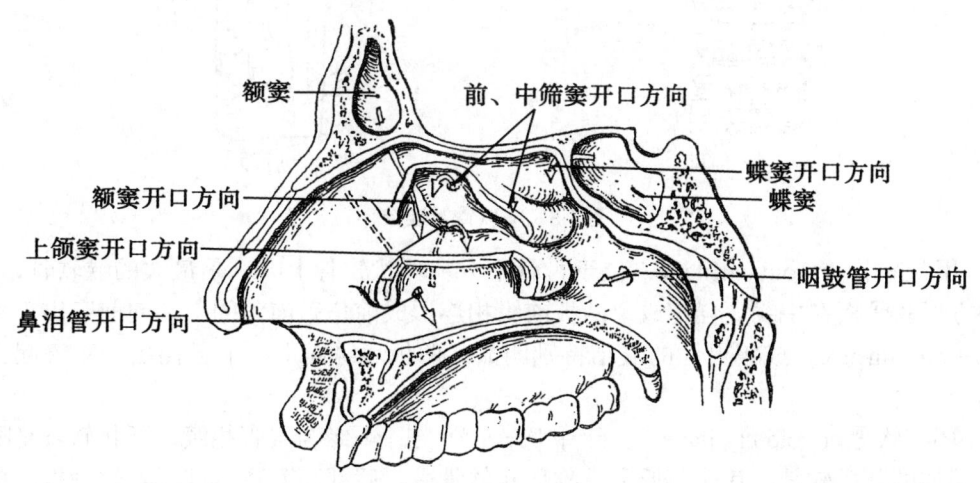

图 3-4　鼻旁窦的开口方向（切除鼻甲后）

二、咽（见消化系统）

三、喉

喉 larynx 既是呼吸的通道，又是发声器官。喉位于颈前正中，以软骨为支架，借关节、韧带和喉肌相连而成。

（一）喉的位置

成人的喉位于第 3～6 颈椎之间，可随吞咽及发声上下移动，女性喉的位置略高于男性。喉向上借甲状舌骨膜与舌骨相连，向下与气管相续；前方有皮肤、筋膜及舌骨下肌群，后方为咽；两侧是颈部大血管、神经及甲状腺侧叶。

（二）喉的软骨及连结

喉软骨主要包括不成对的甲状软骨、环状软骨、会厌软骨和成对的杓状软骨。喉的连结包括喉软骨之间的连结以及舌骨和气管间的连结（图 3-5，6）。

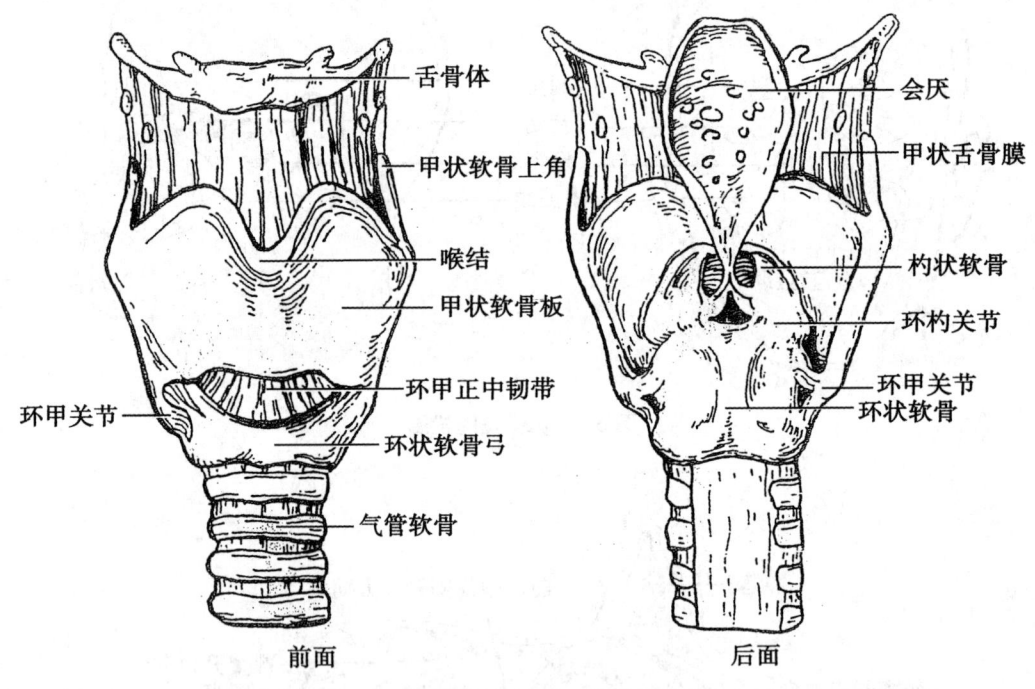

图 3-5　喉软骨及连结

1. 甲状软骨 thyroid cartilage　位于舌骨下方、环状软骨上方，是最大的喉软骨，由左、右 2 块方形软骨板在中线愈合构成。两板前缘相连形成前角，前角的上端向前突出，称喉结 laryngeal prominence，成年男性的喉结特别明显。两板后缘向上、下各伸出一对突起，分别称上角和下角。

2. 环状软骨 cricoid cartilage　位于甲状软骨下方，下缘与气管相续。环状软骨是喉软骨中唯一完整的环形软骨，其前部低窄，称环状软骨弓；后部高而宽，称环状软骨板。板的上缘、中线两侧各有一与杓状软骨相连的小关节面，两外侧部各有一关节面与甲状软骨下角相连构成环甲关节。环状软骨对维持呼吸道通畅有重要作用，损伤后为易致喉腔狭窄、气管塌陷。

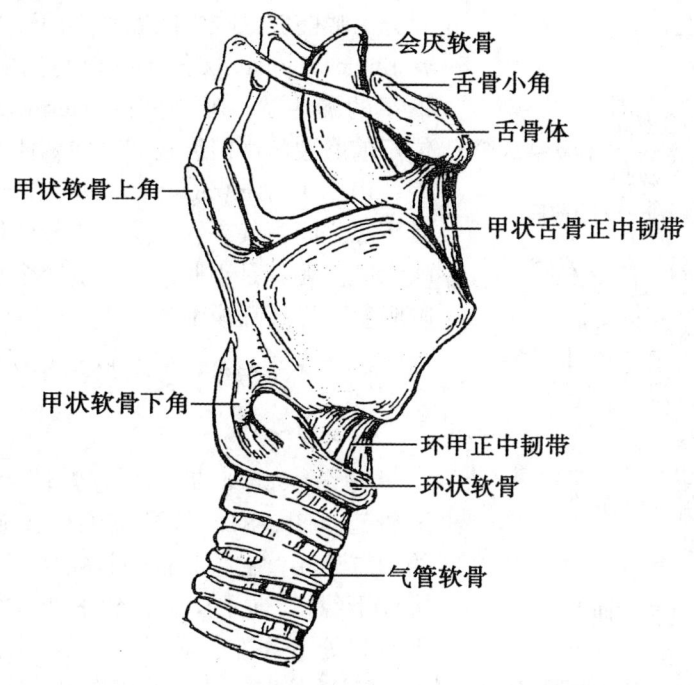

图 3-6 喉软骨连结（侧面）

3. 会厌软骨 epiglottic cartilage　为上宽下窄，形似树叶的软骨。其上端游离，下端借韧带连于甲状软骨前角后面。会厌软骨表面覆黏膜构成会厌。吞咽时，喉上提，会厌盖住喉口，防止食物误入喉腔。

4. 杓状软骨 arytenoid cartilage　成对，呈尖朝上、底朝下的三棱锥体形，与环状软骨板上缘相连构成环杓关节。杓状软骨的底向前方突起，称声带突，有声韧带附着；外侧较钝的突起称肌突，有喉肌附着。

在甲状软骨前角后面，环状软骨弓上缘和杓状软骨声带突之间，连有一呈圆锥形的弹性纤维膜，称弹性圆锥 conus elasticus。此膜向上附着在甲状软骨前角后面与声带突之间的游离上缘称为声韧带，是发声的主要结构。弹性圆锥前份增厚，介于甲状软骨下缘与环状软骨弓上缘之间，称环甲正中韧带 median cricothyroid ligament。此韧带位置表浅，在体表易于触及，常作为上呼吸道阻塞实施抢救穿刺或切开的部位。

（三）喉肌

为附着于喉软骨的细小骨骼肌群，按其功能分为 3 群：一群收缩时可改变声门裂的大小，如环杓后肌等；一群收缩时可调节声韧带的紧张度，如环甲肌等；一群收缩时可变更喉口，如杓会厌肌等。

（四）喉腔

喉腔 laryngeal cavity 是以喉软骨为支架、被覆黏膜形成的腔隙，向上借喉口通喉咽，向下与气管相续（图 3-7）。喉的入口称喉口 aditus laryngis，由会厌上缘、杓状会厌襞和杓间切迹围成。喉腔内有上、下两对黏膜皱襞从外侧壁突入腔内，上方一对为前庭襞 vestibular fold，活体呈粉红色，两侧前庭襞间的裂隙称为前庭裂 vestibular fissure；下方一对称为声襞 vocal fold，活体呈苍白色，两侧声襞之间的裂隙称为声门裂 fissure of glottis，是喉腔最狭窄的部位。声襞及其覆盖的声韧带和声带肌三者组成的结构称为声带。喉腔以前庭襞、声襞为

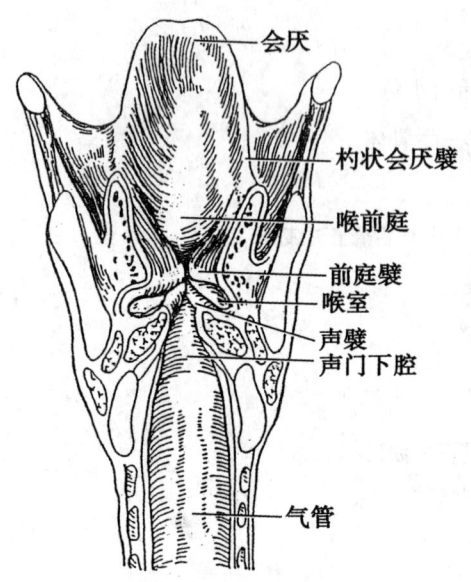

图 3-7 喉腔（冠状面）

界分为喉前庭、喉中间腔和声门下腔三部分。喉前庭 vestibule of pharynx 位于喉口与前庭裂之间，呈上宽下窄的漏斗状；喉中间腔 intermedial cavity of larynx 位于前庭裂与声门裂之间，向两侧突出的隐窝称为喉室；声门下腔 infraglottic cavity 位于声门裂与环状软骨下缘之间，其黏膜下层组织较疏松，炎症时易发生喉水肿。尤其是小儿，由于喉腔窄小，喉水肿易引起喉阻塞，导致呼吸困难。

四、气管和主支气管

（一）气管

气管 trachea 是一富有弹性、后壁略平的圆筒形管道（图 3-8）。气管位于食管前方，成人平均长约 10.15 cm，上端起自环状软骨下缘（约平第 6 颈椎椎体下缘），向下至胸骨角平面（约平第 4 胸椎椎体下缘）处分为左、右主支气管，分叉处称为气管杈 bifurcation of trachea。在气管杈内面，有一呈矢状位向上的半月状隆起，称气管隆嵴 carina of trachea（图 3-9），常偏向左侧，支气管镜检查时气管隆嵴是判断气管分叉的一个重要标志。气管全长以胸廓上口为界，分为颈部和胸部。

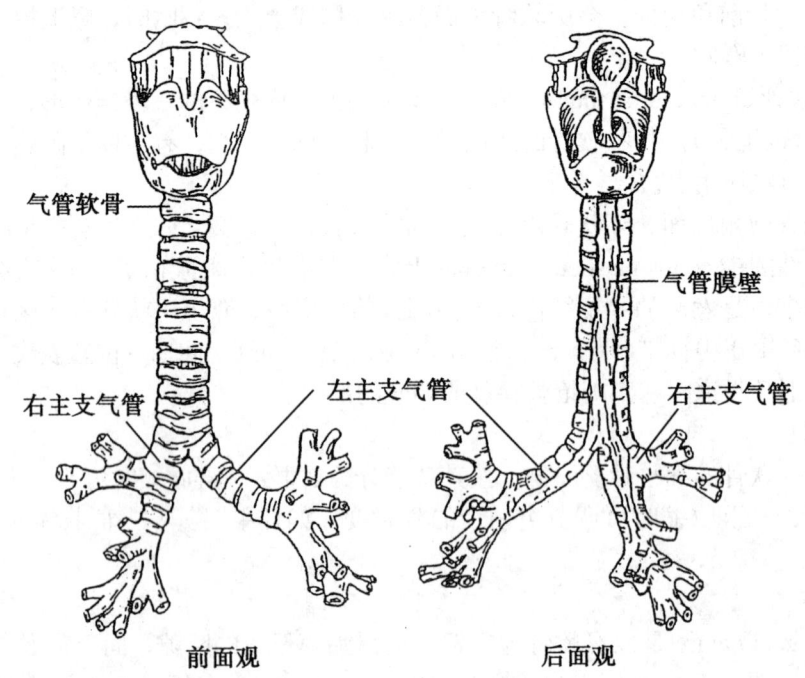

图 3-8 气管和支气管

气管多由 14～17 个缺口向后呈"C"形的透明软骨环、平滑肌和结缔组织构成。气管软骨环后壁缺口由结缔组织膜封闭。甲状腺峡多位于第 2～4 气管软骨环前方，气管切开术常在第 3～5 气管软骨环处施行。

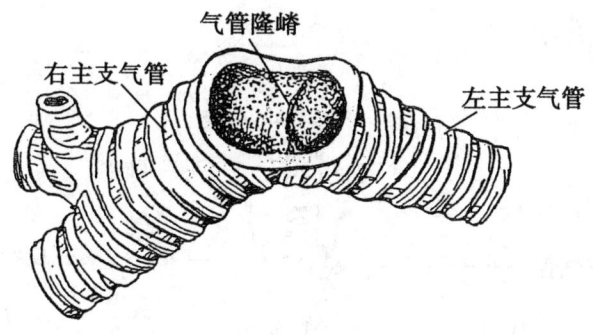

图 3-9 气管隆嵴

知识链接

气管切开术

气管切开术是一种切开颈段气管前壁并插入气管套管，使患者直接经套管呼吸的急救手术。气管切开术一般适用于急性喉阻塞、下呼吸道分泌物潴留、气管异物及颈部外伤出现呼吸困难的患者。

患者一般取仰卧位，于第 3～5 气管软骨环处用尖刀片自下向上挑开 2 个气管环。注意刀尖勿插入过深，以免刺伤气管后壁和食管前壁，引起气管食管瘘。

(二) 支气管

支气管 bronchi 是指由气管分出的各级分支，其一级分支为左、右主支气管。

1. 左主支气管　细而长，平均长 4～5cm，走行较倾斜。

2. 右主支气管　粗而短，平均长 2～3cm，走行较陡直。气管隆嵴稍偏向左侧，故经气管坠入的异物易进入右主支气管。

第二节　肺

一、肺的位置和形态

(一) 肺的位置

肺 lungs　左、右各一，位于胸腔内膈的上方、纵隔两侧。正常肺呈淡红色，质软而轻，呈海绵状，富有弹性。成人肺的重量约等于自身体重的 1/50。健康成年男性两肺的空气容量为 5000～6500ml，女性略小于男性。肺是机体与外界进行气体交换的器官，同时还有内分泌的功能。

(二) 肺的形态和分叶

两肺外形不同，左肺因心脏偏左，较窄而长；右肺因膈下有肝，较左肺宽而短。左、右肺略呈圆锥形，有一尖、一底、两面（肋面和内侧面）和三缘（前缘、后缘和下缘）（图 3-10）。

肺尖　钝圆，超出锁骨内侧 1/3 段上方 2～3cm，所以在锁骨上方进针时，要避免损伤

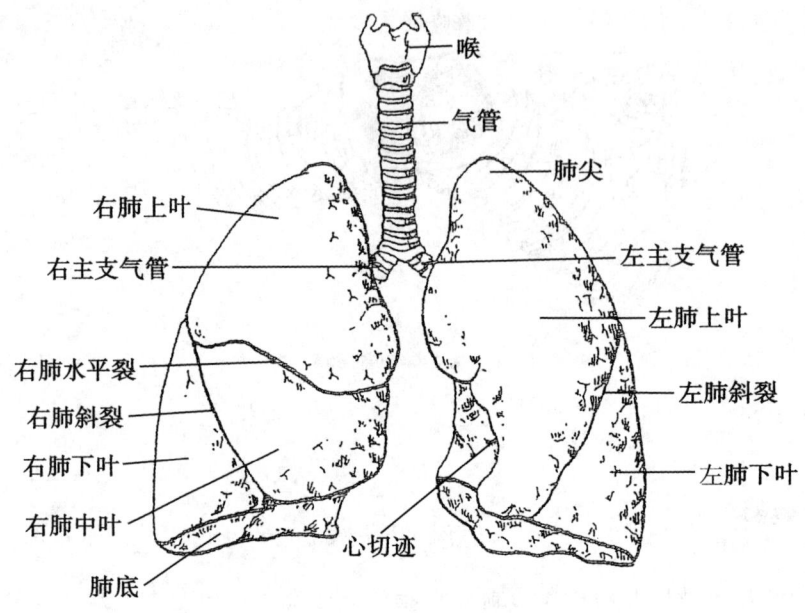

图 3-10 肺的形态（前面观）

肺尖造成气胸。

肺底 略向上呈半月形凹陷，与膈邻贴，故又称膈面。

肋面 较隆凸，贴近肋和肋间肌。

内侧面 与纵隔相邻，又称纵隔面。此面中央有一椭圆形凹陷，称肺门 hilum of lung，有支气管、肺动脉、肺静脉、支气管动脉及静脉、淋巴管及神经等出入。进出肺门的这些结构被结缔组织包绕形成肺根 root of lung。

肺根内的结构排列关系自前向后依次为：肺静脉、肺动脉、主支气管。左、右肺根自上而下排列的结构不同，左肺根的结构自上而下为：肺动脉、左主支气管和下肺静脉；右肺根的结构自上而下为：右主支气管、肺动脉和肺静脉（图 3-11）。

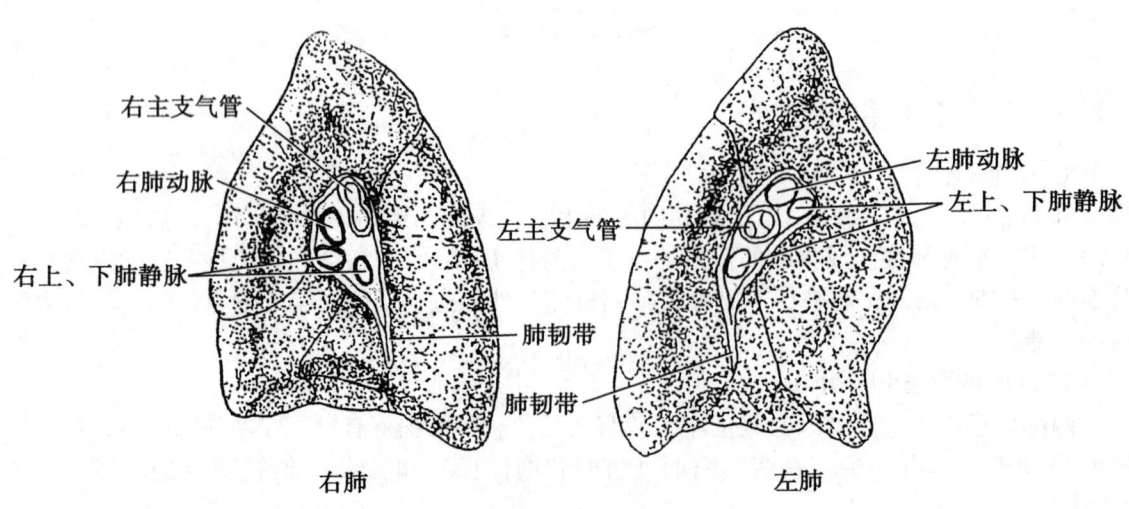

图 3-11 肺根的结构

肺的前缘薄锐，左肺前缘下半有心切迹，切迹下方有一舌状突起，称左肺小舌。右肺的前缘近于垂直。肺的后缘圆钝，位于脊柱的两侧；下缘也较锐利，其位置随呼吸运动而有显著变化。

左肺被起自后上斜向前下的斜裂分为上、下两叶。右肺除斜裂外，尚有一水平裂，两裂将右肺分为上、中、下三叶。

 知识链接

人工呼吸

人工呼吸是用于自主呼吸停止时的一种急救方法。通过徒手或机械装置使空气有节律地进入肺内，然后利用胸廓和肺组织的弹性回缩力使进入肺内的气体呼出，如此周而复始以代替自主呼吸。

二、肺内支气管与肺段

在肺门处，左、右主支气管分为次级支气管进入肺叶，称为肺叶支气管。肺叶支气管进入肺叶后，继续分出再次级支气管，称为肺段支气管。每一肺段支气管及其分支分布区的全部肺组织称为支气管肺段 bronchopulmonary segments（简称肺段）。各级支气管在肺叶内如此反复分支形成树状，称为支气管树 bronchial tree。

第三节 胸 膜

一、胸膜和胸膜腔的概念

胸膜 pleura 是一薄而光滑的浆膜，分为脏胸膜和壁胸膜 2 层。脏胸膜 visceral pleura 被覆在肺的表面，光滑、湿润且有光泽，与肺实质紧密连接，并伸入肺裂内。壁胸膜 parietal pleura 被覆于胸壁内面、膈的上面和纵隔的两侧。在两肺周围，脏、壁胸膜在肺根处相互反折移行，分别形成两个完全封闭、互不相通的腔隙，称为胸膜腔 pleural cavity。胸膜腔内呈负压，分泌有少量浆液，可使脏、壁胸膜相互贴附在一起，减少呼吸时脏、壁胸膜间的摩擦（图 3-12）。

二、壁胸膜的分部和胸膜隐窝

壁胸膜按其贴附部位的不同，可分为四部分：①胸膜顶 cupula of pleura：突出于胸廓上口，呈穹隆状覆盖在肺尖的上方，高出锁骨内侧 1/3 上方 2～3cm。臂丛神经或针刺麻醉时，要注意避免损伤肺尖（图 3-12）。②肋胸膜 costal pleura：被覆于胸壁的内面，前缘在胸骨后方，后缘达脊柱两侧。③膈胸膜 diaphragmatic pleura：覆盖于膈的上面，与膈紧密相贴，不易剥离。④纵隔胸膜 mediastinal pleura：近似矢状位，被覆于纵隔两侧。

在壁胸膜各部相互转折移行处的胸膜腔，即使在深吸气时，肺缘也不能深入其内，这些间隙称胸膜隐窝 pleural recess。肋胸膜与膈胸膜移行处形成的半环形间隙称肋膈隐窝 costodiaphragmatic recess，即使在深吸气时，肺的下缘也不能伸入，为胸膜腔最低部位，胸膜炎的渗出液常积聚于此，是临床上穿刺抽液的常用部位。

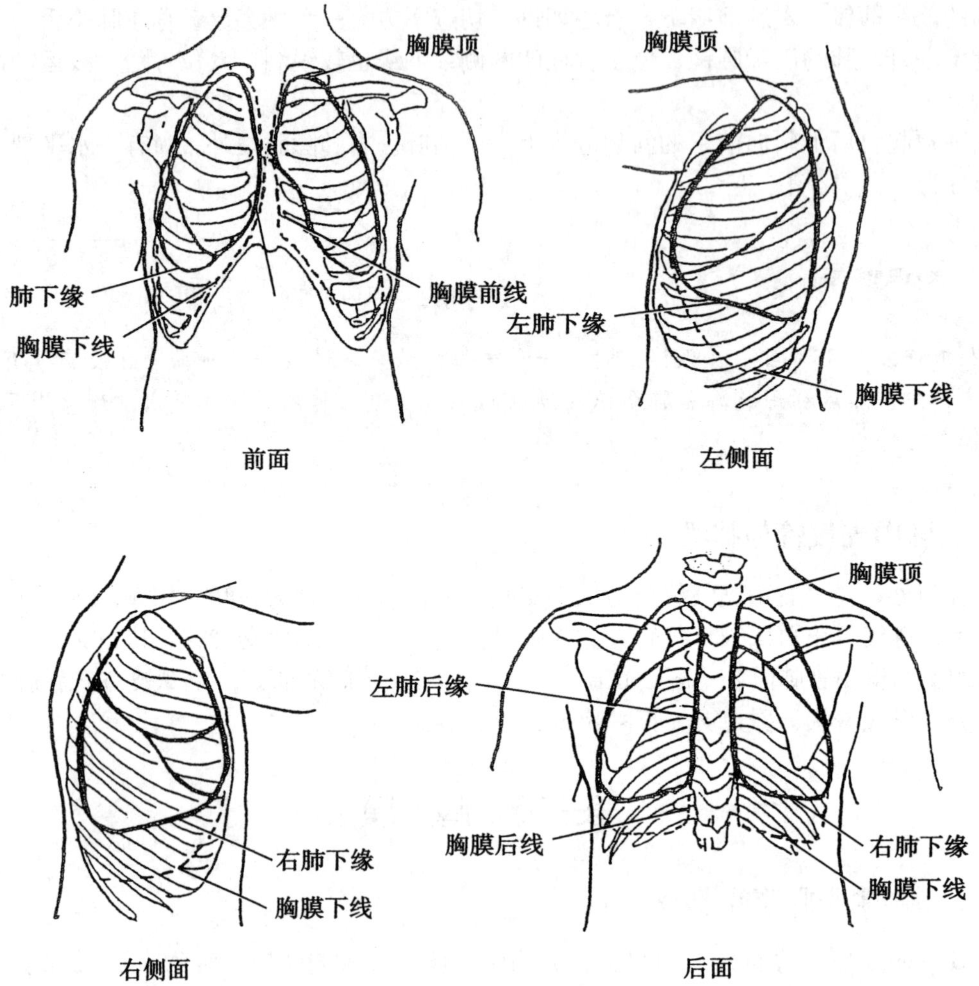

图 3-12 肺与胸膜的体表投影

> **知识链接**
>
> 胸膜腔穿刺术是在胸腔侧壁恰当的部位进针抽取过量胸水并进行实验室检查或胸膜炎治疗的一种诊疗技术。
>
> 一般在肩胛线第 7～9 肋间隙或腋后线第 5～7 肋间隙的下位肋骨上缘穿刺进针。此时肺下缘只能到达第 7～8 肋水平，胸膜反折线在第 10～12 肋水平，该部位恰好位于肋膈隐窝的体表投影区内。

三、肺与胸膜的体表投影

（一）肺的体表投影

两肺下界的体表投影大致相同，左侧自第 6 肋软骨的中点向外下行，在锁骨中线处与第 6 肋相交，在腋中线处与第 8 肋相交，在肩胛线处与第 10 肋相交，在脊柱旁终于第 10 胸椎棘突平面（图 3-12）。

(二) 胸膜的体表投影

壁胸膜各部胸膜相互移行之处称胸膜反折线。纵隔胸膜前缘与肋胸膜的反折线是胸膜前界，纵隔胸膜后缘与肋胸膜的反折线是胸膜后界，肋胸膜与膈胸膜的反折线是胸膜下界。两侧胸膜前、后界的投影与两肺前、后缘的投影基本一致。两侧胸膜下界的体表投影比两肺下缘的投影约低 2 个肋位（图 3-12）。临床上胸膜腔的范围常用胸膜反折线在体表的投影位置来表示。

第四节 纵 隔

一、纵隔的概念和境界

纵隔 mediastinum 是两侧纵隔胸膜之间所有组织、器官和结缔组织的总称。纵隔上窄下宽，常偏向左侧，近似矢状位。前界为胸骨，后界为脊柱胸段，两侧界为纵隔胸膜，上界为胸廓上口，下界为膈。

二、纵隔的分部

通常以胸骨角平面为界，将纵隔分为上纵隔 superior mediastinum 和下纵隔 inferior mediastinum。下纵隔又以心包为界分为前纵隔 anterior mediastinum、中纵隔 middle mediastinum 和后纵隔 posterior mediastinum（图 3-13）。

三、纵隔的内容

上纵隔内主要有胸腺（小儿为胸腺，成人为胸腺遗迹）、上腔静脉、头臂静脉、主动脉弓及其三大分支、气管、食管、胸导管、迷走神经、喉返神经、淋巴结及结缔组织等。

前纵隔是指胸骨和心包前壁之间的部分，有少量结缔组织、淋巴结及胸腺下部。中纵隔内主要有心包、心、出入心脏的大血管等结构。后纵

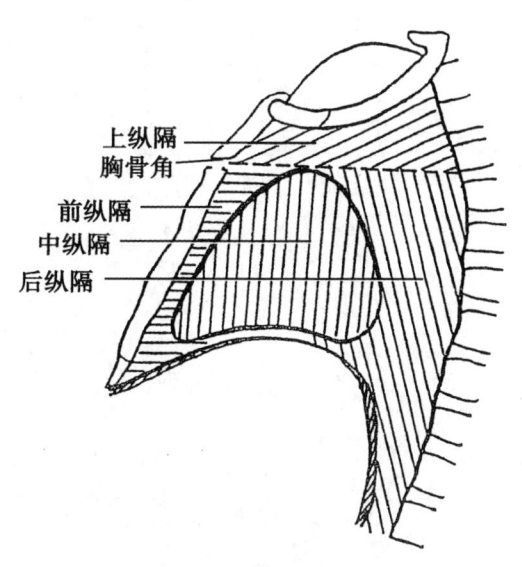

图 3-13 纵隔的分区

隔位于心包后壁和脊柱之间，内有食管、左主支气管、右主支气管、胸主动脉、胸导管、奇静脉、半奇静脉、副半奇静脉、迷走神经、胸交感干和淋巴结等。

小结	呼吸系统由呼吸道和肺两部分组成。呼吸道包括鼻、咽、喉、气管和各级支气管，临床上常把鼻、咽和喉称为上呼吸道，把气管和各级支气管称为下呼吸道。鼻腔周围颅骨内有一些开口于鼻腔的含气空腔，称为鼻旁窦，共4对，即上颌窦、额窦、筛窦和蝶窦。喉腔分为三部分：喉前庭、喉中间腔和声门下腔。气管位于食管前方，在胸骨角平面分为左、右主支气管。肺位于胸腔内，呈圆锥形，有一尖、一底、两面和三缘。左肺分为

小结	上、下两叶，右肺分为上、中、下三叶。胸膜是一薄层浆膜，可分为脏胸膜和壁胸膜两部分。脏胸膜覆盖在肺的表面，并深入肺斜裂和水平裂内。壁胸膜按其贴附部位不同可分为肋胸膜、膈胸膜、纵隔胸膜和胸膜顶。壁胸膜相互移行转折之处的胸膜腔称胸膜隐窝，其中最大且最重要的是肋膈隐窝。纵隔是两侧纵隔胸膜间全部器官、结构与结缔组织的总称。

（乔海兵）

第四章 泌尿系统

学习目标	1. 掌握泌尿系统的组成；肾的形态、位置；输尿管的狭窄；膀胱的形态、位置及主要毗邻。 2. 熟悉膀胱三角的位置、特点及临床意义。 3. 了解肾的被膜；输尿管的分部；女性尿道的形态特点及临床意义。

第一节 肾

泌尿系统 urinary system 由肾、输尿管、膀胱及尿道四部分组成（图4-1）。其主要功能是通过产生尿液，排出机体新陈代谢产生的废物（如尿酸、尿素）和多余的无机盐、水等，从而调节体液中一些物质的浓度，维持电解质的平衡，保持机体内环境的稳定。此外，肾还有内分泌的功能。在肾内形成尿液后，尿液经输尿管流入膀胱暂时贮存，当尿液达到一定容量后，再经尿道排出体外。

一、肾的形态

肾 kidney 是成对的实质性器官，形似蚕豆（图4-1）。新鲜的肾为红褐色，可分为上、下两端，前、后两面及内、外侧两缘。肾上端薄而圆钝，下端厚而窄小；前面较隆凸，朝向前外侧；后面较平坦，紧贴腹后壁；肾外侧缘较凸，内侧缘中部凹陷，称肾门 renal hilum。肾门为肾的血管、神经、淋巴管及肾盂 renal pelvis 出入肾的门户。出入肾门的结构被结缔组织包裹，称肾蒂 renal pedicle，自前向后依次为肾静脉、肾动脉和肾盂末端；自上而下依次为肾动脉、肾静脉和肾盂。肾门向肾内凹陷形成一个较大的腔，称肾窦 renal sinus，主要容纳肾盂、肾盏和肾血管及脂肪组织等。

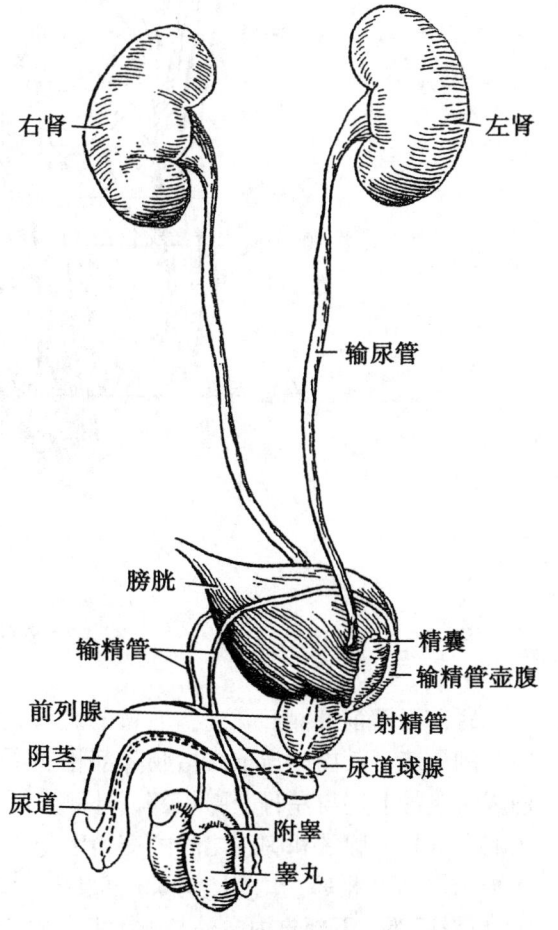

图 4-1 男性泌尿生殖系统模式图

二、肾的位置和毗邻

肾位于腹膜后方，脊柱两侧。肾长约 11cm，宽约 6cm，前后径约为 3cm。成人肾的平均重量男性为 150g，女性为 135g。腹壁松弛、较瘦的人深吸气时，检查者可触到肾的下端。

左肾位于第 11 胸椎的椎体下缘至第 2、3 腰椎的椎间盘之间；右肾因受肝的影响，位置较左肾低约半个椎体，位于第 12 胸椎椎体上缘至第 3 腰椎的椎体上缘之间（图 4-2）。两肾上端较近，距正中线平均 3.8cm；下端较远，距正中线平均 7.2 cm。第 12 肋分别斜过左肾后方中部和右肾后方上部。肾门约在第 1 腰椎椎体平面，相当于第 9 肋软骨前端附近，距正中线外侧约 5cm。肾门在腹后壁的体表投影位于竖脊肌外侧缘与第 12 肋下缘所形成的夹角内，临床上称此区为肾区 renal region（脊肋角）。当肾有某些病变时，叩击和触压该区，常可引起疼痛。

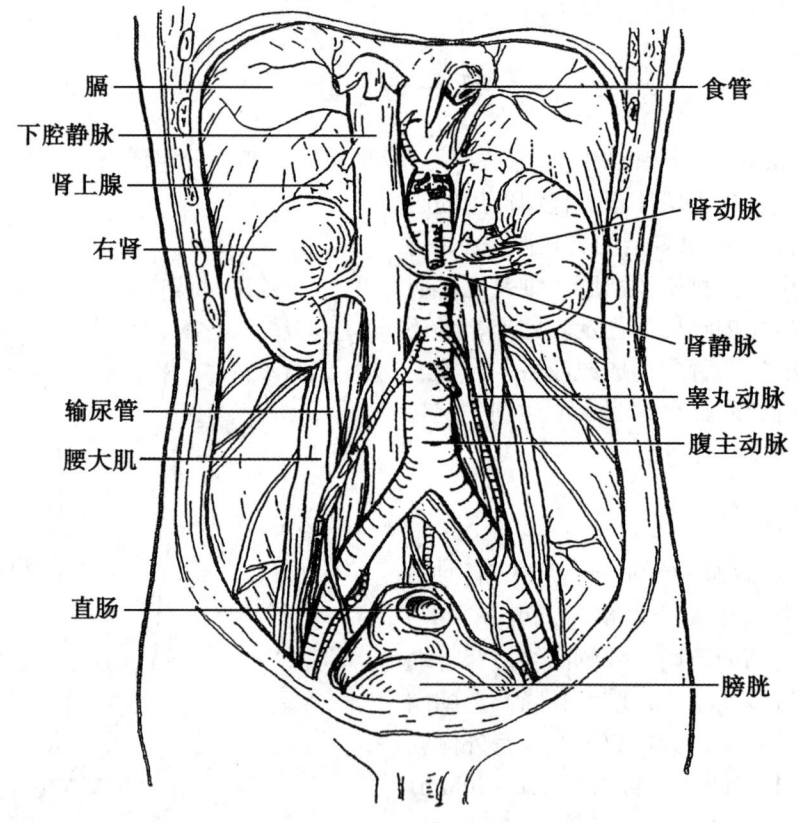

图 4-2 肾的位置（前面观）

肾前面即前外侧面，左、右肾的毗邻有别。右肾上端有右肾上腺覆盖；中部大部分为肝右叶的压迹，其内侧与十二指肠降部相邻；下部外侧区与结肠右曲相邻，内侧区与部分小肠相邻。左肾上端与左肾上腺相邻，外侧半的上部与脾相邻；中部与胰体和脾血管相接触，此区上方、肾上腺区和脾区之间的三角区与胃相接触；在脾区和胰区下方的外侧与结肠左曲和降结肠起始部相邻，内侧与小肠袢相邻。肾后面即后内侧面，毗邻左、右侧基本一致。上 1/3 与膈相邻，下部自内向外与腰大肌、腰方肌和腹横肌毗邻。

知识链接

肾穿刺术 肾穿刺主要针对肾病患者,用来检查肾的病变程度。具体操作如下:患者排尿后俯卧于检查台上,腹部放一直径 10～15cm 的硬布卷将肾向背侧固定,常规消毒皮肤后用 2% 普鲁卡因在穿刺点作局部麻醉,令患者吸气后屏气。用一长 10cm 以上的探针(可用 7 号腰椎穿刺针)自穿刺点刺入,徐徐推进。注意刺入后阻力变化的感觉,一般探针通过肌肉及深部筋膜时阻力较大,到达肾脂肪囊时阻力突然减小,此时嘱患者深呼吸,若针已至肾脂肪囊,则针尾随呼吸作头脚方向的弧形摆动,测量进针深度,供穿刺时参考。退针时缓缓注入 2% 普鲁卡因行肾囊周围局部浸润麻醉。

三、肾的结构

在肾冠状面上,肾实质分为外部的皮质和内部的髓质(图 4-3)。

肾皮质主要位于肾的浅层,血管丰富,新鲜标本呈红褐色,肾皮质深入肾髓质的部分,称肾柱。肾髓质位于肾皮质的深部,血管少,色淡,主要由 15～20 个肾锥体组成。肾锥体呈圆锥形,其基底部朝向皮质,尖端圆钝,朝向肾窦,称肾乳头 renal papillae。在肾窦内有 7～8 个呈漏斗状的肾小盏 minor renal calices 包绕肾乳头。2～3 个肾小盏合成一个肾大盏 major renal calices。每肾有 2～3 个肾大盏,最后汇合成一个呈漏斗状的肾盂 renal pelvis。肾盂出肾门后,弯行向下,逐渐变细移行为输尿管。

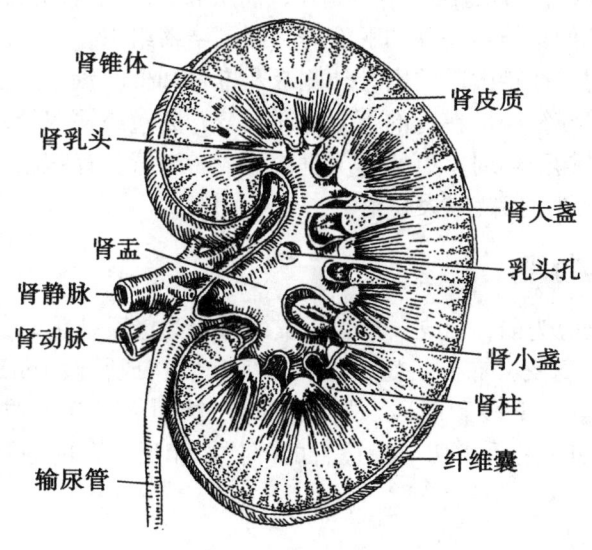

图 4-3 肾冠状切面

四、肾的被膜

肾表面包有 3 层被膜,由内向外依次为纤维囊、脂肪囊和肾筋膜(图 4-4)。

1. **纤维囊 fibrous capsule** 紧贴肾表面的致密结缔组织薄膜,内含丰富的胶原纤维和少量的弹性纤维。正常情况下,纤维囊与肾连接疏松,易于剥离。但当肾发生某些病变时,两者可发生粘连,不易剥离。在肾破裂修复或肾部分切除时,需缝合此膜。

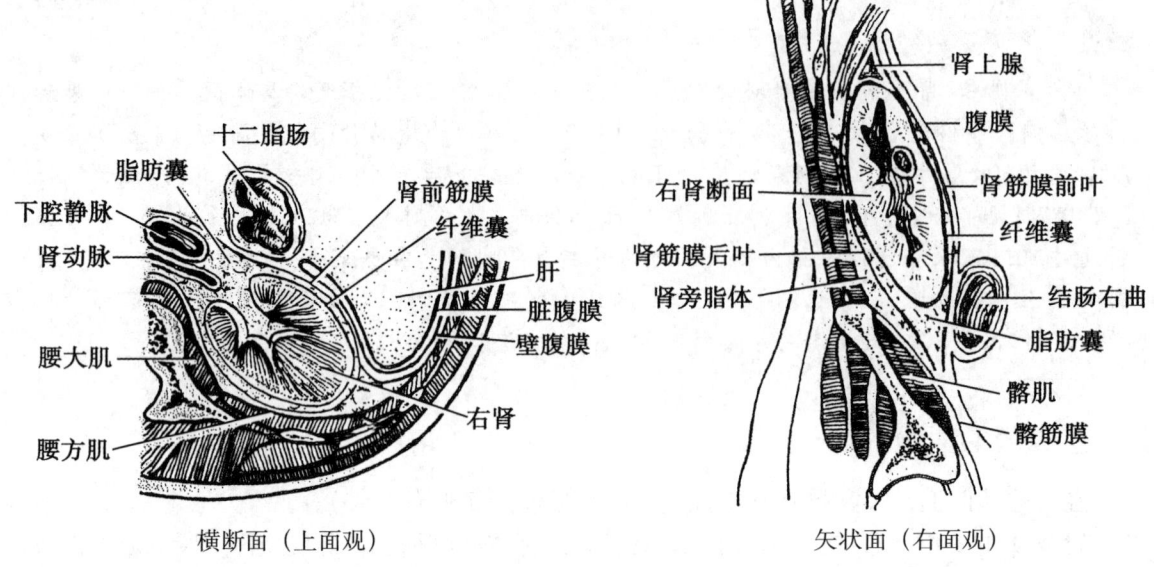

图 4-4 肾的被膜

2. **脂肪囊** adipose capsule　包在纤维囊外周的囊状脂肪组织层，在肾的周缘脂肪最厚，并经肾门伸入肾窦内与其脂肪组织相连。脂肪囊对肾起弹性垫样保护作用，是临床上进行肾囊封闭的部位。

3. **肾筋膜** renal fascia　围绕在肾脂肪囊外，前层和后层在肾的外侧缘处融合。前层在肾和肾血管前面向内侧延伸，与主动脉和下腔静脉周围结缔组织合并。后层在肾和腰方肌、腰大肌间向内侧移行，附着在腰大肌的内、外侧缘及椎骨和椎间盘上。在肾上腺的上方，两层肾筋膜融合并与膈下筋膜结合。在肾的下方肾筋膜分开并包绕输尿管。当腹壁肌张力低、肾周脂肪少、肾的固定结构薄弱时，可使肾下垂或形成游走肾。肾积脓或肾周围炎症时，脓液可沿肾筋膜向下蔓延，到达髂窝或大腿根部。

五、肾的血管与肾段

肾动脉在近肾门处分为前、后支，前、后支的分支为肾段动脉 segmental renal artery。肾段动脉分布呈节段性，每支分布到一定区域的肾实质，构成肾段 renal segments。肾段包括上段、上前段、下前段、下段和后段。肾段间组织的血管分布和吻合支较少，称乏血管带 zone devoid of vessel，是手术切口最适合的部位。相反，肾内静脉没有节段性，吻合支丰富。

第二节　输　尿　管

一、输尿管的位置及分部

输尿管 ureter 约平第 2 腰椎上缘，起自肾盂末端，终于膀胱，长 20～30cm，管径为 0.5～1.0cm，最狭窄处只有 0.2～0.3cm，按走行部位分为腹部、盆部和壁内部（图 4-5）。

输尿管腹部起自肾盂下端，经腰大肌前面下行至其中点附近，与睾丸血管（男性）或卵巢血管（女性）交叉，通常血管在其前方走行，达小骨盆入口处。在此处，左输尿管越过左髂总动脉末端前方；右输尿管则经过右髂外动脉起始部的前方。

输尿管盆部自小骨盆入口处，经盆腔侧壁和髂内血管、腰骶干和骶髂关节前方下行，达坐骨棘水平。男性输尿管走向前、内、下方，经直肠前外侧壁与膀胱后壁之间，在输精管后方并与之交叉，从膀胱底外上角向内下穿入膀胱壁。女性输尿管经子宫颈外侧约 2.5cm 处，从子宫动脉后下方绕过，行向下内至膀胱底穿入膀胱壁内。

输尿管壁内部是斜行于膀胱壁内的输尿管部分，长约 1.5cm，以输尿管口开口于膀胱内面。当膀胱充盈时，膀胱内压力升高，可引起壁内部的管腔闭合，阻止尿液由膀胱向输尿管逆流。

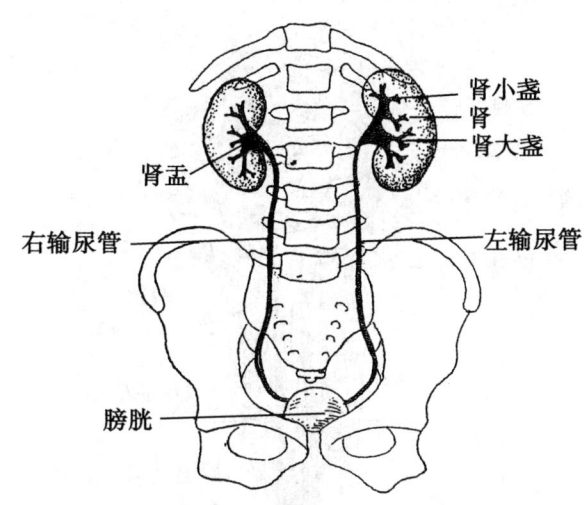

图 4-5　肾与输尿管造影（前面观）

二、输尿管的狭窄

输尿管全程有三处生理性狭窄，第一处狭窄位于肾盂与输尿管移行处；第二处狭窄位于小骨盆上口，即跨越髂血管处；第三处狭窄在输尿管壁内部。这些狭窄部位是输尿管结石嵌顿和肿瘤好发的部位。

第三节　膀　胱

膀胱 urinary bladder 是贮存尿液的器官。膀胱的形状、大小、位置及壁的厚度均随尿液的充盈程度、年龄、性别不同而异。膀胱的平均容量，一般正常成人为 300～500ml，最大容量可达 800ml。新生儿膀胱容量约为成人的 1/10。老年人由于膀胱肌张力降低，容积增大。女性膀胱容量较男性为小。

一、膀胱的形态

膀胱空虚时，呈三棱锥体形，可分为膀胱尖、膀胱底、膀胱体、膀胱颈四部分。膀胱尖细小，朝向前上方。膀胱底近似三角形，朝向后下方。膀胱尖与膀胱底之间的部分为膀胱体。膀胱的最下部称膀胱颈，以尿道内口与尿道相接（图 4-6）。膀胱充盈时呈卵圆形。膀胱各部之间无明显界限。

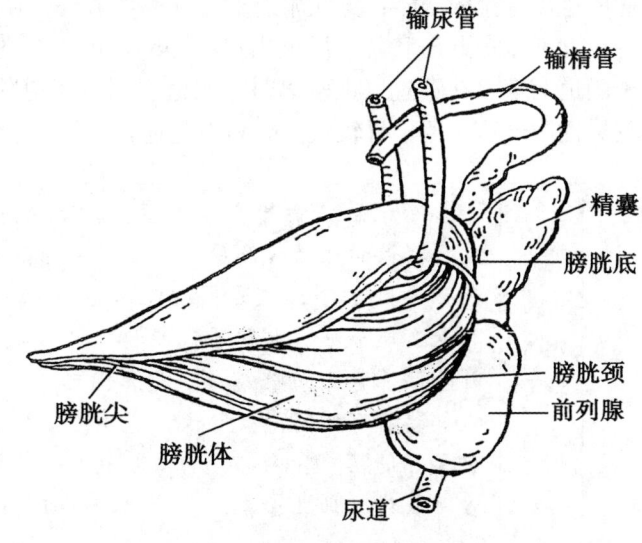

图 4-6　膀胱的形态（左侧观）

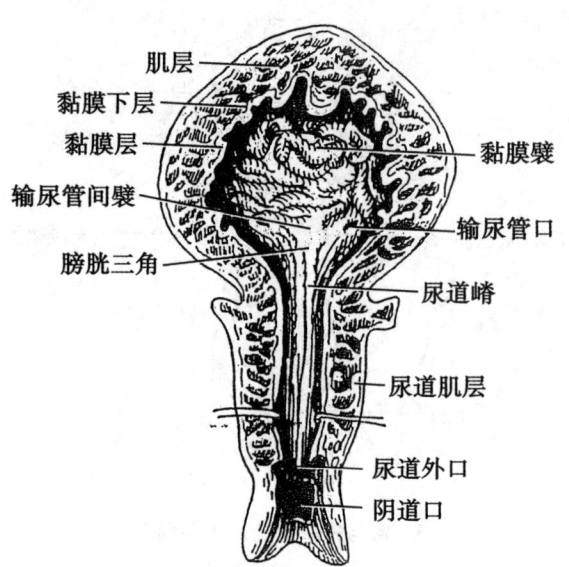

图4-7 女性膀胱和尿道冠状面（前面观）

膀胱内面被覆黏膜。当膀胱空虚时，由于肌层的收缩，黏膜形成许多皱襞；当膀胱充盈时，黏膜皱襞可全部消失。在膀胱底的内面有一个三角形区域，位于两输尿管口与尿道内口之间，称膀胱三角 trigone of bladder。由于此区内缺少黏膜下层，黏膜与肌层紧密相连，无论膀胱处于空虚或充盈状态，黏膜均保持平滑状态，不形成皱襞。膀胱三角是肿瘤、结核和炎症的好发部位。两输尿管口之间的横行皱襞，称输尿管间襞（图4-7），呈苍白色。在膀胱镜检查时，输尿管间襞可作为寻找输尿管口的标志。

二、膀胱的位置和毗邻

成人的膀胱位于盆腔前部。其前方为耻骨联合，后方在男性邻精囊、输精管壶腹和直肠，在女性邻子宫和阴道；膀胱的下方，在男性邻接前列腺，在女性邻接尿生殖膈。

膀胱空虚时全部位于盆腔内，充盈时可上移至耻骨联合上缘以上。此时，膀胱的前下壁直接与腹前壁相贴。因此，当膀胱充盈时，在耻骨联合上缘施行膀胱穿刺术，不会伤及腹膜和污染腹膜腔。

新生儿膀胱位置比成人的高，大部分位于腹腔内。随着年龄的增长和盆腔的发育而逐渐降入盆腔，至青春期达成人位置。老年人因盆底肌肉松弛，膀胱位置则更低。

第四节 尿 道

尿道 urethra 是膀胱与体外相通的一段管道。男、女性尿道的结构和功能有很大差异，女性尿道仅有排尿功能；男性尿道除有排尿功能外，还有排精作用（见男性生殖系统）。

女性尿道起于膀胱的尿道内口，经阴道前方行向前下，穿过尿生殖膈，以尿道外口开口于阴道前庭。在穿过尿生殖膈时，尿道周围有尿道阴道括约肌环绕，可控制排尿。女性尿道较男性尿道短、宽，且较直，故易引起逆行性尿路感染。

| 小结 | 泌尿系统由肾、输尿管、膀胱及尿道组成。肾形成尿液，肾盏、肾盂、输尿管、膀胱及尿道为排尿管道。人体在新陈代谢过程中产生的废物和多余的水分，主要通过泌尿系统以尿液的形式排出体外，泌尿系统同时也有调节水、电解质代谢和维持酸碱平衡的作用。肾位于腹膜后方，脊柱两侧。肾后面毗邻左、右侧相同，前面上方均有肾上腺覆盖，其余部分毗邻器官有所不同。肾表面包有3层被膜，由内向外依次为纤维囊、脂肪囊和肾筋膜。肾内部分为浅层的皮质和深层的髓质，输尿管是位于腹膜后方，成对的肌性管道，全长20～30 cm，平均管径为0.5～1.0 cm，约在 |

小结	第 2 腰椎上缘起自肾盂末端，终于膀胱。膀胱的形状、大小、位置及壁的厚度均随尿液的充盈程度、年龄、性别不同而异。一般正常成人膀胱的容量为 350～500ml。膀胱三角为双侧输尿管口与尿道内口间的区域，是肿瘤、结核和炎症的好发部位。输尿管间襞是寻找输尿管口的标志。膀胱后方在女性毗邻子宫和阴道，在男性毗邻直肠、精囊和输精管壶腹。当这些器官发生病变时，将累及膀胱。尿道是膀胱与体外相通的一段管道，男女尿道有别。男性尿道有排尿和排精的双重功能；女性尿道较男性短、宽，且较直，仅有排尿功能，易发生逆行性尿路感染。

（石　静）

第五章 生殖系统

> **学习目标**
> 1. 掌握男性生殖系统的组成；男性尿道的分部、三个狭窄和两个弯曲的位置及临床意义。女性生殖系统的组成；卵巢、子宫的位置与形态；输卵管的分部及意义。
> 2. 熟悉睾丸的位置及形态；精索的位置和组成；前列腺的形态、位置、毗邻及随年龄的变化和临床意义。子宫的毗邻及固定装置；阴道穹的位置及意义；会阴的概念与区分。
> 3. 了解附睾、精囊腺和尿道球腺的位置和形态；阴茎的形态结构；阴囊的层次。女性外生殖器的构成；乳房的位置、形态及结构特点。

生殖系统 reproductive system 包括男性生殖系统和女性生殖系统。二者均由内生殖器 internal genital organs 和外生殖器 external genital organs 两部分构成。内生殖器位于盆腔内，由生殖腺、生殖管道和附属腺组成；外生殖器露于体表，主要为性的交接器官（表 5-1）。生殖系统的功能是繁殖后代和形成并保持第二性征。

表 5-1 生殖系统的组成概况

		男性生殖系统	女性生殖系统
内生殖器	生殖腺	睾丸	卵巢
	生殖管道	附睾、输精管、射精管、男性尿道	输卵管、子宫、阴道
	附属腺	前列腺、精囊、尿道球腺	前庭大腺
外生殖器		阴囊、阴茎	阴阜、大阴唇、小阴唇、阴道前庭、阴蒂、前庭球

第一节 男性生殖系统

男性内生殖器由生殖腺（睾丸）、输精管道（附睾、输精管、射精管、男性尿道）和附属腺（精囊、前列腺、尿道球腺）组成。睾丸产生精子和分泌雄激素，精子生成后贮存于附睾内，当射精时经输精管、射精管和尿道排出体外。精囊、前列腺和尿道球腺的分泌物参与精液的组成，并供给精子营养，有利于精子的活动。男性外生殖器为阴茎和阴囊，前者是性交接的器官，后者容纳睾丸和附睾（图 5-1）。

一、内生殖器

（一）睾丸

1. 睾丸的位置和形态　睾丸 testis 位于阴囊内，左、右各一，表面光滑，呈扁椭圆形，

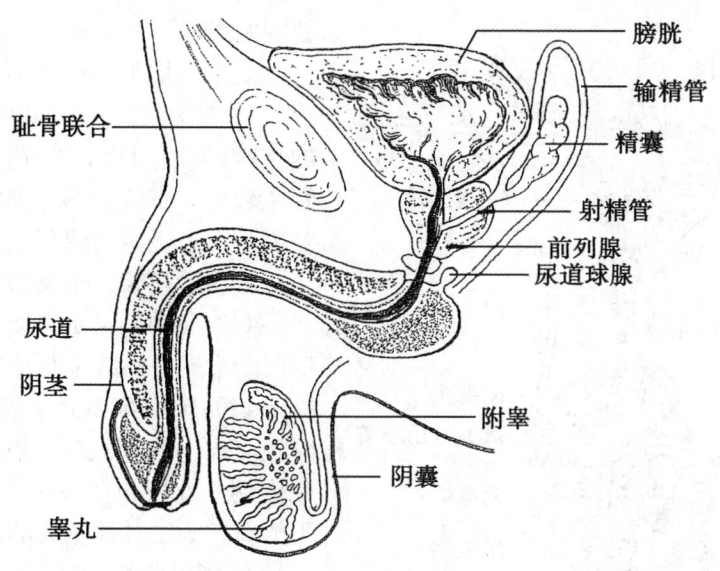

图 5-1 男性生殖系统概观

分前、后两缘，上、下两端和内、外侧两面。前缘游离；后缘附有系膜，故称系膜缘，有血管、神经和淋巴管出入，并与附睾和输精管睾丸部相接触。上端被附睾头遮盖，下端游离。外侧面较隆凸，与阴囊壁相贴；内侧面较平坦，与阴囊中隔相依。

睾丸可随年龄而变化，新生儿的睾丸相对较大，性成熟期以前发育较慢，随着性成熟迅速生长，老年人的睾丸则萎缩变小（图 5-2）。

2. 睾丸的结构　睾丸表面有一层厚而坚韧的致密结缔组织膜，称白膜 tunica albuginea。白膜在睾丸后缘增厚形成睾丸纵隔 mediastinum testis。从睾丸纵隔发出许多睾丸小隔 septula testis，呈扇形伸入睾

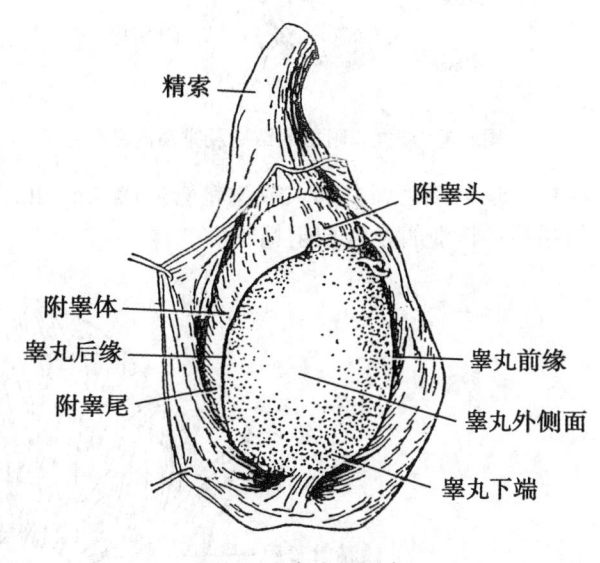

图 5-2 睾丸及附睾

丸实质，将睾丸实质分为 100～200 个锥体形的睾丸小叶 lobules of testis。每个小叶内含有 2～4 条盘曲的精曲小管 contorted seminiferous tubules，其上皮能产生精子。小管之间的结缔组织内有分泌雄激素的间质细胞。精曲小管向睾丸纵隔方向集中并汇合成精直小管 straight seminiferous tubules，进入睾丸纵隔后交织成睾丸网 rete testis。从睾丸网发出 12～15 条睾丸输出小管 efferent ductules of testis，经睾丸后缘的上部进入附睾，并构成附睾头（图 5-3）。

（二）附睾

附睾 epididymis 呈新月形，紧贴睾丸的上端和后缘而略偏外侧。上端膨大为附睾头，中部为附睾体，下端为附睾尾。睾丸输出小管进入附睾后，弯曲盘绕形成膨大的附睾头，末端汇合成一条附睾管。附睾管迂曲盘回而成附睾体和尾，附睾尾反折弯向上移行为输精管。附睾为暂时贮存精子的器官，其分泌的附睾液供给精子营养，促进精子进一步成熟。附睾为结

核的好发部位。

(三)输精管和射精管

1. 输精管 ductus deferens 是附睾管的直接延续,长约50cm,管径约为3mm,管壁较厚,肌层较发达而管腔较小。活体触摸时,呈坚实的圆索状。

输精管较长,依其行程可分为四部:

(1)睾丸部:最短,较弯曲,始于附睾尾,沿睾丸后缘上行至睾丸上端。

(2)精索部:介于睾丸上端与腹股沟管浅(皮下)环之间,在精索其他结构的后内侧。此段位于皮下,又称皮下部,易于触及,为结扎输精管的良好部位。

(3)腹股沟管部:位于腹股沟管的精索内。疝修补术时,注意勿伤及。

(4)盆部:为输精管最长的一段,由腹股沟管深(腹)环出腹股沟管,弯向内下,沿骨盆侧壁向后下行,经输尿管末端的前内方转至膀胱底的后面。在此,两侧

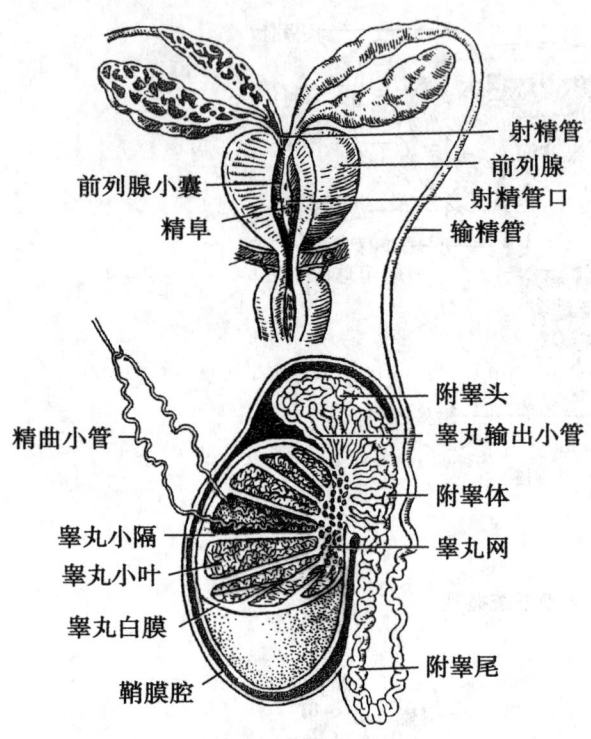

图5-3 睾丸和附睾的结构及排精途径

输精管逐渐接近,并膨大成输精管壶腹 ampulla ductus deferentis(图5-4)。输精管末端变细,与精囊的排泄管汇合成射精管。

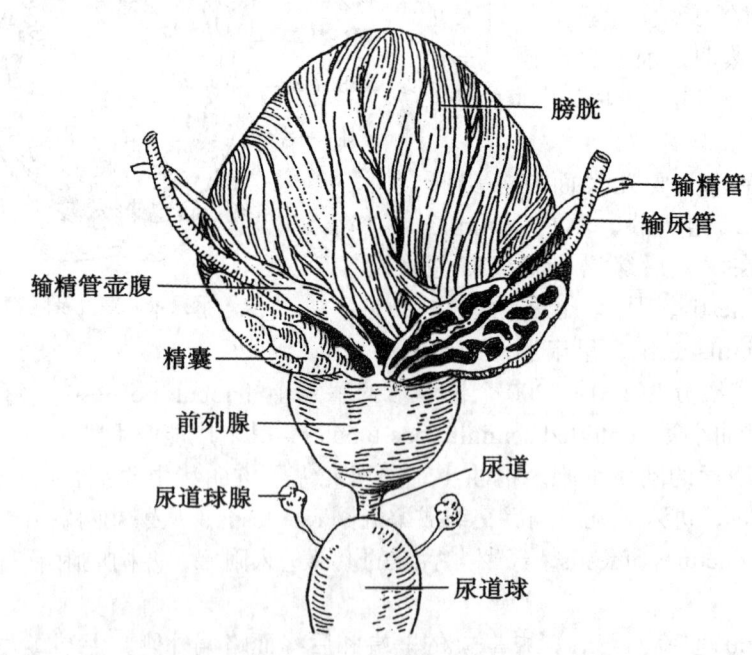

图5-4 膀胱、前列腺、精囊和尿道球腺(后面)

2. 精索 spermatic cord 为柔软的圆索状结构,从腹股沟管深环穿经腹股沟管,出腹股

沟管浅环后延至睾丸上端。精索内主要有输精管、睾丸血管、输精管血管、神经、淋巴管和腹膜鞘突的残余（鞘韧带）等。精索表面包有3层被膜，从内向外依次为精索内筋膜、提睾肌和精索外筋膜。

3. 射精管 ejaculatory duct　由输精管的末端与精囊的排泄管汇合而成，长约2cm，向前下穿前列腺实质，开口于尿道的前列腺部（图5-5）。

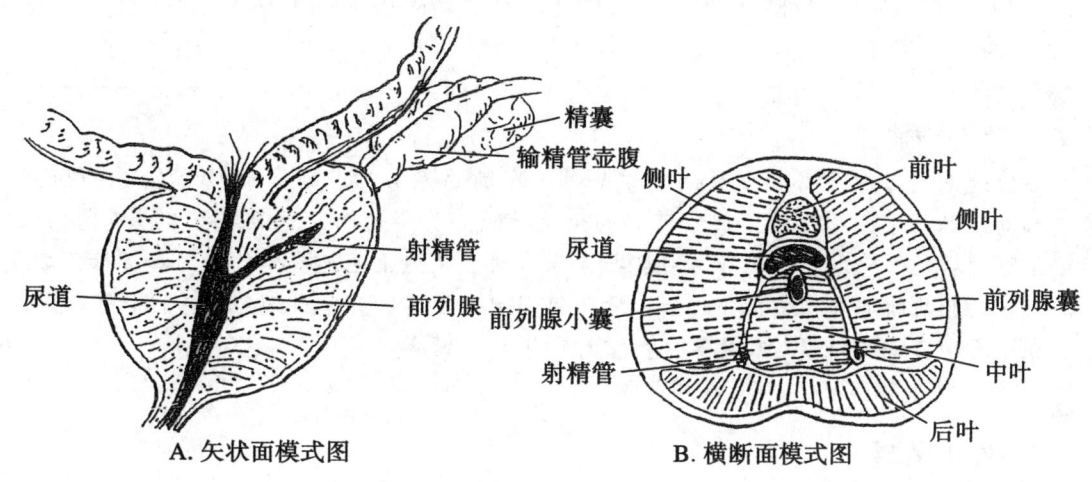

图 5-5　前列腺分叶

（四）附属腺

1. 精囊 seminal vesicle　又称精囊腺，为长椭圆形的囊状器官，表面凹凸不平，位于膀胱底的后方，输精管壶腹的下外侧，左、右各一，由迂曲的管道组成，其排泄管与输精管壶腹的末端汇合成射精管。精囊的分泌物参与精液的组成。

2. 前列腺 prostate　是不成对的实质性器官，由腺组织和平滑肌构成，其表面包有筋膜鞘，称前列腺囊。前列腺囊与前列腺之间有前列腺静脉丛。前列腺重8～20g，上端横径约4cm，垂直径约3cm，前后径约2cm。前列腺的分泌物是精液的主要组成部分。

（1）前列腺的形态：呈前后稍扁的板栗形，上端宽大称为前列腺底，邻接膀胱颈；下端尖细，称为前列腺尖，位于尿生殖膈上。底与尖之间的部分为前列腺体。体的后面平坦，中间有一纵行浅沟，称前列腺沟 sulcus of prostate，活体直肠指诊可扪及此沟。前列腺肥大时，此沟消失。男性尿道在前列腺底近前缘处穿入前列腺即为尿道的前列腺部，该部经腺实质前部下行，由前列腺尖穿出。近底的后缘处，有一对射精管穿入前列腺，斜向前下方，开口于尿道前列腺部后壁的精阜上。前列腺的排泄管开口于尿道的前列腺部后壁尿道嵴的两侧。

前列腺一般分为五叶：前叶、中叶、后叶和两侧叶（图5-5）。前叶很小，位于尿道前列腺部的前方，左、右侧叶之间。中叶呈楔形，位于尿道前列腺部与射精管之间。左、右侧叶分别位于尿道前列腺部、中叶和前叶的两侧。老年人因激素平衡失调，前列腺结缔组织增生而引起的前列腺肥大常发生在中叶和侧叶，从而压迫尿道，造成排尿困难甚至尿潴留。后叶位于中叶和两侧叶的后方，是前列腺肿瘤的易发部位。

（2）前列腺的位置：位于膀胱与尿生殖膈之间。前列腺底与膀胱颈、精囊和输精管壶腹相邻。前列腺的前方为耻骨联合，后方为直肠壶腹。直肠指诊时可触及前列腺的后面，向上还可触及输精管壶腹和精囊。

小儿前列腺较小,腺组织不甚明显,性成熟期腺组织迅速生长。中年以后腺组织逐渐退化,结缔组织增生,至老年时,常形成前列腺肥大。

3. 尿道球腺 bulbourethral glands 是一对豌豆大的球形腺体,位于会阴深横肌内。腺的排泄管细长,开口于尿道球部。尿道球腺的分泌物参与精液的组成,有利于精子的活动。

精液 spermatic fluid 由输精管道及附属腺(主要是前列腺和精囊)的分泌物组成,内含精子。精液呈乳白色,弱碱性,适于精子的生存和活动。正常成年男性一次射精 2～5ml,含精子 3 亿～5 亿个。

知识链接

环境是人类赖以生存和发展的物质基础,环境的优劣对人的健康影响重大。现已证实,长期接触化学、物理污染因素可影响生殖功能,易导致性欲降低或丧失、不良妊娠、不孕不育、后代的畸形与肿瘤等。社会行为因素对生殖健康也起重要作用,如父母吸烟或酗酒可导致胎儿缺陷和智力低下;长期紧张可引起女性排卵异常或闭经,男性精子数量减少、精子活动力降低和形态改变等,严重时可导致不育症。

二、外生殖器

(一)阴囊

阴囊 scrotum 是位于阴茎后下方的囊袋状结构。阴囊壁由皮肤和肉膜组成(图 5-6)。阴囊的皮肤薄而柔软,有少量阴毛,色素沉着明显。肉膜 dartos coat 为浅筋膜,与腹前外侧壁浅筋膜深层(Scarpa 筋膜)和会阴浅筋膜(Colles 筋膜)相延续。肉膜内含有平滑肌纤维,可随外界温度的变化而舒缩,以调节阴囊内的温度,有利于精子的发育与生存。阴囊皮肤表

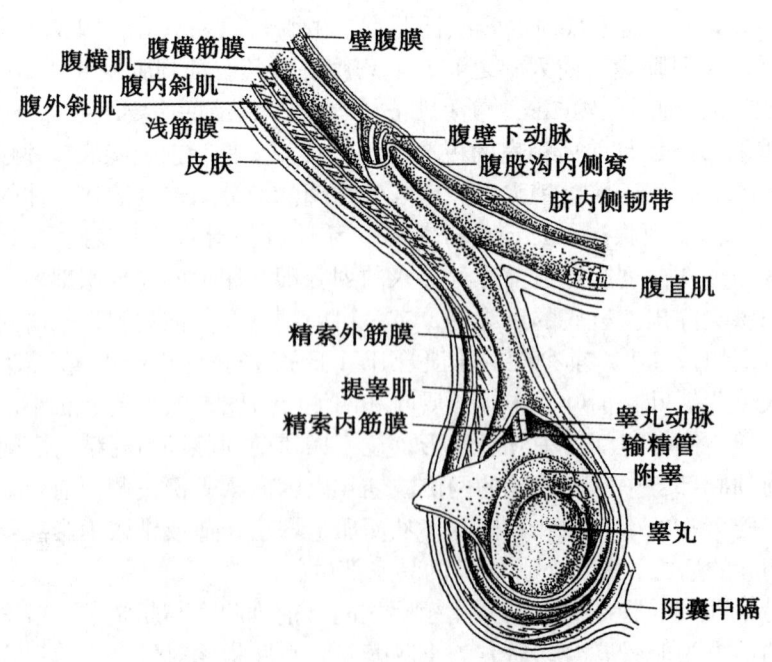

图 5-6 阴囊的结构模式图

面沿中线有纵行的阴囊缝，其深面的肉膜向深部发出阴囊中隔 septum of scrotum 将阴囊分为左、右两腔，分别容纳左、右睾丸，附睾及精索等。

阴囊深面有包被睾丸、附睾和精索的被膜，由外向内依次为：①精索外筋膜 external spermatic fascia：为腹外斜肌腱膜的延续；②提睾肌 cremaster：来自腹内斜肌和腹横肌的肌纤维束，排列稀疏呈袢状，可反射性地上提睾丸；③精索内筋膜 internal spermatic fascia：为腹横筋膜的延续；④睾丸鞘膜 tunica vaginalis testis：来源于腹膜，分为壁层和脏层，壁层紧贴精索内筋膜内面，脏层包贴睾丸和附睾等表面。脏、壁两层在睾丸后缘处互相反折移行，二者之间的腔隙即为鞘膜腔 vaginal cavity，内有少量浆液。若腹膜鞘突上部闭锁不全或鞘膜腔感染而有炎症时，可形成鞘膜积液（图5-6）。

（二）阴茎

阴茎 penis 为男性的性交器官，可分为头、体和根三部分。后端为阴茎根 root of penis，藏于阴囊和会阴部皮肤的深面，固定于耻骨下支和坐骨支，为固定部。中部为阴茎体 body of penis，呈圆柱形，以韧带悬于耻骨联合的前下方，为可动部。阴茎前端膨大，称阴茎头 glans penis。头的尖端有较狭窄的尿道外口 external orifice of urethra，呈矢状位。头后较细的部分称阴茎颈。

阴茎主要由两条阴茎海绵体和一条尿道海绵体组成，外包筋膜和皮肤（图5-7和图5-8）。阴茎海绵体 cavernous body of penis 为两端细的圆柱体，左、右各一，位于阴茎的背侧。左、右二者紧密结合，向前伸延，尖端变细，嵌入阴茎头内面的凹陷内。阴茎海绵体的后端左、右分离，称阴茎脚 crus of penis，分别附于两侧的耻骨下支和坐骨支。尿道海绵体 cavernous body of urethra 位于阴茎海绵体的腹侧，尿道贯穿其全长。尿道海绵体中部呈圆柱形，前端膨大为阴茎头，后端膨大为尿道球 bulb of urethra，后者位于两侧的阴茎脚之间，固定于尿生殖膈的下面。每个海绵体的外面都包有一层厚而致密的纤维膜，分别为阴茎海绵体白膜和尿道海绵体白膜。海绵体内部由许多海绵体小梁和腔隙构成，腔隙与血管相通。当腔隙充血时，阴茎即变粗、变硬而勃起。

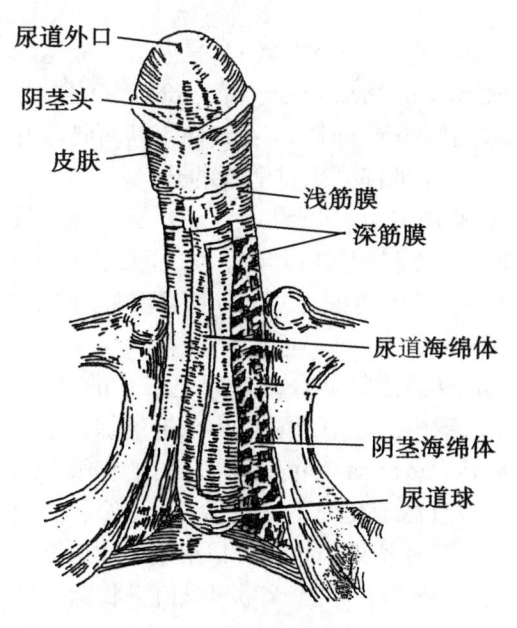

图5-7 阴茎的腹侧面观

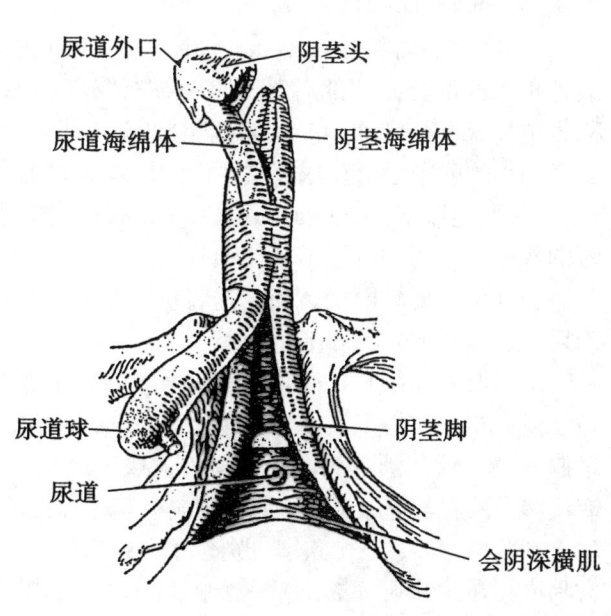

图5-8 阴茎的构造

三条海绵体的外面共同包有深、浅筋膜和皮肤（图 5-9）。阴茎的皮肤薄而柔软，富有伸展性。它在阴茎颈的前方形成双层游离的环行皱襞，包绕阴茎头，称为阴茎包皮 prepuce of penis。包皮前端围成包皮口。阴茎包皮与阴茎头的腹侧中线处连有一条皮肤皱襞，称包皮系带 frenulum of prepuce。

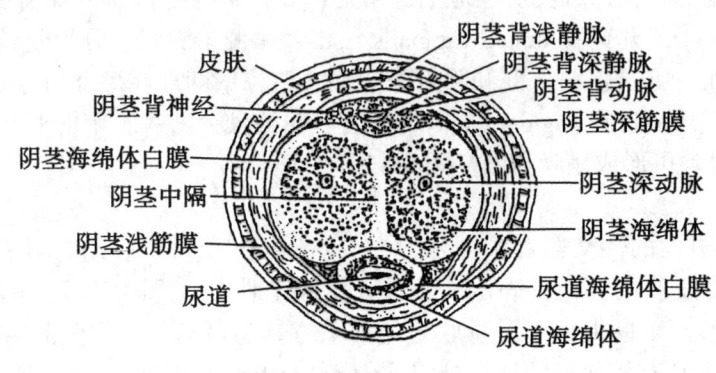

图 5-9　阴茎横切面观

幼儿的包皮较长，包着整个阴茎头，随着年龄的增长，包皮逐渐向后退缩，包皮口逐渐扩大，阴茎头显露于外。如果至成年以后，阴茎头仍被包皮包覆，或包皮口过小，包皮不能退缩暴露阴茎头，则称为包皮过长或包茎。在这两种情况下，包皮腔内易存留污物而导致炎症，也可能成为阴茎癌的诱发因素。因此，应行包皮环切术。手术时需注意勿伤及包皮系带，以免影响阴茎正常勃起。

三、男性尿道

男性尿道 male urethra 兼有排尿和排精的功能，起自膀胱的尿道内口，止于阴茎头的尿道外口。成人尿道长 16～22cm，管径平均 5～7mm。男性尿道可分为前列腺部、膜部和海绵体部三部分（图 4-1）。

1. **尿道前列腺部 prostatic part**　为尿道穿过前列腺的部分，长约 3cm，是尿道中最宽和最易扩张的部分。此部后壁上有一纵行隆起，称为尿道嵴 urethral crest，嵴中部隆起的部分称为精阜 seminal colliculus。精阜中央有小凹陷，称前列腺小囊 prostatic utricle，其两侧各有一个细小的射精管口。尿道嵴两侧的尿道黏膜上有许多细小的前列腺排泄管的开口。

2. **尿道膜部 membranous part**　为尿道穿过尿生殖膈的部分，长约 1.5cm，是三部中最短的部分，其周围有尿道括约肌环绕。该肌为横纹肌，有控制排尿的作用，又称尿道外括约肌。膜部位置比较固定，当骨盆骨折时，易损伤此部。临床上将尿道的前列腺部和膜部合称为后尿道 posterior urethra。

3. **尿道海绵体部 cavernous part**　为尿道穿过尿道海绵体的部分，是尿道最长的一段，长 12～17cm，临床上称为前尿道 anterior urethra。尿道球内的尿道最宽，称尿道球部，尿道球腺开口于此。阴茎头内的尿道扩大成尿道舟状窝 navicular fossa of urethra。尿道的黏膜下层有许多黏液腺，称尿道腺，其排泄管开口于尿道黏膜。男性尿道粗细不一，有三个狭窄、三个膨大和两个弯曲。三个狭窄分别位于尿道内口、尿道膜部和尿道外口，以外口最窄。尿道结石常易嵌顿在这些狭窄部位。三个膨大分别位于尿道的前列腺部、尿道球部和尿道舟状窝。两个弯曲是凸向下后方的耻骨下弯和凸向上前方的耻骨前弯。耻骨下弯 subpubic curvature 是恒定的，位于耻骨联合下方 2cm 处，包括尿道的前列腺部、膜部和海绵体部的起始段。耻骨前弯 prepubic curvature 位于耻骨联合前下方，阴茎根与阴茎体之间，阴茎勃起或将阴茎向上提起时，此弯曲即可变直而消失。临床上行膀胱镜检查或导尿时应注意这些解剖特点。

（张敏平）

第二节 女性生殖系统

女性生殖系统 female reproductive system 包括内生殖器和外生殖器两部分。内生殖器包括卵巢、输卵管、子宫、阴道和前庭大腺；外生殖器即女阴，包括阴阜、大阴唇、小阴唇、阴道前庭、阴蒂和前庭球。

卵巢具有产生卵子和分泌激素的功能。卵巢排出的卵子经腹膜腔进入输卵管，若与精子相遇而受精，受精卵即被移入子宫，植入子宫内膜发育成胎儿。分娩时，胎儿从子宫经阴道娩出。因乳房和会阴与女性生殖系统关系密切，故在此一并叙述。

一、内生殖器

（一）卵巢

1．卵巢的位置与形态　卵巢 ovary 左、右各一，位于盆腔内，贴靠小骨盆侧壁相当于髂内、外动脉夹角处的卵巢窝内，包被于子宫阔韧带后层内（图 5-10）。卵巢呈扁椭圆形，有上、下两端，前、后两缘和内、外两面。上端与输卵管相接，并借卵巢悬韧带固定于骨盆侧壁；下端借卵巢固有韧带连于子宫底。前缘借卵巢系膜附着于子宫阔韧带，其中部有血管、

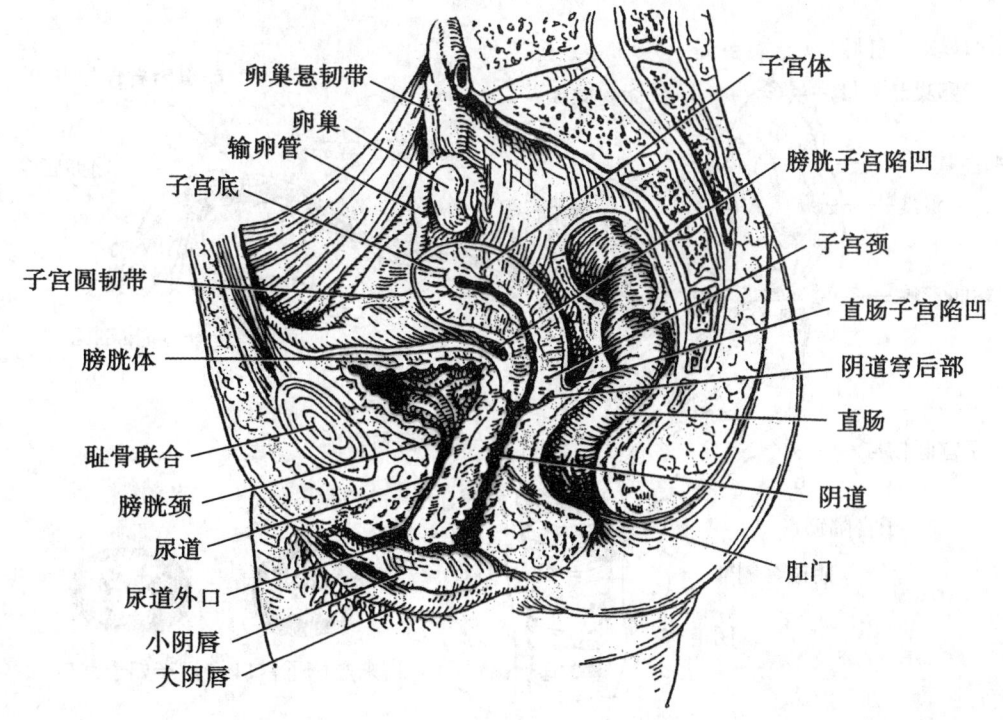

图 5-10　女性盆腔正中矢状面

神经等出入，称卵巢门；后缘游离。胚胎早期，卵巢沿着体壁背侧向下，最后移至盆腔。异常时，卵巢可降至腹股沟管或大阴唇内。

成年女子的卵巢大小约4cm×3cm×1cm，重5～6g。卵巢的大小和形状随年龄增长呈现差异：幼女的卵巢较小，表面光滑；性成熟期卵巢最大，以后由于多次排卵，卵巢表面出现瘢痕显得凹凸不平；35～40岁卵巢开始缩小；50岁左右随月经停止而逐渐萎缩。

2．卵巢的固定装置　卵巢在盆腔内的正常位置主要靠韧带维持。卵巢悬韧带 suspensory ligament of ovary 是由腹膜形成的皱襞，起自小骨盆侧缘，向内下至卵巢的上端。韧带内含有卵巢动、静脉，淋巴管，神经丛，少量结缔组织和平滑肌纤维。它是寻找卵巢动、静脉的标志，临床上又称骨盆漏斗韧带。卵巢固有韧带 proper ligament of ovary 又称卵巢子宫索，由结缔组织和平滑肌纤维构成，表面盖以腹膜，形成腹膜皱襞，自卵巢下端连至输卵管与子宫结合处的后下方。此外，子宫阔韧带的后层覆盖卵巢和卵巢固有韧带，对卵巢也起固定作用。

（二）输卵管

输卵管 uterine tube 为一对弯曲而细长的肌性管道（图5-11），长10～14cm，管径平均为0.5cm。外侧端游离，以输卵管腹腔口开口于腹膜腔；内侧端开口于子宫腔，称输卵管子宫口。输卵管由外而内分为四部分：①输卵管漏斗：为输卵管外侧端的膨大部分，呈漏斗形，口的周缘有许多指状突起，称输卵管伞 fimbria of uterine tube，其中一条较大的突起连于卵巢，称卵巢伞 ovarian fimbria。有人认为此伞有引导卵子进入输卵管漏斗的作用。输卵管伞是手术时识别输卵管的标志。②输卵管壶腹：约占输卵管全长的2/3，粗而弯曲，卵子通常在此部受精，也是异位妊娠的好发部位。③输卵管峡：该段短而直，管壁较厚，管腔较为狭窄，是输卵管结扎术的常选部位。④输卵管子宫部：为输卵管穿过子宫壁的部分，长约1cm，管腔最为狭窄，以输卵管子宫口开口于子宫腔。

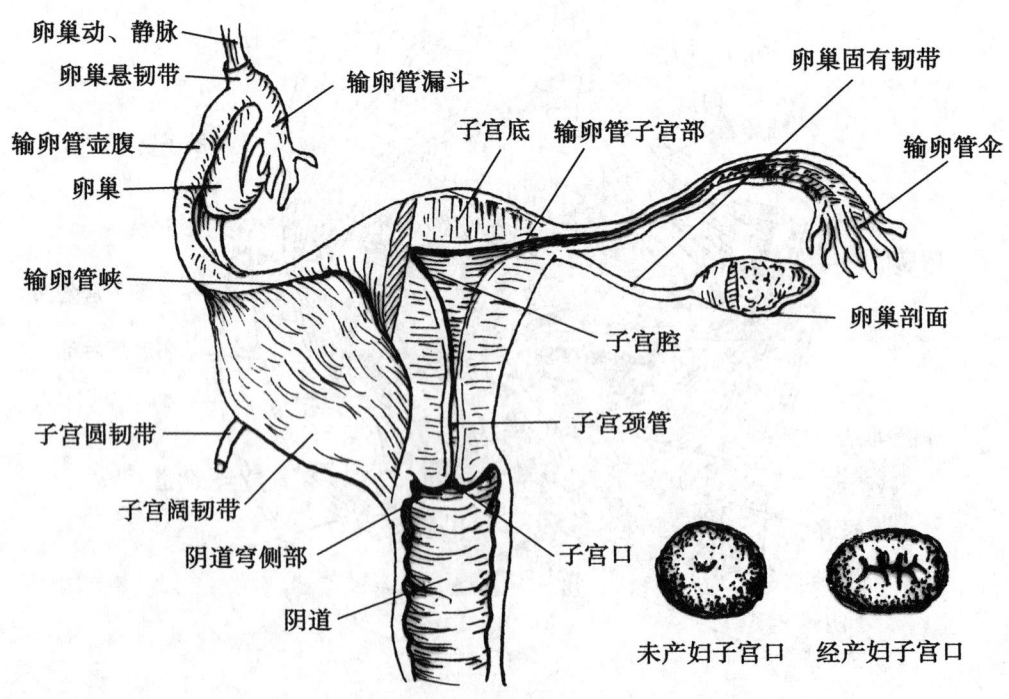

图5-11　女性内生殖器（前面观）

（三）子宫

1. 子宫的形态 子宫 uterus 是孕育胎儿的器官，呈前后略扁的倒置梨形，长 7～8cm，宽 4～5cm，厚 2～3cm。子宫可分为子宫底、子宫体和子宫颈三部分（图 5-11 和图 5-12）。子宫底 fundus of uterus 为位于两侧输卵管子宫口以上的圆凸部分。子宫的下部缩细，称子宫颈 neck of uterus。子宫颈的下 1/3 伸入阴道内，称子宫颈阴道部 vaginal part of cervix；上 2/3 位于阴道以上，称子宫颈阴道上部 supravaginal part of cervix。子宫颈为炎症和肿瘤的好发部位。子宫颈与子宫底之间的部分为子宫体 body of uterus。子宫颈与子宫体连接部稍狭细，称子宫峡 isthmus of uterus，长约 1cm，妊娠后期可延长至 7～11cm，形成"子宫下段"，管壁变薄，剖宫产术常在此处切开子宫取出胎儿。

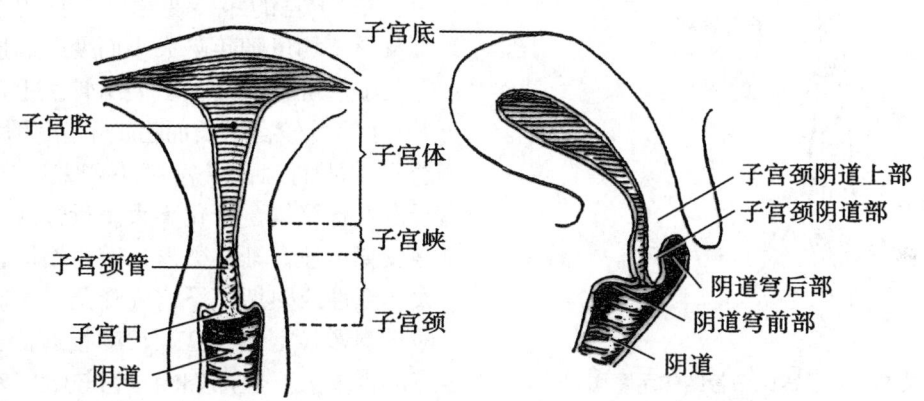

图 5-12 子宫的分部

子宫的内腔分为上、下两部：上部由子宫底和子宫体围成，称子宫腔 cavity of uterus，呈倒置的三角形，底的两侧借输卵管子宫口与输卵管相通；下部位于子宫颈内，称子宫颈管 cervical canal of uterus，呈梭形。子宫颈管的上口通子宫腔，下口通阴道，称子宫口。未产妇的子宫口为圆形，边缘光滑而整齐；经产妇的子宫口呈横裂状，横裂的前、后缘分别称为前唇、后唇，后唇较长，位置也较高。

2. 子宫的位置和固定装置 子宫位于小骨盆腔的中央，前邻膀胱，后邻直肠，下端突入阴道。子宫两侧有输卵管和卵巢，临床上通常称其为子宫附件 uterine appendages。成年未孕女性的子宫底位于小骨盆入口平面以下，子宫颈下端在坐骨棘平面稍上方。成年女性子宫的正常位置呈前倾前屈位。前倾是指整个子宫向前倾斜，子宫体伏于膀胱的上面，子宫的长轴与阴道之间形成向前开放的钝角，稍大于 90°；前屈是指子宫体与子宫颈之间形成凹向前的弯曲。子宫有较大的活动性，膀胱和子宫的充盈程度可影响子宫的位置。

子宫正常位置的维持有赖于盆膈、尿生殖膈的承托和子宫周围韧带的牵引。固定子宫的韧带有以下 4 对：

（1）子宫阔韧带 broad ligament of uterus：子宫阔韧带由子宫前、后面的腹膜自子宫侧壁向两侧骨盆壁延伸而成，可限制子宫向两侧移动。子宫阔韧带的上缘游离，内包输卵管，在韧带内还有卵巢、子宫圆韧带、血管、淋巴管和神经等。子宫阔韧带依其所在部位不同，可分为子宫系膜、输卵管系膜和卵巢系膜（图 5-13）。

（2）子宫圆韧带 round ligament of uterus：为一圆索状结构，起自子宫底的下方，在阔韧带前叶的覆盖下向前外侧行，穿腹股沟管止于大阴唇皮下。该韧带的作用是维持子宫前倾位置。

(3) 子宫主韧带 cardinal ligament of uterus：在子宫阔韧带内，由结缔组织和平滑肌组成，自子宫颈向两侧连于骨盆侧壁，起固定子宫颈、防止子宫下垂的作用。

(4) 子宫骶韧带 uterosacral ligament：由结缔组织和平滑肌组成，起自子宫颈后面，向后绕过直肠两侧附着于骶骨前面，有维持子宫前屈的作用（图 5-14）。

3. 子宫的年龄变化　子宫的位置、大小及形态均可随年龄大小而变化。胎儿及新生儿子宫位置较高，多突出骨盆上口平面之上；子宫颈较宫体长而粗，子宫颈阴道部短；子宫壁薄而扁；子宫底不明显。10岁之前子宫发育缓慢，变化不大。近性成熟期，子宫发育迅速，渐呈梨形，壁也增厚，宫腔扩大。至性成熟期，子宫底隆凸，子宫外口呈横椭圆形，宫体和宫颈长度相近，子宫颈阴道部也增大。经产妇的子宫较大，宫腔扩大呈椭圆形，子宫肌层显著增厚，子宫外口呈

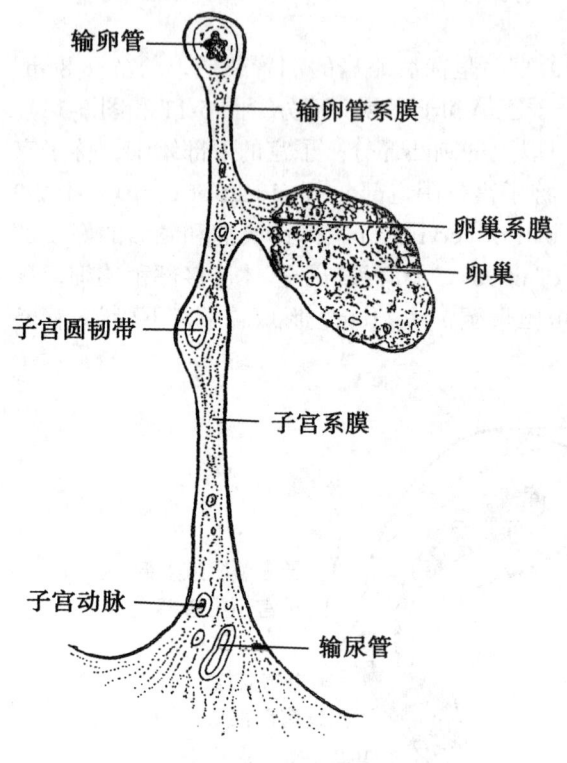

图 5-13　子宫阔韧带结构示意图

横裂状，且不规则。绝经后，子宫萎缩变小，质地较硬，其中宫颈尤为显著；子宫颈阴道部由大变小，而后消失。

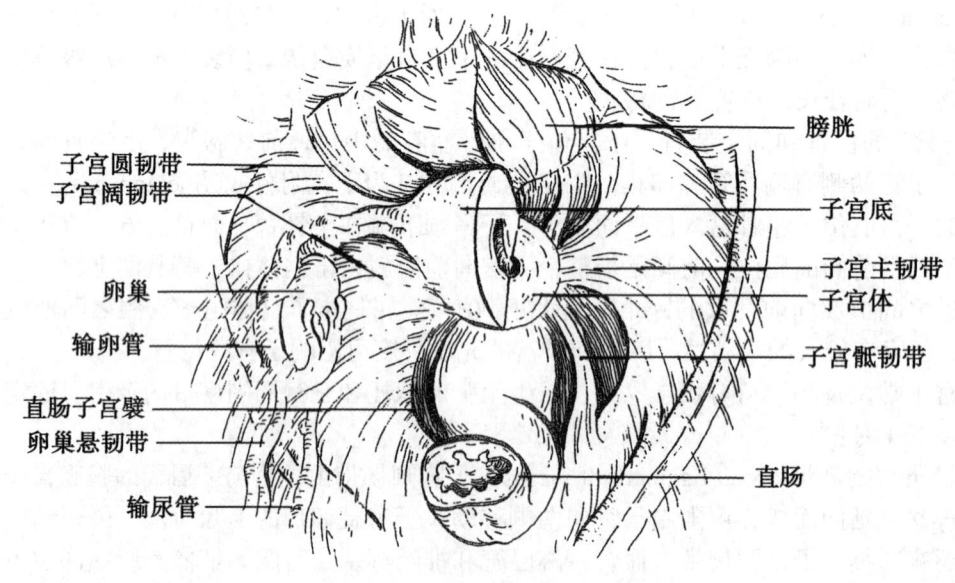

图 5-14　子宫的固定装置模式图

(四)阴道

阴道 vagina 是连接于子宫和外生殖器之间的肌性管道,富有伸展性,是女性的性交器官,也是胎儿娩出及月经排出的通道。阴道位于盆腔内,其前壁较短,长约 6cm,紧邻膀胱和尿道;后壁较长,约 7.5cm,邻靠直肠和肛管。阴道上部较宽阔,呈穹隆状环抱子宫颈阴道部,在子宫颈周围形成环形间隙,称阴道穹 fornix of vagina。阴道穹分前、后和左、右两侧部,其中后部最深。阴道穹后部与直肠子宫陷凹仅隔以阴道壁和腹膜(图 5-10 和图 5-11),临床上腹膜腔内有积液时,可经阴道穹后部进行穿刺或引流,以协助诊断和治疗。阴道下部较窄,借阴道口开口于阴道前庭,阴道口的周围有处女膜 hymen 附着。处女膜破裂后,阴道口的周缘留有处女膜痕。

知识链接　　老年女性为何易患阴道炎

阴道黏膜形成许多横行皱襞,黏膜上皮为非角化的复层扁平上皮。在雌激素的作用下,上皮细胞中出现许多糖原。细胞脱落后,糖原被阴道内的乳酸杆菌分解为乳酸,使阴道内呈弱酸性环境,有防止病原微生物侵入的作用。绝经期后,由于激素水平的下降,上皮内糖原减少,阴道内 pH 值上升。在机体抵抗力低下时,易患老年性阴道炎。

(五)前庭大腺

前庭大腺 greater vestibular gland 又称 Bartholin 腺,为女性生殖系统的附属腺(图 5-15),相当于男性的尿道球腺。前庭大腺成对,形如豌豆,位于阴道口两侧、前庭球的后方。前庭大腺导管开口于阴道口与小阴唇之间的沟内,相当于小阴唇中、后 1/3 交界处,其分泌物有润滑阴道口的作用。

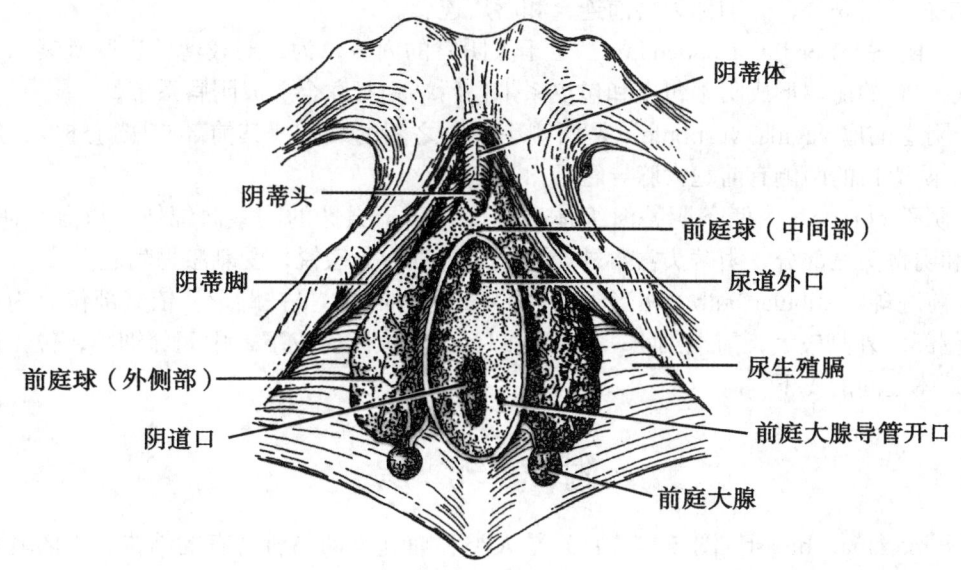

图 5-15　阴蒂、前庭球及前庭大腺

二、外生殖器

外生殖器即女阴 female pudendum，由阴阜、大阴唇、小阴唇、阴道前庭、阴蒂和前庭球等组成（图 5-16）。

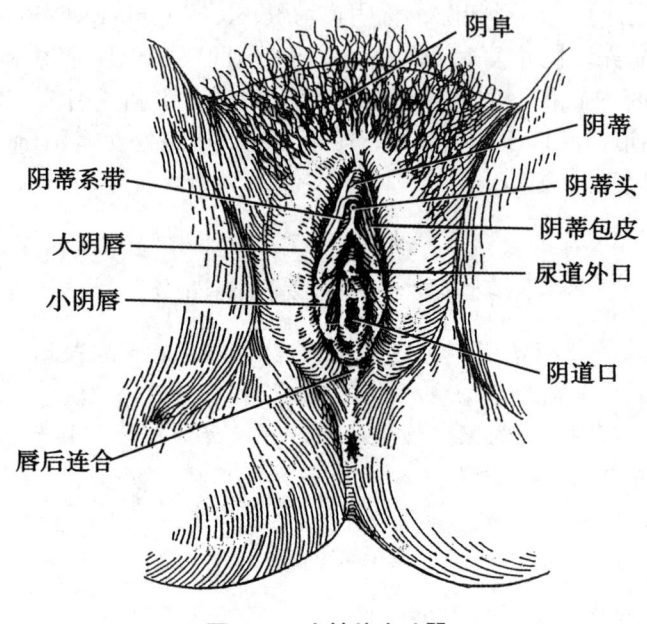

图 5-16 女性外生殖器

1. 阴阜 mons pubis　为耻骨联合前面的皮肤隆起，其深面富含脂肪组织，性成熟后生有阴毛。

2. 大阴唇 greater lip of pudendum　位于阴阜的后下方，是一对纵行的皮肤隆起。其前端和后端左右相互联合，分别称为唇前连合和唇后连合。

3. 小阴唇 lesser lip of pudendum　位于大阴唇的内侧，为一对较薄的皮肤皱襞，其表面光滑。小阴唇的前端形成阴蒂包皮和包皮系带；后端相互联合形成阴唇系带。

4. 阴道前庭 vaginal vestibule　是两侧小阴唇之间的裂隙。其前部有尿道外口，后部是阴道口，阴道口的两侧有前庭大腺导管开口。

5. 阴蒂 clitoris　由两条阴蒂海绵体构成，相当于男性的阴茎海绵体，可分为阴蒂脚、阴蒂体和阴蒂头三部分。阴蒂头富含神经末梢，感觉十分敏锐，受刺激易勃起。

6. 前庭球 vestibular bulb　相当于男性的尿道海绵体，呈铁蹄形，依其部位分为中间部和两外侧部。外侧较大，前端细小，后端钝圆，位于大阴唇皮下；中间部细小，位于尿道外口与阴蒂体之间的皮下。

附一　乳　房

乳房 mamma, breast（图 5-17，18）是人类和哺乳类动物所特有的结构。人的乳房为成对器官，男性乳房不发达。女性乳房为哺乳器官，于青春期开始发育生长，妊娠后期和哺乳期迅速发育增大，并开始分泌乳汁。

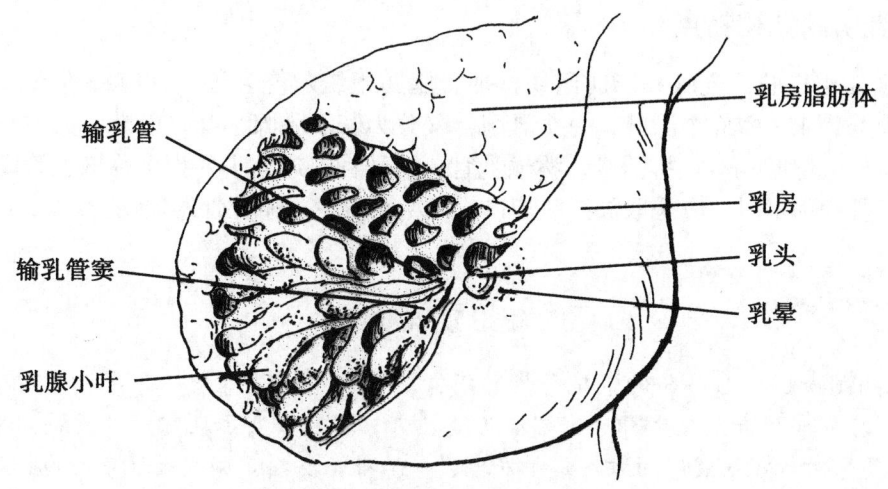

图 5-17 成年女性乳房（前面观）

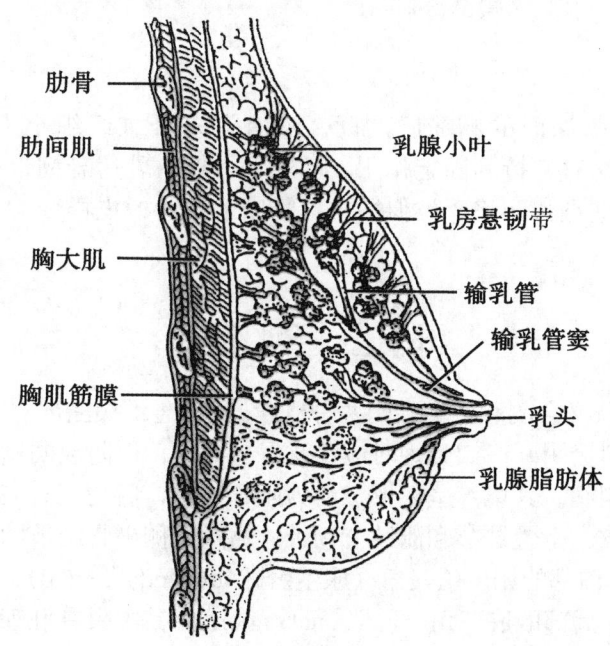

图 5-18 女性乳房矢状切面

一、乳房的位置与形态

乳房位于胸大肌及胸肌筋膜的表面，第 2～6 肋之间，内侧至胸骨旁线，外侧可达腋中线。乳头平第 4 肋间隙或第 5 肋。成年未产妇的乳房呈半球形，紧张而富有弹性。乳房的中央有乳头 mammary papilla，其顶端有输乳管开口。乳头的周围有颜色较深的环形区域，称乳晕 areola of breast。乳晕的皮内有粒状的皮脂腺称乳晕腺，可分泌脂状物质润滑乳头。乳头和乳晕的皮肤较为薄弱，易于损伤。

妊娠后期和哺乳期乳腺增生，乳房迅速增大。停止哺乳以后，乳腺萎缩，乳房变小。老年后萎缩更为明显。

二、乳房的结构特点

乳房主要由皮肤、乳腺和脂肪组织构成。脂肪组织包绕乳腺，并有纤维嵌入乳腺叶之间，将乳腺分为 15～20 个腺叶，每个乳腺叶又分为若干乳腺小叶，以乳头为中心，呈放射状排列。每个乳腺叶均有一排泄管，称输乳管，输乳管在近乳头处膨大称输乳管窦，末端开口于乳头。乳房手术时，应采取放射状切口，以尽量减少对输乳管的损伤。

知识链接

及早发现乳腺癌

乳腺癌是女性排名第一的常见恶性肿瘤，其易发人群是：女性月经初潮过早、绝经晚、超过 40 岁未孕者，或生育后不给婴儿哺乳者。现已证实，乳腺癌的发病与雌激素水平过高有关。对待癌症最好的方法是早发现、早治疗。要指导成年女性不断地进行自我乳房检查，及时发现容易恶变的良性肿瘤，如乳腺纤维腺瘤、乳管内乳头状瘤、乳腺囊性增生病等。特别是乳腺囊性增生病，其癌变率据报告可高达 50%，所以要提高警惕，如有异常应及时去医院检查，以免贻误治疗时机。

乳腺的皮肤与乳腺深面的胸筋膜之间，连有许多纤维组织小束，称乳房悬韧带或 Cooper 韧带。它对乳房有支持和固定作用。乳腺癌早期，乳房悬韧带可受侵犯而缩短，牵拉表面的皮肤产生一些点状凹陷，类似橘皮，临床上称为橘皮样变，是乳腺癌的早期征象之一。

附二 会 阴

会阴 perineum 有狭义会阴和广义会阴两种概念。狭义会阴是指外生殖器与肛门之间的软组织，在女性又称产科会阴。产妇分娩时应注意保护此处，以防会阴撕裂。广义会阴是指封闭骨盆下口的所有软组织。其境界呈菱形，前为耻骨联合，后为尾骨尖，两侧界由前向后依次为耻骨下支、坐骨支、坐骨结节和骶结节韧带。通过两侧坐骨结节的连线，可将其分为两个三角（图 5-19）：即前部的尿生殖三角（尿生殖区 urogenital region），男性有尿道通过，女性有尿道和阴道通过；后部的肛三角（肛区 anal region），其中央有肛管通过。

会阴部的结构，除了男、女外生殖器以外，主要结构是肌肉和筋膜。

一、肛三角

（一）肛三角的肌肉

此区主要的肌是肛提肌和肛门外括约肌。

1. 肛提肌 levator ani　起自盆侧壁的肛提肌腱弓，肌纤维向下内走行，止于肛尾韧带、会阴中心腱及尾骨附近，并在中线对侧的同名肌会合呈漏斗形，构成骨盆底壁的大部分（图 5-20，21）。肛提肌的作用是封闭骨盆下口，承托盆腔器官。

两侧肛提肌以及覆盖在它们上、下面的筋膜，共同构成盆膈，其中部有直肠穿过。

2. 肛门外括约肌 sphincter ani externus　围绕在肛管的最下部，与皮肤紧密结合，向上

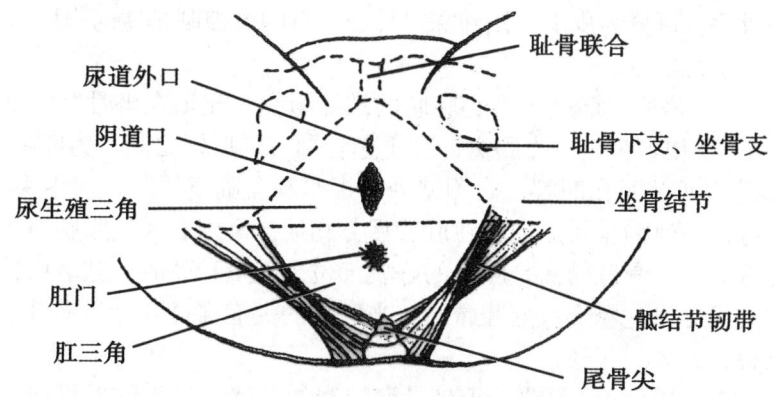

图 5-19 会阴的境界和分部

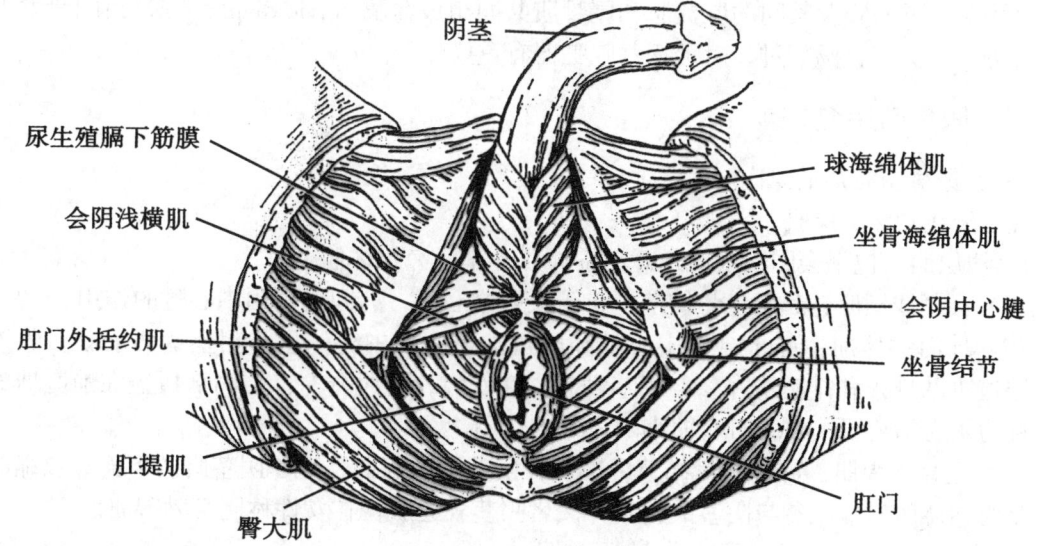

图 5-20 男性会阴肌

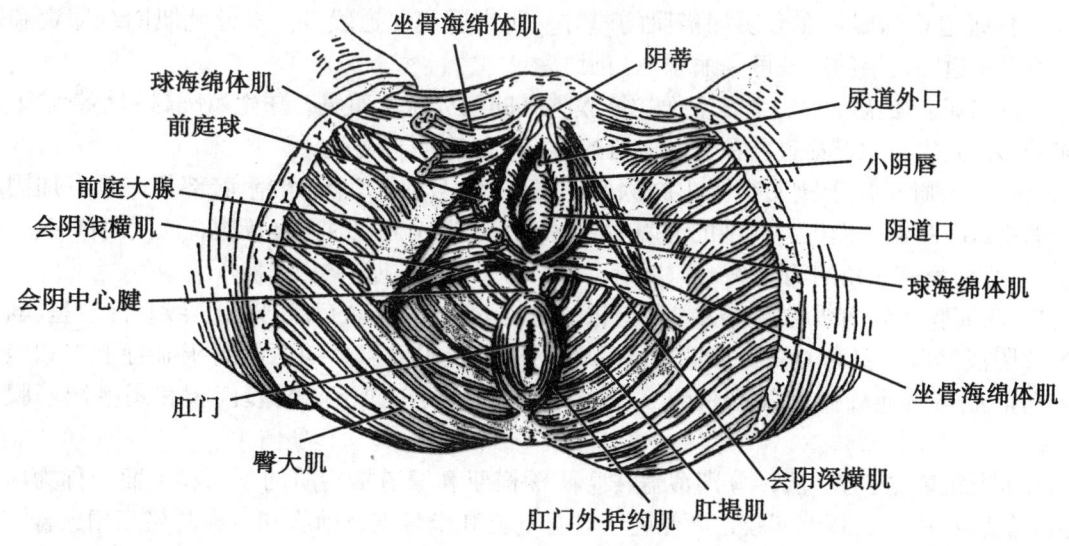

图 5-21 女性会阴肌

与肛门内括约肌重叠，可分为皮下、浅和深三部分，有随意控制排便的作用。

（二）肛三角的筋膜

1. 浅筋膜　肛三角的浅筋膜为富含脂肪的结缔组织，充填在坐骨肛门窝内。坐骨肛门窝 ischioanal fossa，曾用名为坐骨直肠窝，位于坐骨结节与肛门之间，为底朝下的锥形间隙。窝的外侧壁为闭孔内肌及闭孔筋膜，内侧壁为肛提肌和盆膈下筋膜，前界为尿生殖膈后缘，后界为臀大肌下缘。两侧的坐骨肛门窝在肛管后方相通。窝内有大量脂肪组织和会阴部的血管、神经、淋巴管等。坐骨肛门窝是脓肿的好发部位，大量积脓时，脓液可扩散到对侧，形成马蹄形脓肿，亦可穿过盆膈形成盆腔脓肿；当肛窦的炎症穿过肠壁经坐骨肛门窝并穿通皮肤时，可形成肛瘘。

2. 深筋膜　肛三角的深筋膜覆盖于坐骨肛门窝的各壁。衬于肛提肌和尾骨肌下面的筋膜称为盆膈下筋膜；覆盖于肛提肌和尾骨肌上面的筋膜称为盆膈上筋膜，为盆壁筋膜的一部分。盆膈上、下筋膜及其间的肛提肌和尾骨肌共同组成盆膈 pelvic diaphragm，封闭骨盆下口的大部分，中央有直肠穿过，对承托盆腔脏器有重要作用。

二、尿生殖三角

（一）尿生殖三角的肌肉

此区分浅、深 2 层肌。

1. 浅层肌　包括会阴浅横肌、球海绵体肌和坐骨海绵体肌。

（1）会阴浅横肌：起于坐骨结节，止于会阴中心腱，有固定会阴中心腱的作用。

（2）球海绵体肌：起于会阴中心腱和尿道球下面的中缝，止于阴茎背面筋膜。收缩时压迫尿道协助排尿和排精，并参与阴茎勃起。在女性，此肌分左、右两部覆盖在前庭球的表面，称为阴道括约肌，收缩时有缩小阴道口的作用。

（3）坐骨海绵肌：起于坐骨结节，覆盖在阴茎脚的表面，止于阴茎脚的下面。收缩时压迫阴茎海绵体的根部，参与阴茎的勃起，又名阴茎勃起肌，在女性称阴蒂勃起肌。

2. 深层肌　有会阴深横肌和尿道括约肌。

（1）会阴深横肌：肌束横行，张于两坐骨结节之间，封闭尿生殖三角的后部。

（2）尿道括约肌：在会阴深横肌的前方，肌束围绕尿道膜部。女性此肌围绕尿道和阴道，称为尿道阴道括约肌，可紧缩尿道和阴道。

上述二肌及覆盖在它们上、下面的筋膜，共同构成尿生殖膈。尿生殖膈封闭小骨盆下口的前下部，其中有尿道穿过；在女性尿道的后方，还有阴道通过。

会阴中心腱是位于狭义会阴皮肤深面的腱性组织，是多个肌的附着部位，具有加固盆底、承托盆内脏器的作用。女性的会阴中心腱较为发达，分娩时一旦撕裂，应及时修补。

（二）尿生殖三角的筋膜

1. 浅筋膜　分为 2 层，浅层富含脂肪，与腹下部和股部的浅筋膜相延续。深层呈膜状，称为会阴浅筋膜，又称 Colles 筋膜，向后附于尿生殖膈后缘，向两侧附于耻骨下支和坐骨支，向前上与腹前外侧壁浅筋膜的 Scarpa 筋膜相延续，向下与阴囊肉膜和阴茎浅筋膜相延续。

2. 深筋膜　亦分 2 层，分别覆盖在会阴深横肌和尿道括约肌的下面和上面，称为尿生殖膈下筋膜和尿生殖膈上筋膜；两侧附于耻骨下支和坐骨支，前缘和后缘两层互相愈合。尿生殖膈上、下筋膜及其间的会阴深横肌和尿道括约肌共同组成尿生殖膈 urogenital diaphragm，封闭盆膈裂孔。男性尿道及女性尿道和阴道穿过尿生殖膈。尿生殖膈有加强盆底，协助承托盆腔脏器的作用。会阴浅筋膜与尿生殖膈下筋膜之间围成会阴浅隙 superficial perineal space，内有尿生殖三角的浅层肌、男性的阴茎根、女性的阴蒂脚、前庭球和前庭大腺等结构。尿生殖膈上、下筋膜之间的间隙称会阴深隙 deep perineal space，内有尿生殖三角的深层肌、尿道膜部和尿道球腺等结构（图5-22）。

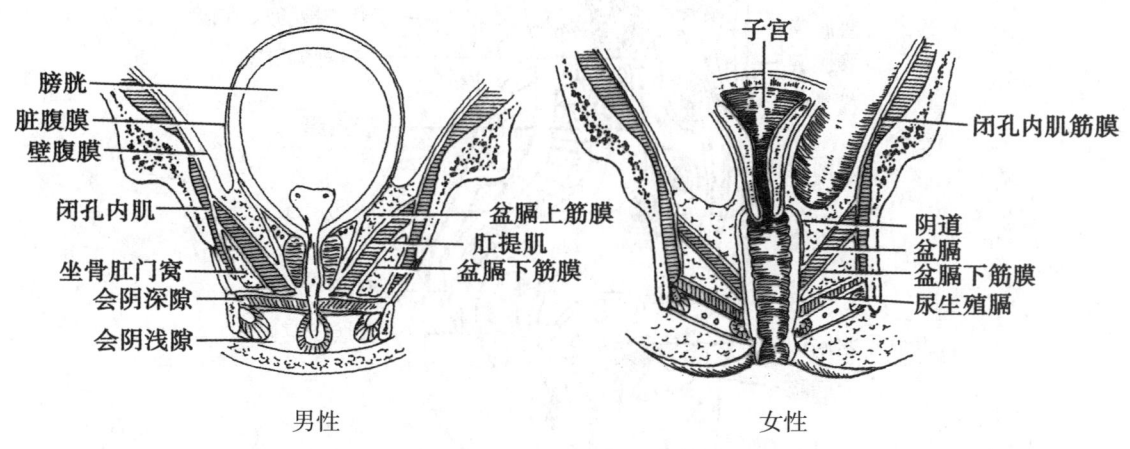

图5-22 盆腔冠状切面模式图（通过尿生殖三角）

（李思忠）

附三 腹 膜

一、腹膜与腹膜腔

腹膜 peritoneum 为覆盖于腹、盆腔壁内和腹、盆腔脏器表面的一层薄而光滑的浆膜，由间皮和少量结缔组织构成，呈半透明状。衬于腹、盆腔壁内面的腹膜称壁腹膜 parietal peritoneum，由壁腹膜反折并覆盖于腹、盆腔脏器表面的腹膜称脏腹膜 visceral peritoneum（图5-23）。壁腹膜和脏腹膜互相延续、移行，共同围成不规则的、潜在的腔隙，称腹膜腔 peritoneal cavity。男性腹膜腔为一封闭的腔隙；女性腹膜腔则借输卵管的腹腔口与外界相通。所以，女性更易发生腹膜腔感染。壁腹膜较厚，与腹、盆腔壁之间有一层疏松结缔组织，称腹膜外组织 extraperitoneal tissue。腹后壁和腹前壁下部的腹膜外组织中含有较多脂肪，临床上亦叫腹膜外脂肪。脏腹膜紧贴脏器表面，从组织结构和功能方面都可视为脏器的一部分，如胃和肠壁的脏腹膜即为该器官的外膜。

腹膜的功能涉及很多方面，有分泌、吸收、保护、支持、防御、修复等。①分泌功能：腹膜可分泌少量浆液（100～200ml），减少摩擦，保护脏器。②腹膜可支持和固定脏器。③吸收功能：腹腔内含有许多液体和空气等。腹膜的上腹部，特别是膈下区的腹膜吸收能力较强，所以腹膜炎症或手术后的患者多采取半卧位，以减缓腹膜对有害物质的吸收，保护机体。④防御功能：腹膜腔内浆液中含有大量巨噬细胞，可吞噬细菌和有害物质。⑤修复功能：腹膜有较强的修复和再生能力，所分泌的浆液中含有纤维素，其粘连作用可促进伤口愈合和炎症局限化。但若手术创伤过大，处理不当可能导致脏器粘连，如肠梗阻等。

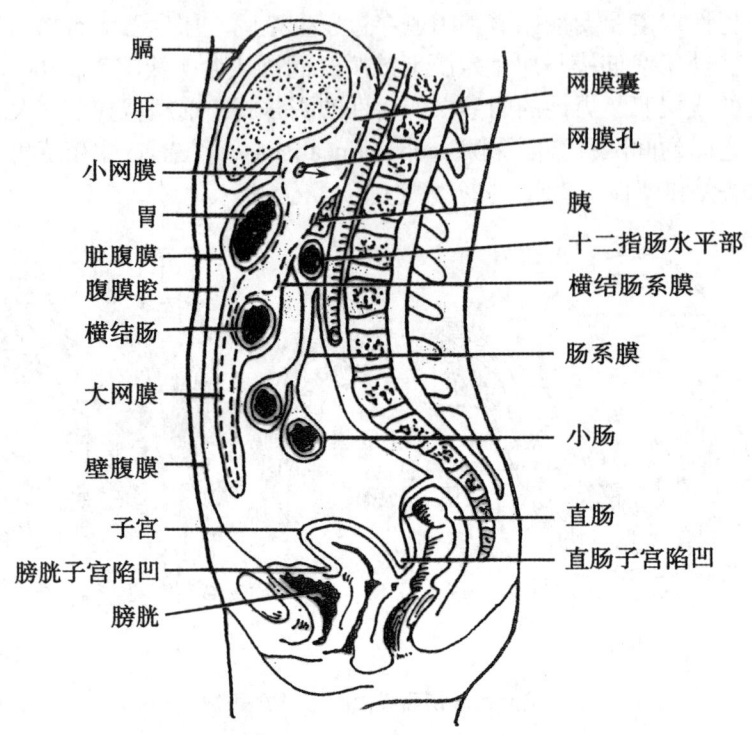

图 5-23　腹膜腔正中矢状面模式图（女性）

二、腹膜与腹、盆腔脏器的关系

根据脏器被腹膜覆盖的程度不同，可将腹、盆腔脏器分为三类，即腹膜内位、间位和外位器官（图 5-23）。

（一）腹膜内位器官

表面几乎都被脏腹膜所覆盖的器官为腹膜内位器官，包括胃、十二指肠上部、空肠、回肠、盲肠、阑尾、横结肠、乙状结肠、脾、卵巢和输卵管。

（二）腹膜间位器官

大部分被腹膜覆盖的器官为腹膜间位器官，包括肝、胆囊、升结肠、降结肠、子宫、充盈的膀胱和直肠上段。

（三）腹膜外位器官

仅一面被腹膜覆盖的器官为腹膜外位器官，包括肾、肾上腺、输尿管、空虚的膀胱、十二指肠降部、下部和升部，直肠中、下段及胰。这些器官大多位于腹膜后间隙，临床上又称腹膜后位器官。

三、腹膜形成的结构

壁腹膜与脏腹膜之间，或脏腹膜之间互相反折移行，因此形成许多结构，包括网膜、系膜、韧带、陷凹等。这些结构不仅对器官起着连接和固定的作用，也是血管、神经等进入脏器的途径。

（一）网膜

网膜 omentum　是与胃小弯和胃大弯相连的双层腹膜，其间有血管、神经、淋巴管和结缔组织等（图5-24）。

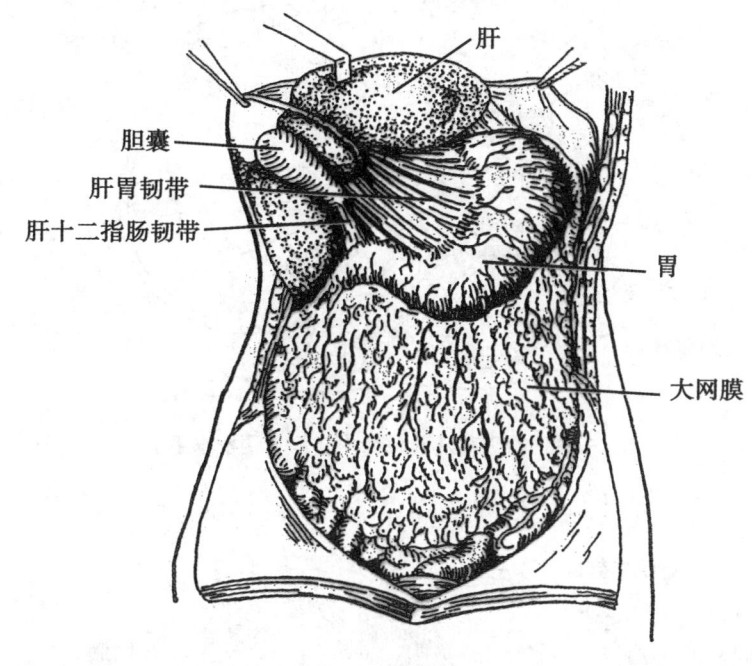

图5-24 网膜

1．小网膜 lesser omentum 是由肝门向下移行于胃小弯和十二指肠上部的双层腹膜结构。从肝门连于胃小弯的部分称肝胃韧带 hepatogastric ligament，其内含有胃左、右血管，胃上淋巴结及支配胃的神经等。从肝门连于十二指肠上部的部分称肝十二指肠韧带 hepatoduodenal ligament，其内有右前方胆总管、左前方肝固有动脉以及两者后方的肝门静脉，上述结构周围有淋巴管、淋巴结和神经丛伴行。小网膜的右缘游离，其后方为网膜孔，经此孔可进入网膜囊。

2．大网膜 greater omentum 形似围裙，覆盖于空、回肠和横结肠的前方。其形成过程是由构成小网膜的两层腹膜分别贴被胃和十二指肠上部的前、后两面向下延伸，至胃大弯处互相愈合，形成大网膜的前两层。后者降至脐平面稍下方，然后向后反折向上，形成大网膜的后两层，连于横结肠，形成横结肠的脏腹膜并叠合成横结肠系膜，最终贴于腹后壁。大网膜前两层与后两层之间的潜在性腔隙是网膜囊的下部，随着年龄的增长，大网膜前两层和后两层常粘连愈合，致使其间的网膜囊下部消失，而连于胃大弯和横结肠之间的大网膜前两层则形成胃结肠韧带 gastrocolic ligament。

大网膜中含有丰富的脂肪和巨噬细胞，后者有重要的防御功能。当腹膜腔内有炎症时，大网膜可包围病灶以防止炎症扩散蔓延。小儿的大网膜较短，一般在脐平面以上，因此当阑尾炎或其他下腹部炎症时，病灶区不易被大网膜包裹而局限化，常导致弥漫性腹膜炎。

3．网膜囊和网膜孔 网膜囊 omental bursa 是小网膜和胃后壁与腹后壁的腹膜之间的一个扁窄间隙（图5-23，25），又称小腹膜腔，为腹膜腔的一部分。网膜囊的前壁为小网膜、胃后壁的腹膜和胃结肠韧带；后壁为横结肠及其系膜以及覆盖在胰、左肾、左肾上腺等处的腹膜；上壁为肝尾状叶和膈下方的腹膜；下壁为大网膜前、后层的愈合处。网膜囊的左侧为脾、胃脾韧带和脾肾韧带；右侧借网膜孔通腹膜腔的其余部分。

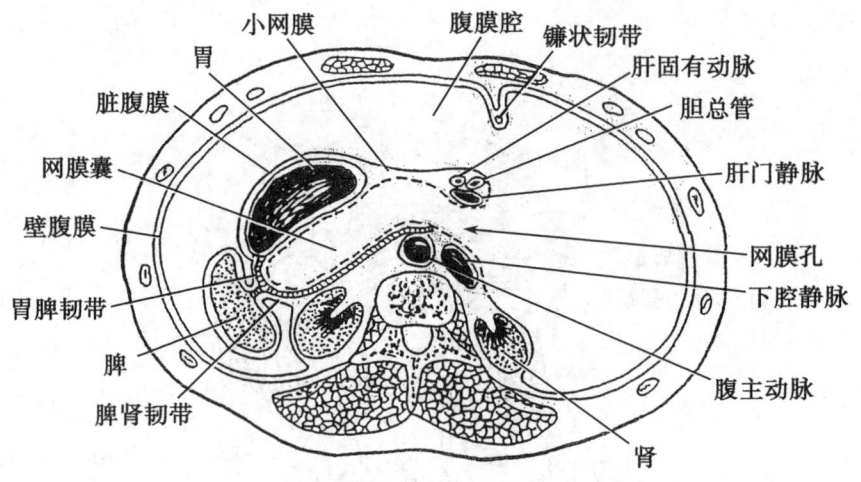

图 5-25 网膜孔及网膜囊（经第 1 腰椎水平）

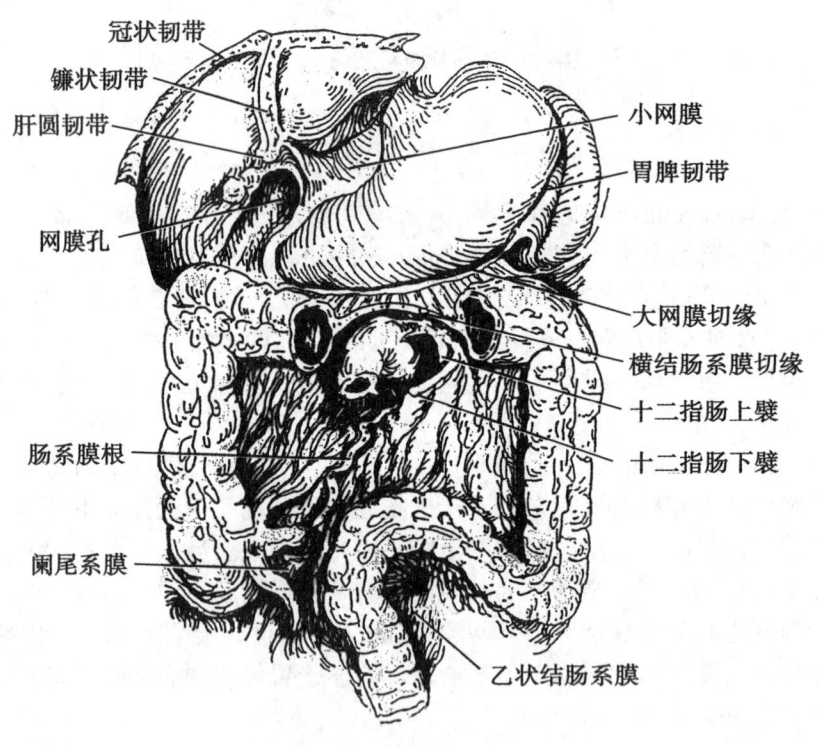

图 5-26 腹膜形成的结构

网膜孔 omental foramen（Winslow 孔）的高度约在第 12 胸椎至第 2 腰椎椎体的前方，成人可容纳 1～2 指通过。其上界为肝尾状叶，下界为十二指肠上部，前界为肝十二指肠韧带，后界为覆盖在下腔静脉表面的腹膜。手术时，遇有外伤性肝破裂或肝门附近动脉出血，可将示指伸入孔内，拇指在小网膜游离缘前方加压，进行暂时止血。

网膜囊是腹膜腔的一个盲囊，位置较深，毗邻关系复杂，器官的病变相互影响。当胃后壁穿孔或某些炎症导致网膜囊内积液（脓）时，早期常局限于囊内，给诊断带来一定困难。

晚期，或因体位变化，脓液可经网膜孔流到腹膜腔的其他部位，引起炎症扩散。

（二）系膜

由壁、脏腹膜相互延续移行形成，将器官固定于腹、盆壁的双层腹膜结构称系膜，其内含有营养该器官的血管、神经及淋巴管和淋巴结等。主要的系膜包括肠系膜、阑尾系膜、横结肠系膜和乙状结肠系膜等。凡是有系膜的器官都属于腹膜内位器官（图5-26）。

1．肠系膜 mesentery 是将空肠和回肠固定于腹后壁的双层腹膜结构，其附着于腹后壁的部分称肠系膜根 root of mesentery，长约15cm，起自第2腰椎左侧，斜向右下跨过脊柱及其前方结构，止于右骶髂关节前方。肠系膜的肠缘长达5～7m，由于肠系膜根和肠缘的长度相差很多，所以肠系膜整体呈扇形，其内部含有肠系膜上血管及其分支、淋巴管、淋巴结、神经丛和脂肪等。

由于肠系膜较长，故肠管活动度很大。但是活动异常时易发生肠扭转、肠套叠等急腹症。

2．阑尾系膜 mesoappendix 呈三角形，是阑尾与肠系膜下端之间的三角形双层腹膜。阑尾的血管走行于系膜的游离缘，故阑尾切除时，应从系膜游离缘进行血管结扎。

3．横结肠系膜 transverse mesocolon 是将横结肠连于腹后壁的横位双层腹膜结构，其根部起自结肠右曲，向左跨过右肾中部、十二指肠降部、胰头等器官的前方，沿胰前缘达到左肾前方，直至结肠左曲。横结肠系膜内含有中结肠血管及其分支、淋巴管、淋巴结和神经丛等。此系膜将腹膜腔划分为结肠上区和结肠下区。

4．乙状结肠系膜 sigmoid mesocolon 是将乙状结肠固定于左髂窝和骨盆左后壁的双层腹膜结构。该系膜较长，故乙状结肠活动度较大，因而易发生肠扭转。系膜内含有乙状结肠动、静脉，直肠上动静脉，淋巴管，淋巴结和神经丛等。

（三）韧带

连接腹、盆壁与脏器之间或连接相邻脏器之间的双层腹膜结构，少数由单层腹膜构成，对脏器有固定作用。有的韧带内含有血管和神经等（图5-26）。

1．肝的韧带 脏面有肝胃韧带、肝十二指肠韧带和肝圆韧带；膈面有镰状韧带、冠状韧带和左、右三角韧带。

镰状韧带 falciform ligament of liver 呈矢状位，是上腹前壁和膈下面连于肝上面的双层腹膜结构，位于前正中线右侧，侧面观形似镰刀。镰状韧带下缘游离并增厚，由脐连于肝下面的肝圆韧带裂，内含肝圆韧带 ligamentum teres hepatis，后者乃胚胎时期脐静脉闭锁后的遗迹。

冠状韧带 coronary ligament 呈冠状位，由膈下面的壁腹膜反折至肝膈面所形成的双层腹膜组成。前层向前与镰状韧带相延续，前、后两层之间无腹膜被覆的肝表面称肝裸区 bare area of liver。冠状韧带左、右两端，前、后两层彼此黏合增厚，形成左、右三角韧带。

2．脾的韧带 包括胃脾韧带、脾肾韧带。胃脾韧带 gastrosplenic ligament 是连于胃底和胃大弯上部与脾门之间的双层腹膜结构，向下与大网膜左侧部相延续。内含胃短血管和胃网膜左血管及淋巴管、淋巴结等。脾肾韧带 splenorenal ligament 为脾门至左肾前面的双层腹膜结构，内含胰尾、脾血管，以及淋巴结、神经等。此外，在膈与结肠左曲之间还有膈结肠韧带 phrenicocolic ligament，固定结肠左曲，承托脾。

3．胃的韧带 除之前叙述的肝胃韧带、胃脾韧带、胃结肠韧带之外，还包括胃膈韧带 gastrophrenic ligament，后者是胃贲门左侧和食管腹段连于膈下面的腹膜结构。

（四）陷凹

腹膜皱襞是由腹、盆壁与脏器之间或脏器与脏器之间腹膜形成的隆起，其深部常有血管走行。在皱襞之间或皱襞与腹、盆壁之间形成的腹膜凹陷称隐窝，较大的隐窝称陷凹。

腹膜陷凹为腹膜在盆腔脏器之间移行反折所形成，多位于盆腔内。男性在膀胱与直肠之间有直肠膀胱陷凹 rectovesical pouch，凹底距肛门约 7.5 cm。女性在膀胱与子宫之间有膀胱子宫陷凹 vesicouterine pouch，在子宫与直肠之间有直肠子宫陷凹 rectouterine pouch（图 5-23），后者又称 Douglas 腔，较深，凹底距肛门约 3.5 cm，与阴道穹后部之间仅隔以阴道后壁和腹膜。站立或坐位时，男性的直肠膀胱陷凹和女性的直肠子宫陷凹是腹膜腔的最低部位，故腹膜腔内的积液多聚积于此，临床上可通过直肠穿刺和阴道穹后部穿刺对疾病进行诊断和治疗。

（程艳华）

小结

生殖系统分为男性生殖系统和女性生殖系统。男性生殖腺是睾丸，具有产生精子及分泌雄性激素的作用，左、右各一，位于阴囊。附睾位于睾丸上后方，具有贮存、营养精子，并促使其成熟的功能。附睾尾反折向上延续为输精管。输精管分睾丸部、精索部、腹股沟管部和盆部。睾丸上端至腹股沟深环之间柔软的圆索状结构称精索，其主要内容为输精管，睾丸动脉，蔓状静脉丛，输精管动、静脉，神经，淋巴管和腹膜鞘突等。前列腺是不成对的实质性器官，位于膀胱与尿生殖膈之间，尿道贯穿其中，其分泌物是精液的主要成分。阴囊位于阴茎后下方。阴囊肉膜平滑肌的舒缩可调节阴囊内温度，以适应精子的发育。阴茎由 3 条海绵体，外包皮肤、筋膜而成。男性尿道具有排尿和排精的双重功能，全程分为前列腺部、膜部和海绵体部。临床上将尿道的前列腺部和膜部称为后尿道，海绵体部称前尿道。男性尿道的整个行程中有 3 个狭窄，分别在尿道内口、尿道膜部和尿道外口，2 个弯曲分别是耻骨下弯和耻骨前弯。

女性生殖系统包括内生殖器与外生殖器。女性生殖腺是卵巢，具有产生卵子、排卵及分泌性激素等功能，位于卵巢窝内。其正常位置主要依赖于卵巢悬韧带和卵巢固有韧带的固定。输卵管连于子宫底两侧，长 10～14cm，分子宫部、峡部、壶腹部和漏斗部，末端有输卵管伞，并借输卵管腹腔口通向腹膜腔。临床上将卵巢和输卵管合称为子宫附件。子宫为中空肌性器官，壁厚腔小。子宫位于盆腔的中央部，介于膀胱与直肠之间，成人子宫呈前后略扁的倒置梨形。子宫内腔上端两侧通输卵管，下通阴道。正常成年女性子宫位置呈前倾前屈位，维持子宫处于正常位置主要通过子宫周围的韧带实现。阴道是连接子宫与外生殖器的肌性管道。

（李思忠）

第六章 脉管系统

<table>
<tr><td rowspan="3">学习目标</td><td>1. 掌握心血管系统的组成；体、肺循环的概念；心的位置、外形及各腔的形态；心传导系统的组成；心的体表投影；主动脉的位置、分部及各部的分布范围；上、下肢浅静脉的名称、位置和注入部位；肝门静脉的组成、属支、收纳范围，其与上、下腔静脉间吻合部位、交通途径及其临床意义。淋巴系统的组成和功能；胸导管的起始、组成及收受范围；腋淋巴结、腹股沟浅淋巴结的位置和收受范围；脾的位置和形态。</td></tr>
<tr><td>2. 熟悉心壁的结构特点；左、右冠状动脉的起始、行程、分布；头颈、上肢、胸部、腹部、盆部和下肢动脉主干的名称及分布范围；上、下腔静脉的组成和收集范围；颈内静脉的主要属支。全身淋巴干的名称及收集范围；乳突淋巴结、下颌下淋巴结、颈外侧浅淋巴结的位置和收受范围。</td></tr>
<tr><td>3. 了解动脉、静脉的概念；血管吻合、侧支循环的概念；心包和心包腔；心静脉回流；动脉的分布规律；肺动脉干的位置、分支；腹腔干，肠系膜上、下动脉的主要分支及分布范围；颈动脉窦、颈动脉小球的概念。右淋巴导管的组成及收受范围。胃、直肠和子宫等重要脏器的淋巴回流。胸腺的位置、功能。</td></tr>
</table>

脉管系统 vascular system 由一套密闭、连续的管道系统组成，分布于全身各处。依据管道内流动的液体性质不同，分为心血管系统和淋巴系统两部分，心血管系统由心、动脉、毛细血管和静脉组成，内有循环流动的血液。淋巴系统由淋巴管道、淋巴器官和淋巴组织构成，淋巴管道中有向心流动的淋巴液。淋巴系统与静脉相连通，最终将淋巴送入静脉血中，故淋巴系统是心血管系统静脉部分的辅助回流管道。

脉管系统的主要功能是在神经、体液的调节下，将消化吸收的营养物质、吸收的氧气及内分泌器官和组织所分泌的激素运送到全身器官的组织和细胞，同时将组织和细胞产生的代谢产物及二氧化碳经肾、肺及皮肤排出，以完成机体正常的新陈代谢，维持人体内、外环境的相对稳定。淋巴系统内的淋巴器官和淋巴组织产生的淋巴细胞和淋巴细胞产生的抗体，参加机体的免疫反应，构成人体的免疫防御体系。

第一节 心血管系统

一、概述

（一）心血管系统的组成

心血管系统 cardiovascular system 包括心、动脉、毛细血管和静脉。

1. 心 heart 是中空的肌性器官，是连接动、静脉的枢纽和心血管系统的"动力泵"。心内部被心间隔分为互不相通的左、右两半，每半又各分为心房和心室，故心有四个腔：左心房、左心室、右心房和右心室。同侧的心房和心室借房室口相通，房室口处有瓣膜附着，防止血液逆流。静脉连于心房，动脉连于心室。

2. 动脉 artery 是将血液由心室运送至全身各器官的管道。动脉管壁较厚，由内膜、中膜、外膜3层构成。动脉壁的结构与其功能密切相关，当心室收缩时，管壁被动扩张；当心室舒张时，管壁内的弹性纤维则主动回缩，推动血液继续向前流动。自左、右心室发出的动脉在行程中不断分支，越分越细，管壁逐渐变薄，最后移行于毛细血管。

3. 毛细血管 capillary 是连接动、静脉末梢间的管道，分布于除软骨、角膜、晶状体、毛发、牙釉质和被覆上皮以外的全身各处。毛细血管数量多、管壁薄、通透性大，管内血流缓慢，彼此吻合成网，是血液与血管外组织液进行物质交换的场所。

4. 静脉 vein 是引导血液返回心的血管。组织间隙中的毛细血管汇合成小静脉；小静脉逐渐汇合成中静脉、大静脉，最后注入心房。静脉管壁较薄、弹性小，管腔大，属支多，血容量大。静脉壁内有静脉瓣，为静脉内膜形成的皱襞，薄而柔软，形似袋口朝向心脏的半月状小袋，有防止血液逆流，促使静脉血向心回流的作用。凡在站立时血液回流较困难的部位（如四肢），静脉瓣的数目就多；反之，则瓣膜甚少，如头颈部的静脉。静脉可分为浅静脉和深静脉，浅静脉位于皮下，最终注入深静脉；深静脉与同名动脉伴行。

（二）血液循环

血液由心室射出，经动脉、毛细血管和静脉返回心房，这种周而复始的循环流动称血液循环。根据循环途径的不同可将血液循环分为体循环和肺循环（图6-1）。

1. 体循环 systemic circulation 当左心室收缩时，富含氧和营养物质的动脉血自左心室射出，经主动脉及其各级分支，到达全身各部的毛细血管。血液在此与周围的组织和细胞进行物质交换和气体交换，血液中的营养物质和氧气被细胞和组织吸收，组织、细胞的代谢产物和二氧化碳等则进入血液。血液由鲜红色的动脉血变为暗红色的静脉血，再经各级静脉，最后经上、下腔静脉流回右心房。血液沿上述途径的循环称体循环或大循环 greater circulation。体循环的特点是路程长，流经范围广，主要把营养物质和氧气输送到全身各部，而将代谢产物运回心脏。

2. 肺循环 pulmonary circulation 体循环返回心脏的血液从右心房流入右心室。右心室收缩时，血液从右心室射入肺动脉 pulmonary artery，经反复分支最后到达肺泡壁的毛细血管网。在此进行气体交换，排出二氧化碳，吸进氧气，使静脉血变成含氧丰富的动脉血，经肺静脉回流入左心房，再至左心室。血液沿上述途径的循环，称为肺循环或小循环 lesser circulation。肺循环的特点是路程短，只通过肺，主要是进行气体交换，使静脉血变成含氧丰富的动脉血。

（三）血管吻合与侧支循环

在人体内，血液除经动脉、毛细血管、静脉流动外，动脉与动脉、静脉与静脉，甚至动脉与静脉之间还可不经过毛细血管，彼此直接连通，形成血管吻合 vascular anastomosis。动脉之间有动脉网和动脉弓，静脉之间有静脉网和静脉丛，小动脉和小静脉之间有动静脉吻合，以发挥缩短循环途径，保证局部血液供应，调节血液流量和流速的作用。常见的吻合类型有（图6-2）：

1. 动脉间吻合 在经常活动或易受压的部位（如关节周围、足跟部等），邻近的多条动

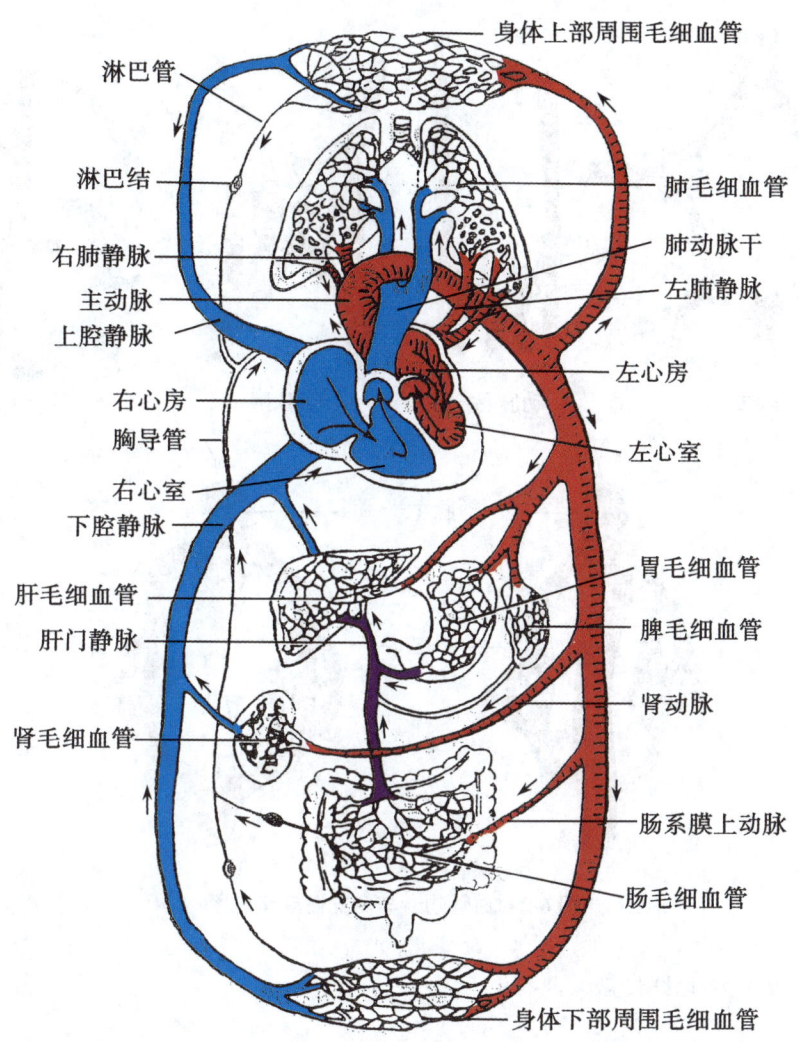

图 6-1 血液循环模式图

脉分支间常互相吻合成动脉网；两条不同来源的动脉干及其分支之间也可借交通支相连，如脑底动脉环，胃大、小弯侧的动脉弓，以及掌深弓、掌浅弓等。这些吻合具有缩短循环途径、缩短循环时间和调节局部血流量的作用。

2．静脉间吻合　静脉吻合远比动脉丰富，除具有和动脉相似的吻合形式外，还常在脏器周围或脏器壁内形成丰富的静脉丛，以保证在脏器局部受压时血流通畅。

3．动静脉吻合　在体内的许多部位，如指尖、趾端、唇、鼻、外耳皮肤和生殖器勃起组织等处，小动脉和小静脉之间借吻合支直接相连，形成动静脉吻合。这种吻合有缩短循环途经、调节局部血流量和温度的生理作用。

4．侧支吻合　有的血管干在行程中发出与其平行的侧副管。发自主干不同高度的侧副管彼此吻合，称侧支吻合 collateral anastomosis。正常状态下，侧副管比较细小，但当主干阻塞时，侧副管的血流量则逐渐增加，口径亦缓慢增大，血液可经扩大的侧支吻合到达阻塞以下的血管主干，使血管受阻区的血液循环得到不同程度的代偿。这种通过侧支建立的循环途径称侧支循环 collateral circulation 或侧副循环。侧支循环的建立对于保证器官在病理状态下

143

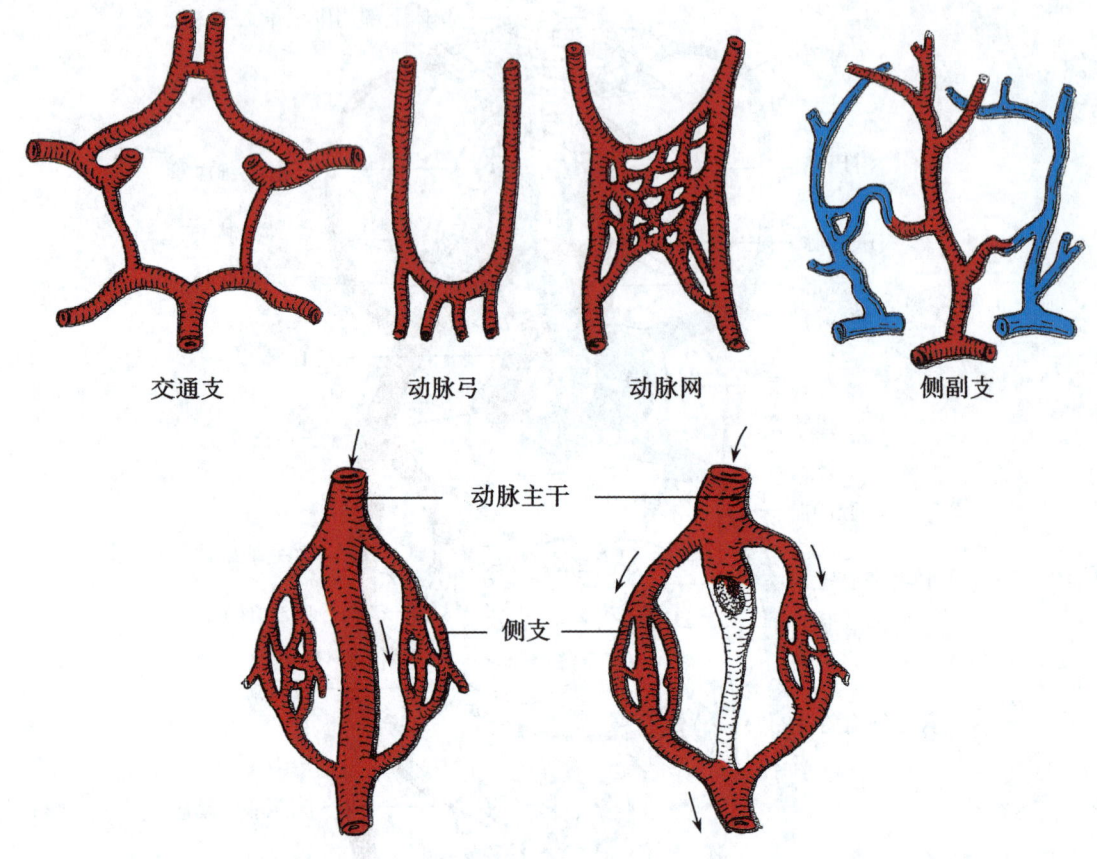

图 6-2 血管吻合与侧支循环示意图

的血液供应具有十分重要的意义。

二、心

(一) 心的位置和毗邻

心是血液循环的动力器官,位于胸腔内,形似倒置的、前后稍扁的圆锥体。心的大小与本人握紧的拳头相似,国人成年男性正常心重 284±50g,女性 258±49g。心的重量、大小可因年龄、身高、体重和体力活动多少等因素的影响而有一定的变化,一般认为不超过 350g 者均属正常。

心位于两肺之间,约 2/3 在前正中线左侧,1/3 在前正中线右侧。前方对向胸骨体和第 2~6 肋软骨;后方平对第 5~8 胸椎;两侧与纵隔胸膜和肺相邻;上方为出入心的大血管;下方邻接膈,为心包所包裹(图 6-3)。

(二) 心的外形

心可分为一尖、一底、两面和三缘,表面尚有四沟(图 6-4,5)。

心尖 cardiac apex　圆钝、游离,由左心室构成。朝向左前下方,贴近左胸前壁,在左侧第 5 肋间隙锁骨中线内侧 1~2cm 处可扪及心尖搏动。

心底 cardiac base　朝向右后上方,大部分由左心房构成,小部分由右心房构成。上、下腔静脉分别从上、下方注入右心房;左、右肺上、下肺静脉分别从两侧注入左心房。心底后

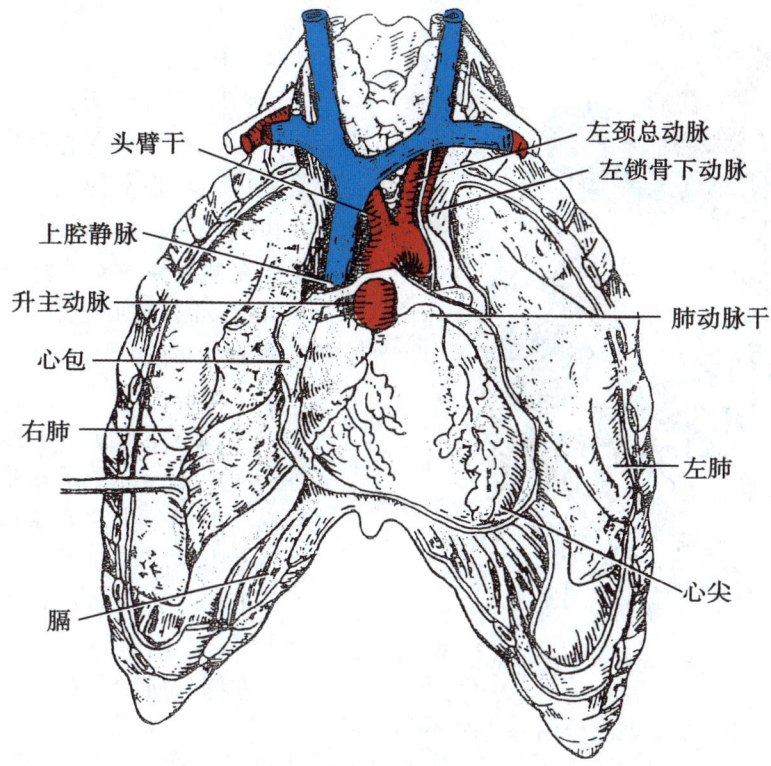

图 6-3　心的位置

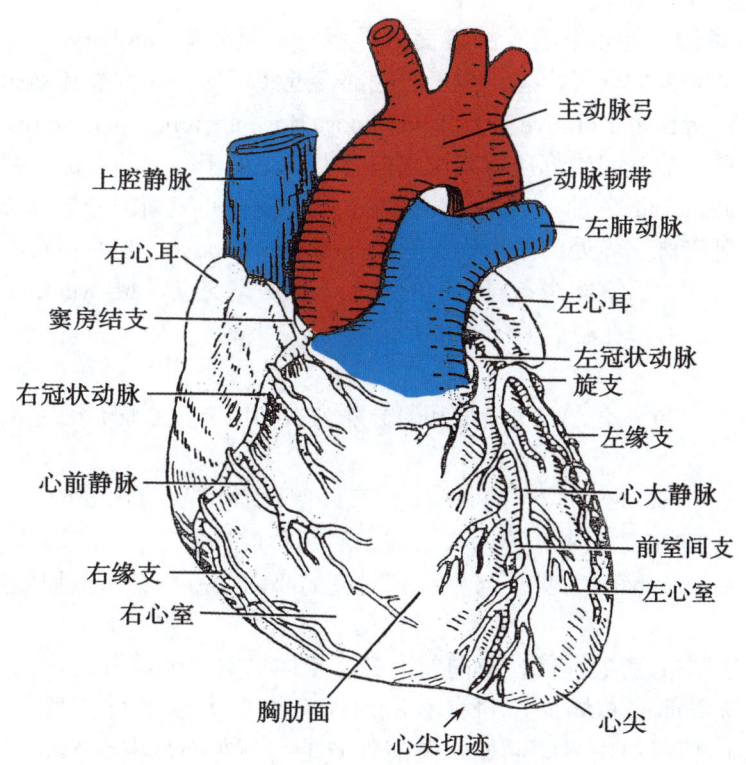

图 6-4　心的外形和血管（前面观）

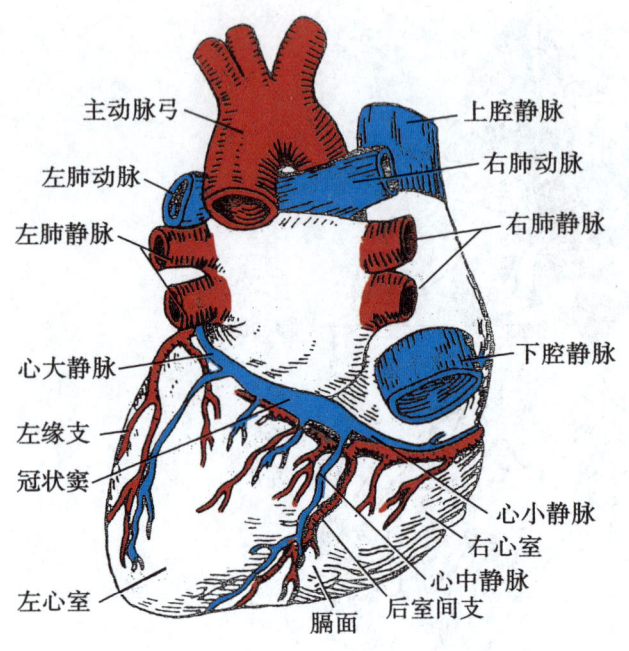

图 6-5 心的外形和血管（后面观）

面隔心包后壁与食管、迷走神经和胸主动脉等相邻。

胸肋面（前面） 朝向前上方，大部分由右心房和右心室构成，小部分由左心耳和左心室构成。该面大部分被胸膜和肺遮盖；小部分隔心包与胸骨体下部和左侧第 4～6 肋软骨相邻。胸肋面上部有起于右心室、行向左后上方的肺动脉干及起于左心室、行向右上方的升主动脉。

膈面（下面） 亦称下面或后壁，略朝向后下，几乎呈水平位，隔心包贴于膈，大部分由左心室构成，小部分由右心室构成。

下缘 介于膈面与胸肋面之间，接近水平位，由右心室和心尖构成。

左缘 圆钝，朝向左下，绝大部分由左心室构成，仅上方一小部分由左心耳参与构成。

右缘 垂直圆钝，由右心房构成，向上延续为上腔静脉右缘。

心左、右缘形态圆钝，无明显的边缘线，其隔心包分别与左、右膈神经和心包膈血管以及左、右纵隔胸膜和肺相邻。

心表面有 4 条沟，是 4 个心腔的表面分界标志。冠状沟 coronary sulcus，又称房室沟，是心房与心室在心表面的分界标志，位于心底部，近似环形，前方被肺动脉干所隔断。前室间沟 anterior interventricular groove 和后室间沟 posterior interventricular groove，分别在心室的胸肋面和膈面，前、后室间沟都从冠状沟走向心尖，交汇于心尖的右侧，并稍凹陷，称心尖切迹 cardiac apical incisure。前、后室间沟是左、右心室在心表面的分界标志。在心底部，右心房与右上、下肺静脉交界处的浅沟称房间沟 interatrial groove，是左、右心房在心后面的分界标志。在心的后面，后室间沟与冠状沟的交汇处称房室交点（atrioventricular junction），是左、右心房和左、右心室在心后面的邻接处。

（三）心的各腔

心的内腔为心房与心室。心房借房间隔分隔为右心房与左心房；心室借室间隔分隔为右心室与左心室。

1. 右心房 right atrium 位于心的右上部，壁薄而腔大（图 6-6），可分为前、后两部。前部由原始心房衍变而来，称固有心房；后部称腔静脉窦。两部之间以纵行于右心房表面的界沟 sulcus terminalis 为界。与界沟相对应的心内面有一纵行的肌隆起，称界嵴 crista terminalis。

固有心房构成右心房的前部，其向前上方呈锥体形突出的部分，称右心耳 right auricle，遮盖于升主动脉根部的右侧面。固有心房内面有许多大致平行排列的肌束，称梳状肌 pectinate muscles。梳状肌由界嵴起始，向前外方走行，在心耳内交织成肌小梁网，似海绵状。当心功能发生障碍时，此处血流缓慢，易形成血栓。

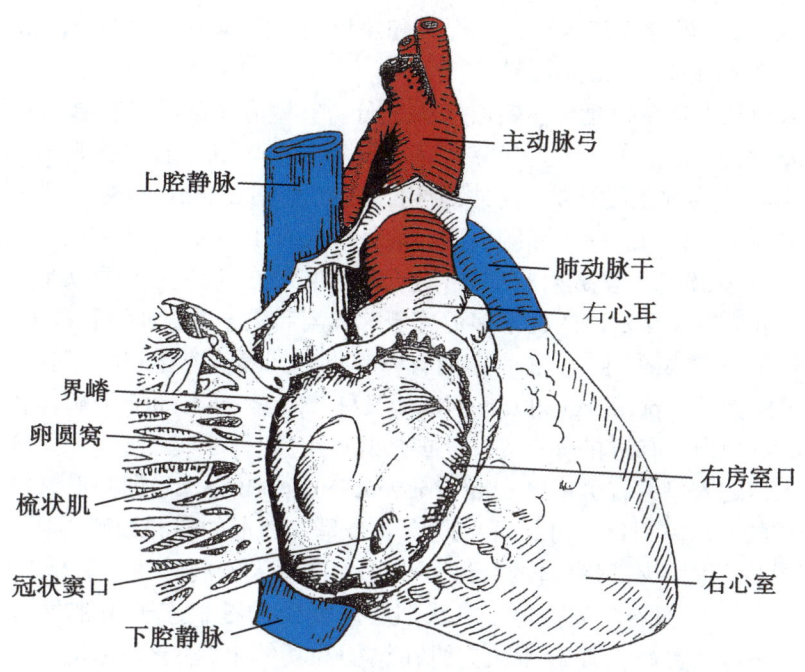

图 6-6 右心房

腔静脉窦位于右心房的后部，上、下腔静脉口之间。其内腔壁光滑，无肌性隆起。上、下方分别有上腔静脉口 orifice of superior vena cava 和下腔静脉口 orifice of inferior vena cava。下腔静脉口的前缘为下腔静脉瓣 valve of inferior vena cava。在胎儿时期，此瓣有引导下腔静脉血经卵圆孔流入左心房的作用。出生后下腔静脉瓣逐渐退化，只留有一瓣膜残痕。下腔静脉口的前方有冠状窦口 orifice of coronary sinus，位于下腔静脉口与右房室口之间，冠状窦口的后缘有冠状窦瓣。房间隔右侧面中下部有一卵圆形凹陷，称卵圆窝 fossa ovalis，为胚胎时期卵圆孔闭合后的遗迹，若出生后仍保留间隙则为卵圆孔未闭。

右心房的前下部为右房室口，右心房的血液由此流入右心室。

2. 右心室 right ventricle 位于胸骨左缘第 4、5 肋软骨的后方。在右心房的前下方，心内注射多在胸骨旁左侧第 4 肋间隙注入右心室（图 6-7）。右心室壁厚 0.3～0.4cm，仅是左心室壁厚度的 1/3，而且供应血管相对较少。右心室以室上嵴

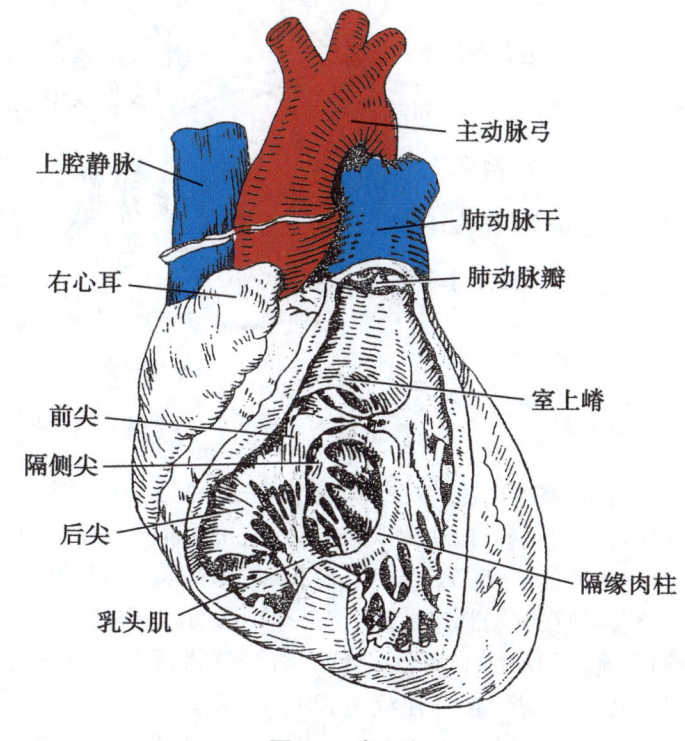

图 6-7 右心室

supraventricular crest 为界分为流入道（窦部）和流出道（漏斗部）两部分，室上嵴是位于右房室口与肺动脉口之间的一弓形肌性隆起。

右心室流入道从右房室口延伸至右心室尖部分。室壁有多条纵横交错的肌性隆起，称肉柱 trabeculae carneae。流入道室壁上有突入室腔的锥状肌隆起，称乳头肌 papillary muscles。各乳头肌的尖端移行为数条腱性的细索状结构，称腱索 tendinous cords。根据乳头肌附着于右心室壁位置的不同，分前、后、隔侧3群。前乳头肌有1～5个，位于右心室前壁中下部，其尖端发出5～10条腱索，呈放射状散开，连于三尖瓣前、后尖；后乳头肌较小，有2～3个，位于下壁，乳头肌尖端发出的腱索多数连于三尖瓣后尖；隔侧乳头肌最小，但数目最多，发出的腱索多连于三尖瓣隔侧尖。右心室内有一起自室间隔，连至右心室前壁、前乳头肌根部的肌束，称隔缘肉柱 septomarginal trabecula，又称节制索 moderator band，其内有心传导系统右束支通过。隔缘肉柱有防止右心室过度扩张的作用。

右心室流入道的入口为右房室口 right atrioventricular orifice，呈卵圆形，口的周缘有由致密结缔组织构成的右房室口纤维环，环上附有3个呈三角形的帆状瓣膜，称三尖瓣 tricuspid valve。三尖瓣基底部附于右房室口的纤维环上，尖部垂入室腔。三尖瓣依其附着位置的不同，分别称前尖、后尖和隔侧尖。每个乳头肌尖端发出的腱索连于相邻两个尖瓣的相邻缘（图6-8）。纤维环、三尖瓣、腱索和乳头肌在结构和功能上是一个整体，称三尖瓣复合体 tricuspid valve complex，其作用是保证血液单向流动。

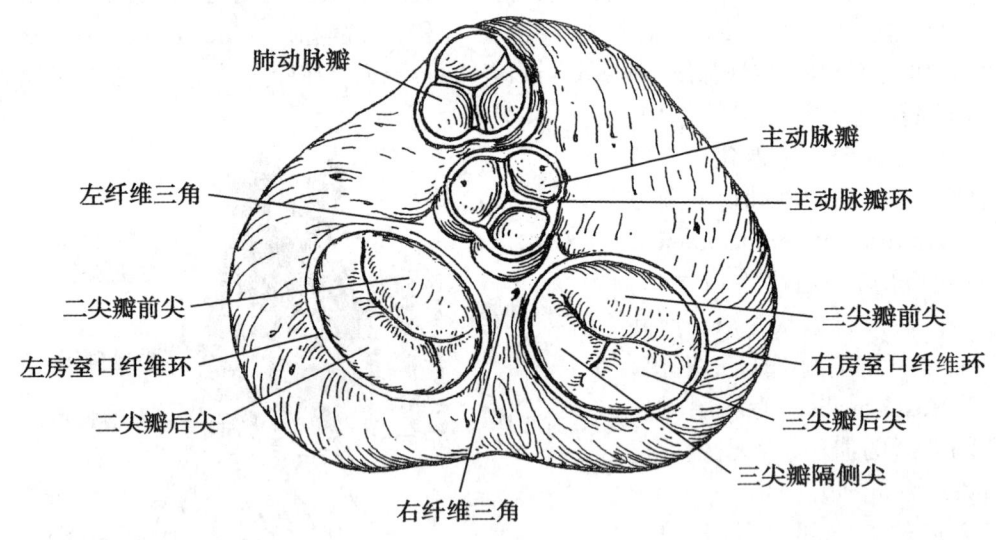

图6-8 心瓣膜与心纤维性支架

右心室流出道又称动脉圆锥 conus arteriosus 或漏斗部，位于右心室前上部，壁光滑，呈锥体状，上端为肺动脉口 orifice of pulmonary trunk，通入肺动脉干腔。肺动脉口周缘有3个彼此相连的半环形纤维环，称肺动脉瓣环；环上附有3个袋状的肺动脉瓣 pulmonary valve，分别排列在肺动脉口的左、右、前方，开口向肺动脉干腔。当心室收缩时，血液冲开肺动脉瓣，流入肺动脉干；心室舒张时，肺动脉窦被反流的血液充盈，3个瓣膜彼此相互靠拢，使肺动脉口封闭，阻止血液逆流回右心室。

3. 左心房 left atrium 位于右心房的左后方，构成心底的大部，是4个心腔中最靠后方的一个（图6-9）。前方有升主动脉和肺动脉，后方直接与食管相贴邻。临床上，可借行食管X线钡餐造影，间接判断左心房是否有病理性扩大。左心房可分为前部的左心耳和后部的左心房窦。

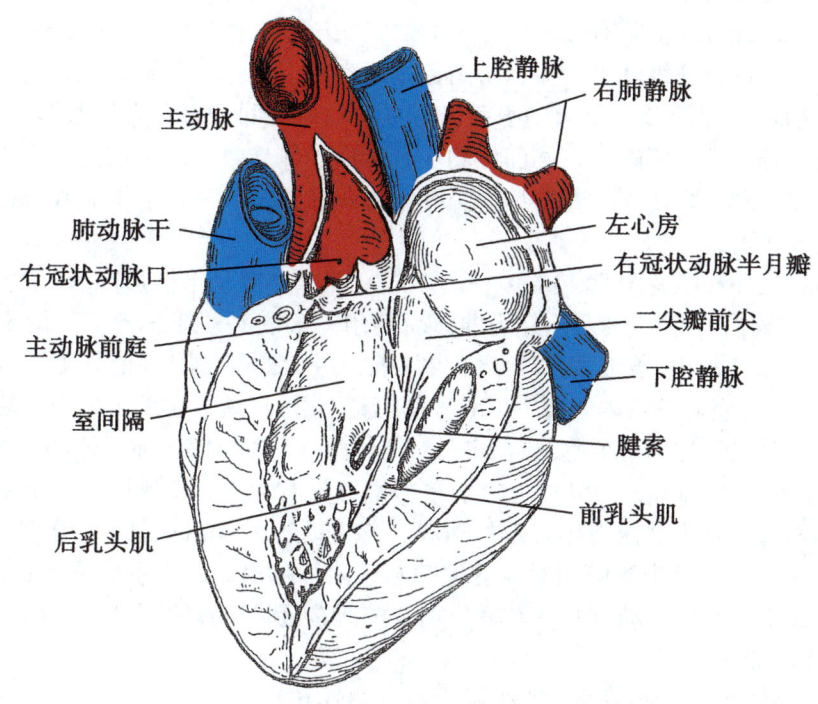

图6-9　左心房和左心室

左心耳 left auricle 较右心耳狭长，边缘有几个深陷的切迹。左心耳突向左前方，覆盖于肺动脉干根部左侧及左冠状沟前部，左心耳腔面结构与右心耳相似。血液于此流动缓慢，易形成血栓。左心耳与二尖瓣邻近，为心外科手术入路之一。

左心房窦又称固有心房。腔面光滑，其后壁两侧上、下各有1对肺静脉开口，开口处无静脉瓣，但心房肌可围绕肺静脉延伸10～20mm，具有括约肌样作用。

左心房窦前下部借左房室口 left atrioventricular orifice 通左心室。

> **知识链接**
>
> 　　心房颤动简称房颤，是最常见的心律失常。心房颤动总体发病率为0.4%，随着年龄增长，心房颤动的发生率不断增加，75岁以上人群发病率可达10%。心房颤动时心房搏动的频率达300～600次/分，心率往往快而且心律不规则，心房失去有效的收缩功能。我国大规模调查研究显示心房颤动患病率为0.77%，男性患病率（0.9%）高于女性（0.7%），80岁以上人群患病率达7.5%。此外，心房颤动患病率的增高还与冠心病、高血压和心力衰竭等疾病患病率的增高密切相关。

考点：心的各腔的入口、出口及有何结构附着。

4. 左心室 left ventricle 位于右心室的左后方，呈圆锥形，锥底被左房室口和主动脉口占据。左心室壁厚9～12mm，为右心室壁厚度的3倍。左心室的室腔以二尖瓣前尖为界，分为左后方的流入道和右前方的流出道两部分（图6-9）。

左心室流入道又称左心室窦部，位于二尖瓣前尖的左后方，入口为左房室口，口周缘有左房室口纤维环，纤维环上附有2个呈三角形的帆状瓣膜，称二尖瓣 mitral valve。二尖瓣的基底部附着于左房室口纤维环上，尖部游离，垂入室腔。依据二尖瓣的位置，可分前内侧瓣和后外侧瓣。前者呈卵圆形，介于左房室口与主动脉口之间；后者为长条形，位于后外侧。二尖瓣缘的内、外侧端互相融合，称前外侧连合和后内侧连合。二尖瓣前、后尖借助腱索连于乳头肌上。左房室口纤维环、二尖瓣、腱索和乳头肌合称二尖瓣复合体 mitral complex，其作用是防止血液逆流。

左心室流入道室壁有束状隆起的肉柱。左心室腔壁亦有呈锥体形隆起于室壁的乳头肌。左心室的乳头肌较右心室者粗大，分为前、后两组，前乳头肌1～5个，位于左心室前外侧壁的中部，发出7～12条腱索，连于二尖瓣前、后尖的外侧半和前外侧连合；后乳头肌1～5个，位于左心室后壁的内侧部，以6～13条腱索连于两瓣尖的内侧半和后内侧连合。

左心室流出道又称主动脉前庭 vestibule of aorta，位于左心室的前内侧部，壁光滑。流出道的上界为主动脉口（aortic orifice），位于左房室口的右前方，口周围有3个半环形的纤维环，称主动脉瓣环。环上亦附有半月形的瓣膜，称主动脉瓣 aortic valve，分别排列在主动脉口的左、右、后方。与每个瓣膜相对应的主动脉壁向外膨出，形成主动脉窦 aortic sinus，分为左、右、后3个，其中主动脉左、右窦分别有左、右冠状动脉的开口（图6-8）。

（四）心的构造

1．心壁 由心内膜、心肌层、心外膜组成（图6-10）。

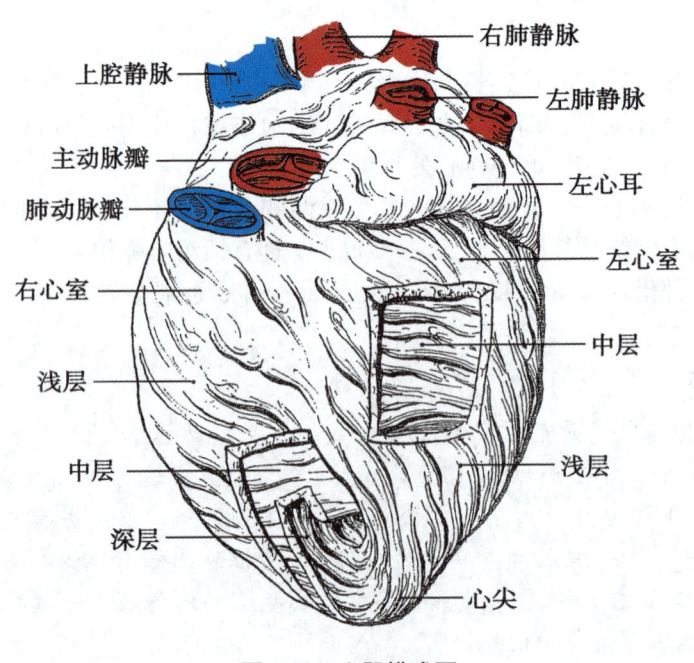

图6-10 心肌模式图

（1）心内膜：是一层光滑的薄膜，与大血管的内膜相续。在房室口和动脉口处，心内膜向心腔折叠形成心瓣膜。

（2）心肌层：为心壁的主体，由心肌纤维和结缔组织支架组成。心房肌较薄，心室肌肥厚，左室肌尤为发达。结缔组织在肺动脉口，主动脉口和左、右房室口周围形成4个纤维环和左、右纤维三角，构成心壁的纤维支架，为心的纤维骨骼（图6-8）。心房肌和心室肌均附着于纤维支架上。

（3）心外膜：被覆于心肌层和大血管根部的表面，为透明而光滑的浆膜，亦是浆膜性心包的脏层。

2．心间隔　包括房间隔和室间隔。

（1）房间隔 interatrial septum：较薄，位于左、右心房之间，由2层心内膜中间夹有肌束及结缔组织构成。

（2）室间隔 interventricular septum：位于左、右心室之间，由心肌和心内膜构成。其下部的大部分称室间隔肌部，较厚，厚度为1～2cm；上部在主动脉瓣右半月瓣和主动脉瓣后半月瓣之间的下方，近心房处有一小卵圆形薄弱区域，缺乏肌层，称为室间隔膜部（图6-11）。膜部的右侧面被三尖瓣隔侧瓣的附着缘分为上、下两部，上部分隔右心房和左心室，下部分隔左、右心室。故室间隔缺损可使左、右心室相通，也可以使左心室与右心房相通。

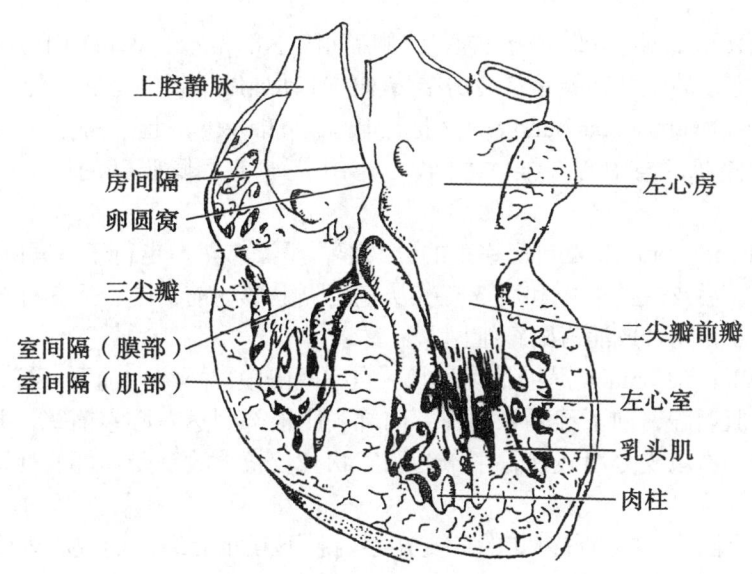

图6-11　房间隔和室间隔

（五）心的传导系统

心传导系统 conducting system of heart 位于心壁内，由特殊分化的心肌纤维构成，具有自律性和传导性，能产生和传导冲动，控制心的节律性活动。心传导系统包括窦房结，结间束，房室交界区，房室束，左、右束支和浦肯野纤维网（Purkinje纤维网）（图6-12）。

1．窦房结 sinuatrial node　是心的正常起搏点。窦房结多呈长梭形或半月形，位于上腔静脉与右心房交界处，界沟上1/3的心外膜深面，肉眼不易辨认。结的长轴与界沟基本平行。窦房结内有窦房结动脉，该动脉自结的中央部穿过。

2．结间束　窦房结产生的冲动经何种途径传至左、右心房和房室结，目前尚无充分的

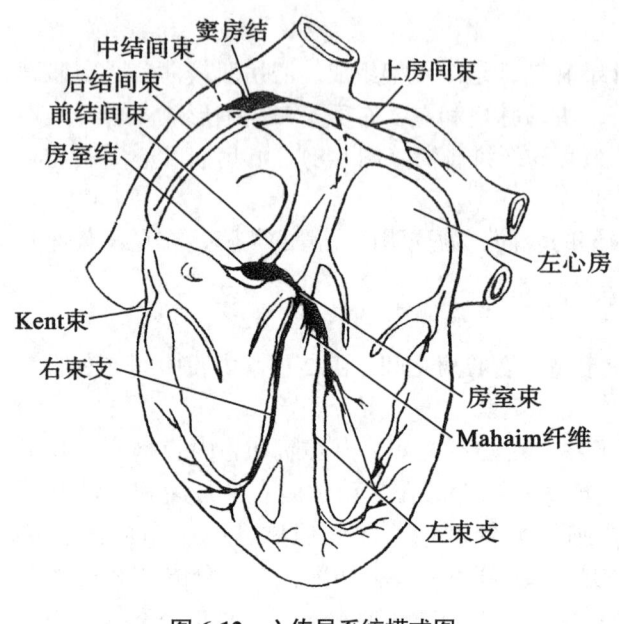

图 6-12 心传导系统模式图

形态学证据证实。但从功能的角度，认为有以下 3 条途径。

（1）前结间束：由窦房结的前缘发出，经上腔静脉口前面分为 2 支。房间支是一束横行纤维束，连于左、右心耳的基底部之间；降支在房间隔中向后下斜行，经无冠状动脉窦的后方，进入房室结的上缘。

（2）中结间束：由窦房结的后上缘发出，经上腔静脉口的后上方，然后进入房间隔，下行止于房室结的上端。

（3）后结间束：由窦房结的后缘发出，经界嵴下降至下腔静脉瓣，越过冠状窦口上方，进入房室结的后上端。

3．房室交接区　又称房室结区，由房室结、房室结的心房扩展部和房室束的近侧部组成。

房室结 atrioventricular node 位于右心房侧房间隔下部，冠状窦口前上方的心内膜深面，呈扁椭圆形。房室结的主要功能是将窦房结传来的冲动加以短暂的延搁后传向心室。

4．房室束 atrioventricular bundle　又称希氏束（His 束），起自房室结前端，穿中心纤维体，行于室间隔肌部与中心纤维体之间，向前下行于室间隔膜部的后下缘，分为右束支和左束支。

左束支 left bundle branch 发自房室束的分叉部，呈瀑布状，走行于室间隔左侧心内膜下。左束支可分为前、后支或前、中和后 3 支。从室间隔上部的前、中、后 3 处分散到整个左室内面，在游离壁互相吻合成浦肯野纤维网。

右束支 right bundle branch 呈细长圆索状，自室间隔膜部下缘向前下弯行，表面有室间隔右侧面的薄层心肌覆盖，向下经隔缘肉柱、前乳头肌根部到达右心室前壁，并于此散开，分支分布于右室壁。右束支分出较晚，主干为圆索状且较长，故易受局部病灶影响而发生传导阻滞。

5．浦肯野纤维网　左、右束支的分支在心内膜下互相交织，形成心内膜下浦肯野纤维网，主要分布在室间隔中下部、心尖、乳头肌的基底部，而室间隔上部、动脉口和房室口附近分布较少。纤维网再发出分支，进入心室壁内，构成心肌内浦肯野纤维网，与心肌纤维相连，支配心肌纤维的收缩。

（六）心的血管

心由左、右冠状动脉供血。静脉血主要经心的静脉回流，最终汇入冠状窦，小部分直接流入右心房，极少部分流入左心房和左、右心室。

1．心的动脉

（1）左冠状动脉 left coronary artery：起于左主动脉窦，主干粗短，在肺动脉干和左心耳之间靠左行，随即分为 2 支（图 6-4）。前室间支 anterior interventricular branch 也称前降支，为左冠状动脉主干的延续，沿前室间沟走行，绕过心尖切迹，与后室间支吻合。前室间支向左侧、右侧和深部发出 3 组分支，分布于左心室前壁、右心室前壁的一部分和室间隔前上 2/3 部。旋支 circumflex branch 自左冠状动脉主干发出后，走行于左侧冠状沟内，绕心左缘至左心室膈面，多数在心左缘与后室间沟之间的中点附近分支而终止。旋支主要分布于左心房、左心室的侧壁和后壁。

(2) 右冠状动脉 right coronary artery：起于右主动脉窦，于右心耳与肺动脉干之间沿冠状沟右行，绕心右缘进入膈面的冠状沟内（图6-4，5），至房室交点附近分为 2 支。后室间支 posterior interventricular branch 较粗，为主干的延续，亦向左、右侧和深面发出分支，分布于后室间沟两侧的心室壁和室间隔的后下 1/3 部。左室后支 posterior branch of left ventricle 向左行，分支分布于左心室后壁（膈面）。右冠状动脉在冠状沟内走行中分支分布于右心房、右心室前壁大部分、右心室侧壁和后壁的全部、左心室后壁的一部分及室间隔后下 1/3 部。

由于窦房结和房室结的营养动脉多发自右冠状动脉，故临床上，右冠状动脉阻塞常导致严重的心律失常。

(3) 冠状动脉的分布类型：左、右冠状动脉在心膈面的分布范围变异较大，根据左、右冠状动脉在膈面分布区域的大小可分为 3 型。①右优势型：右冠状动脉除发出后室间支外，还分布于左室膈面的一部分或全部。此类型最多见，占 71.35%。②均衡型：左、右冠状动脉的分布区互不越过房室交点和后室间沟，此类型占 22.92%。③左优势型：左冠状动脉除发出分支分布于左室膈面外，还续延后室间支，甚至分布于右室膈面一部分。

分布类型不同的人，冠状动脉主干阻塞后，出现的症状不同。如左优势型的患者左冠状动脉主干阻塞后，后果比较严重，不但左心室各壁及室间隔会发生大面积心肌梗死，而且会影响传导系统的大部分血供，造成严重心律失常。

考点：营养心的血管有哪些？分布范围如何？

知识链接

冠心病是冠状动脉粥样硬化性心脏病的简称，是指供给心脏营养物质的血管——冠状动脉发生严重粥样硬化或痉挛，使冠状动脉狭窄或阻塞，以及血栓形成造成管腔闭塞，导致心肌缺血、缺氧或心肌细胞坏死的一种心脏病，亦称缺血性心脏病。冠心病的临床分型是以世界卫生组织（WHO）的分型为标准，分为心绞痛、心肌梗死和猝死。心绞痛又可分为劳力性心绞痛和自发性心绞痛。(1) 劳力性心绞痛又分三类，一是新发生的心绞痛；二是稳定型劳力性心绞痛；三是恶化劳力性心绞痛。(2) 自发性心绞痛一般指休息状态下发作的心绞痛。其中将心绞痛发作时伴 ST 段抬高者，称为变异型心绞痛。根据冠心病的发病机制和临床特点可将冠心病的治疗原则归纳为：①改善冠状动脉循环，改善心肌缺血。②减少和防治冠状动脉痉挛。③防止和减少诱发因素的发生。④降低高血黏状态。⑤有高血压者需进行降压治疗，使血压维持在适宜水平。⑥对高脂血症者给予降血脂治疗。⑦适当体力活动，防止过度劳累。⑧防止心律失常。⑨改善饮食结构，少食高胆固醇食物。⑩预防心肌梗死及猝死，降低发病率。

2. 心的静脉　心的静脉可经 3 条途径回流。

(1) 心最小静脉 smallest cardiac veins：是位于心壁内的小静脉，自心壁肌层的毛细血管网开始,直接开口于心房或心室腔,直径约 1mm。心最小静脉没有瓣膜,故冠状动脉阻塞时,心最小静脉可成为心肌从心腔获得血液供应的一个途径。

(2) 心前静脉 anterior cardiac vein:起于右心室前壁,可有 1~4 支,向上越过冠状沟直接注入右心房。

(3) 冠状窦 coronary sinus:位于心膈面,左心房与左心室之间的冠状沟内,其右端以冠状窦口开口于右心房。

冠状窦的主要属支有:①心大静脉 great cardiac vein:起始于前室间沟,伴左冠状动脉前室间支上行,斜向左上进入冠状沟,绕心左缘至心膈面,注入冠状窦左端;②心中静脉 middle cardiac vein:起于心尖部,伴右冠状动脉的后室间支上行,注入冠状窦的右端;③心小静脉 small cardiac vein:在冠状沟内与右冠状动脉伴行,向左注入冠状窦右端(图 6-4,5)。

(七) 心包

心包 pericardium 为包裹在心和大血管根部的纤维囊,分内、外 2 层,外层是纤维心包,内层为浆膜心包(图 6-13)。

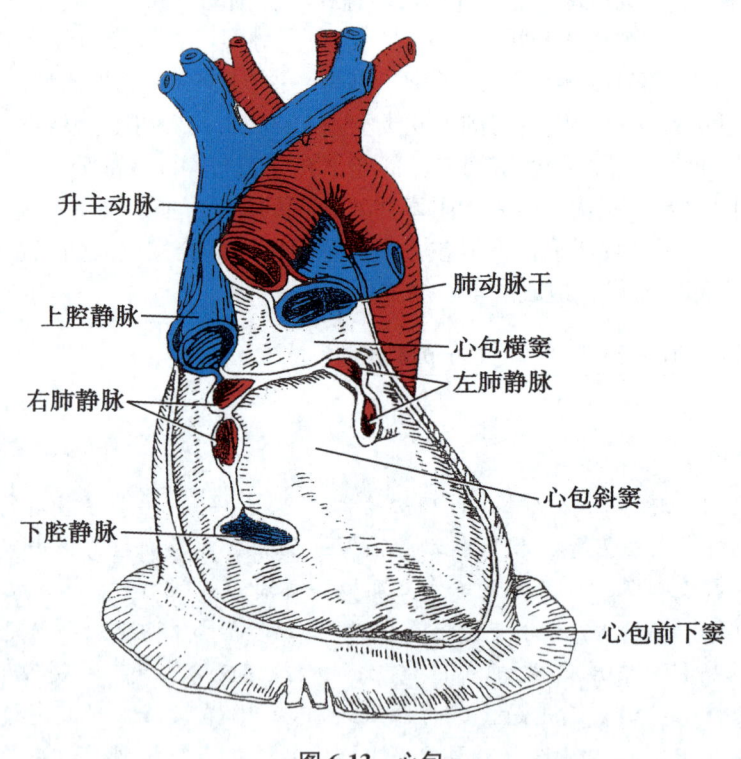

图 6-13 心包

1. 纤维心包 fibrous pericardium 为坚韧的结缔组织囊,上方与大血管的外膜相延续,下方与膈的中心腱愈着。

2. 浆膜心包 serous pericardium 为贴附于心表面、大血管根部表面及纤维心包内面的浆膜。浆膜心包紧贴于心和大血管根部的部分为脏层(心表面的浆膜即心外膜),贴附于纤维心包内表面的部分为壁层。脏、壁两层于大血管根部相互转折移行,两层之间形成的腔隙称心包腔 pericardial cavity,内含少量浆液,起润滑作用。

3. 心包窦 pericardial sinus 在心包腔中,位于升主动脉、肺动脉干后方与上腔静脉、左心房前方之间的间隙，称心包横窦 transverse sinus of pericardium；在左心房后方与心包后壁之间的间隙，称心包斜窦 oblique sinus of pericardium。心包斜窦的两侧界是左肺上、下静脉，右肺上、下静脉和下腔静脉。此外，心包腔前下部，即心包胸肋部与膈部转折处的间隙称心包前下窦。在直立时，其位置最低。临床上，经左剑肋角行心包穿刺，可较安全地进入此窦。

心包具有固定、屏障和润滑作用，既可将心固定于正常位置，又可以防止其过度扩张。同时，心包作为一个屏障，可防止胸腔内器官及膈下感染蔓延到心，并为心脏搏动提供一个光滑的活动面，减少心脏搏动时的摩擦。

（八）心的体表投影

心的体表投影可分心外形和瓣膜位置的体表投影（图 6-14）。

1．心外形的体表投影　心外形的体表投影个体差异很大，也可因体位而有变化，通常采用四个点间的连线法来确定。①左上点：位于左侧第 2 肋软骨下缘，距胸骨侧缘约 1.2 cm 处；②右上点：位于右侧第 3 肋软骨上缘，距胸骨侧缘约 1cm 处；③右下点：位于右侧第 7 胸肋关节处；④左下点：位于左侧第 5 肋间隙，距前正中线 7～9cm 处。左、右上点连线为心的上界。左、右下点连线为心的下界。右上点与右下点之间微向右凸的弧形连线为心的右界，左上点与左下点之间微向左凸的弧形连线为心的左界。

2．心各瓣膜的体表位置投影

（1）肺动脉瓣（肺动脉口）：在左侧第 3 胸肋关节的稍上方，部分位于胸骨之后。

（2）主动脉瓣（主动脉口）：在胸骨左缘第 3 肋间隙，部分位于胸骨之后。

（3）二尖瓣（左房室口）：在左侧第 4 胸肋关节处及胸骨左半的后方。

（4）三尖瓣（右房室口）：在第 4 肋间隙胸骨正中线的后方。

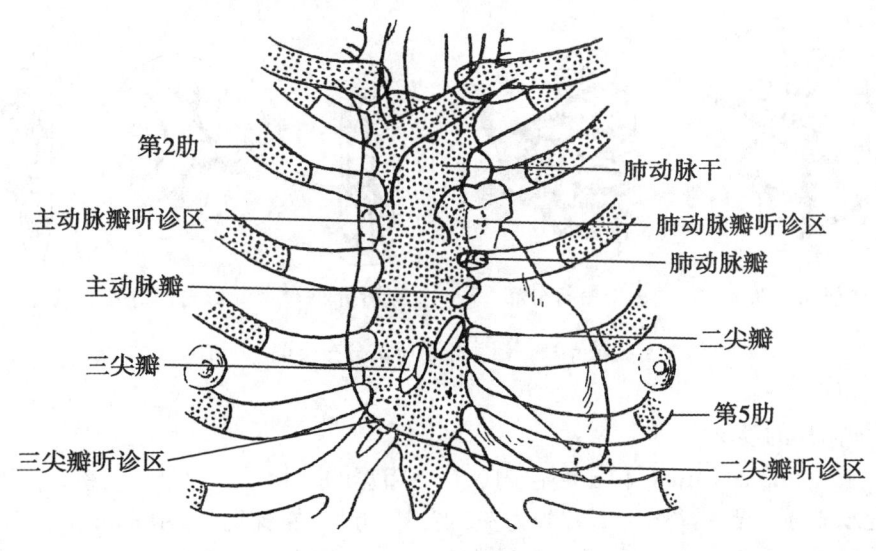

图 6-14　心及瓣膜的体表投影

（王效杰）

三、动脉

动脉是从心运送血液到全身各器官的血管。由左心室发出的主动脉及各级分支运送动脉血；而由右心室发出的肺动脉干及其分支则输送静脉血。动脉干的分支，离开主干进入器官前的一段称为器官外动脉，入器官后称为器官内动脉。

器官外动脉分布的一些基本规律：① 动脉配布与人体结构是相适应的。人体左、右对称，动脉分支亦有对称性。② 每一大局部（头颈、躯干和上、下肢）都有 1～2 条动脉干。③ 躯干部在结构上有体壁和内脏之分，动脉亦分为壁支和脏支，其中壁支仍保留着原始分节状态，如肋间后动脉、腰动脉。④ 动脉常有静脉、神经伴行，构成血管神经束，有的还包有结缔组织鞘。在四肢，这些血管神经束的行程多与长骨平行。⑤ 在行程中，动脉多居于身体的屈侧、深部或安全隐蔽的部位，如由骨骼、肌肉和筋膜所形成的沟或管内，不易遭受损伤。⑥ 动脉常以最短距离到达它所分布的器官，也有个别例外，如睾丸动脉，此种特殊情况可以从胚胎发生中得到解释。⑦ 动脉分布的形式与器官的形态有关。容积经常发生变化的器官（如胃、肠等），其动脉多先在器官外形成弓状的血管吻合，再分支进入器官内部；一些位置较固定的实质性器官（如肝、肾等），动脉常从其凹侧穿入，血管出入处称为门。⑧ 动脉的口径有时不完全决定于它所供血器官的大小，而与该器官的功能有关。例如，肾动脉的口径就大于营养全部小肠和部分结肠的肠系膜上动脉，这与肾的泌尿功能有关。

器官内动脉分布与器官的构造有关，结构相似的器官其动脉分布状况也大致相同。在实质性器官可能有放射型、纵行型和集中型分布。有分叶状结构的器官，如肝、肾、肺等，动脉自门进入器官，分支呈放射型分布，各分支的分布区与脏器的分叶相当，常作为器官分叶或分段的基础。肌内动脉常沿肌纤维束走行，其间以横支构成吻合。中空性或管状器官，其动脉呈纵行型、横行型或放射状分布（图 6-15）。

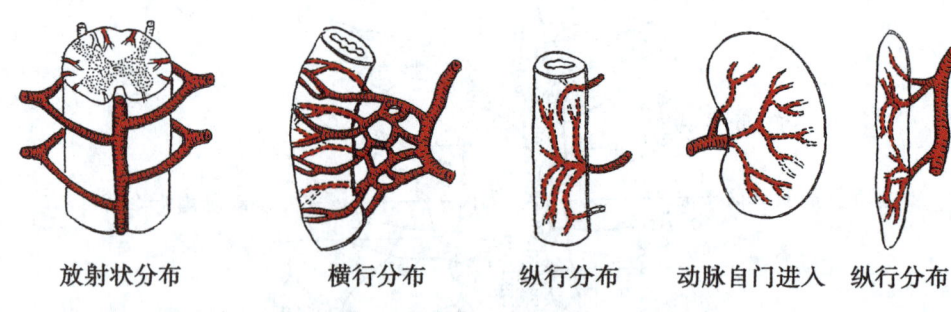

放射状分布　　横行分布　　纵行分布　　动脉自门进入　　纵行分布

图 6-15　器官内动脉的分布类型

（一）肺循环的动脉

肺动脉干 pulmonary trunk 位于心包内，是一粗短的动脉干，起自右心室，在升主动脉前方向左后上方斜行，至主动脉弓下方分为左、右肺动脉。左肺动脉 left pulmonary artery 较短，在左主支气管前方横行，分 2 支进入左肺上、下叶。右肺动脉 right pulmonary artery 较长而粗，经升主动脉和上腔静脉后方向右横行，至右肺门处分为 3 支进入右肺上、中、下叶。在肺动脉干分叉处稍左侧有一纤维性的动脉韧带 arterial ligament，连于主动脉弓下缘，是胚胎时期动脉导管闭锁后的遗迹（图 6-4）。动脉导管若在出生后 6 个月尚未闭锁，则称动脉导管未闭，是常见的先天性心脏病之一。

（二）体循环的动脉

主动脉 aorta 是体循环的动脉主干（图 6-16）。主动脉由左心室发出，起始段为升主动脉 ascending aorta，向右前上方斜行，达右侧第 2 胸肋关节高度移行为主动脉弓 aorta arch，弓形弯向左后方，至第 4 胸椎椎体下缘处向下移行为胸主动脉 thoracic aorta，沿脊柱左侧下行并逐渐转至其前方，于第 12 胸椎高度穿膈的主动脉裂孔，移行为腹主动脉 abdominal aorta。在腹腔内沿脊柱左前方下降，至第 4 腰椎椎体下缘处分为左、右髂总动脉 left and right common iliac artery。髂总动脉沿腰大肌内侧下行，至骶髂关节处分为髂内动脉 internal iliac artery 和髂外动脉 external iliac artery（图 6-22）。

升主动脉根部发出左、右冠状动脉供应心。主动脉弓壁内含有压力感受器，具有调节血压的作用。主动脉弓下方靠近动脉韧带处有 2～3 个粟粒样小体，称主动脉小球 aortic glomera，为化学感受器，参与调节呼吸。主动脉弓凸侧从右向左发出三大分支：头臂干 brachiocephalic trunk、左颈总动脉 left common carotid artery 和左锁骨下动脉 left subclavian artery。头臂干为一粗短干，向右上方斜行至右胸锁关节后方分为右颈总动脉和右锁骨下动脉（图 6-16）。

全身各大局部的动脉主干可以概括如下：

颈总动脉——头颈；锁骨下动脉——上肢；胸主动脉——胸部

腹主动脉——腹部；髂内动脉——盆部；髂外动脉——下肢

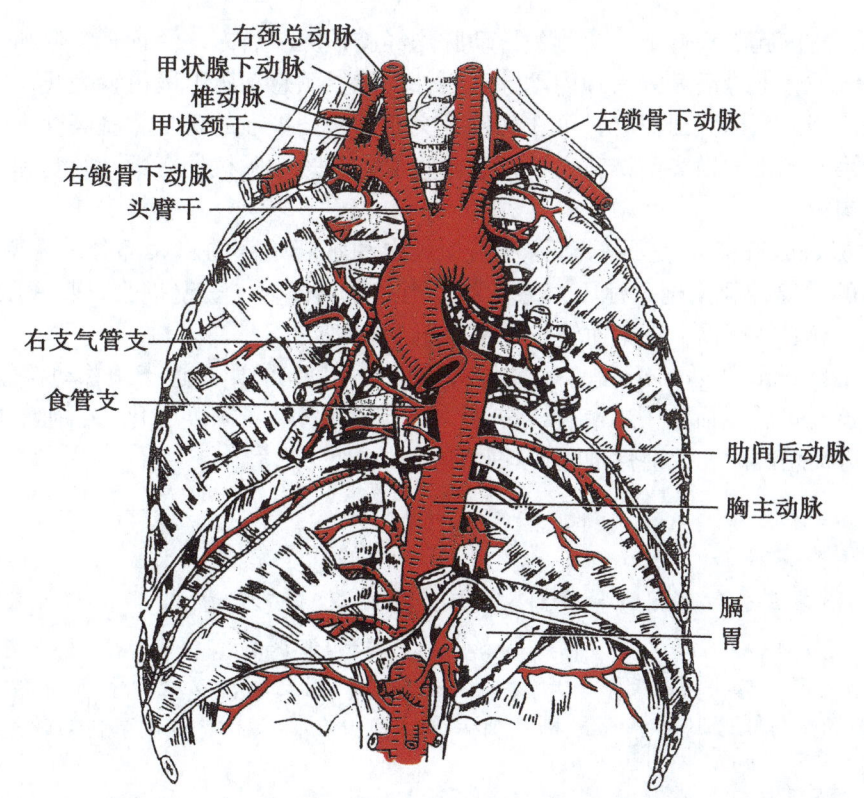

图 6-16 主动脉及其胸主动脉分支

1. 颈总动脉 common carotid artery 颈总动脉是头颈部的主要动脉干（图 6-17）。左侧发

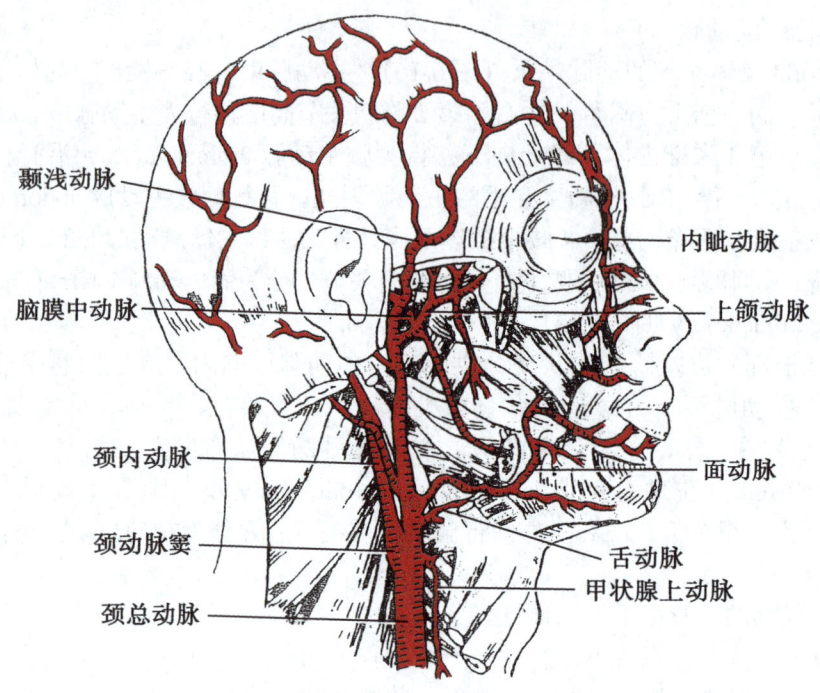

图 6-17 颈外动脉及其分支

自主动脉弓，右侧起于头臂干。两侧颈总动脉均经胸锁关节后方，沿食管、喉和气管的外侧上行，至甲状软骨上缘高度分为颈内动脉和颈外动脉。颈总动脉上段位置表浅，在活体上可摸到其搏动。当头面部大出血时，可在胸锁乳突肌前缘，平喉的环状软骨高度，向后内将颈总动脉压向第 6 颈椎的横突前结节，进行急救止血。在颈动脉杈处有颈动脉窦和颈动脉小球两个重要结构。

颈动脉窦 carotid sinus 是颈总动脉末端和颈内动脉起始部的膨大部分。窦壁外膜较厚，其中有丰富的游离神经末梢，称压力感受器。当血压增高时，窦壁扩张，刺激压力感受器，可反射性地引起心搏减慢、末梢血管扩张，血压下降。

颈动脉小球 carotid glomera 是一个扁椭圆形小体，借结缔组织连于颈总动脉分叉的后方，为化学感受器，可感受血液中二氧化碳分压、氧分压和氢离子浓度变化。当血中氧分压降低或二氧化碳分压增高时，反射性地促使呼吸加深、加快。

知识链接

动脉穿刺术是通过穿刺将导管插入动脉。借助 X 线透视定位，导管可伸入到不同器官的动脉，注入造影剂，使器官内动脉显影，主要用于脑血管造影、冠状动脉造影以及肝、肾动脉造影。必要时也可通过动脉穿刺采血或注射药物，以达到诊断和治疗的目的。在体表摸到的动脉血管均可作为选择穿刺的部位，但在临床上常用的穿刺动脉是颈总动脉和股动脉。

颈总动脉穿刺部位选择在胸锁乳突肌前缘中点处，即可摸到颈总动脉搏动的部位，相当于环状软骨水平。患者应采取仰卧位，颈部稍向后。穿刺结构由浅入深依次为皮肤、浅筋膜及颈阔肌、深筋膜浅层、颈动脉鞘至颈总动脉壁，进针深度为 2～3cm。

> 注意事项：①选择上段搏动最明显处，穿刺进针时应垂直缓慢刺入。当针头触之有明显搏动感时即表示已达动脉壁，刺入动脉后即有较大压力的鲜红色血液流入针管内。②切忌刺入过深，用力过猛，以免穿透动脉后壁。③穿刺点不能高于环状软骨高度，以免损伤颈动脉窦而引起血压突然下降。

（1）颈外动脉 external carotid artery：初居颈内动脉前内侧，后经其前方转至外侧，上行穿腮腺至下颌颈处分为颞浅动脉和上颌动脉两个终支。主要分支有：甲状腺上动脉、舌动脉、面动脉、颞浅动脉、上颌动脉、枕动脉、耳后动脉和咽升动脉等（图6-17）。

1）甲状腺上动脉 superior thyroid artery：自颈外动脉起始处发出，行向前下至甲状腺侧叶上端，主要分支分布于甲状腺和喉。

2）舌动脉 lingual artery：在甲状腺上动脉稍上方约平下颌角高度起自颈外动脉，行向前下方，分支分布于舌、舌下腺和腭扁桃体。

3）面动脉 facial artery：约平下颌角起始处，向前经下颌下腺深面，于咬肌止点前缘绕过下颌骨下缘至面部，沿口角及鼻翼外侧，可以迂曲上行到内眦，易名内眦动脉。面动脉分支分布于下颌下腺、面部和腭扁桃体等。面动脉在咬肌前缘绕下颌骨下缘处位置表浅，在活体可摸到动脉搏动。当面部出血时，可在该处压迫止血。

4）颞浅动脉 superficial temporal artery：在外耳门前方上行，越颧弓根至颞部皮下，分支分布于腮腺和额、颞、顶部软组织。在活体外耳门前上方颧弓根部可摸到颞浅动脉搏动，可在此处进行压迫止血。

5）上颌动脉 maxillary artery：经下颌颈深面入颞下窝，在翼内、外肌之间向前内走行至翼腭窝，沿途分支至外耳道、鼓室、牙及牙龈、鼻腔、腭、咀嚼肌、硬脑膜等处。其中分布于硬脑膜者称脑膜中动脉 middle meningeal artery，由下颌颈深面发出，向上穿棘孔入颅腔，分前、后两支紧贴颅骨内面走行，分布于颅骨和硬脑膜。前支经过颅骨翼点内面，颞部骨折时易受损伤，引起硬膜外血肿。

考点：颈外动脉的分支及分布。

（2）颈内动脉 internal carotid artery：由颈总动脉发出后，垂直上升至颅底，经颈动脉管入颅腔（图6-17）。其分支分布于视器和脑（详见第八章第二节）。颈内动脉在颅外一般无分支，借此可与颈外动脉相鉴别。

2. 锁骨下动脉 subclavian artery 左侧起于主动脉弓，右侧起自头臂干。锁骨下动脉从胸锁关节后方斜向外至颈根部，呈弓状经胸膜顶前方穿斜角肌间隙，至第1肋外缘延续为腋动脉（图6-18）。上肢出血时，可于锁骨中点上方的锁骨上窝处向后下将该动脉压向第1肋进行止血。锁骨下动脉的主要分支有：

（1）椎动脉 vertebral artery：在前斜角肌内侧起始，向上穿第6~1颈椎横突孔，经枕骨大孔入颅腔，分支分布于脑和脊髓（详见第八章第二节）。

（2）胸廓内动脉 internal thoracic artery：由椎动脉起点的相对侧发出，向下入胸腔，沿第1~6肋软骨后面下降，分支分布于胸前壁、心包、膈和乳房等处。其较大的终支称腹壁上动脉，穿膈进入腹直肌鞘，在腹直肌深面下行，分支营养该肌和腹膜。

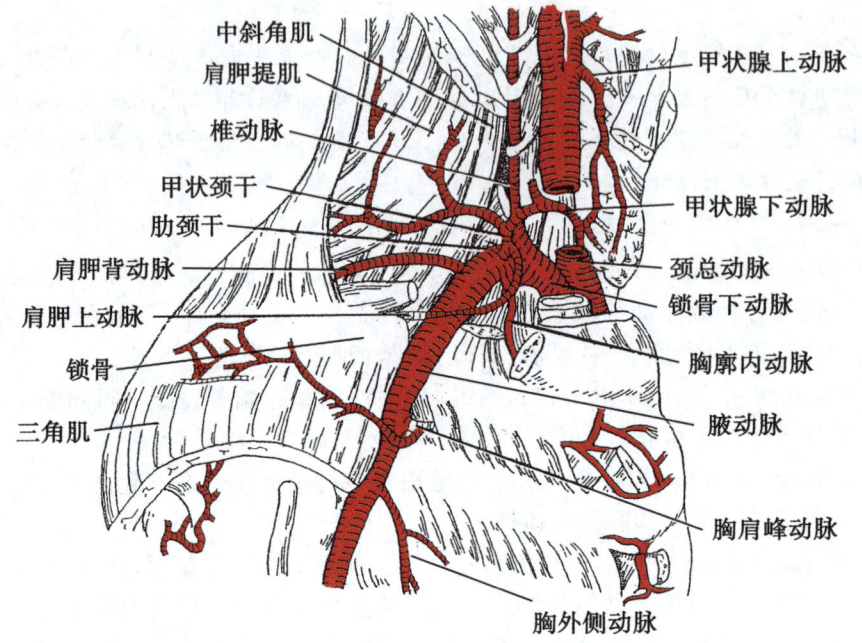

图 6-18 右锁骨下动脉及其分支

(3) 甲状颈干 thyrocervical trunk：为一短干，在椎动脉外侧，前斜角肌内侧缘附近起始，迅即分为甲状腺下动脉 inferior thyroid artery 和肩胛上动脉等数支，分布于甲状腺、咽和食管、喉和气管以及肩部肌、脊髓及其被膜等处。此外，锁骨下动脉还发出肋颈干至颈深肌和第 1、2 肋间隙后部，发出肩胛背动脉至背部。

3．上肢的动脉　主干有腋动脉、肱动脉、桡动脉和尺动脉。

(1) 腋动脉 axillary artery：是锁骨下动脉的直接延续，行于腋窝深部，至大圆肌下缘移行为肱动脉（图 6-19）。其主要分支有：

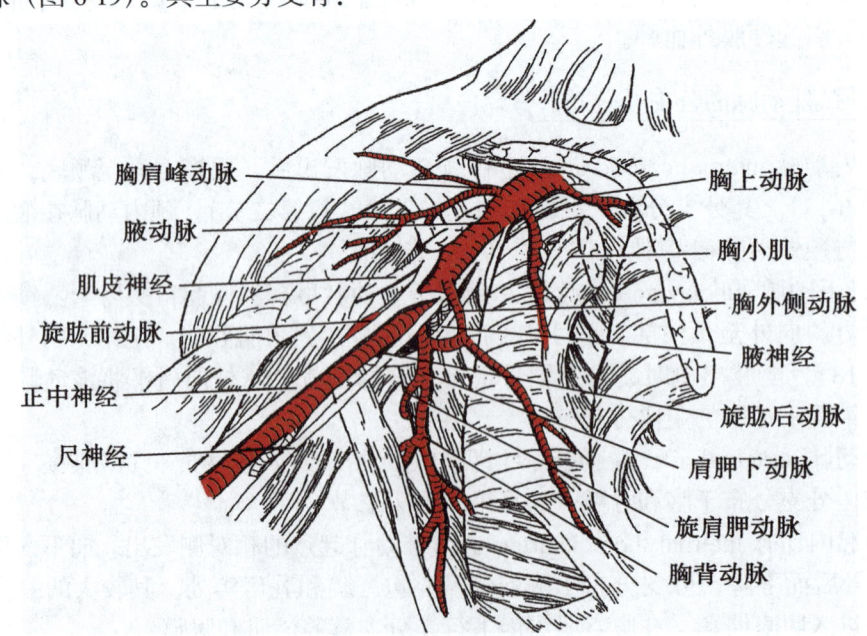

图 6-19 腋动脉及其分支

1)胸肩峰动脉:分为数支分布于三角肌、胸大肌、胸小肌和肩关节。

2)胸外侧动脉:分布于前锯肌、胸大肌、胸小肌和乳房。

3)肩胛下动脉:分为胸背动脉和旋肩胛动脉。前者至背阔肌和前锯肌;后者穿三边孔至冈下窝,营养附近诸肌,并与肩胛上动脉吻合。

4)旋肱后动脉:伴腋神经穿四边孔,绕肱骨外科颈至三角肌和肩关节等处。

(2)肱动脉 brachial artery:是腋动脉的直接延续,伴随正中神经,沿肱二头肌内侧下行至肘窝,平桡骨颈高度分为桡动脉和尺动脉(图6-20)。在肘窝的内上方,肱二头肌肌腱内侧,肱动脉位置比较表浅,能触知其搏动,是测量血压的听诊部位。当前臂和手部出血时,可在臂中部将该动脉压向肱骨以暂时止血。肱动脉最主要的分支是肱深动脉。肱深动脉斜向后外方,伴桡神经绕桡神经沟下行,分支营养肱三头肌和肱骨,其终支参与构成肘关节网。

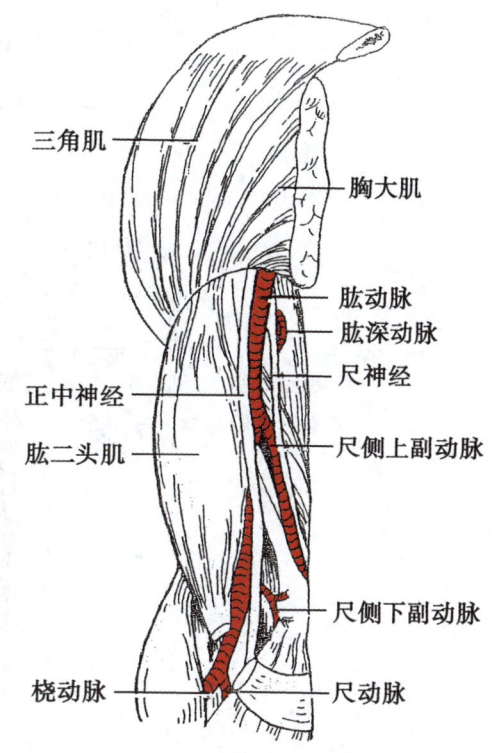

图6-20 肱动脉及其分支

(3)桡动脉 radial artery:由肱动脉分出,先经肱桡肌与旋前圆肌之间,继而在肱桡肌肌腱与桡侧腕屈肌肌腱之间下行,绕桡骨茎突至手背,穿第一掌骨间隙到手掌,与尺动脉掌深支吻合构成掌深弓(图6-21)。桡动脉下段仅被皮肤和筋膜遮盖,是临床触摸和计数脉搏的常用部位。

(4)尺动脉 ulnar artery:自肱动脉分出后斜向内下,在尺侧腕屈肌与指浅屈肌之间下行,经豌豆骨桡侧至手掌,与桡动脉掌浅支吻合成掌浅弓(图6-21)。尺动脉在行程中除发出分支至前臂尺侧诸肌和肘关节网外,主要分支为骨间总动脉;后者分为骨间前动脉和骨间后动脉,分别沿前臂骨间膜前、后面下降,沿途分支至前臂肌和尺、桡骨。

(5)掌深弓和掌浅弓

1)掌浅弓 superficial palmar arch:由尺动脉末端与桡动脉掌浅支吻合而成。从掌浅弓发出3条指掌侧总动脉和1条小指尺掌侧动脉(图6-21)。指掌侧总动脉行至掌指关节附近,每条再分为2支指掌侧固有动脉,分别分布到第2~5指相对缘;小指尺掌侧动脉分布于小指掌面尺侧缘。当手指出血时可在手指两侧压迫止血。

2)掌深弓 deep palmar arch:由桡动脉末端和尺动脉的掌深支吻合而成,位于指屈肌肌腱深面,弓的凸缘在掌浅弓近侧,约平腕掌关节高度。由弓发出3条掌心动脉,行至掌指关节附近,分别注入相应的指掌侧总动脉。

掌浅弓和掌深弓以及弓间的交通支是保证手在握拿物体时的血液供应。

4.胸主动脉 thoracic aorta 是胸部的动脉主干,其分支有壁支和脏支2种(图6-16)。

(1)壁支:有肋间后动脉、肋下动脉和膈上动脉,分布于胸壁、腹壁上部、背部和脊髓等处。

(2)脏支:包括支气管支、食管支和心包支等,是分布于气管、支气管、食管和心包的

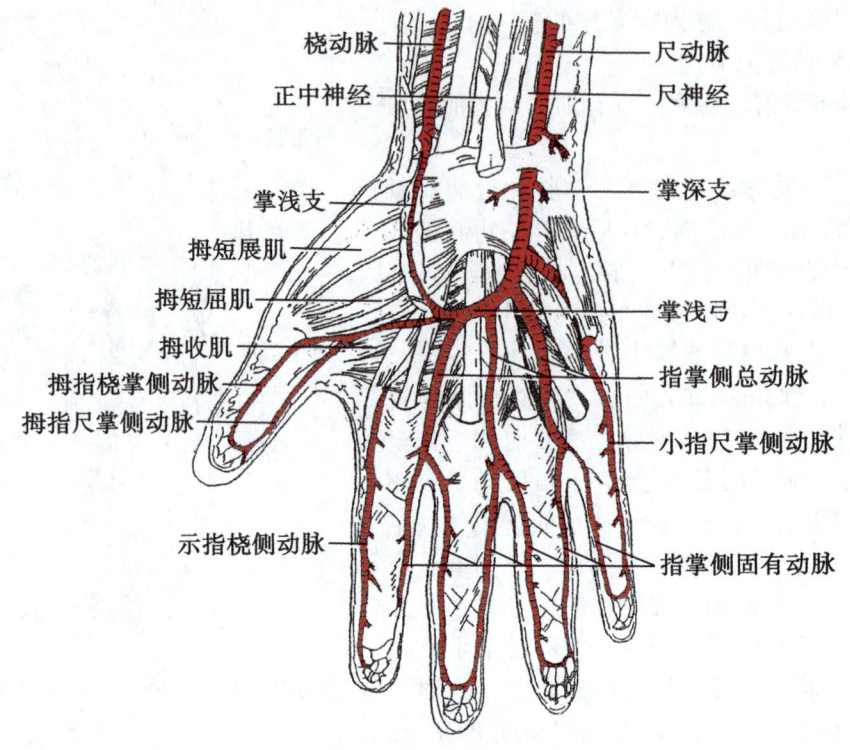

图 6-21 前臂动脉及手部动脉

一些细小分支。

5. 腹主动脉 abdominal aorta 是腹部的动脉主干（图 6-22），亦有壁支和脏支之分，但脏支远较壁支粗大。

（1）壁支：主要有腰动脉、膈下动脉等。

1）腰动脉：共 4 对，起自腹主动脉后壁，横行向两侧，分布于腹后壁和脊髓。

2）膈下动脉：从腹主动脉的上端发出，向外上方分布于膈，并发出肾上腺上动脉至肾上腺。

（2）脏支：分成对脏支和不成对脏支 2 种。成对脏支有肾上腺中动脉、肾动脉、睾丸动脉（男性）或卵巢动脉（女性）；不成对脏支有腹腔干、肠系膜上动脉和肠系膜下动脉。

1）肾上腺中动脉 middle suprarenal artery：平对第 1 腰椎高度起自腹主动脉，横行向外，分布到肾上腺中部，并与肾上腺上、下动脉吻合。

2）肾动脉 renal artery：约平第 1～2 腰椎椎间盘高度起于腹主动脉，横行向外，到肾门附近分为前、后两干，经肾门入肾。肾动脉在入肾门之前发出肾上腺下动脉至肾上腺。左侧肾动脉较右侧肾动脉短，故左肾手术在结扎肾蒂时，难度较大。

3）睾丸动脉 testicular artery：细而长，在肾动脉起始处稍下方由腹主动脉前壁发出，沿腰大肌前面斜向外下方走行，穿入腹股沟管，参与精索组成，分布至睾丸和附睾，故又称精索内动脉。在女性则为卵巢动脉 ovarian artery，经卵巢悬韧带下行入盆腔，分布于卵巢和输卵管壶腹。

4）腹腔干 coeliac trunk：为粗短动脉干，在主动脉裂孔稍下方起自腹主动脉前壁，迅即分为胃左动脉、肝总动脉和脾动脉。它们发出分支分布于腹腔不成对脏器及十二指肠和食

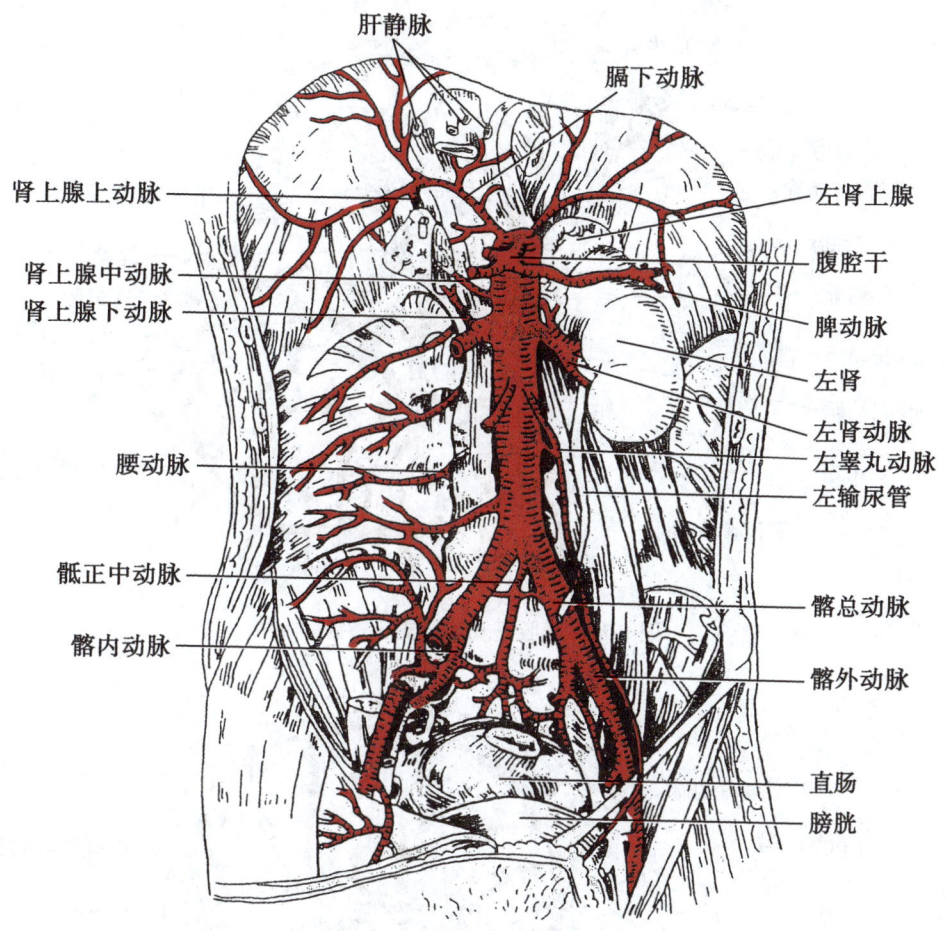

图 6-22 腹主动脉及其分支

管腹段(图 6-23,24)。①胃左动脉 left gastric artery:向左上方行至胃贲门附近,沿胃小弯向右行于小网膜两层之间,沿途分支至食管腹段、贲门和胃小弯附近的胃壁。②肝总动脉 common hepatic artery:向右行至十二指肠上部的上缘进入肝十二指肠韧带,分为肝固有动脉和胃十二指肠动脉。肝固有动脉:行于肝十二指肠韧带内,分为左、右支,分别进入肝左、右叶。右支在入肝门之前发出一支胆囊动脉,分支分布于胆囊。肝固有动脉尚分出胃右动脉沿胃小弯向左,与胃左动脉吻合,沿途分支至十二指肠上部和胃小弯附近的胃壁。胃十二指肠动脉:经十二指肠上部,胃幽门后方到下缘分为胃网膜右动脉和胰十二指肠上动脉。前者沿胃大弯向左,沿途分出胃支和网膜支至胃和大网膜,其终末支与胃网膜左动脉吻合;后者有前、后两支,分布到胰头和十二指肠,并与胰十二指肠下动脉吻合。③脾动脉 splenic artery:为腹腔干最粗大的分支,沿胰上缘蜿蜒左行至脾门,分为数条脾支入脾,沿途发出如下分支:胰支为多支细小分支,分布于胰体和胰尾。胃短动脉有 3~5 支,在脾门处发出,经脾胃韧带分布于胃底。胃网膜左动脉沿胃大弯向右行,与胃网膜右动脉吻合,布于胃大弯和大网膜。

考点:营养胃的动脉。

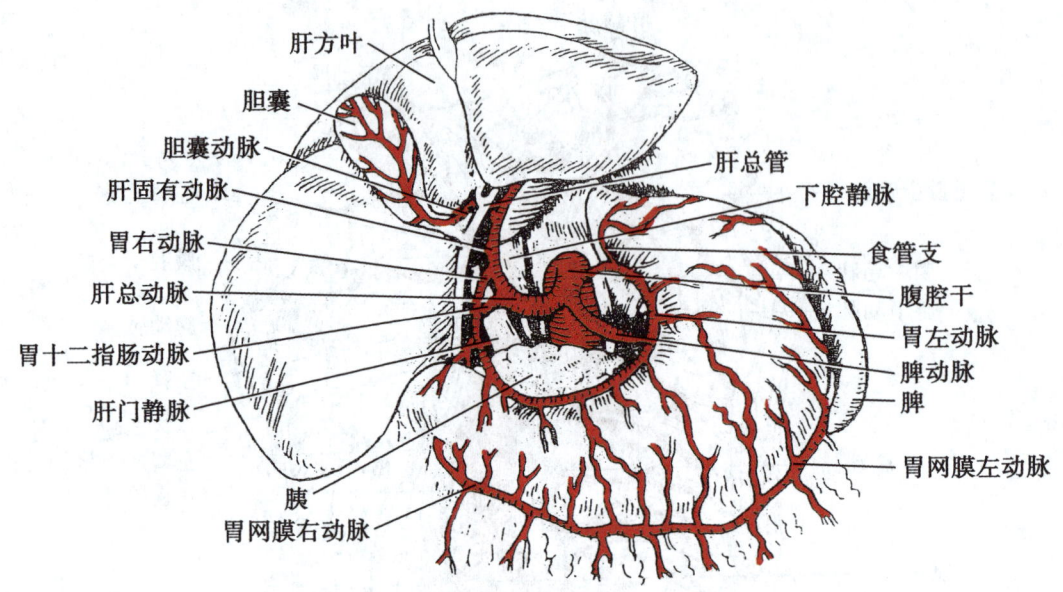

图 6-23 腹腔干及其分支（胃前面）

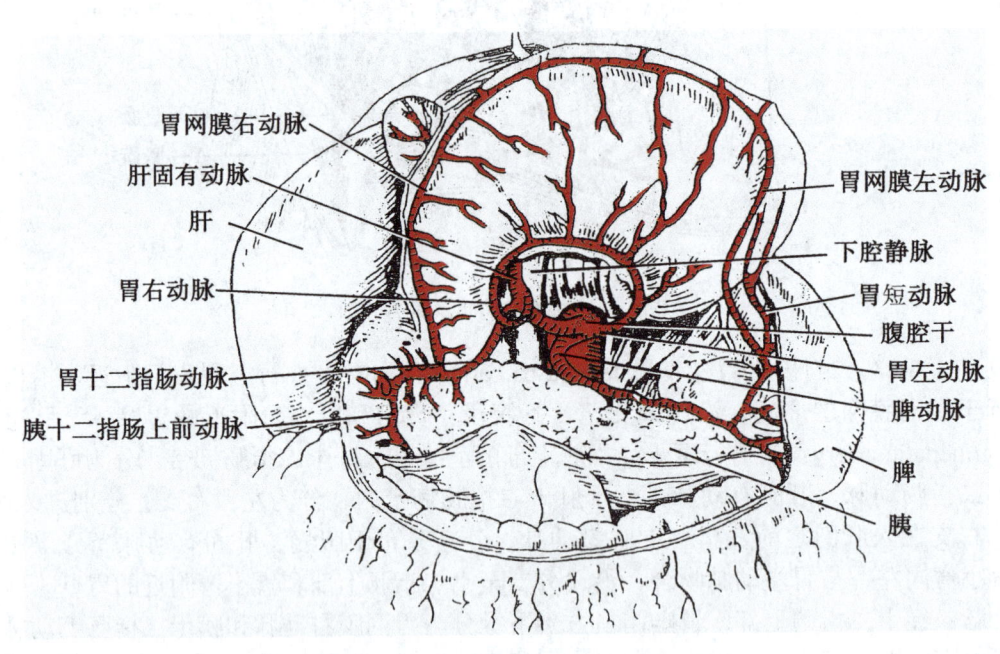

图 6-24 腹腔干及其分支（胃后面）

5）肠系膜上动脉 superior mesenteric artery：在腹腔干稍下方，约平第 1 腰椎高度起自腹主动脉前壁，经胰头与胰体交界处后方下行，越过十二指肠水平部前面进入肠系膜根，向右髂窝方向走行，主要分布于十二指肠至结肠左曲之间的消化管（图 6-25）。其主要分支有：①胰十二指肠下动脉：行于胰头与十二指肠之间，分前、后支，与胰十二指肠上动脉前、后支吻合，分支分布于胰和十二指肠。②空肠动脉 jejunal arteries 和回肠动脉 ileal arteries：13～18 支，由肠系膜上动脉左侧壁发出，行于肠系膜内，反复分支并吻合形成多级动脉弓，由最后一级动脉弓发出直行小支进入肠壁，分布于空肠和回肠。③回结肠动脉 ileocolic

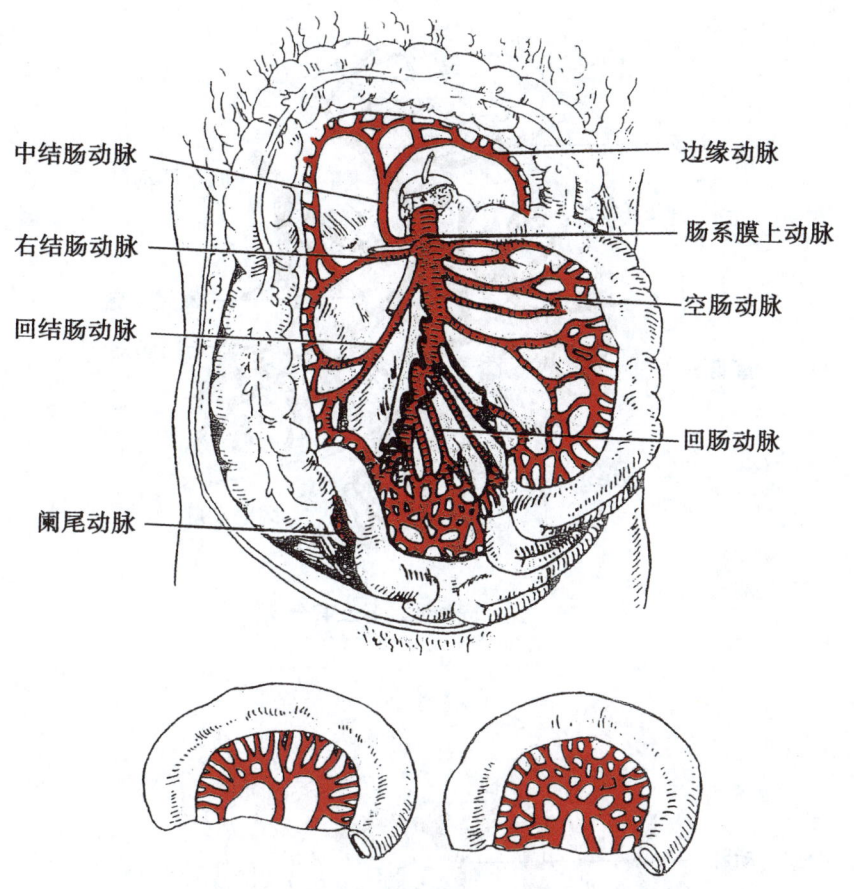

图 6-25 肠系膜上动脉及其分支

artery：为肠系膜上动脉右侧壁发出的最下一条分支，斜向右下至盲肠附近分数支营养回肠末端、盲肠和升结肠。回结肠动脉发出阑尾动脉 appendicular artery（图 6-26），经回肠末端的后方进入阑尾系膜，分支营养阑尾。④右结肠动脉 right colic artery：在回结肠动脉上方发出，向右行，分升、降支与中结肠动脉和回结肠动脉吻合，分支营养升结肠。⑤中结肠动脉 middle colic artery：在胰下缘附近起自肠系膜上动脉，向前并稍偏右侧进入横结肠系膜，分为左、右支，分别与左、右结肠动脉吻合，分支营养横结肠。

6）肠系膜下动脉 inferior mesenteric artery：约平第 3 腰椎高度起于腹主动脉前壁，在腹后壁腹膜后面向左下走行，分支分布于降结肠、乙状结肠和直肠上部（图 6-27）。①左结肠动脉 left colic artery：横行向左，至降结肠附近分升、降支，分别与中结肠动脉和乙状结肠动脉吻合，分支分布于降结肠。②乙状结肠动脉 sigmoid arteries：2～3 支，斜向左下方进入乙状结肠系膜内，各支间相互吻合成动脉弓，分支营养乙状结肠。乙状结肠动脉与左结肠动脉和直肠上动脉均有吻合。③直肠上动脉 superior rectal artery：为肠系膜下动脉的直接延续，在乙状结肠系膜内下行，至第 3 骶椎处分为 2 支，沿直肠两侧分布于直肠上部，在直肠表面和壁内与直肠下动脉和肛动脉吻合。

考点：肠系膜上、下动脉的分支及分布。

6. 髂总动脉 common iliac artery　左、右各一，在第 4 腰椎椎体下缘由腹主动脉发出，

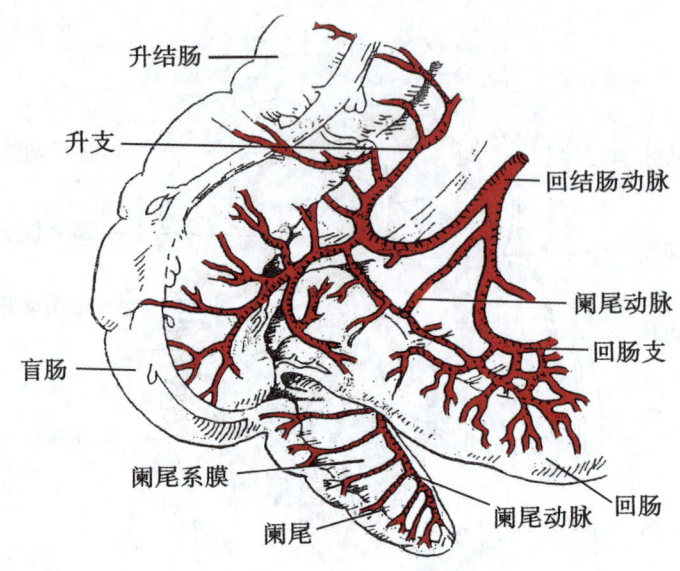

图 6-26 回结肠动脉及其分支

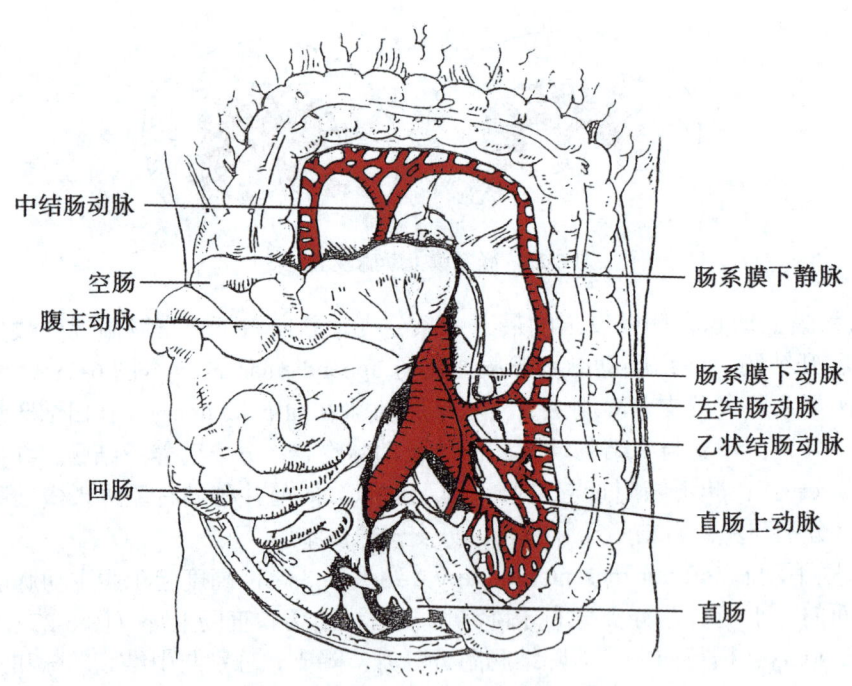

图 6-27 肠系膜下动脉及其分支

沿腰大肌内侧走向外下方,至骶髂关节前方分为髂内动脉和髂外动脉。

(1) 髂内动脉 internal iliac artery:是盆部的动脉主干,沿盆腔侧壁下行,发出壁支和脏支(图6-28,29)。

1) 壁支:①闭孔动脉 obturator artery:沿骨盆侧壁行向前下,穿闭膜管至大腿内侧,分支至大腿内侧群肌和髋关节。②臀上动脉:经梨状肌上孔穿出骨盆腔至臀部,分布于臀中肌、臀小肌和髋关节。③臀下动脉:经梨状肌下孔穿出骨盆腔至臀部,分布于臀大肌、臀部和股

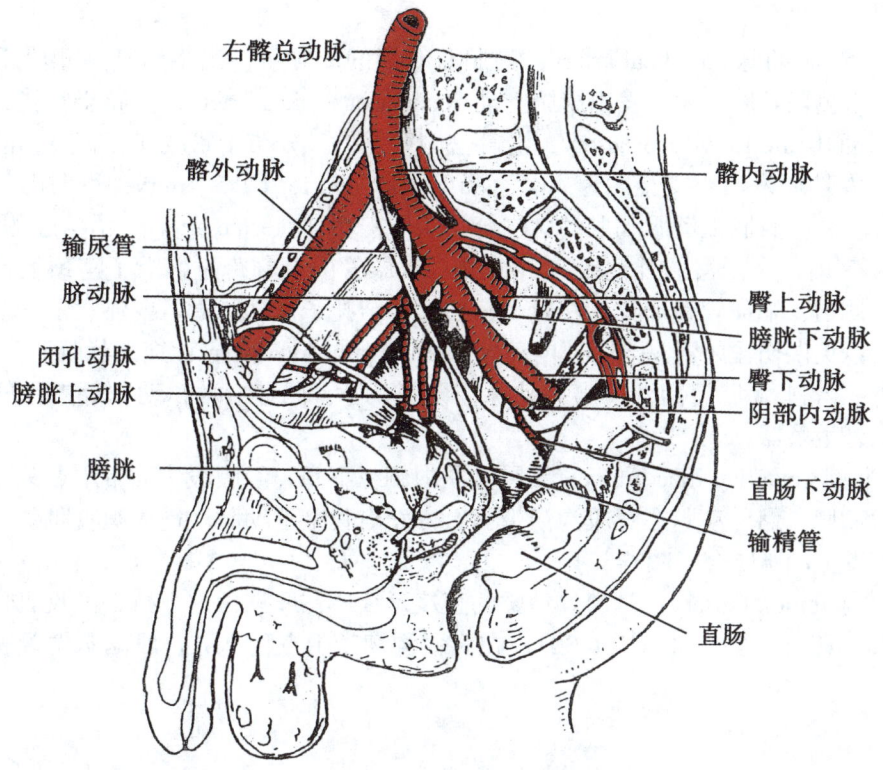

图 6-28 男性盆腔的动脉

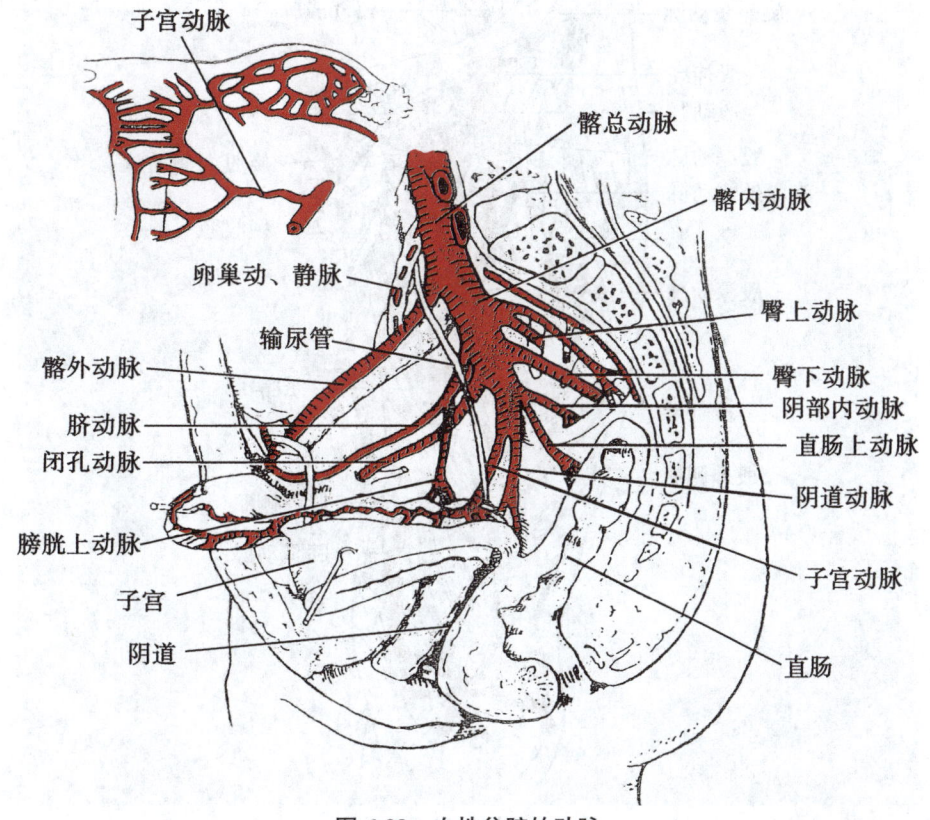

图 6-29 女性盆腔的动脉

后部皮肤。

2）脏支：①脐动脉 umbilical artery：是胎儿时期的动脉干，出生后其远侧段闭锁形成脐内侧韧带，近侧段管腔未闭，发出膀胱上动脉 superior vesical artery，分布于膀胱尖和膀胱体。②膀胱下动脉 inferior vesical artery：沿骨盆侧壁下行，分布于膀胱底、精囊、前列腺和输尿管下段。女性还发出小支至阴道。③直肠下动脉 inferior rectal artery：行向内下方，分布于直肠下部，并与直肠上动脉和肛动脉吻合。④子宫动脉 uterine artery：沿盆腔侧壁下行，进入子宫阔韧带内，在子宫颈外侧 1～2cm 处从输尿管前上方跨过，沿子宫颈上行，分支分布于子宫、阴道、输卵管和卵巢。在行子宫切除术结扎子宫动脉时，要注意子宫动脉与输尿管的关系，以免误伤输尿管。⑤阴部内动脉 internal pudendal artery：穿梨状肌下孔出盆腔，继而经坐骨小孔至坐骨肛门窝，发出肛动脉、会阴动脉、阴茎（蒂）动脉等支，分布于肛门、会阴部和外生殖器。

（2）髂外动脉 external iliac artery：沿腰大肌内侧缘下降，经腹股沟韧带中点深面至股前部，移行为股动脉。髂外动脉在腹股沟韧带稍上方发出腹壁下动脉，进入腹直肌鞘，分布到腹直肌并与腹壁上动脉吻合（图 6-30）。

（3）股动脉 femoral artery：是髂外动脉的直接延续，在股三角内下行，经收肌管出收肌腱裂孔至腘窝，移行为腘动脉（图 6-30）。在腹股沟韧带中点稍下方，股动脉位置表浅，活

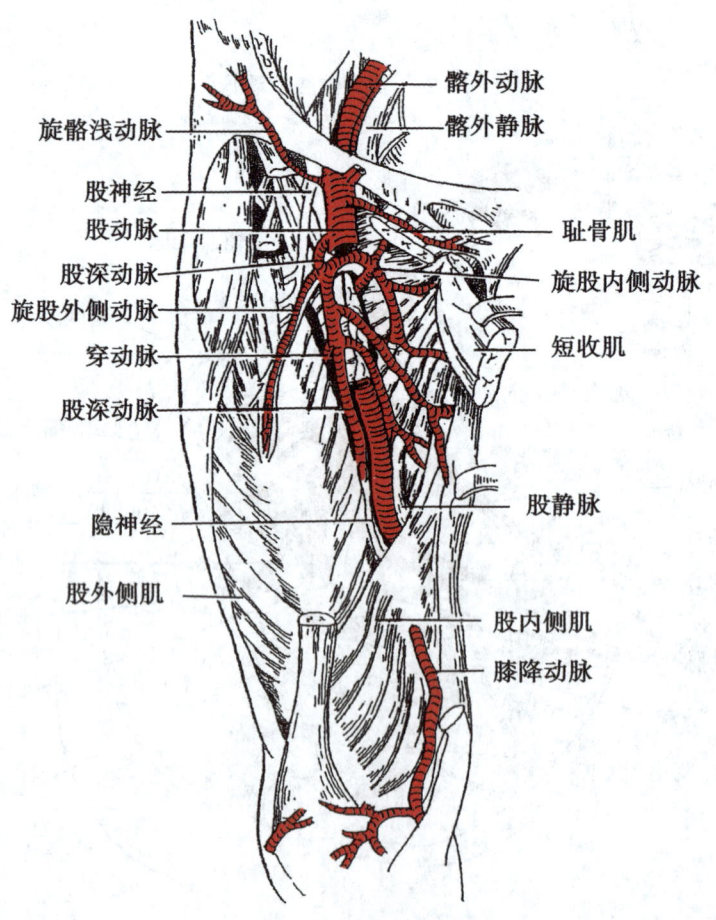

图 6-30　股动脉及其分支

体上可触及其搏动。当下肢出血时，可在该处将股动脉压向耻骨下支进行压迫止血。股动脉也是动脉穿刺和插管常用的血管。股动脉的主要分支为股深动脉，在腹股沟韧带下方2～5cm处起于股动脉，经股动脉后方向后内下方，发出旋股内侧动脉至大腿内侧肌群，发出旋股外侧动脉至大腿前群肌，发出穿动脉（3～4支）至大腿后群肌、内侧肌群和股骨。

（4）腘动脉 popliteal artery：在收肌腱裂孔处续于股动脉，在腘窝深部下行至小腿骨间膜上方，分为胫前动脉和胫后动脉（图6-31）。腘动脉发出分支分布于膝关节及邻近诸肌。

（5）胫后动脉 posterior tibial artery：为腘动脉的分支，沿小腿后面浅、深屈肌之间下行，经内踝后方转至足底，分为足底内侧动脉和足底外侧动脉两终支（图6-31）。胫后动脉的主要分支有：

1）腓动脉 peroneal artery：起于胫后动脉上部，沿腓骨内侧下行，分支营养邻近诸肌和胫、腓骨（图6-31）。

2）足底内侧动脉：较小，沿足底内侧前行，分布于足底内侧和皮肤。

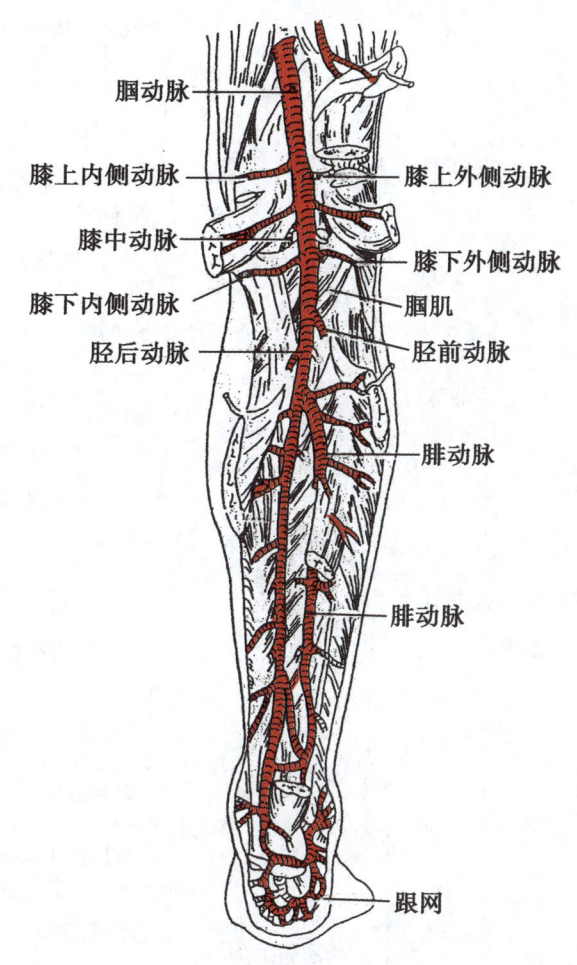

图6-31 小腿后面的动脉

3）足底外侧动脉：较粗，在足底向外侧斜行至第五跖骨底处，转向内侧至第一跖骨间隙，与足背动脉的足底深支吻合，形成足底深弓。足底外侧动脉营养足底大部分的肌肉。

（6）胫前动脉 anterior tibial artery：由腘动脉发出后，穿小腿骨间膜至小腿前面，在小腿前群肌之间下行，至踝关节前方移行为足背动脉，沿途分支分布于小腿前群肌和附近皮肤（图6-32）。

（7）足背动脉 dorsal artery of foot：是胫前动脉的直接延续，经踇长伸肌腱和趾长伸肌腱之间前行，至第一跖骨间隙近侧，分为第一跖背动脉和足底深支两终支。足背动脉位置表浅，在踝关节前方，内、外踝连线中点以及踇长伸肌腱的外侧可触知其搏动，下肢脉管炎时足背动脉的搏动减弱或消失。足部出血时可在该处向深部压迫足背动脉进行止血。

考点：体表常用于触摸脉搏及压迫止血的动脉。

表 6-1 体循环动脉的分支

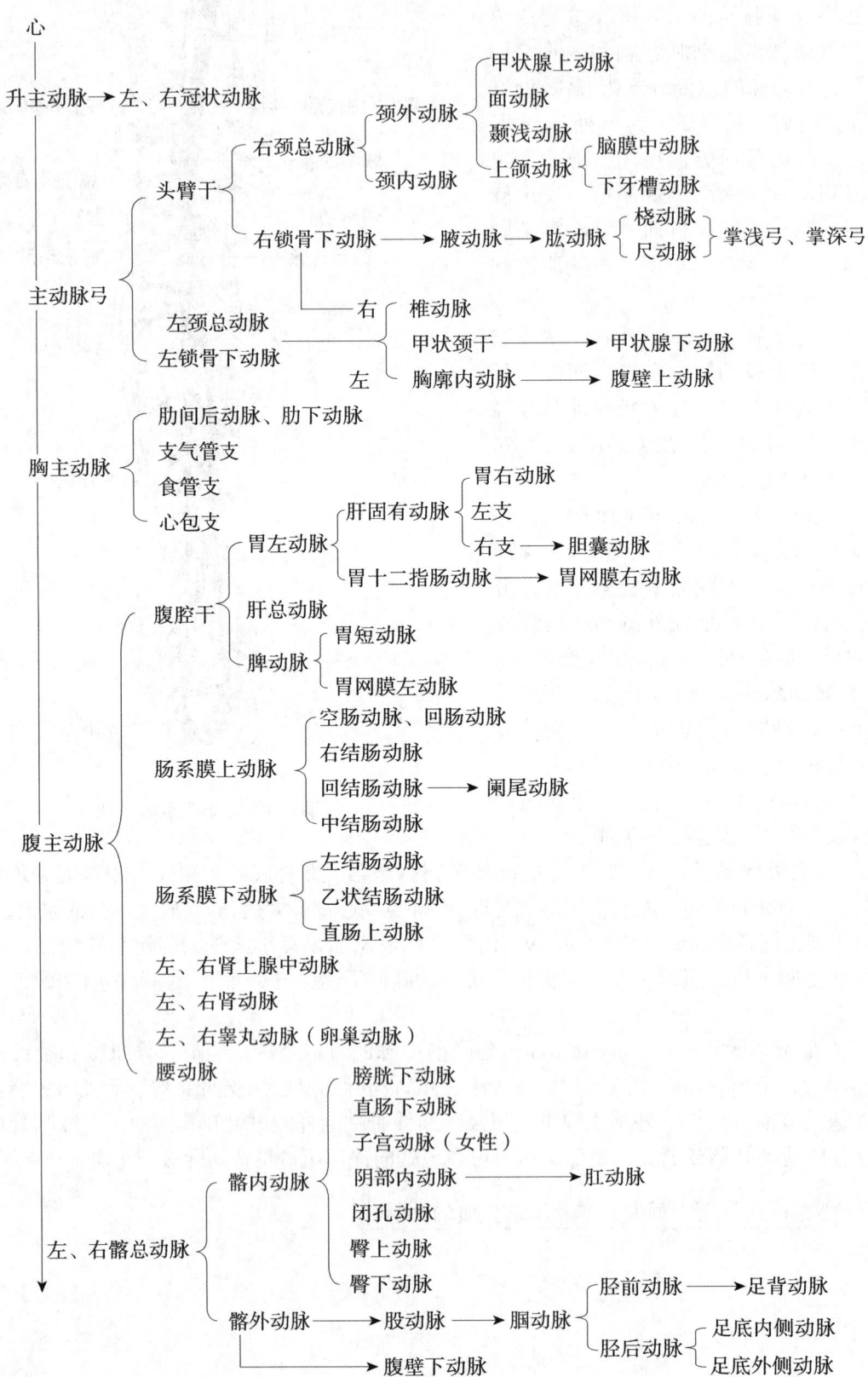

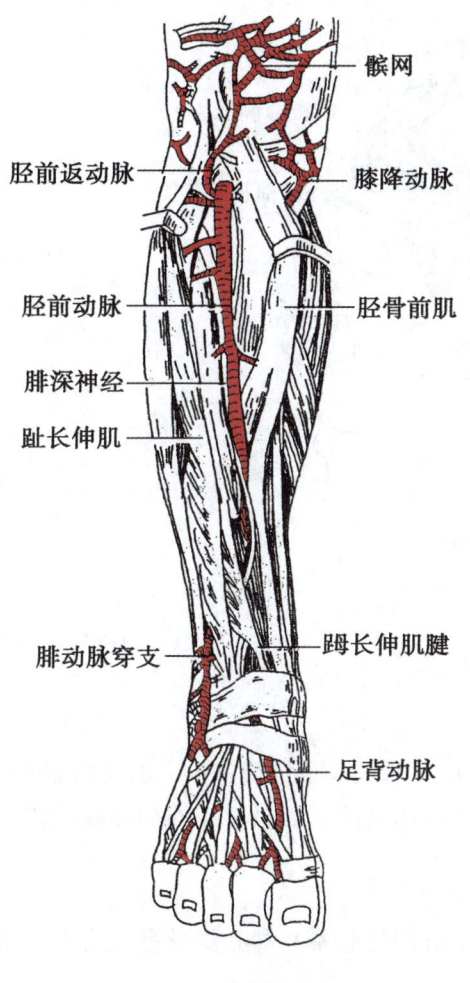

图 6-32 小腿前面的动脉

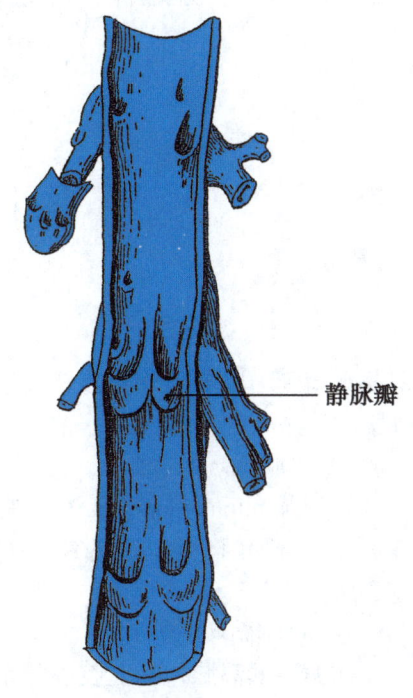

图 6-33 静脉瓣

四、静脉

静脉 vein 是运送血液回心的血管，起始于毛细血管，止于心房。静脉的数量比动脉多，管径较粗，管腔较大。与伴行的动脉相比，静脉管壁薄而柔软，弹性也小。标本上的静脉管壁塌陷，含有淤血。在结构和配布方面，静脉有下列特点：①静脉瓣 venous valve 呈半月形，游离缘朝向心，多成对（图 6-33）。静脉瓣有防止血液逆流和保证血液向心流动的作用。受重力影响较大的四肢静脉的瓣膜多，而躯干较大的静脉瓣膜少或无瓣膜。②体循环静脉分浅、深两类。浅静脉位于皮下浅筋膜内，又称皮下静脉。浅静脉不与动脉伴行，最后注入深静脉。临床上常经浅静脉注射、输液、输血、取血和插入导管等。深静脉位于深筋膜深面，与动脉伴行，又称伴行静脉。深静脉的名称和行程与伴行动脉相同，引流范围与伴行动脉的分布范围大体一致。③静脉的吻合比较丰富。浅静脉在手和足等部位吻合成静脉网，深静脉在容积经常变动的脏器（如膀胱、子宫和直肠等）周围形成静脉丛。在器官扩张或受压的情况下，静脉丛仍能保证血流通畅。浅静脉之间、深静脉之间，以及浅、深静脉之间都存在丰富的交通支，这有利于侧支循环的建立。④结构特殊的静脉包括硬脑膜窦和板障静脉 diploic vein。硬脑膜窦位于颅内，无平滑肌，无瓣膜，故外伤时止血困难。板障静脉位于板障内，

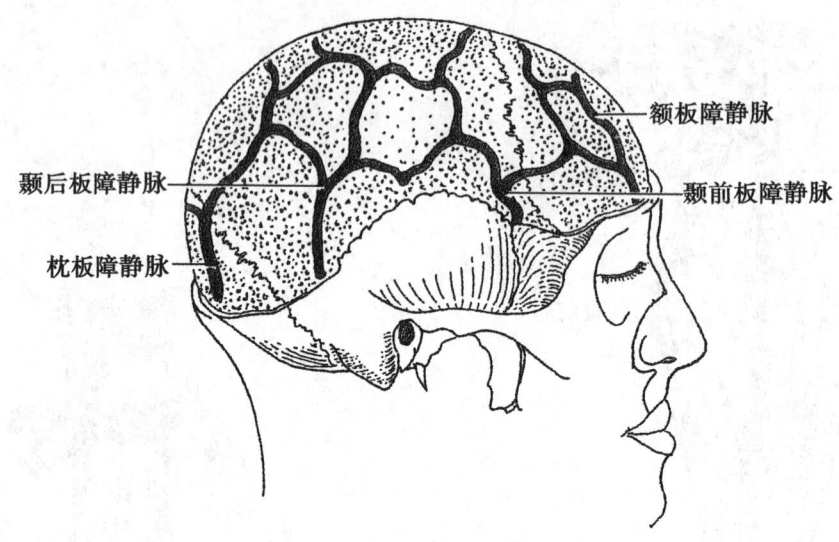

图 6-34 板障静脉

壁薄无瓣膜，借导血管连接头皮静脉和硬脑膜窦相通（图 6-34）。全身的静脉分为肺循环的静脉和体循环的静脉。

（一）肺循环的静脉

肺静脉 pulmonary vein 左、右各两条，分别为左上、左下肺静脉和右上、右下肺静脉。肺静脉起自肺门，向内穿过纤维心包，注入左心房后部的两侧，将含氧量高的动脉血输送到左心房。

（二）体循环的静脉

体循环的静脉包括上腔静脉系、下腔静脉系（包括肝门静脉系）和心静脉系（第六章第一节）。

1. 上腔静脉系　由上腔静脉及其属支组成，收集头颈部、上肢和胸部（心除外）等上半身的静脉血，其主干为上腔静脉。

上腔静脉 superior vena cava（图 6-35）由左、右头臂静脉汇合而成，下行于升主动脉右侧，注入右心房。上腔静脉在注入右心房之前，有奇静脉注入。

头臂静脉 brachiocephalic vein 又称无名静脉（图 6-35），左、右各一，由同侧颈内静脉和锁骨下静脉于胸锁关节后方汇合而成，汇合处的夹角称静脉角，是淋巴导管汇入静脉的部位。头臂静脉主要收纳颈内静脉和锁骨下静脉的血液，还收纳甲状腺下静脉、椎静脉、胸廓内静脉等的血液。

（1）头颈部静脉：浅静脉包括面静脉、下颌后静脉和颈外静脉；深静脉包括颈内静脉和锁骨下静脉等（图 6-36）。

1）面静脉 facial vein：面静脉收纳面前部软组织的血液，起自内眦静脉 angular vein，伴面动脉斜向下外，在下颌角下方跨过颈内、外动脉的表面，下行至舌骨大角附近注入颈内静脉（图 6-36）。面静脉通过内眦静脉、眼上静脉和眼下静脉与颅内的海绵窦交通（图 6-37）。面静脉在口角平面以上缺乏静脉瓣，因此，面部（尤其在口角以上）发生化脓性感染时，若处理不当（如挤压等），可导致颅内感染。故临床上将鼻根至两侧口角的三角区称为"危险三角"。

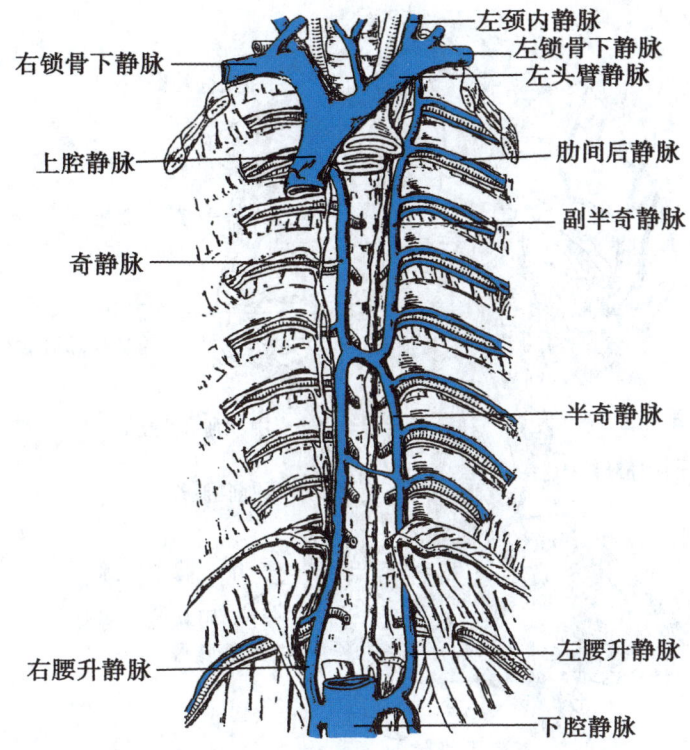

图 6-35 上腔静脉及其属支

2）下颌后静脉 retromandibular vein：由颞浅静脉和上颌静脉在腮腺实质内汇合而成（图 6-36）。下颌后静脉下行至腮腺下端处分为前、后两支，前支注入面静脉，后支与耳后静脉和枕静脉汇合成颈外静脉。

3）颈外静脉 external jugular vein：是颈部最大的浅静脉，由下颌后静脉的后支与耳后静脉和枕静脉在下颌角处汇合而成，沿胸锁乳突肌表面下行，在锁骨上方穿深筋膜，注入锁骨下静脉（图 6-36）。心脏病或上腔静脉阻塞时可引起颈外静脉怒张。颈外静脉在临床常用于静脉穿刺和静脉插管。

4）颈内静脉 internal jugular vein：在颅底颈静脉孔处续于乙状窦，在颈动脉鞘内沿颈内动脉和颈总动脉外侧下行，至胸锁关节后方与锁骨下静脉汇合成头臂静脉（图 6-36）。颈内静脉的属支有颅内支（收集颅内静脉血）和颅外支（收集颅外静脉血）。颈内静脉壁附着于颈动脉鞘，并通过颈动脉鞘与周围的颈深筋膜和肩胛舌骨肌中间腱相连，故管腔经常处于开放状态，有利于血液回流。颈内静脉外伤时，由于管腔不能闭锁和胸膜腔负压对血液的吸引，可导致空气栓塞。

考点：为什么面部发生化脓性感染时，挤压易引起颅内感染？

5）锁骨下静脉 subclavian vein：在第 1 肋外侧缘续于腋静脉，伴锁骨下动脉走行，与颈内静脉在胸锁关节后方汇合成头臂静脉。临床上常经锁骨上或锁骨下入路行锁骨下静脉导管插入。

（2）上肢的静脉

1）上肢深静脉：上肢各部的深静脉与同名动脉伴行，收集同名动脉分布区域的静脉血，

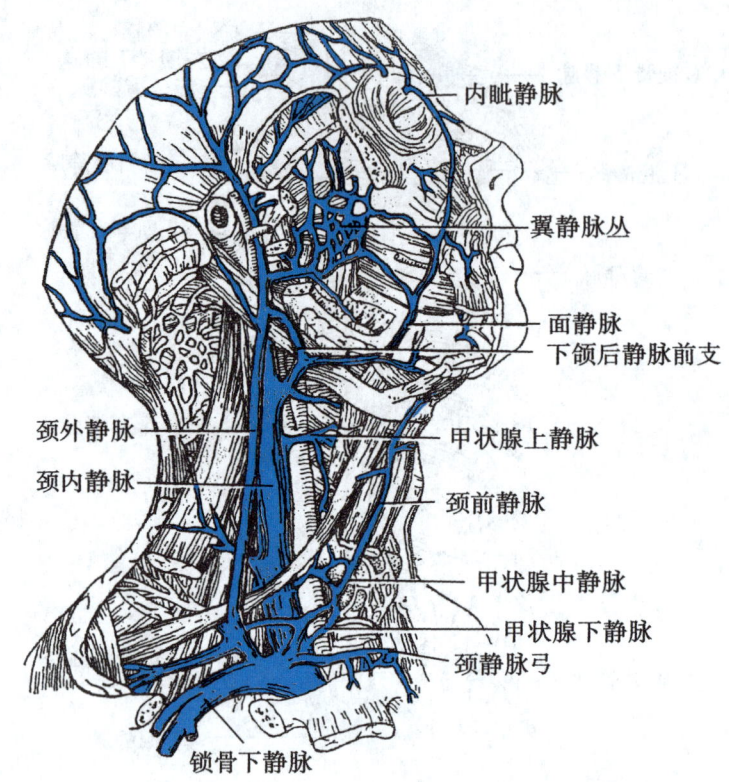

图 6-36 头颈部的静脉

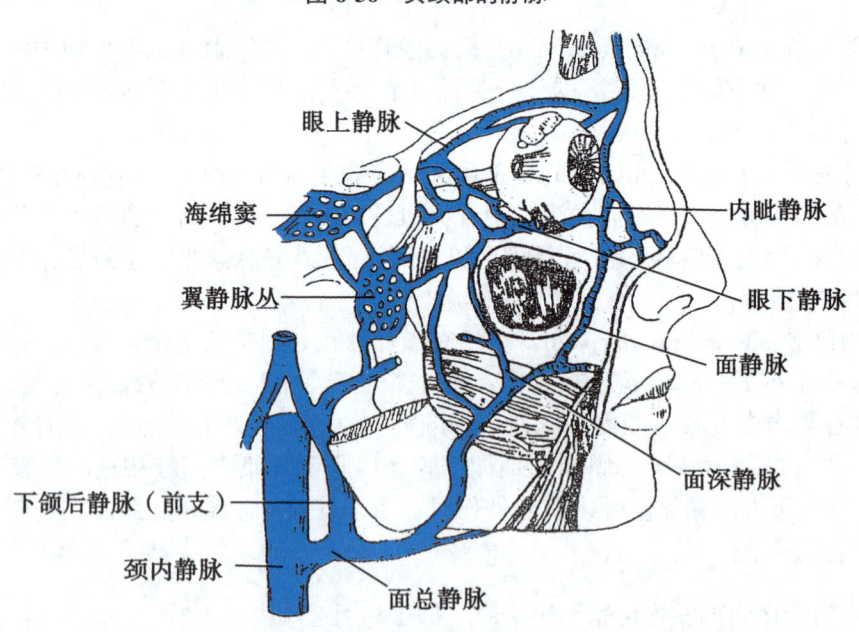

图 6-37 面静脉及其交通支

汇入腋静脉。前臂的伴行静脉为双条。

2）上肢浅静脉：包括头静脉、贵要静脉、肘正中静脉及其属支（图 6-38）。临床上常用手背静脉网、前臂和肘部前面的浅静脉取血、输液和注射药物。①头静脉 cephalic vein：起自手背静脉网的桡侧，转至前臂前面，在肱二头肌的外侧上行，经三角胸大肌间沟，穿深筋膜注入腋静脉或锁骨下静脉。②贵要静脉 basilic vein：起自手背静脉网的尺侧，沿前臂尺侧上行，至肘部转至前面，在肘窝处接受肘正中静脉，再经肱二头肌内侧沟行至臂中点平面，穿深筋膜注入肱静脉，或伴肱静脉上行，注入腋静脉。由于该静脉较粗，位置表浅、恒定，其注入处与肱静脉方向一致，故临床常用此静脉行穿刺或插管等。③肘正中静脉 median cubital vein：位于肘窝的前方，变异较多，连接头静脉和贵要静脉，常接受前臂正中静脉。肘正中静脉是临床常用的注射、输液或抽血部位。

(3) 胸部静脉：胸部静脉主要有头臂静脉、上腔静脉、奇静脉及其属支（图6-35）。

1) 奇静脉 azygos vein：起自右腰升静脉，穿膈沿脊柱右侧上行至第4胸椎椎体高度，弓形向前绕右肺根上方，注入上腔静脉。奇静脉沿途收集右侧肋间后静脉、食管静脉、支气管静脉和半奇静脉的血液。

2) 半奇静脉 hemiazygos vein：起自左腰升静脉，穿膈沿胸椎椎体左侧上行，约达第8胸椎高度向右跨过脊柱，注入奇静脉。半奇静脉收集左侧下部肋间后静脉、食管静脉和副半奇静脉的血液。

3) 副半奇静脉 accessory hemiazygos vein：沿胸椎体左侧下行，注入半奇静脉或向右跨过脊柱前面注入奇静脉。副半奇静脉收集左侧上部肋间后静脉的血液。

4) 椎静脉丛：分布于椎管内、外，纵贯脊柱全长，分椎内、椎外静脉丛，两者间有广泛的吻合（图6-39）。椎静脉丛收集椎骨、脊髓、邻近诸肌等处的静

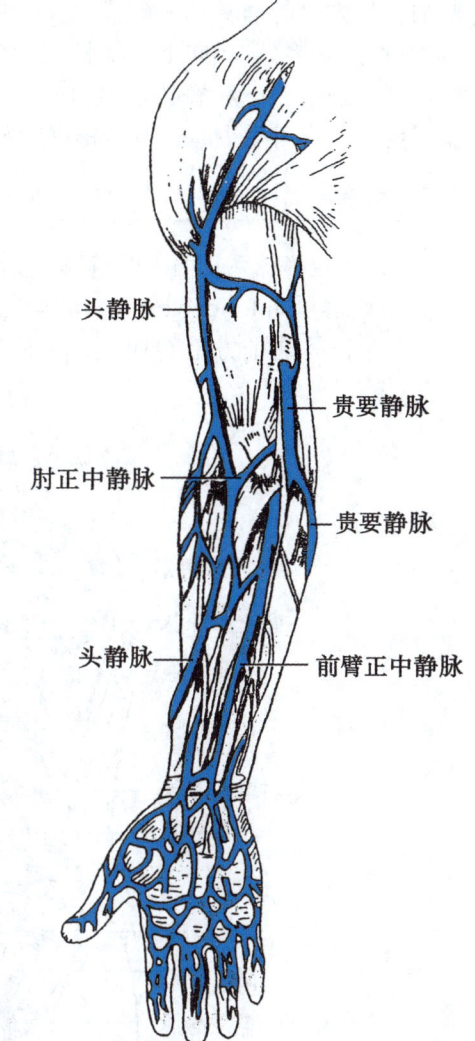

图 6-38 上肢的浅静脉

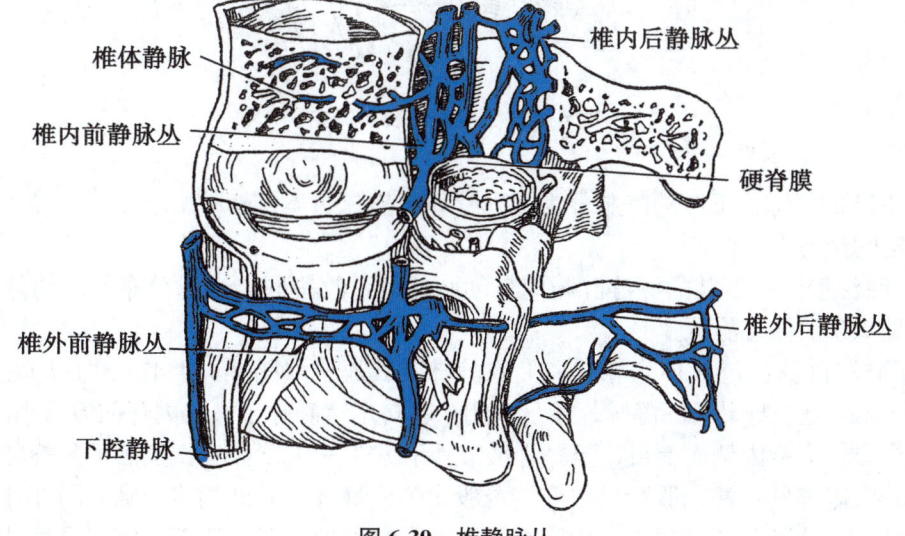

图 6-39 椎静脉丛

脉血。椎内、外静脉丛无瓣膜，互相吻合，注入附近的椎静脉、肋间后静脉、腰静脉和骶外侧静脉等。椎静脉丛向上经枕骨大孔与硬脑膜窦交通，向下与盆腔静脉丛交通。因此，椎静脉丛是沟通上、下腔静脉系和颅内、外静脉的重要通道。当盆腔、腹腔、胸腔等部位发生感染、肿瘤或有寄生虫时，可经椎静脉丛侵入颅内或其他远位器官。

> **考点：** 为什么腹腔、盆腔的肿瘤易发生颅内转移？

2．下腔静脉系　由下腔静脉及其属支组成，其主干为下腔静脉，收集下半身的静脉血。

下腔静脉 inferior vena cava 是全身最大的静脉干（图 6-40），由左、右髂总静脉在第 4～5 腰椎体右前方汇合而成，沿腹主动脉右侧上行，穿膈的腔静脉孔进入胸腔，注入右心房。

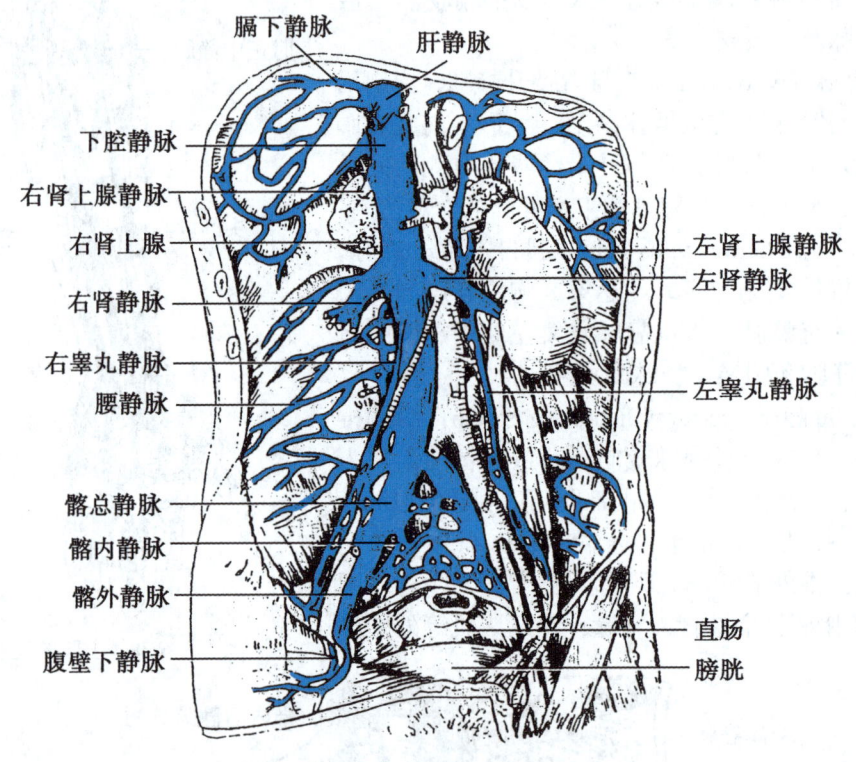

图 6-40　下腔静脉及其属支

（1）下肢的静脉：下肢的静脉分为深静脉和浅静脉两类，静脉瓣较多，浅静脉与深静脉之间有丰富的交通支。

1）下肢深静脉：下肢的深静脉与同名动脉伴行，收集同名动脉分布区域的静脉血，其中小腿多见双条的伴行静脉。

2）下肢浅静脉：包括小隐静脉和大隐静脉及其属支（图 6-41，42）。①大隐静脉 great saphenous vein：是全身最长的静脉，在足内侧缘起自足背静脉弓，经内踝前方沿小腿内侧面、膝关节后内方、大腿内侧面上行，至耻骨结节外下方 3～4cm 处穿阔筋膜的隐静脉裂孔，注入股静脉。大隐静脉在注入股静脉之前接受股内侧浅静脉、股外侧浅静脉、阴部外静脉、腹壁浅静脉和旋髂浅静脉 5 条属支。大隐静脉在内踝前方的位置表浅而恒定，是静脉注射、输

第六章 脉管系统

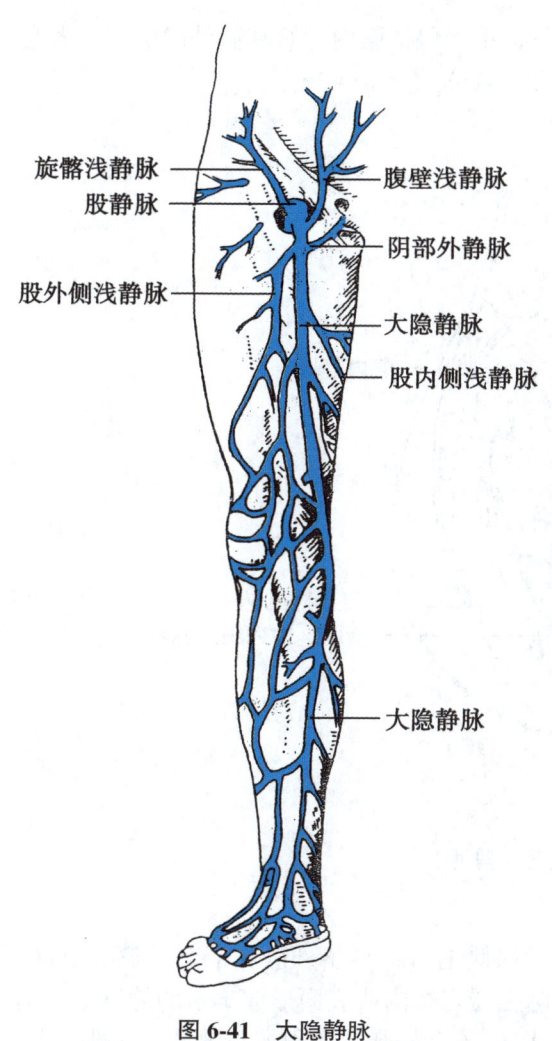

图 6-41 大隐静脉　　　　　　　图 6-42 小隐静脉

血、输液及静脉切开的常用部位。②小隐静脉 small saphenous vein：在足外侧缘起自足背静脉弓，经外踝后方沿小腿后面上行，至腘窝下角处穿深筋膜注入腘静脉。当深静脉回流受阻时，穿静脉瓣膜关闭不全，深静脉血液反流入浅静脉，导致下肢浅静脉曲张。

考点： 四肢浅静脉的起止、行程和注入。

 知识链接　　　　　　　**常用静脉穿刺及注射部位**

　　静脉穿刺或注射，一般成人多选四肢的浅静脉。上肢浅静脉穿刺或注射常选择手背静脉网、贵要静脉、头静脉和肘正中静脉等，患者采取平卧位，上肢稍外展、外旋、平放，或取坐位，前臂旋前平放。下肢浅静脉穿刺或注射常选用大隐静脉、小隐静脉和足背静脉等，患者采取舒适卧位，并显露穿刺部位。四肢的浅静脉均较表浅，故进针时要斜刺。沿静脉投影线与皮肤呈 20°以内斜角（角度不易过大）由静脉上方或侧方刺入皮下，以防穿透血管壁造成出血或输入的液体渗入皮下。另外，浅静脉内静脉瓣较多，穿刺时应避开，以免引起输液不畅。

（2）盆部的静脉：盆部的静脉与同名动脉伴行，主干包括髂内静脉和髂外静脉，二者在骶髂关节前方汇合成髂总静脉 common iliac vein（图6-43）。

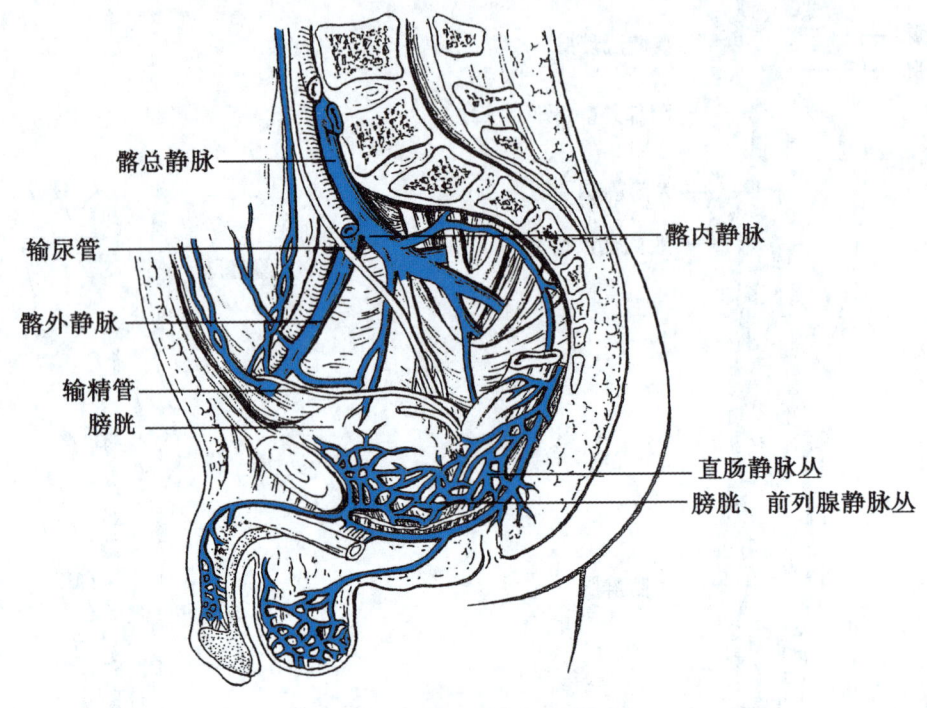

图6-43　盆部的静脉（男性）

1）髂内静脉 internal iliac vein：沿髂内动脉后内侧上行，与髂外静脉汇合成髂总静脉。髂内静脉的属支与同名动脉伴行。盆腔脏器的静脉在器官壁内或表面形成丰富的静脉丛，诸如膀胱静脉丛和直肠静脉丛、前列腺静脉丛（男性）、子宫静脉丛和阴道静脉丛（女性）等。这些静脉丛在盆腔器官扩张或受压迫时有助于血液回流。

2）髂外静脉 external iliac vein：是股静脉的直接延续，与同名动脉伴行，收集同名动脉分布区域的静脉血，至骶髂关节前方与髂内静脉汇合成髂总静脉。

（3）腹部的静脉：腹部的静脉都直接或间接注入下腔静脉（图6-40），属支分壁支和脏支2种。

1）壁支：包括1对膈下静脉和4对腰静脉，均与同名动脉伴行，收集膈和腹后壁的静脉血。各腰静脉之间有腰升静脉相连。左、右腰升静脉分别移行为半奇静脉和奇静脉。

2）脏支主要有：①肾静脉 renal veins：左、右各一，起自肾门，与同名动脉伴行，注入下腔静脉。左肾静脉长于右肾静脉。左肾静脉除收集肾的血液外，还收集左睾丸静脉（或左卵巢静脉）和左肾上腺静脉的血液。②肾上腺静脉 suprarenal veins：左、右各一，左肾上腺静脉注入左肾静脉，右肾上腺静脉直接注入下腔静脉。③肝静脉 hepatic veins：一般有肝右静脉、肝中静脉和肝左静脉，均位于肝实质内。肝静脉收集肝血窦回流的血液，在肝后缘注入下腔静脉。④睾丸静脉 testicular veins：左、右各一，起自睾丸和附睾。最初有数条小静脉，在精索内彼此吻合，形成蔓状静脉丛，向上逐级汇合成一条静脉。右睾丸静脉以锐角注入下腔静脉，而左睾丸静脉则以直角注入左肾静脉，故左睾丸静脉常因回流不畅造成睾丸静脉曲张。女性的卵巢静脉 ovarian veins 起自卵巢静脉丛，在卵巢悬韧带内上行合并成卵巢静脉，回流方式与睾丸静脉相同。

3) 肝门静脉 hepatic portal veins：为一短干，长 6～8cm。由肠系膜上静脉和脾静脉在胰头和胰体交界处的后方汇合而成（图6-44），向右斜行进入肝十二指肠韧带内，经肝固有动脉和胆总管的后方上行达肝门。肝门静脉分左、右两支，分别进入肝左叶和肝右叶，并在肝内反复分支，最后汇入肝血窦。

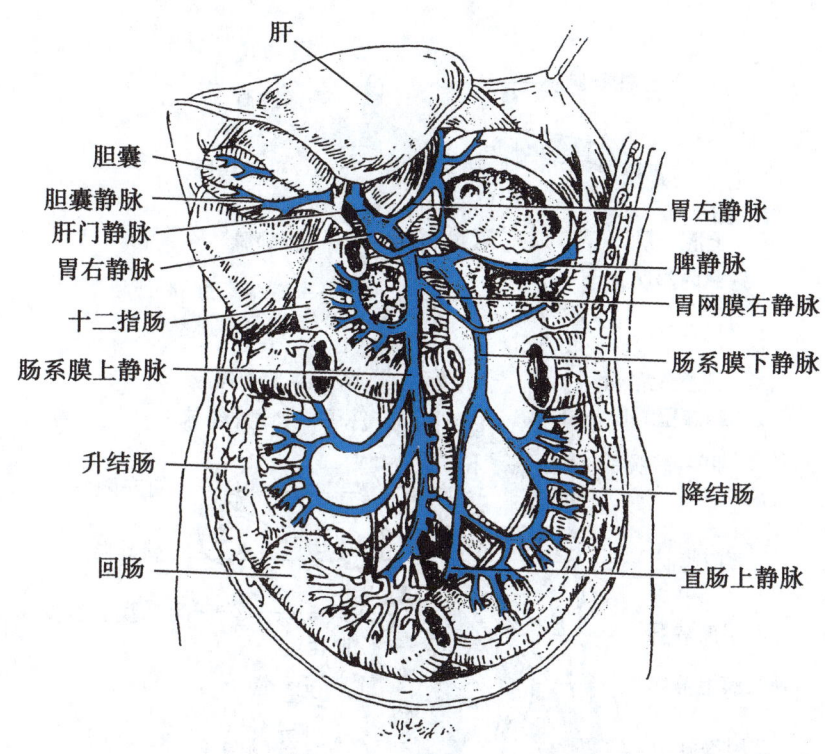

图 6-44　肝门静脉及其属支

肝门静脉收集腹腔内除肝以外所有不成对脏器的静脉血，如胃、小肠、大肠（直肠下段除外）、胰、脾及胆囊等处的静脉血。

肝门静脉的属支主要有：①肠系膜上静脉 superior mesenteric vein：与同名动脉伴行，走行于小肠系膜内，收集十二指肠至结肠左曲之间肠管及部分胃和胰腺的静脉血注入肝门静脉。②肠系膜下静脉 inferior mesenteric vein：与同名动脉伴行，一般注入脾静脉，收集降结肠、乙状结肠及直肠上部的静脉血。③脾静脉 splenic vein：由数条小静脉在脾门处汇合而成，经胰后方、脾动脉下方向右行，与肠系膜上静脉汇合成肝门静脉。脾静脉收集脾、胰及部分胃的静脉血，还接纳肠系膜下静脉。④胃左静脉 left gastric vein：在胃小弯侧与胃左动脉伴行，收集胃及食管下段的静脉血。⑤胃右静脉 right gastric vein：与胃右动脉伴行，并与胃左静脉吻合，注入肝门静脉前多接收幽门前静脉。后者是胃与十二指肠的分界标志之一。胃右静脉收集同名动脉分布区的静脉血。⑥胆囊静脉 cystic vein：收集胆囊壁的静脉血，注入肝门静脉主干或其右支。⑦附脐静脉 paraumbilical vein：是起于脐周静脉网的数条小静脉，沿肝圆韧带向肝下面走行注入肝门静脉。

肝门静脉的属支与上、下腔静脉系之间有丰富的吻合（图6-45）。在肝门静脉因病变而回流受阻时，可通过这些吻合形成侧支循环。因此，肝门静脉与上、下腔静脉的吻合有重要的临床意义。其主要吻合部位有：①通过食管静脉丛使肝门静脉的属支胃左静脉与上腔静脉系中的奇静脉间相互吻合而交通。②通过直肠静脉丛使肝门静脉的属支肠系膜下静脉与下腔静脉系中的髂内静脉相吻合而交通。③通过脐周静脉网使肝门静脉的属支附脐静脉与上腔静脉系中的胸腹壁静脉和腹壁上静脉相吻合，或者与下腔静脉系中的腹壁下静脉、腹壁浅静脉相吻合而交通。

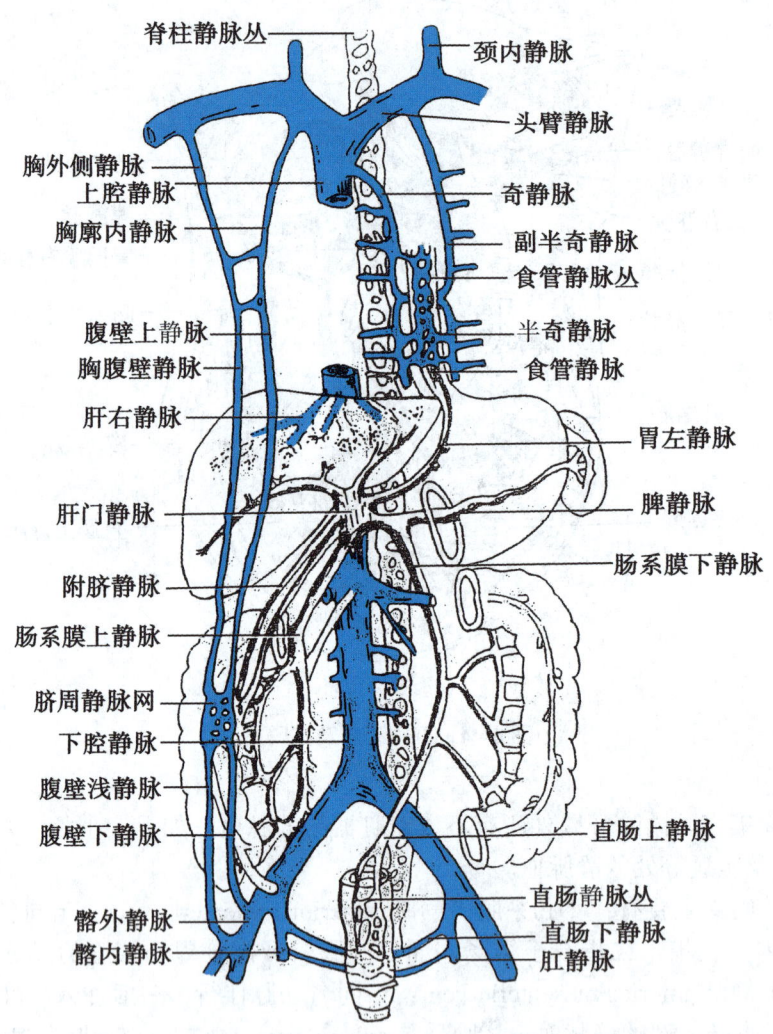

图 6-45 肝门静脉系与上、下腔静脉系的吻合

在正常情况下，肝门静脉系与上、下腔静脉系之间的交通支细小，血流量少。肝硬化、肝肿瘤、肝门处淋巴结肿大或胰头肿瘤等可压迫肝门静脉，导致肝门静脉回流受阻，此时肝门静脉系的血液经上述交通途径形成侧支循环，通过上、下腔静脉系回流。由于血流量增多，交通支变得粗大和弯曲，出现静脉曲张，如食管静脉丛、直肠静脉丛和脐周静脉网曲张。如果食管静脉丛和直肠静脉丛曲张破裂，则引起呕血和便血。当肝门静脉系的侧支循环

失代偿时，可引起收集静脉血范围的器官淤血，出现脾大和腹水等。

考点： 肝门静脉的组成、属支及与上、下腔静脉的吻合。

知识链接

何谓静脉曲张

静脉曲张俗称"炸筋腿"，是静脉系统最常见的疾病。静脉曲张形成的主要原因是由于先天性血管壁比较薄弱或长时间维持相同姿势而很少改变，血液蓄积于下肢，日积月累而破坏静脉瓣膜，导致静脉压过高，使血管凸出皮肤表面的症状。静脉曲张多发生在下肢，其他部位（如阴囊、精索、腹腔静脉，胃部食管静脉等）也会发生静脉曲张。下肢静脉曲张主要是由于大隐静脉瓣膜损坏所引起的。当大隐静脉瓣功能减退时，静脉血液反流或淤积，从而发生静脉曲张。这会引起接近皮肤表面的静脉的分支血管变得粗大和像绳索一样扭曲。

表 6-2 体循环的主要静脉回流

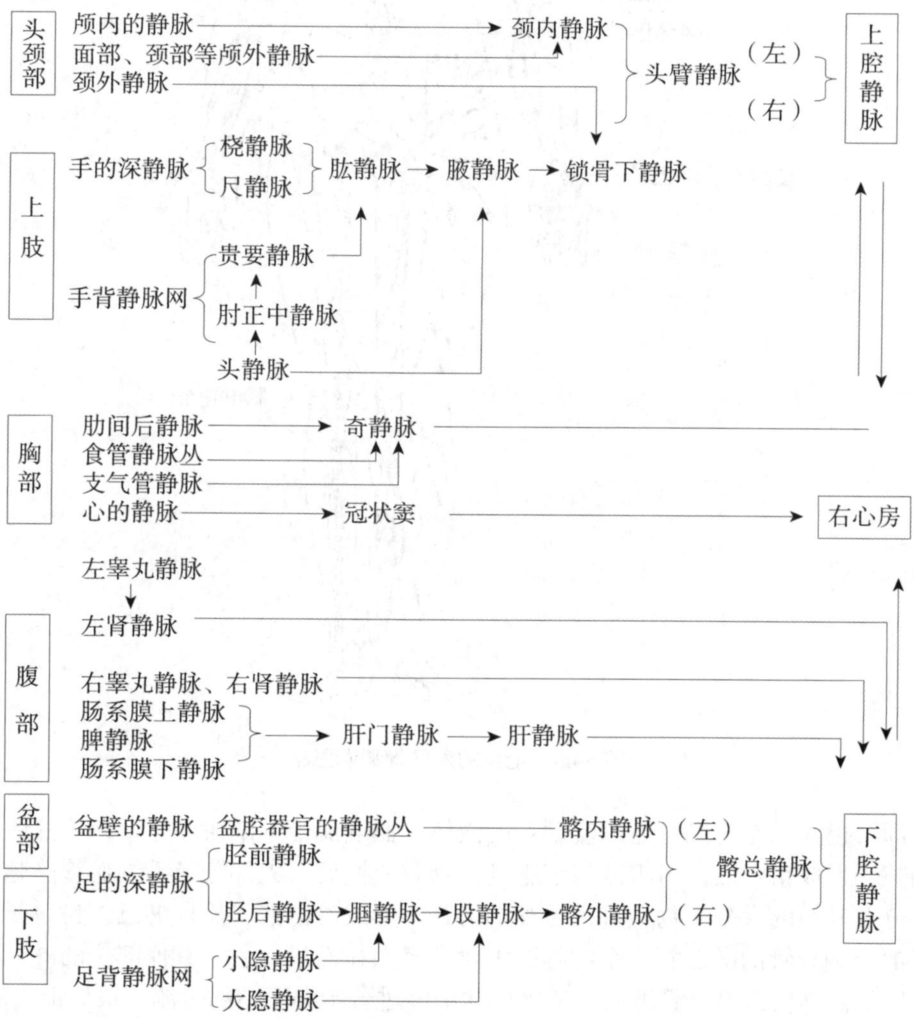

部位	静脉
头颈部	颅内的静脉 → 颈内静脉；面部、颈部等颅外静脉；颈外静脉 → 头臂静脉（左、右）→ 上腔静脉
上肢	手的深静脉（桡静脉、尺静脉）→ 肱静脉 → 腋静脉 → 锁骨下静脉；手背静脉网（贵要静脉、肘正中静脉、头静脉）
胸部	肋间后静脉、食管静脉丛、支气管静脉 → 奇静脉；心的静脉 → 冠状窦 → 右心房
腹部	左睾丸静脉 → 左肾静脉；右睾丸静脉、右肾静脉；肠系膜上静脉、脾静脉、肠系膜下静脉 → 肝门静脉 → 肝静脉
盆部	盆壁的静脉、盆腔器官的静脉丛 → 髂内静脉（左）
下肢	足的深静脉（胫前静脉；胫后静脉 → 腘静脉 → 股静脉）→ 髂外静脉（右）→ 髂总静脉 → 下腔静脉；足背静脉网（小隐静脉、大隐静脉）

（赵凤基）

第二节 淋巴系统

淋巴系统是静脉的辅助结构，协助静脉引流组织液，由淋巴管道、淋巴组织和淋巴器官组成（图6-46）。

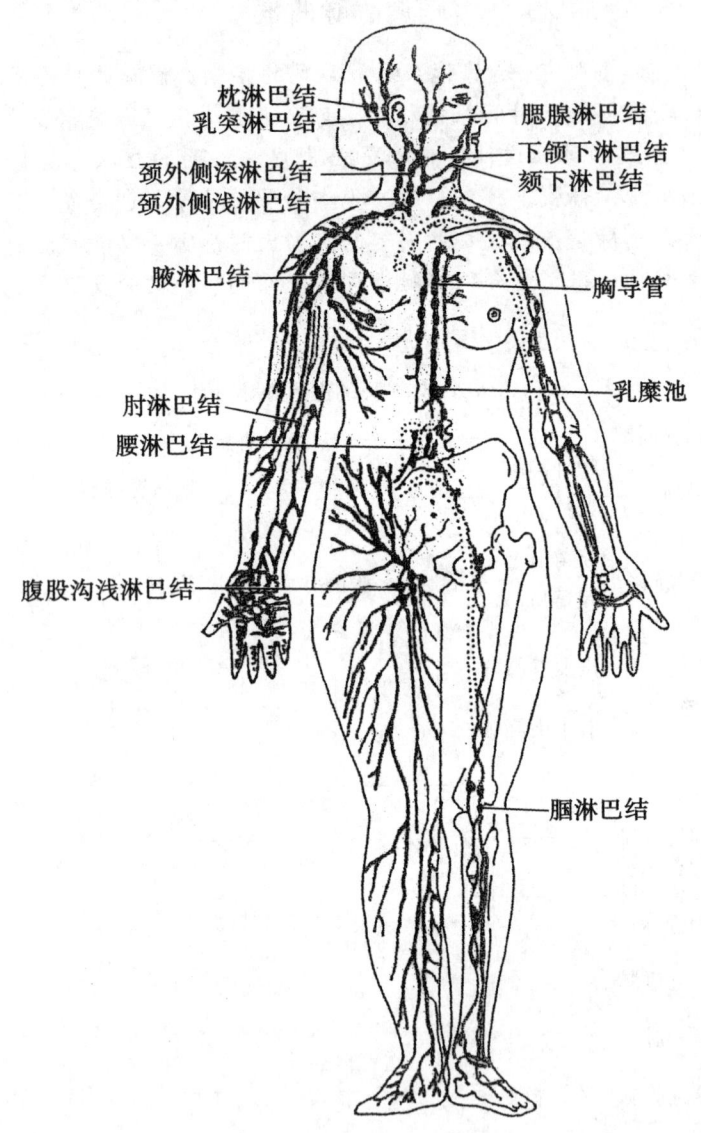

图6-46 全身的淋巴管和淋巴结

淋巴即淋巴液，是淋巴管道内流动着的液体。血液流经毛细血管时，部分液体物质渗出到组织间隙，形成组织液。组织液与细胞进行物质交换后，大部分经毛细血管静脉端吸收入血，小部分及其中的大分子物质进入毛细淋巴管，形成淋巴液，简称淋巴。自小肠绒毛中的中央乳糜池至胸导管的淋巴管道中的淋巴因含乳糜微粒而呈白色，其他部位的淋巴管道中的淋巴无色透明。淋巴沿淋巴管道向心流动，途中经过若干淋巴结的过滤，最后汇入静脉。

淋巴组织分为弥散淋巴组织和淋巴小结两类。除淋巴器官外，消化、呼吸、泌尿和生殖管道以及皮肤等处也含有丰富的淋巴组织。弥散淋巴组织主要位于消化道和呼吸道的黏膜固有层。淋巴小结包括小肠黏膜固有层内的孤立淋巴滤泡和集合淋巴滤泡以及阑尾壁内的淋巴小结等。

淋巴器官是以淋巴组织为主的器官，包括淋巴结、胸腺、脾和扁桃体。

淋巴组织和淋巴器官具有产生淋巴细胞、过滤淋巴和进行免疫应答的功能，是人体重要的防御系统。

一、淋巴管道

淋巴管道分为毛细淋巴管、淋巴管、淋巴干和淋巴导管。

（一）毛细淋巴管

毛细淋巴管 lymphatic capillary（图 6-47）是淋巴管道的起始部，以膨大的盲端起于组织间隙，彼此吻合成网。管径粗细不一，一般比毛细血管略粗。毛细淋巴管壁仅由一层内皮细胞构成，呈叠瓦状连接，外面有纤维细丝牵拉，使毛细淋巴管处于扩张状态，通透性比毛细血管大，一些不易透过毛细血管壁的大分子物质，如蛋白质、细菌、癌细胞等容易进入毛细淋巴管。除无血管结构的组织（如上皮、角膜、晶状体、软骨）、脑、脊髓和骨髓等外，毛细淋巴管几乎遍布全身。

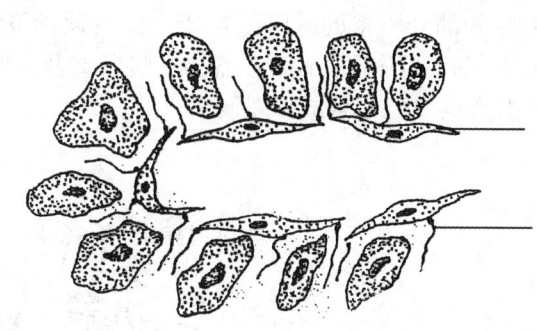

图 6-47 毛细淋巴管的结构

 知识链接 **癌症淋巴转移的解剖学基础**

经淋巴道转移是癌症早期的主要转移途径，这与毛细淋巴管的解剖结构有关。与毛细血管相比，毛细淋巴管内皮细胞通过网状纤维和胶原纤维（即锚丝）与细胞外基质相连。内皮细胞过度拉伸可使管壁变得更薄，从而形成淋巴管特有的高通透性。有学者研究认为，当癌细胞迅速增殖向周围组织浸润时，癌组织内压增高，周围间质水肿，使毛细淋巴管锚丝的张力增加，对毛细淋巴管的牵拉作用增强，使原本松弛的内皮细胞间连接脱离接触，进而连接开放增多。使得液体、各种粒子及细胞更容易进入淋巴管内。当毛细淋巴管外的液压下降后，细胞连接重新关闭，防止液体反流入组织间隙。在这一过程中癌细胞完成早期转移。

（二）淋巴管

淋巴管 lymphatic vessel 由毛细淋巴管汇合而成，管壁结构与小静脉相似，但管径更细，管壁更薄。淋巴管内有很多瓣膜，具有防止淋巴液逆流的功能。由于相邻两对瓣膜之间的淋巴管段扩张明显，淋巴管外观呈串珠状。淋巴管在向心流动的过程中要经过一个或多个淋巴结。淋巴管分浅淋巴管和深淋巴管两类。浅淋巴管位于浅筋膜内，与浅静脉伴行。深淋巴管位于深筋膜深面，多与血管、神经伴行。浅、深淋巴管之间存在丰富的交通。

知识链接

丹毒是乙型溶血性链球菌感染引起的皮下淋巴管网的急性炎症，起病急，患者开始可有畏寒发热，病变多见于下肢，表现为片状皮肤红疹，色鲜红，中间稍淡，境界清楚。一般无组织坏死或化脓，禁忌手术。

（三）淋巴干

全身浅、深淋巴管经过一系列的淋巴结后，其最后一群淋巴结的输出管汇合成较大的淋巴干 lymphatic trunk（图 6-48）。全身共有 9 条淋巴干：即头颈部的淋巴汇合成左、右颈干；上肢和部分胸壁的淋巴汇合成左、右锁骨下干；胸腔器官及部分胸、腹壁的淋巴汇合成左、右支气管纵隔干；下肢、盆部、腹后壁及腹腔内成对脏器的淋巴汇合成左、右腰干；腹腔单一脏器的淋巴汇合成一条肠干。

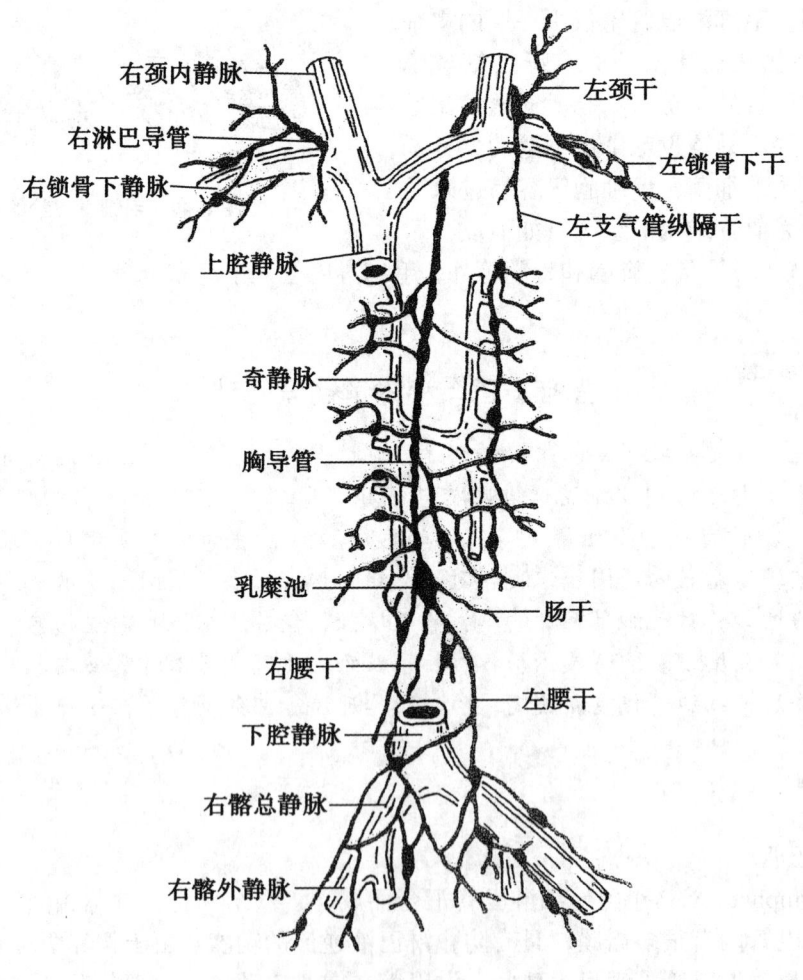

图 6-48 淋巴干和淋巴导管

知识链接

所谓"红线",医学上叫急性淋巴管炎,中医称为"红丝疔"。肢体某处的伤口被化脓菌感染后,引起身体表浅部位淋巴管壁发生充血、水肿、增厚,内皮细胞脱落和淋巴管周围组织发生充血,于是就在肢体表面形成"红线",逐渐"向心"发展。有些人身上起了"红线"后,在"红线"上方勒一根红线,认为这样就能阻止身上"红线"的发展,这种做法是错误的。因为一根红线根本解决不了淋巴管感染的问题,如果将红线勒得太紧,影响了患肢的血液循环和淋巴循环,还会促使病变在身体局部扩散和蔓延,甚至会造成更为严重的后果。

(四)淋巴导管

全身 9 条淋巴干最后汇合成 2 条淋巴导管 lymphatic duct(图 6-49),即胸导管和右淋巴导管,分别注入左、右静脉角。

1. 胸导管 thoracic duct 是全身最大的淋巴导管,长 30~40cm,该管的直径约为 3mm,管腔内瓣膜较少。胸导管通常起于第 1 腰椎前方的乳糜池,向上穿膈的主动脉裂孔进入胸腔,在食管后方沿脊柱右前方上行,至颈根部呈弓状弯向左侧注入左静脉角,弓顶平第

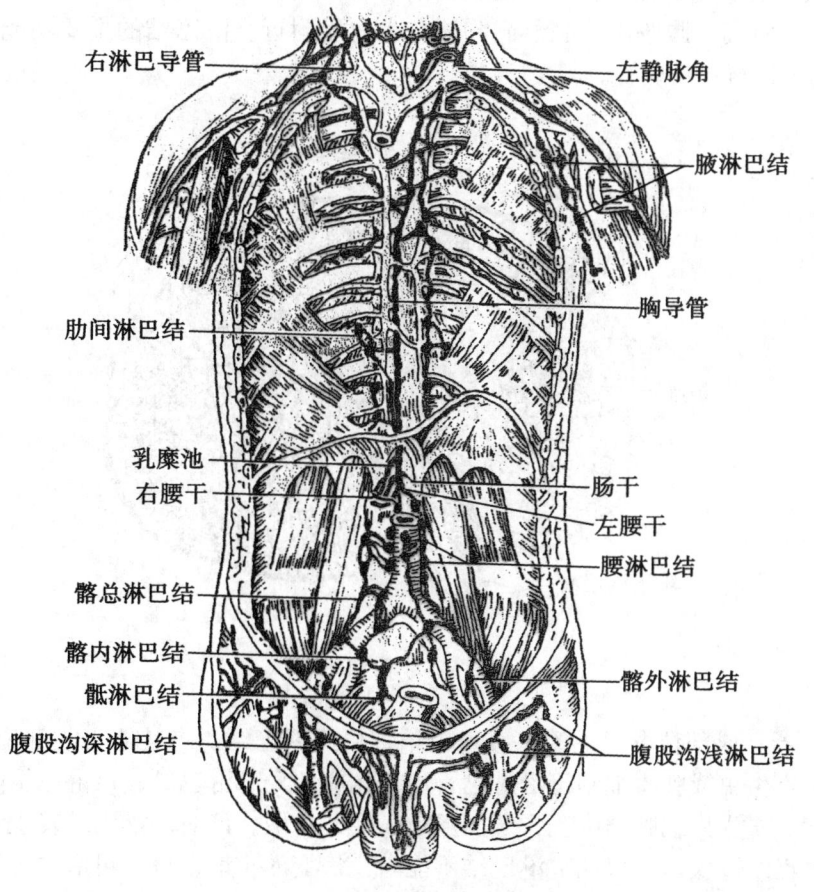

图 6-49 胸导管和腹、盆部的淋巴结

6～7颈椎高度。胸导管末端有一对瓣膜，阻止静脉血逆流入胸导管。胸导管在汇入左静脉角前收纳左支气管纵隔干、左颈干和左锁骨下干。乳糜池为胸导管起始膨大处，常位于第1腰椎前方，由左、右腰干和肠干汇成。胸导管收集双下肢、盆部、腹部、左半胸壁、左肺、左半心、左半头颈部的淋巴，即约人体3/4的淋巴回流。此外，少数淋巴管注入盆腔静脉、肾静脉、肾上腺静脉和下腔静脉。

2．右淋巴导管 right lymphatic duct 为一短干，长1～1.5cm，管径约为2mm，由右颈干、右锁骨下干和右支气管纵隔干汇合而成，注入右静脉角。右淋巴导管主要收集右头颈部、右上肢、右肺、右半心、右胸壁部的淋巴，即约全身1/4的淋巴。

二、淋巴器官

淋巴器官包括淋巴结、胸腺、脾和扁桃体。

（一）淋巴结

淋巴结 lymph node（图6-50）为大小不一的圆形或椭圆形灰红色小体，直径为2～20mm，表面有一层结缔组织被膜，过滤淋巴液，是进行免疫应答的重要器官之一。淋巴结的一侧隆凸，连接数条输入淋巴管；另一侧凹陷，称为淋巴结门，有输出淋巴管和神经、血管出进。淋巴回流行程中，要数次经过淋巴结，因此一个淋巴结的输出淋巴管可成为另一个淋巴结的输入淋巴管。淋巴结多成群分布，按位置不同分为浅淋巴结和深淋巴结。浅淋巴结位于浅筋膜内，深淋巴结位于深筋膜深面。淋巴结多沿血管排列，位于关节屈侧和体腔的隐藏部位，如肘窝、腋窝、腘窝、腹股沟、脏器门和体腔大血管附近。淋巴结的主要功能是滤过淋巴、产生淋巴细胞和进行免疫应答。

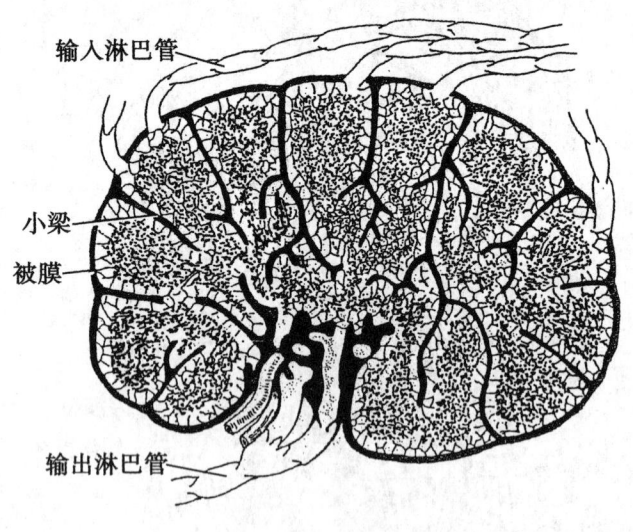

图6-50 淋巴结

引流某一器官或部位淋巴的第一级淋巴结称局部淋巴结。当某器官或部位发生病变时，细菌、毒素、寄生虫或肿瘤细胞可沿淋巴管进入相应的局部淋巴结，该淋巴结阻截和清除这些细菌、毒素、寄生虫或肿瘤细胞，从而阻止病变的扩散。此时，淋巴结发生细胞增殖等病理变化，致淋巴结肿大。如果局部淋巴结不能阻止病变的扩散，病变可沿淋巴管道向远处蔓延。因此，局部淋巴结肿大常提示其引流范围存在病变。

（二）胸腺

胸腺 thymus 位于上纵隔前部、胸骨柄的后方，分为大小不对称的左、右两叶，是中枢淋巴器官，具有培育、选择并向周围淋巴器官（淋巴结、脾和扁桃体）和淋巴组织（淋巴小结）输送 T 淋巴细胞的作用。胸腺还有内分泌功能（详见第九章）。

（三）脾

脾 spleen（图 6-51）是人体最大的淋巴器官，具有储血、造血、清除衰老红细胞和进行免疫应答的功能。

1. 位置　位于左季肋部，胃底与膈之间，第 9～11 肋的深面，长轴与第 10 肋一致。正常时在左肋弓下触不到脾。脾

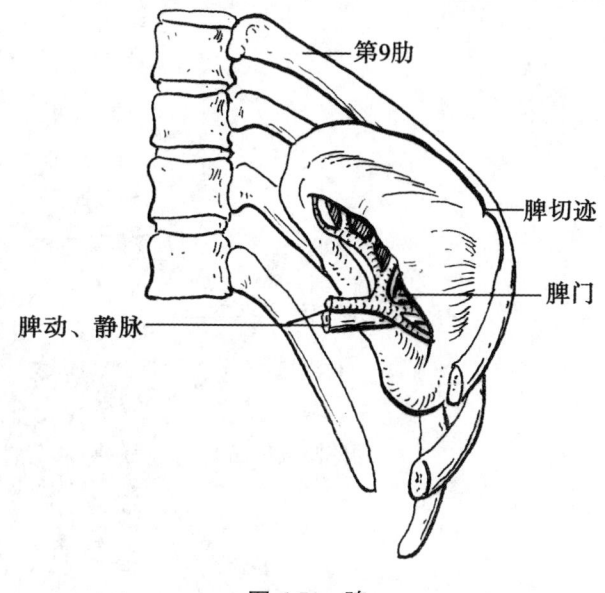

图 6-51　脾

的位置可随呼吸和因体位不同而变化，站立比平卧时低 2.5cm。脾由胃脾韧带、脾肾韧带、膈脾韧带和脾结肠韧带支持固定。

2. 形态　脾是扁椭圆形的实质器官，色暗红，质软而脆。成人脾长约 12cm、宽约 7cm、厚 3～4cm、重量约 150g，可分为膈、脏两面，前、后两端和上、下两缘。膈面光滑隆凸，对向膈。脏面凹陷，中央处有脾门，是血管、神经和淋巴管出入之处。上缘较锐，朝向前上方，前部有 2～3 个脾切迹 splenic notch。脾大时，脾切迹是触诊脾的标志。下缘较钝，朝向后下方。

三、人体各部的淋巴引流

（一）头颈部的淋巴引流

1. 头部淋巴的引流　头部淋巴结（图 6-52）多位于头、颈部交界处，由后向前包括枕淋巴结、乳突淋巴结、腮腺淋巴结、下颌下淋巴结、颏下淋巴结，主要引流头面部淋巴，输出淋巴管直接或间接注入颈外侧上深淋巴结。

2. 颈部淋巴的引流　颈部淋巴结主要包括颈前淋巴结 anterior cervical lymph node 和颈外侧淋巴结 lateral cervical lymph node（图 6-53）。

（1）颈前淋巴结

1）颈前浅淋巴结 superficial anterior cervical lymph node：沿颈前静脉排列，引流颈前部浅层结构的淋巴，输出淋巴管注入颈外侧下深淋巴结。

2）颈前深淋巴结 deep anterior cervical lymph node：包括喉前淋巴结、甲状腺淋巴结、气管前淋巴结、气管旁淋巴结，输出淋巴管最终注入颈外侧深淋巴结。

（2）颈外侧淋巴结

1）颈外侧浅淋巴结 superficial lateral cervical lymph node：沿颈外静脉排列，引流颈外侧浅层结构的淋巴，并收纳枕淋巴结、乳突淋巴结和腮腺淋巴结的输出淋巴管，其输出淋巴管注入颈外侧深淋巴结。

2）颈外侧深淋巴结 deep lateral cervical lymph node：主要沿颈内静脉排列，部分淋巴结

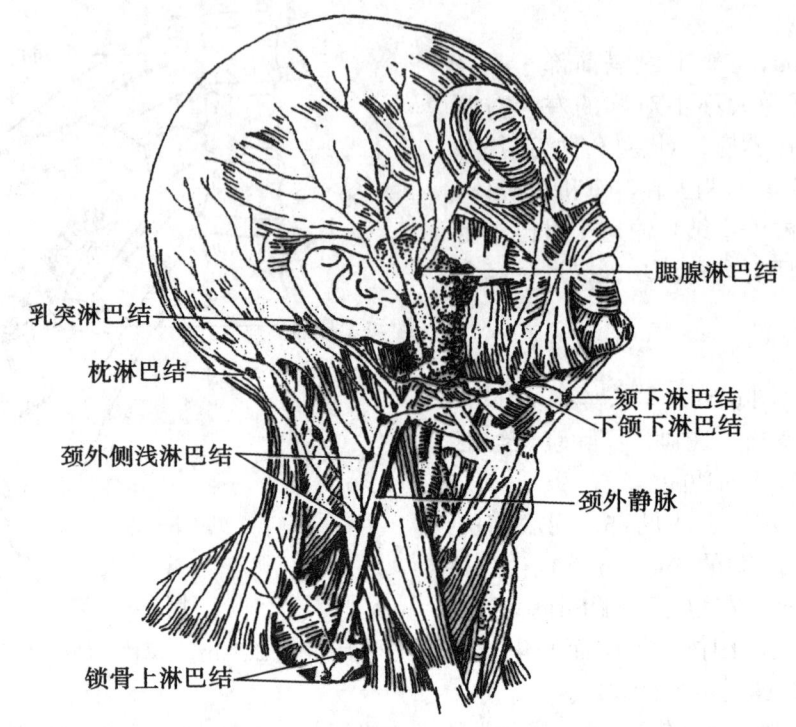

图 6-52　头颈部的淋巴管和淋巴结（1）

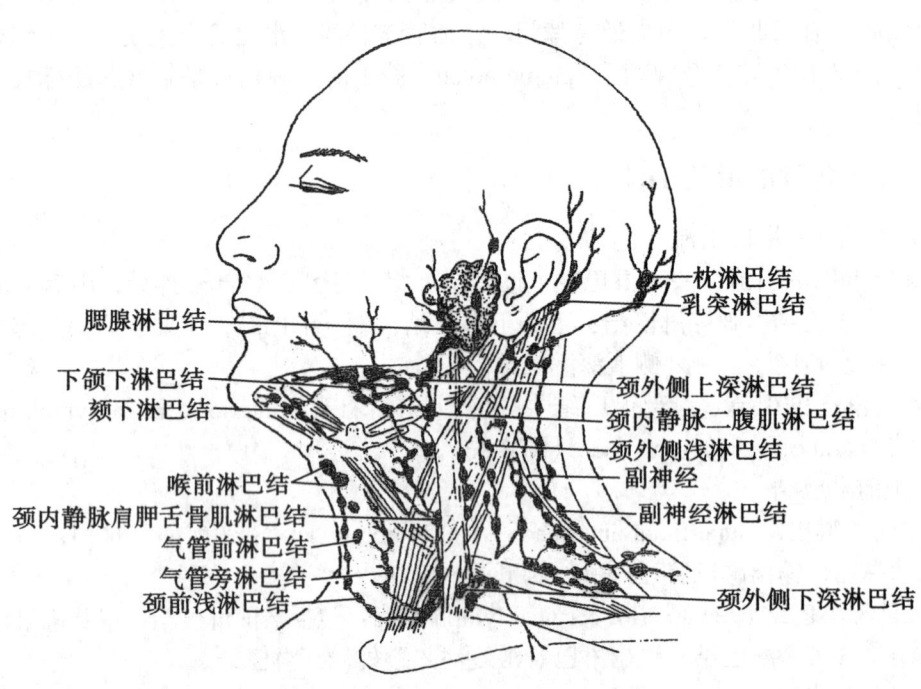

图 6-53　头颈部的淋巴管和淋巴结（2）

沿副神经和颈横血管排列。以肩胛舌骨肌为界，分为上、下两群。颈外侧上深淋巴结引流鼻、舌、咽、喉、甲状腺、气管、食管、枕部、项部和肩部等处的淋巴，并收纳枕淋巴结、耳后淋巴结、腮腺淋巴结、下颌下淋巴结、颏下淋巴结和颈外侧浅淋巴结等的输出淋巴管，其输出淋巴管注入颈外侧下深淋巴结或颈干。颈外侧下深淋巴结不仅引流颈根部、胸壁上部和乳房上部的淋巴，而且还收纳颈前淋巴结、颈外侧浅淋巴结和颈外侧上深淋巴结的输出淋巴管，其输出淋巴管合成颈干，左侧注入胸导管，右侧注入右淋巴导管。

（二）上肢的淋巴引流

上肢浅、深淋巴管分别与浅静脉和深血管伴行，直接或间接注入腋淋巴结。

1．肘淋巴结 cubital lymph node　分浅、深两群，分别位于肱骨内上髁上方和肘窝深血管周围。浅群又称滑车上淋巴结。肘淋巴结通过浅、深淋巴管引流手尺侧半和前臂尺侧半的淋巴，其输出淋巴管沿肱血管注入腋淋巴结。

2．锁骨下淋巴结 infraclavicular lymph node　又称三角胸肌淋巴结，位于锁骨下，三角胸肌间沟内，沿头静脉排列，收纳沿头静脉上行的浅淋巴管，其输出淋巴管注入腋淋巴结，少数注入锁骨上淋巴结。

3．腋淋巴结 axillary lymph node　位于腋窝疏松结缔组织内，沿血管排列，按位置分为胸肌淋巴结、外侧淋巴结、肩胛下淋巴结、中央淋巴结、尖淋巴结5群。尖淋巴结沿腋静脉近侧段排列，引流乳房上部的淋巴，并收纳腋淋巴结其余4群淋巴结和锁骨下淋巴结的输出淋巴管，其输出淋巴管合成锁骨下干，左侧注入胸导管，右侧注入右淋巴导管。少数输出淋巴管注入锁骨上淋巴结（图6-54）。

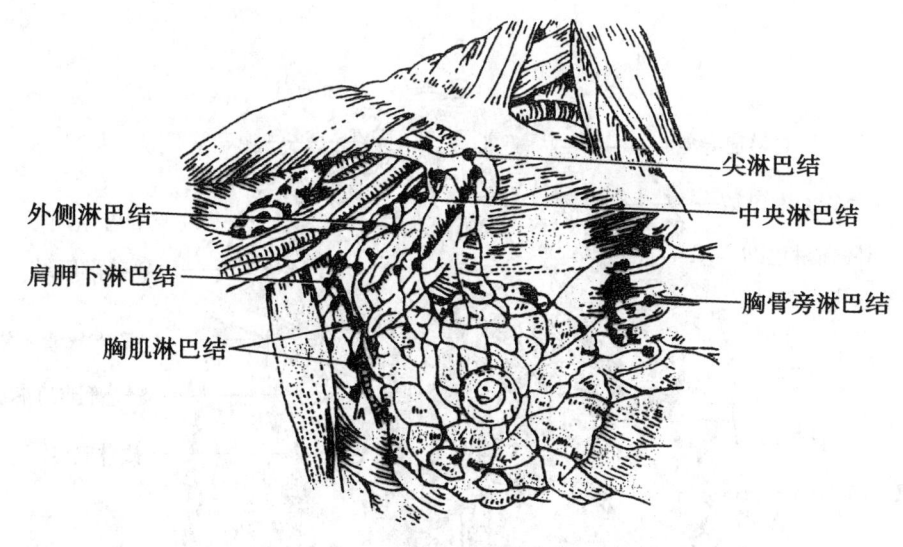

图6-54　腋淋巴结和乳房淋巴结

（三）胸部的淋巴引流

胸部淋巴结位于胸壁内和胸腔器官周围。

1．胸壁淋巴的引流　胸壁的浅淋巴管注入腋淋巴结，深淋巴管分别注入胸骨旁淋巴结和肋间淋巴结。胸骨旁淋巴结沿胸廓内血管排列，引流胸前壁和乳房内侧部的淋巴，并收纳膈上淋巴结的输出淋巴管，其输出淋巴管参与合成支气管纵隔干。肋间淋巴结多位于肋头附近，沿肋间后血管排列，引流胸后壁的淋巴，其输出淋巴管注入胸导管（图6-55）。

2．胸腔器官淋巴的引流（图6-56）

（1）纵隔前淋巴结 anterior mediastinal lymph node：位于上纵隔前部和前纵隔内，在大血

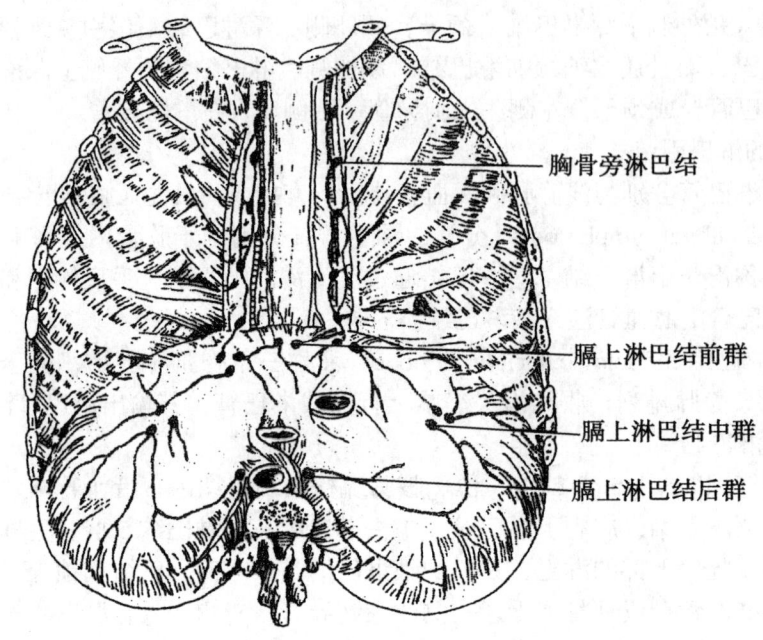

图 6-55 胸骨旁淋巴结和膈上淋巴结

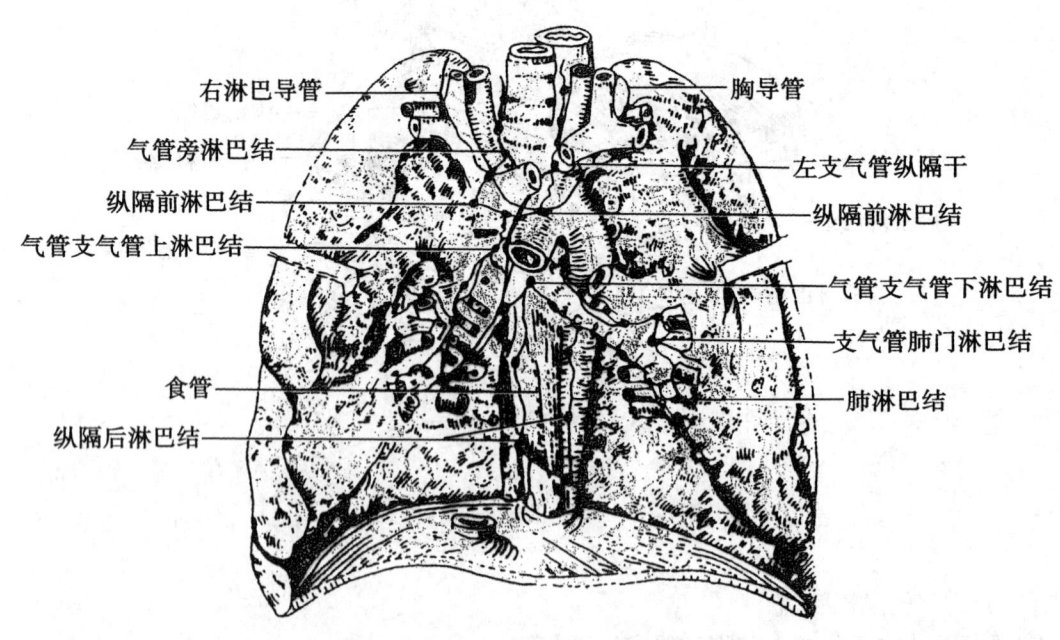

图 6-56 胸腔器官淋巴结

管和心包的前面,引流胸腺、心、心包和纵隔胸膜的淋巴,并收纳膈上淋巴结中群的输出淋巴管,其输出淋巴管参与合成支气管纵隔干。

(2)纵隔后淋巴结 posterior mediastinal lymph node:位于上纵隔后部和后纵隔内,沿胸主动脉和食管排列,引流心包、食管和膈的淋巴,并收纳膈上淋巴结中、后群的输出淋巴管,其输出淋巴管注入胸导管。

(3) 气管、支气管和肺的淋巴结：包括肺门淋巴结、支气管肺淋巴结、气管支气管淋巴结、气管旁淋巴结。这些淋巴结引流肺、脏胸膜、支气管、气管和食管的淋巴，并收纳纵隔后淋巴结的输出淋巴管，最终注入胸导管和右淋巴导管。在成年人，由于大量灰尘颗粒沉积在淋巴结内，淋巴结变黑色。

（四）下肢的淋巴引流

下肢浅、深淋巴管分别与浅静脉和深血管伴行，直接或间接注入腹股沟淋巴结。

1. 腘淋巴结 popliteal lymph node 分浅、深两群，分别沿小隐静脉末端和腘血管排列，收纳足外侧缘和小腿后外侧部的浅淋巴管以及足和小腿的深淋巴管，其输出淋巴管沿股血管上行，注入腹股沟深淋巴结。

2. 腹股沟淋巴结 inguinal lymph node 分为浅、深淋巴结。腹股沟浅淋巴结位于腹股沟韧带下方，分上、下两群。上群与腹股沟韧带平行排列，引流腹前外侧壁下部、臀部、会阴和子宫底的淋巴；下群沿大隐静脉末端分布，收纳除足外侧缘和小腿后外侧部外的下肢浅淋巴管。腹股沟浅淋巴结的输出淋巴管注入腹股沟深淋巴结或髂外淋巴结。腹股沟深淋巴结位于股静脉周围和股管内，引流大腿深部结构和会阴的淋巴，并收纳腘淋巴结深群和腹股沟浅淋巴结的输出淋巴管，其输出淋巴管注入髂外淋巴结。

（五）盆部淋巴的引流

盆部的淋巴结沿髂内、外血管及髂总血管排列，分别称为髂内淋巴结、髂外淋巴结和髂总淋巴结，收纳同名动脉分布区的淋巴，最后经髂总淋巴结的输出管注入腰淋巴结（图6-57，58）。

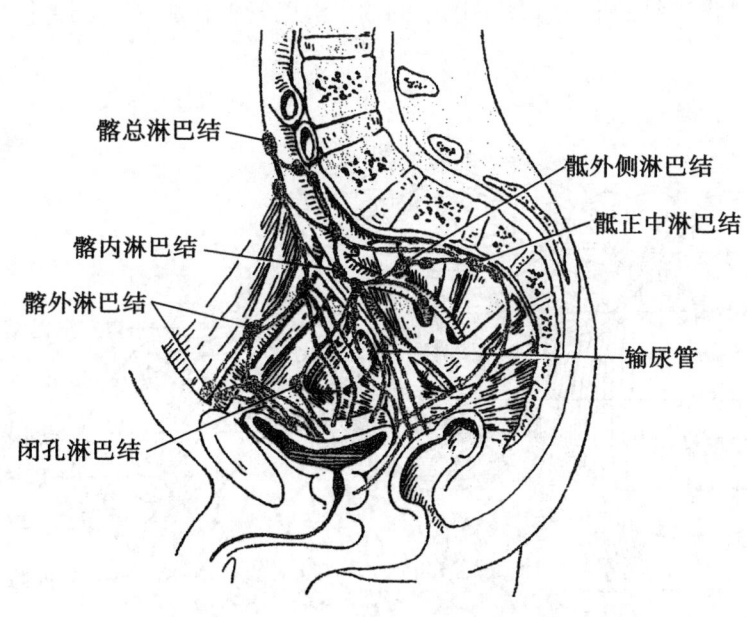

图 6-57 男性盆部淋巴结

（六）腹部的淋巴引流

腹部淋巴结包括腰淋巴结、腹腔淋巴结和肠系膜上、下淋巴结，主要沿腹腔血管排列。腹后壁和腹腔成对器官的淋巴汇入腰淋巴结；腹腔不成对器官的淋巴分别汇入腹腔淋巴结和

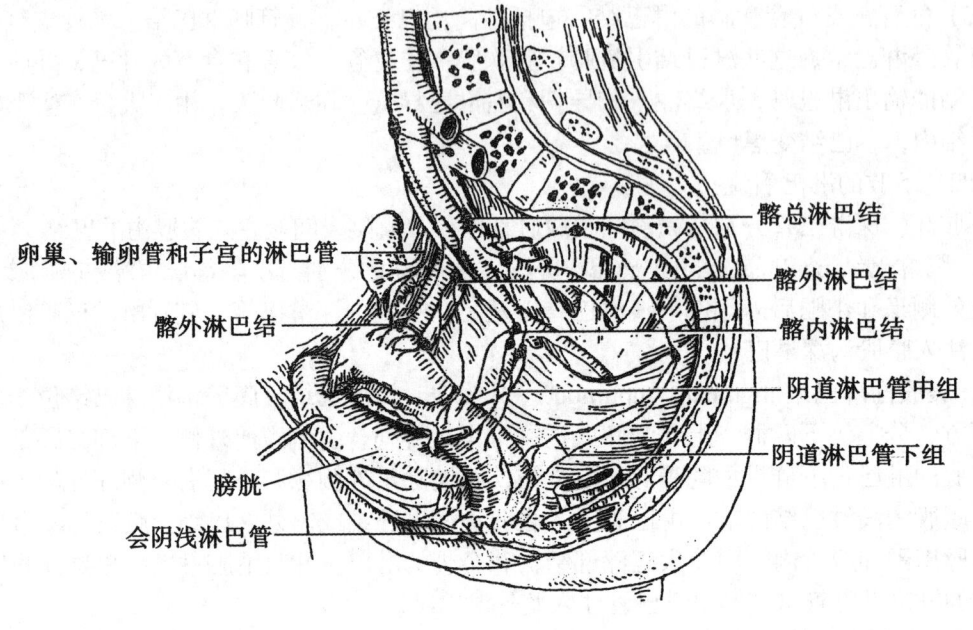

图 6-58 女性盆部淋巴结

肠系膜上、下淋巴结（图 6-59，60）。

1. 腰淋巴结 lumbar lymph node 沿腹主动脉和下腔静脉排列，收纳腹后壁、腹腔成对器官的淋巴及髂总淋巴结的淋巴。腰淋巴结的输出淋巴管汇合成左、右腰干。

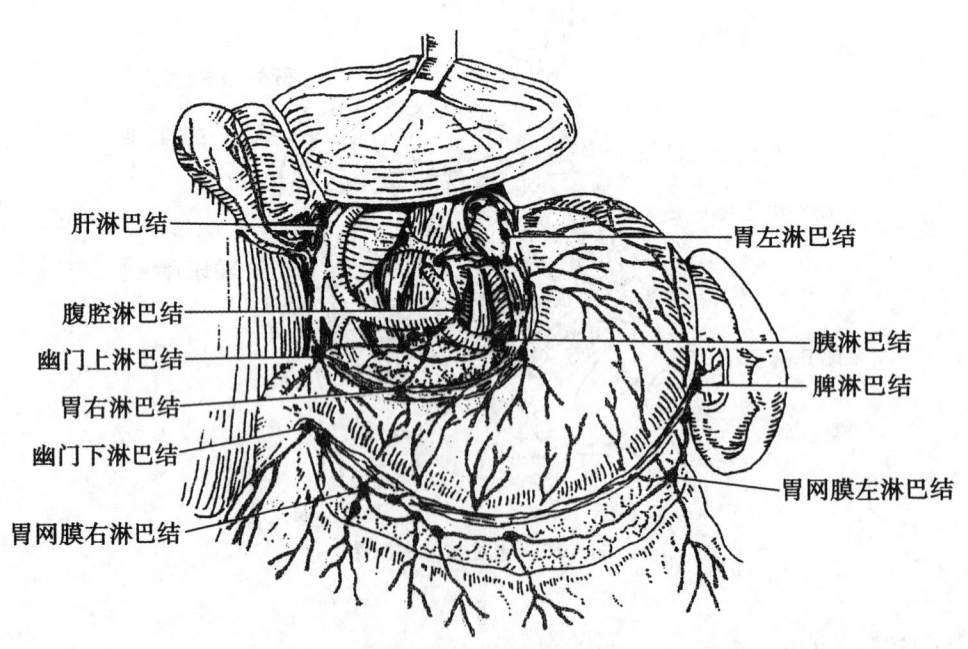

图 6-59 沿腹腔干及其分支排列的淋巴管和淋巴结

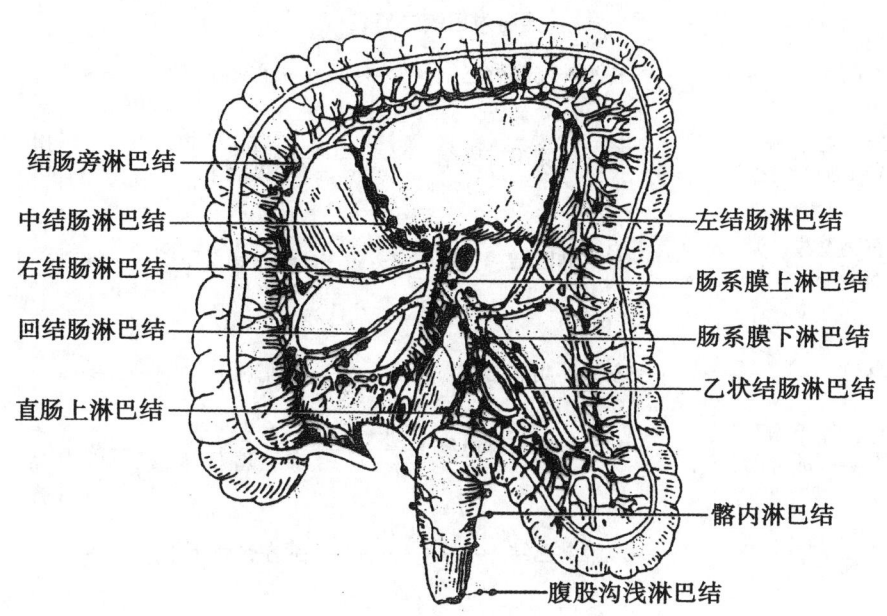

图 6-60 大肠的淋巴管和淋巴结

2. 腹腔淋巴结 celiac lymph node 位于腹腔干周围，收纳腹腔干分布区域内的淋巴，包括沿其分支排列的胃左、右淋巴结，脾淋巴结，胃网膜左、右淋巴结，幽门上、下淋巴结等，其输出淋巴管汇合成肠干。

3. 肠系膜上、下淋巴结 分别位于肠系膜上、下动脉根部的周围，收纳同名动脉分布区域内的淋巴，其输出淋巴管汇合成肠干。

 知识链接

获得性免疫缺陷综合征（acquired immune-deficiency syndrome，AIDS）即艾滋病，属于后天获得性免疫缺陷。它本身不是一种病，而是一种无法抵抗其他疾病的状态或综合征。当人体感染了"人类免疫缺陷病毒"（HIV-human immunodeficiency virus）（又称艾滋病病毒）后，病毒把人体免疫系统中最重要的 T 淋巴细胞作为攻击目标，大量破坏 T 淋巴细胞，从而使整个免疫系统遭破坏，人体最终丧失对各种疾病的抵抗力，发生多种病原体的感染和恶性肿瘤。人不会死于艾滋病，而是会死于艾滋病相关的疾病。

艾滋病主要是通过性行为传播、体液交流传播和母婴传播。日常生活中的接触，如握手、拥抱、浅吻、共餐，共用办公用品、公用厕所、游泳池、公用电话，打喷嚏和蚊虫叮咬等都不会感染艾滋病。

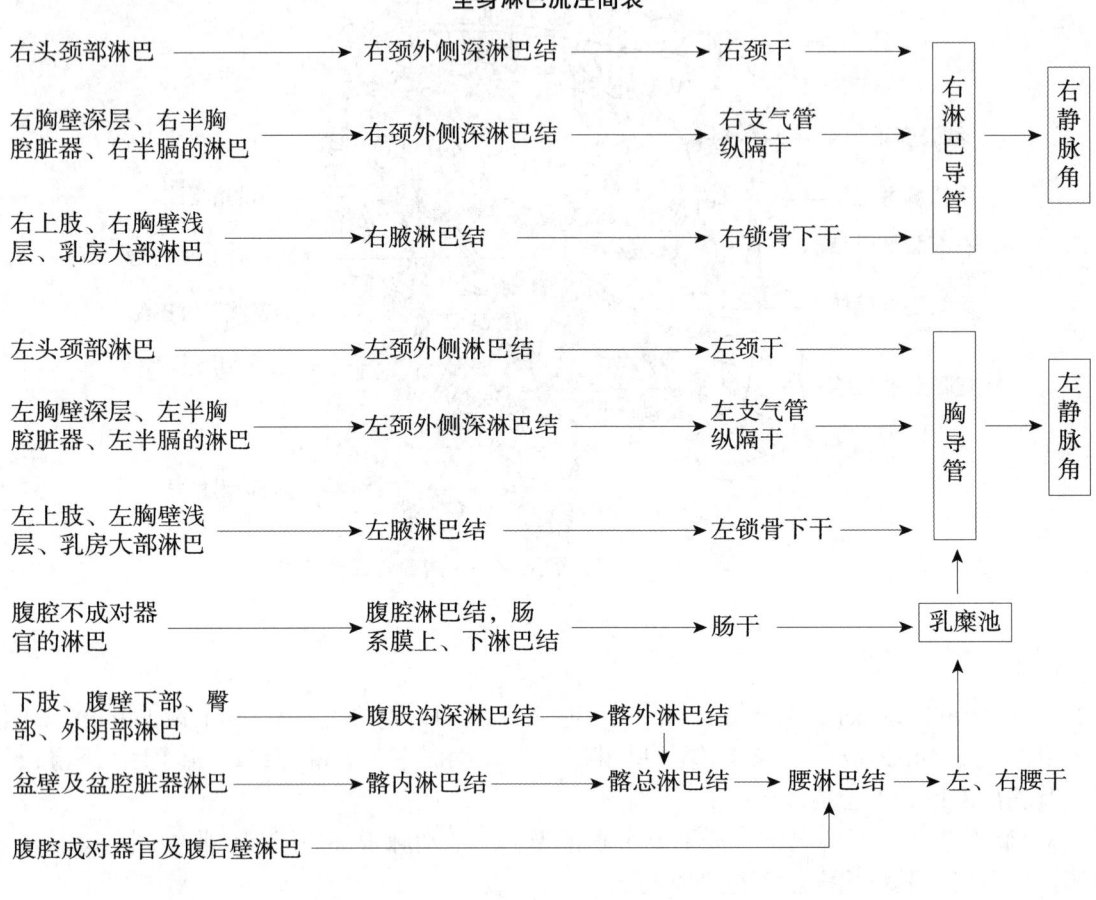

（张飞宇）

| 小结 | 脉管系统主要起物质运输的作用，将维持机体生存必需的物质运送到组织间隙，并带走代谢废物。脉管系统由心血管系统和淋巴系统两部分组成。心血管系统包括心和血管两部分；淋巴系统由淋巴管道、淋巴组织和淋巴器官组成。心位于胸腔内，由左、右半心组成，每侧又由上部的心房和下方的心室构成。心房与心室之间以及心室和动脉之间都有瓣膜存在，这些瓣膜的存在保证了血液的定向流动。右心房通过上、下腔静脉接受全身各处的静脉血，经三尖瓣口进入右心室；血液在右心室收缩时经肺动脉泵入肺内进行气体交换，将机体代谢产生的二氧化碳排出体外，肺吸收空气中的氧气，将静脉血转换成动脉血；含氧高的动脉血经肺静脉回流到左心房，通过二尖瓣口进入左心室内。在左心室收缩作用下，血液经过主动脉及其各级分支运送到全身各处，毛细血管网将血液中的氧气和营养物质运送到组织间隙，供机体进行新陈代谢，维持其活力，机体代谢产生的废物（如二氧化碳、尿酸、尿素等）经毛细血管静脉端吸收入血。各级小静脉逐渐汇合形成上、下腔静脉，其中流经腹腔内不成对脏器（肝除外）的血液先汇合形成肝门静脉，经肝进行解毒后，再经肝静脉进入下 |

小结	腔静脉，回流到右心房。机体代谢产生的废物（如尿酸、尿素等）经肾和皮肤排出体外，二氧化碳经肺排出体外。在组织间隙中有部分血液进入毛细淋巴管，形成淋巴。淋巴经各级淋巴管向心流动的过程要经过一个或多个淋巴结，淋巴管对淋巴起过滤作用，形成机体的一道保护屏障。淋巴管道最后汇合形成右淋巴导管和胸导管，经右、左静脉角回流到心血管系统中，也可以说淋巴系统是静脉的辅助管道。

（王效杰）

第七章 感觉器

> 学习目标
>
> 1. 掌握感受器和感觉器的定义；眼球壁的组成及各部的形态结构特点；房水的产生及循环途径；鼓膜的位置、形态及作用；咽鼓管的开口及特点；膜迷路各部的形态结构。
> 2. 熟悉感受器、感觉器的概念；眼球的折光装置；眼球外肌的名称及作用；中耳的组成；鼓室的形态、位置、毗邻；听小骨的位置、名称；骨迷路各部的形态结构。
> 3. 了解眼副器的组成；泪器的组成；视网膜中央动脉的走行、分支和分布；外耳的组成，外耳道的弯曲；内耳的位置、分部及位置觉、听觉感受器的名称和位置；声波的传导路径。

感觉器 sensory organs 由感受器及其附属结构共同组成。

感受器 receptor 是感觉神经末梢的特殊结构，它可接受机体内、外环境各种特定的刺激，并把刺激转变为神经冲动，经感觉神经传入至大脑皮质的感觉中枢，产生相应的感觉。

根据感受器所在位置和接受刺激的来源将其分为三类：

1. **外感受器** 分布在皮肤、黏膜、眼和听器等处，接受来自外环境的痛、温、触、压、光和声等刺激。
2. **内感受器** 分布在内脏、心血管等处，接受来自这些器官的物理和化学刺激，如压力、温度、渗透压、离子及化合物浓度等变化的刺激。
3. **本体感受器** 分布于肌、肌腱、关节和内耳的位觉器等处，接受躯体运动、肌张力和头部位置改变等刺激。

感受器结构繁简不一，有的结构简单，如皮肤内痛觉感受器仅为感觉神经的游离神经末梢；有的结构复杂，如接受触、压觉等刺激的触觉小体、环层小体，它们在感觉神经末梢外，还形成数层结缔组织的被膜。更为复杂的感受器除末梢结构外，在其周围还形成一些辅助装置，以保护感受器并确保其功能的充分发挥，这种复杂的特殊感受器即为感觉器。人体感觉器有视器、前庭蜗器、嗅器、味器等。

第一节 视 器

视器 visual organ 由眼球和眼副器组成，能接受可见光波的刺激，产生神经冲动。

一、眼球

眼球 eyeball 为视器的主要部分，位于眶内，近似球形，后面以视神经连于间脑。眼球前面的正中点称前极，后面的正中点称后极。前、后两极之间的连线称眼轴。通过瞳孔的中央到视网膜中央凹的连线称视轴。视轴与眼轴成锐角相交，凭借眼轴的中点在眼球表面做一环行线称中纬线（图7-1）。

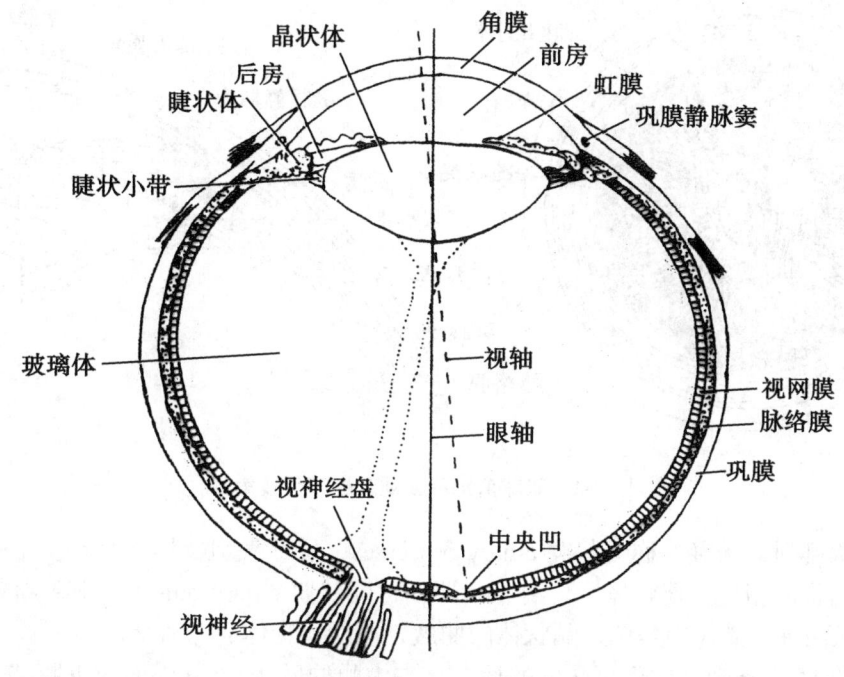

图 7-1　眼球的水平切面（右侧）

（一）眼球壁

眼球壁由外向内分外膜、中膜和内膜3层（图7-1）。

1. **外膜（又称纤维膜）**　由致密结缔组织构成，厚而坚韧，具有维持眼球形态和保护眼球内容物的作用。外膜分角膜和巩膜两部分。

（1）角膜 cornea：占外膜的前1/6，无色透明，无血管，有丰富的感觉神经末梢，感觉敏锐，发生病变时疼痛剧烈。表面曲度较大，有折光作用。

（2）巩膜 sclera：呈乳白色不透明，占外膜的后5/6。前缘与角膜相连，后方与视神经的鞘膜相续。巩膜与角膜交界处深部有一环形小管，称巩膜静脉窦 sinus venosus sclerae，也称 Schlemm 管，是房水循环的通道。

2. **中膜（又称血管膜）**　含丰富的血管和色素细胞，可供给眼球营养并有吸收干扰光线的作用。中膜由前向后分为虹膜、睫状体和脉络膜三部分（图7-2）。

（1）虹膜 iris：位于中膜的最前部，呈冠状位的圆盘状。虹膜中央有一圆孔称瞳孔 pupil，是光线进入眼球的通路，其孔径大小随光线强弱和物体距离远近不同而改变。虹膜内有两种不同方向排列的平滑肌：一种环绕在瞳孔周围，称瞳孔括约肌 sphincter pupillae，收缩时使瞳孔缩小；另一种由瞳孔向周围呈辐射状排列，称瞳孔开大肌 dilator pupillae，收缩时使瞳孔开大。在弱光下或看远方时瞳孔开大，在强光下或看近物时瞳孔缩小，以此调节进入眼球的光线。虹膜的颜色取决于色素的种类，因种族或个体差异，表现为黑、棕、蓝和灰色等，黄种人虹膜多呈棕褐色。

（2）睫状体 ciliary body：为中膜最肥厚的部分，位于虹膜与脉络膜之间。其前部有向内

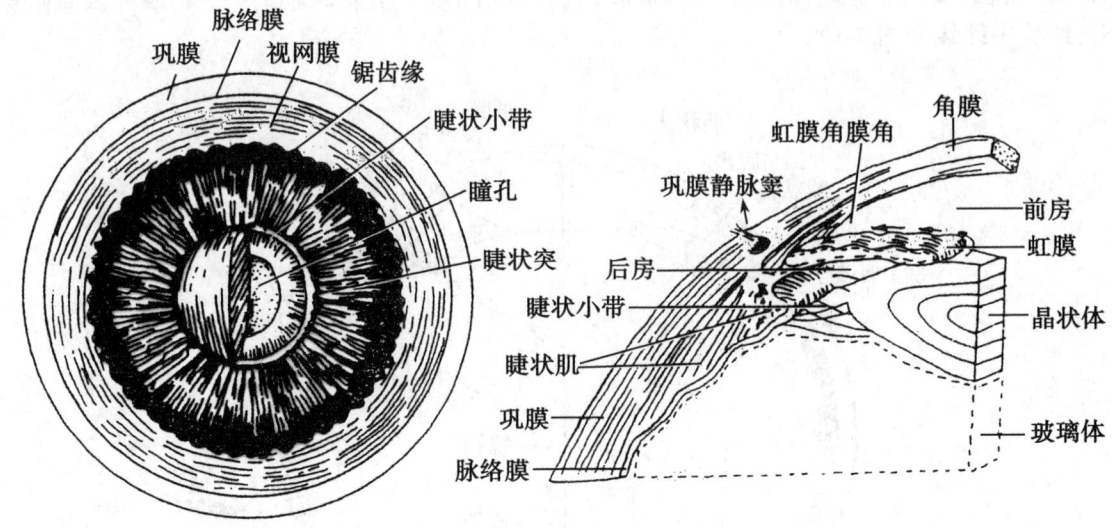

图 7-2　眼球前部后面观及虹膜角膜角

突出呈放射状排列的皱襞，称睫状突 ciliary processes；后部平坦，称睫状环。由睫状突发出睫状小带与晶状体相连。睫状体内含有平滑肌，称睫状肌 ciliary muscle，其纤维排列方向有放射状和环状两种。其作用是调节晶状体的曲度，使所看物体成像清晰。

（3）脉络膜 choroid：位于睫状体的后方，占中膜的后 2/3，其外面与巩膜结合疏松，内面紧贴视网膜的色素层，含有丰富的血管和色素，具有营养眼球内组织及吸收眼内的分散光线的作用。

3．内膜（又称视网膜 retina）　衬于中膜内面，由前向后分为三部分：虹膜部、睫状体部、脉络膜部。前两部分无感光作用，故又称视网膜盲部。视网膜视部贴在脉络膜内面，有感光功能。视网膜后部偏内侧可见一圆盘形隆起，是视神经的起始部，称视神经盘 optic disc（或视神经乳头）。此处无感光细胞，不能感光，故又称生理性盲点，视网膜中央动、静脉由此穿行（图 7-3）。在视神经盘颞侧稍下方约 3.5mm 处有一黄色小区，称黄斑 macula lutea，

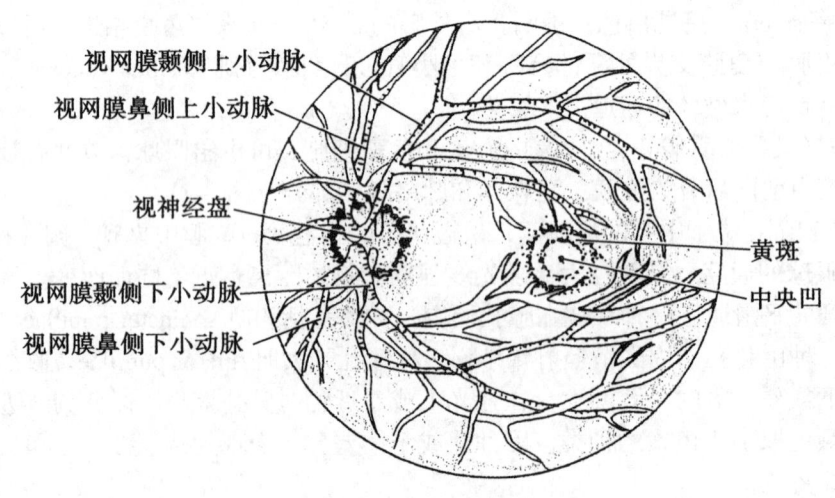

图 7-3　眼底（左侧）

其中央凹陷处称中央凹 fovea centralis，是感光和辨色最敏锐的部位，这些结构在活体均可用检眼镜直接观察。

视网膜分内、外两层：外层为色素层，由单层色素上皮构成；内层为神经层，由神经细胞组成，两层间连接疏松，病理情况下两层易脱离，即视网膜剥离症。视网膜视部的内层自外向内由三层神经细胞组成：①视细胞：分视锥细胞和视杆细胞两种，视锥细胞能够感受强光和辨色，视杆细胞能够感受弱光，不能辨色；②双极细胞：是传入神经元，其树突与视细胞联系，轴突与节细胞联系；③节细胞：其树突与双极细胞联系，轴突沿视网膜内面向后汇集成视神经盘，穿出巩膜形成视神经。

（二）眼球的内容物

眼球内容物包括房水、晶状体和玻璃体。它们均无色透明，无血管分布，具有折光作用，与角膜一起合称为眼的屈光系统。

1. 房水 aqueous humor　由睫状体产生，为无色透明的液体，充满于眼房中。眼房位于角膜与晶状体、睫状体之间的腔隙，被虹膜分为前房和后房（图7-2）。前房为虹膜与角膜之间的腔隙，它们交界处的环形区域称虹膜角膜角，又称前房角；后房为虹膜与晶状体和睫状体之间狭小的间隙。前房与后房借瞳孔相通。睫状体产生房水后，经眼球后房，借瞳孔到眼球前房，再经虹膜角膜角渗入巩膜静脉窦，最后汇入眼静脉。房水循环的功能是为角膜和晶状体提供营养并维持正常的眼内压。但是在某些病理情况下，房水循环紊乱可造成眼房内房水增加，致眼内压增高，临床上称继发性青光眼。

2. 晶状体 crystalline lens　位于虹膜与玻璃体之间，形似双凸透镜，后面较前面隆凸，无色透明，富有弹性，不含血管和神经（图7-1）。晶状体表面有薄而透明的膜称晶状体囊，其实质是由晶状体纤维组成。晶状体周缘借睫状小带连于睫状突。因此晶状体的曲度可随睫状肌的收缩而改变。看近物时，环状睫状肌收缩，使睫状体向晶状体移位，睫状小带松弛，晶状体借自身的弹性而变凸，特别是前面的曲度加大，折光能力增强，使物像聚焦于视网膜上。看远物时，与此相反，由放射状睫状肌收缩引起。

3. 玻璃体 vitreous body　是无色透明的胶状物质，充满于晶状体和视网膜之间，具有折光和支撑视网膜的作用。若玻璃体发生混浊，眼前可见晃动的黑点，临床上称飞蚊症。若支撑作用减弱，可导致视网膜剥离。

知识链接

在房水循环中，任何一种因素引起房水回流受阻（如虹膜睫状体炎引起瞳孔闭锁等），均可引起眼内压增高，导致视力障碍，临床称青光眼。年龄、遗传、代谢障碍（糖尿病）等因素可引起晶状体混浊而影响视力，临床上称白内障。

二、眼副器

眼副器包括眼睑、结膜、泪器、眼球外肌及眶内结缔组织等结构，它们对眼球有保护、运动和支持作用。

（一）眼睑

眼睑 eyelids 位于眼球前方，分上睑和下睑。上、下睑之间的裂隙称睑裂。上、下睑的内、外侧部分结合处分别称内眦和外眦。眼睑的游离缘称睑缘，前缘有向外生长的睫毛，其根部的皮脂腺称睫毛腺（Zeis腺）。

眼睑组织由浅至深分5层：皮肤、皮下组织、肌层、睑板和睑结膜（图7-4）。眼睑的皮肤细薄，皮下组织疏松，缺乏脂肪组织，故可因积水或出血出现皮下水肿。肌层主要是眼轮匝肌和上睑提肌，眼轮匝肌收缩时使睑裂闭合。上睑提肌以宽阔的腱膜止于眼睑上部，收缩时可上提眼睑。睑板由致密结缔组织构成，呈半月形、板状，是眼睑的支架。上、下睑板内有许多呈麦穗状的皮脂腺，称睑板腺，与睑缘垂直排列，其导管开口于眼睑的后缘。睑板腺分泌油样物质，有润滑睑缘、防止泪液外溢的作用。睑结膜被覆于眼睑最内面，含有丰富的血管。

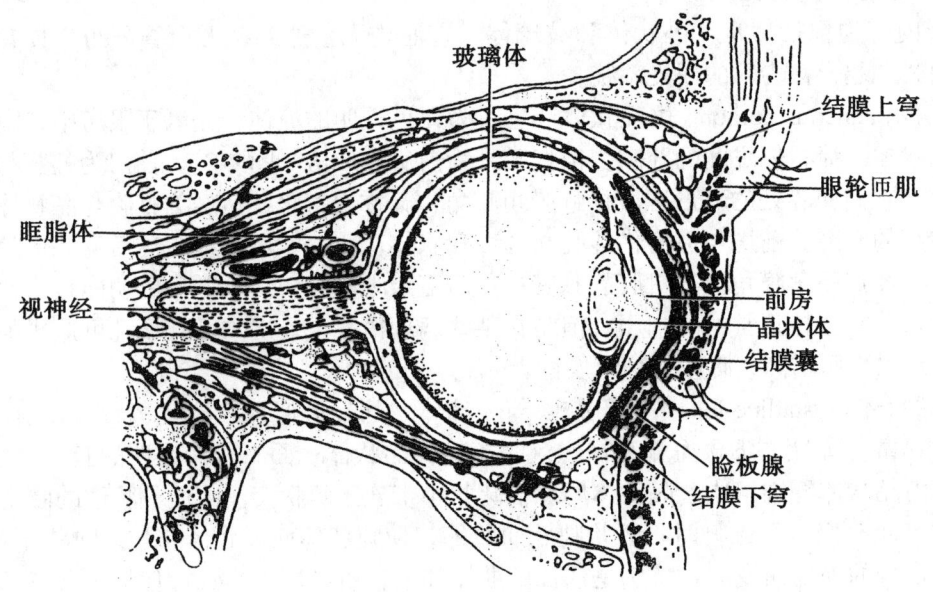

图7-4　右眼眶（矢状面）

（二）结膜

结膜 conjunctiva 为富含血管的薄而透明的黏膜，分睑结膜、结膜穹和球结膜三部分。睑结膜衬于眼睑内面，球结膜覆盖于巩膜表面。上、下睑结膜与球结膜互相移行，其反折处分别形成结膜上穹和结膜下穹。闭眼时全部结膜围成一个囊状腔隙，称结膜囊，通过睑裂与外界相通，滴眼剂即注入于此腔隙。沙眼和急性结膜炎是结膜的常见病。

知识链接

由于结膜大部分与外界环境直接接触，而且结膜的血管和淋巴组织丰富，故自身及外界的因素容易导致其急性炎症反应，称急性结膜炎，俗称"红眼病"。主要表现为结膜充血和分泌物增多，它是眼科的常见病。

睫毛的皮脂腺称睫毛腺，当此腺感染时形成睑腺炎（又称麦粒肿），表现为眼睑、特别是睑缘肿胀，为眼科常见病。睑板腺的排泄管开口于眼睑后缘，它分泌油脂类物质，有润滑睑缘、防止泪液外溢的作用。当腺管阻塞时，分泌物潴留，形成睑板腺囊肿，又称霰粒肿。

（三）泪器

泪器 lacrimal apparatus 由泪腺和泪道组成（图7-5）。

1. 泪腺 lacrimal gland 位于眶上壁外侧部的泪腺窝内，分泌泪液。泪液借眨眼活动湿润眼球表面，对眼球起清洁、灭菌和保护作用。多余的泪液流向内眦，经泪点进入泪小管，最终通过鼻泪管流入鼻腔。

2. 泪道 包括泪点、泪小管、泪囊和鼻泪管。

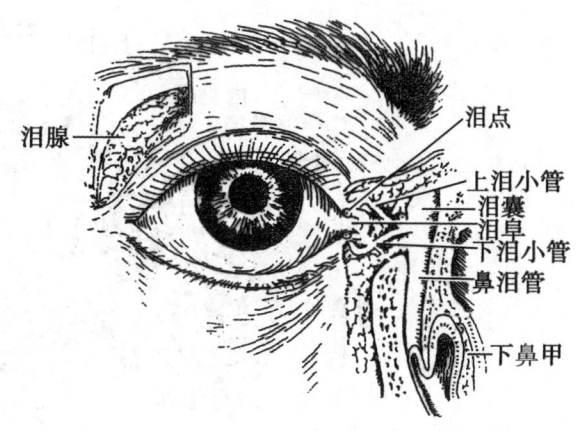

图7-5 泪器

(1) 泪点 lacrimal punctum：为上、下睑缘内侧端一小的突起，其顶端有一针尖样的小孔，它是泪小管的入口，泪点堵塞会引起溢泪。

(2) 泪小管 lacrimal canaliculi：起自泪点，分上、下泪小管，分别向上和向下与睑缘垂直走行，然后转向内侧与睑缘平行，两者汇合后开口于泪囊。对泪囊炎患者行泪囊冲洗术时，应注意泪小管的走行特点。

(3) 泪囊 lacrimal sac：位于眶内侧壁前部的泪囊窝内，为一膜性囊。其上部为盲端，下端延续为鼻泪管。

(4) 鼻泪管 nasolacrimal duct：为一膜性管道。上连泪囊，下端开口于下鼻道。当炎症（如感冒）引起鼻泪管不畅通时，可引起溢泪。

（四）眼球外肌

眼球外肌 extraocular muscles 共有7块，均为骨骼肌（图7-6）。其中1块止于上睑内的睑板，称上睑提肌，有上提眼睑的作用；其余6块均能运动眼球，分别为上直肌、下直肌、内直肌、外直肌、上斜肌和下斜肌。这些骨骼肌中，除下斜肌外，其余各肌均起于视神经孔周围的总腱环。上直肌、下直肌、内直肌、外直肌向前分别止于眼球前部巩膜的上、下、内侧面和外侧面，分别可使瞳孔转向上内、下内、内侧和外侧。上斜肌在上直肌和内直肌之间前行，以细腱穿过眶内侧壁前上方的滑车，止于眼球后外侧面上部，其作用是使瞳孔转向下外方。下斜肌起于眶下壁内侧近前缘处，于下直肌下方斜向后外，止于眼球外侧面，可使瞳孔转向上外方。

眼球的正常转动要依赖这些眼球外肌的共同协调运动，如眼向下俯视，两眼的外直肌和上斜肌同时收缩；聚视中线时两眼的内直肌同时收缩。若某块眼肌瘫痪或麻痹，则会出现眼球斜视或复视现象。

（五）眶脂体和眶筋膜

眶内结缔组织主要包括眶脂体和眶筋膜。眶脂体是充填于眼球外面与眼球外肌、眶骨膜之间的脂肪组织团块，对眼眶内的眼球、视神经、血管和泪器起到保护作用。眶筋膜位于眶内各结构间，包括眶骨膜、眼球筋膜鞘、肌筋膜鞘和眶隔等。

三、眼的血管和神经

（一）眼的动脉

眼动脉由颈内动脉在其末端前床突的内侧发出，然后与视神经一起经视神经管入眶，分

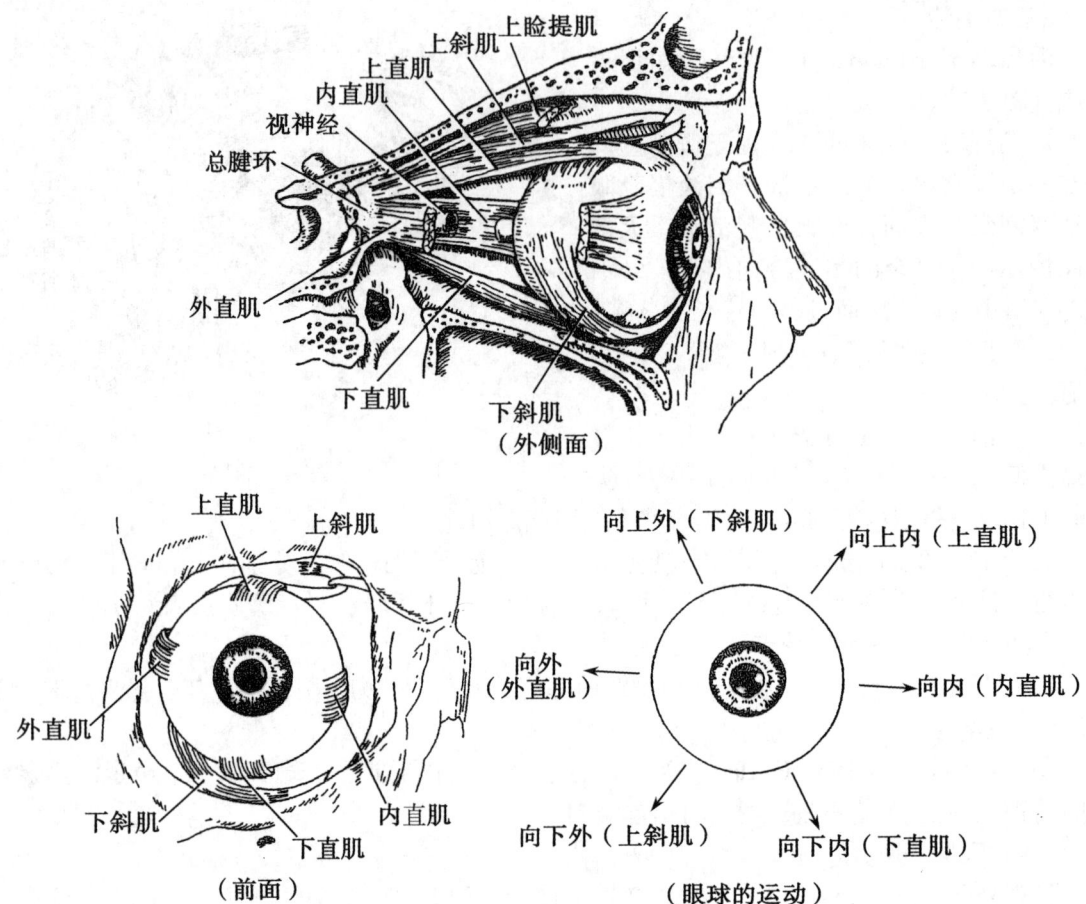

图 7-6 眼球外肌

支营养眼球与眶内结构，其中最重要的分支为视网膜中央动脉（图 7-7）。除此之外，还有睫后长、短动脉及睫前动脉。

视网膜中央动脉是供应视网膜内层的唯一动脉。其起始段走行在视神经下方，后穿入视神经鞘内，行于视神经中央直至巩膜，然后在穿出视神经盘处分为 4 支，即视网膜鼻侧上、下小动脉和视网膜颞侧上、下小动脉，营养视网膜内层。临床上常用检眼镜观察此动脉，以帮助诊断动脉硬化及某些颅内疾病。

（二）眼的静脉

眼球内的静脉包括视网膜中央静脉、涡静脉和睫前静脉等。其中视网膜中央静脉收集视网膜的静脉血，与同名动脉伴行，最后注入眼静脉。眼静脉属于眼球外静脉，它没有静脉瓣，而且交通支特别多，向前与面静脉吻合，向后入海绵窦——颅内静脉，故面部感染可能经此途径扩散至颅内。

（三）眼的神经

1. 眼球运动神经　动眼神经、滑车神经和展神经 3 对脑神经支配眼球外肌；睫状肌和瞳孔括约肌受副交感神经支配；瞳孔开大肌受交感神经支配。

2. 眼球感觉神经

视神经 optic n. 是第 Ⅱ 对脑神经，传导视觉。视神经起自视网膜的视神经盘，由视网膜

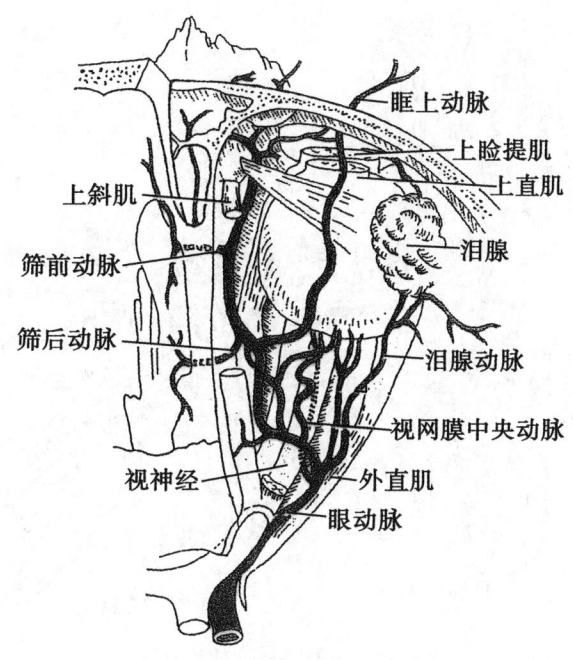

图 7-7 眼的动脉（上面观）

内的节细胞轴突组成，向后经视神经管入颅，在垂体前方与对侧视神经组成视交叉，再向后延续为视束终止于间脑的外侧膝状体。

眼神经 ophthalmic n. 是三叉神经的分支之一。眼神经自三叉神经节发出后，穿入海绵窦外侧壁，经眶上裂入眶，向前分为泪腺神经、额神经和鼻睫神经，分布于眼睑、眼球、泪腺、部分鼻黏膜以及额顶部、上睑和鼻背的皮肤，管理一般感觉。

（臧 晋）

第二节 前庭蜗器

前庭蜗器 vestibulocochlear organ 又称位听器或耳，包括听器和前庭器两部分。二者在功能上虽然不同，但在结构上关系密切，不可分割。前庭蜗器可分为外耳、中耳和内耳三部分（图 7-8）。外耳和中耳是收集和传导声波的装置，属于听器的一部分，内耳是接受声波和位置觉刺激的感受器。

一、外耳

外耳 external ear 包括耳廓、外耳道和鼓膜三部分。

（一）耳廓

耳廓 auricle 位于头部两侧，分为前外侧和后内侧两面，前外侧面凹陷，后内侧面隆凸（图 7-9）。耳廓由弹性软骨和结缔组织构成，富含血管、神经，表面覆盖着皮肤。耳廓最下部无软骨，仅有皮肤、结缔组织和脂肪，称耳垂，是临床采血的部位。

耳廓前外侧面高低不平，中央有一大孔，称外耳门；边缘向前卷曲，称耳轮。耳轮前方

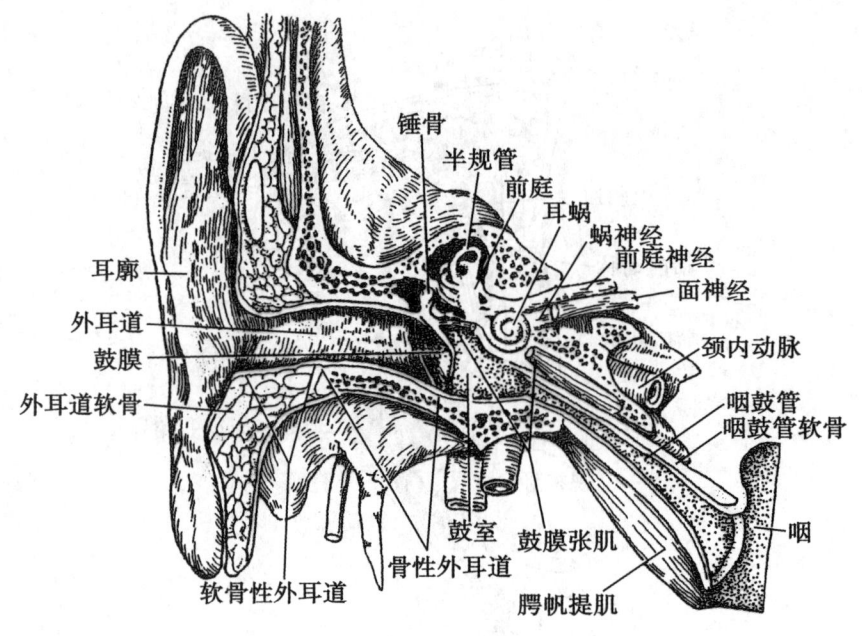

图 7-8 前庭蜗器全貌模式图

与其平行的弓状隆起称对耳轮，对耳轮的上端分叉为对耳轮脚，两对耳轮脚间为凹陷的三角窝。对耳轮前方的深窝称耳甲，耳甲被耳轮脚分为上部的耳甲艇和下部的耳甲腔。耳甲腔通入外耳门。外耳门前方的突起称耳屏，与其相对的突起称对耳屏，两者间的凹陷称耳屏间切迹。耳廓的外部形态是中医针灸取穴的重要标志。

（二）外耳道

外耳道 external acoustic meatus 是从外耳门至鼓膜之间的弯曲管道（图 7-8）。成人外耳道长 2.0～2.5cm，其外侧 1/3 为软骨部，是耳廓软骨的延续，朝向内后上；内侧 2/3 为骨性部，由颞骨组成，朝向内前下。两部交界处较狭窄。

外耳道的皮肤较薄，皮下组织很少，皮肤与软骨膜和骨膜结合紧密，不易移动，故外耳道皮肤发生疖肿时疼痛剧烈。外耳道皮肤除含有毛囊、皮脂腺外，还含有耵聍腺，分泌耵聍，干燥后向外脱落，具有保护作用。当其干燥凝结成较大的耵聍块阻塞外耳道时，临床上称为耵聍栓塞，可影响听力。

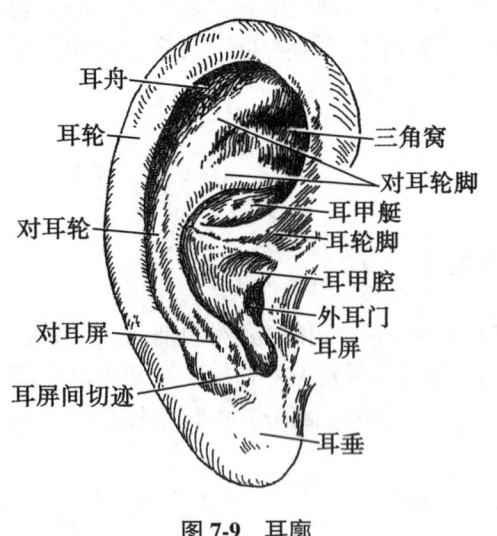

图 7-9 耳廓

 知识链接

外耳道因软骨部可牵动，临床检查鼓膜时应将耳廓向后上牵拉，将外耳道拉直才能观察到鼓膜。婴儿因颞骨尚未骨化，其外耳道几乎全由软骨支持，短而直，鼓膜近于水平位，故检查鼓膜时，须将耳廓拉向后下方。

（三）鼓膜

鼓膜 tympanic membrane 为一椭圆形半透明的薄膜（图 7-10），最长直径为 1cm，最短直径为 0.5～0.9cm，厚仅 0.01cm，位于外耳道底与中耳鼓室之间，是外耳与中耳的分界。鼓膜在外耳道底呈倾斜位，与外耳道下壁成 45°～50° 的倾斜角。其外侧面向前、下、外侧倾斜，所以外耳道的前壁及下壁较长。鼓膜前上 1/4 的三角形区薄而松弛，称松弛部，在活体呈淡红色。鼓膜后下 3/4 的部分坚实而紧张，称紧张部，在活体呈灰白色。鼓膜中心向内凹陷称鼓膜脐，是与锤骨柄末端相连的部位。在活体鼓膜的前下部有一三角形的反光区，称光锥。中耳的一些病变会导致正常光锥的改变或消失。

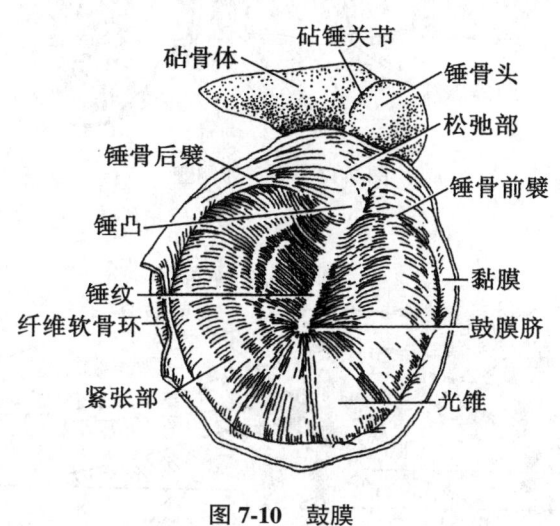

图 7-10 鼓膜

考点：鼓膜的形态特点。

二、中耳

中耳 middle ear 位于外耳与内耳之间（图 7-8），由鼓室、咽鼓管、乳突窦和乳突小房组成，为不规则的含气腔道，大部分在颞骨岩部内。

（一）鼓室

鼓室 tympanic cavity 是颞骨岩部内形态不规则的一个含气小腔，位于鼓膜与内耳外侧壁之间，有六个壁，内有听小骨、肌肉、韧带、血管和神经。鼓室腔壁内衬黏膜，并与咽鼓管、乳突窦及乳突小房的黏膜相延续。

1. 鼓室壁　鼓室有六个壁（图 7-11，12）：

（1）上壁：又称鼓室盖壁，是分隔鼓室与颅中窝的薄骨板。因此，鼓室疾患可经此壁侵入颅内，引起耳源性颅内并发症。

（2）下壁：又称颈静脉壁，是分隔鼓室与颈内静脉起始部的一薄层骨板。部分人此壁有时可出现先天性缺损，鼓室与颈内静脉始间仅借黏膜和结缔组织分隔。对此种患者施行鼓膜及鼓室手术时，极易伤及颈内静脉而发生严重出血。

（3）前壁：为颈动脉壁，即颈动脉管的后壁。该壁上部有两个小管的开口，上方是鼓膜张肌半管口，下方为咽鼓管的鼓室口。

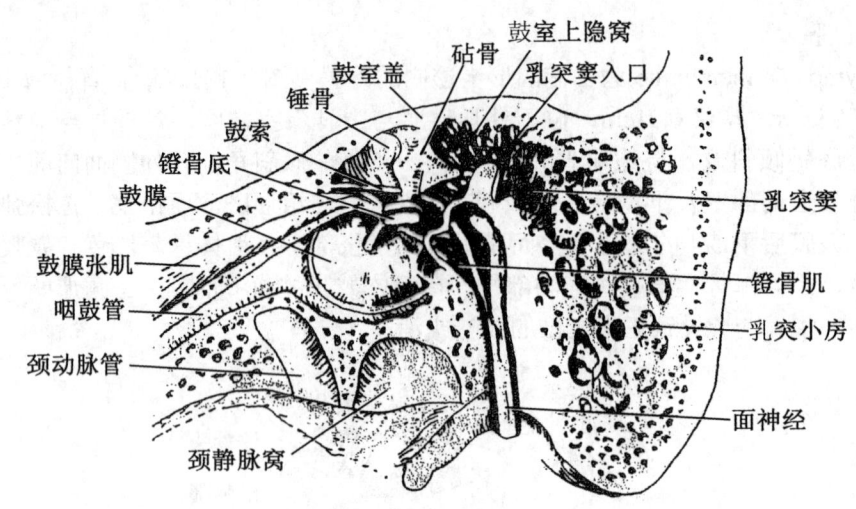

图 7-11 鼓室外侧壁

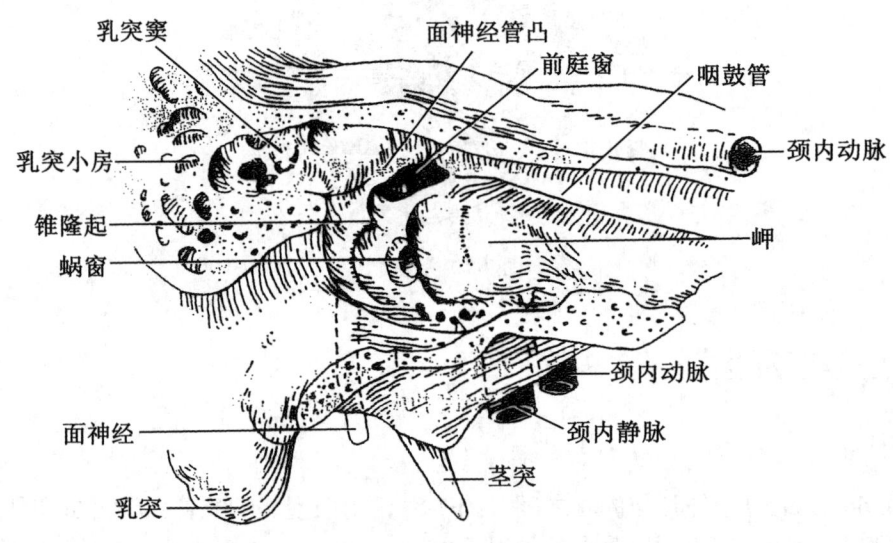

图 7-12 鼓室内侧壁

(4) 后壁：为乳突壁，此壁上部有乳突窦的入口，鼓室借乳突窦向后通入乳突小房，故中耳炎时易侵入乳突小房而引起乳突炎。乳突窦入口的下方有一锥状突起，名锥隆起，内有镫骨肌。

(5) 外侧壁：大部分由鼓膜构成，故又称鼓膜壁。中耳炎时脓液破坏此壁，可造成鼓膜穿孔，脓液经外耳道流出。鼓膜上方为颞骨鳞部骨质围成的鼓室上隐窝。

(6) 内侧壁：称迷路壁，即内耳的外侧壁。此壁的中部隆凸称岬。岬的后上方有一卵圆形孔，称前庭窗（或卵圆窗），有镫骨底封闭。岬的后下方有一圆形小孔，称蜗窗（或圆窗），活体时有第 2 鼓膜封闭。在前庭窗的后上方有一弓形隆起，称面神经管凸。管内有面神经通过。面神经管凸的骨壁较薄或缺如，故在中耳炎症或施行中耳内手术时易损及面神经。

考点：鼓室的形态。

2．听小骨 auditory ossicles　位于鼓室内，共有3块，从外向内依次为锤骨、砧骨和镫骨（图7-13）。镫骨底借韧带连于前庭窗的周边，封闭前庭窗。

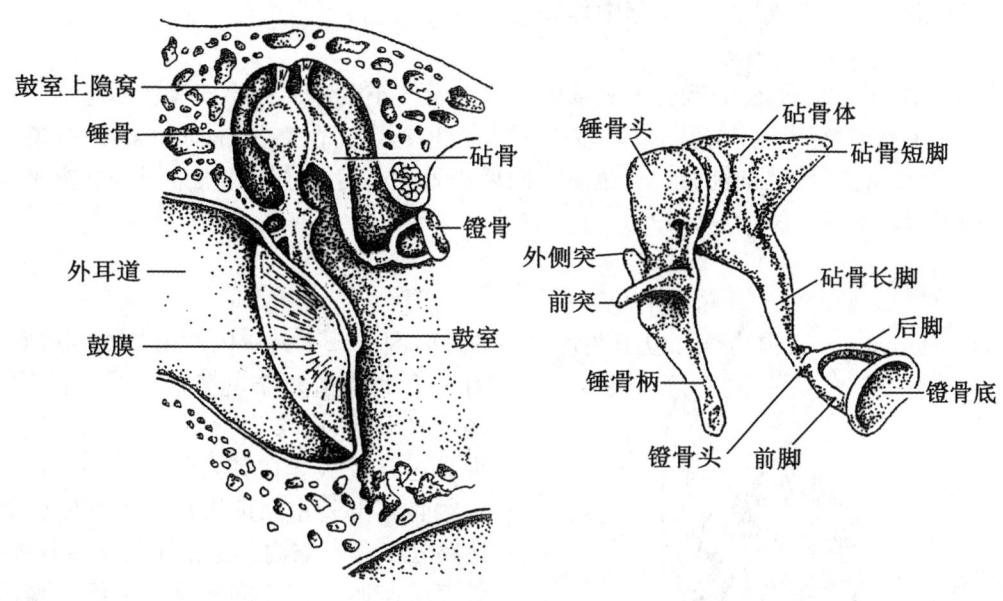

图7-13　听小骨

（1）锤骨 malleus：形如锤子，有头、柄、外侧突和前突。锤骨头与砧骨体形成砧锤关节，位于鼓室上隐窝，并借韧带连于上壁。锤骨柄附于鼓膜的脐区，柄的上端有鼓膜张肌附着。前突有韧带连于鼓室前壁；外侧突为鼓膜紧张部与松弛部的分界标志。

（2）砧骨 incus：形如砧，有体和长、短二脚。体与锤骨头形成砧锤关节，长脚与镫骨头形成砧镫关节，短脚以韧带连于鼓室后壁。

（3）镫骨 stapes：形似马镫，可分为头、颈、前脚、后脚和一底。底借韧带连于前庭窗的周边，封闭前庭窗。

3块听小骨在鼓膜和前庭窗之间以关节和韧带相互连成听骨链，组成一曲折的杠杆系统。当声波振动鼓膜时，3块听小骨的连续运动使镫骨底在前庭窗上来回摇动，从而将声波传入内耳。当炎症引起听小骨粘连、韧带硬化时，可造成听小骨链的活动受到限制，使听力减退。

3．运动听小骨的肌　共有2块，分别称为鼓膜张肌和镫骨肌。

（1）鼓膜张肌 tensor tympani：位于咽鼓管上方的鼓膜张肌半管内，止于锤骨柄的上端，使鼓膜紧张（图7-11）。该肌由三叉神经的下颌神经支配。

（2）镫骨肌 stapedius：位于锥隆起内，以细腱止于镫骨，作用是牵拉镫骨底向后外方，以调节声波引起的对内耳的压力。该肌受面神经支配。

（二）咽鼓管

咽鼓管 auditory tube 是连通鼻咽与鼓室之间的管道，长3.5～4.0cm。其作用是使鼓室和外界的大气压相等，保持鼓膜内外两面的压力平衡，以便鼓膜振动（图7-8，11）。咽鼓管可分为前内侧 2/3 的软骨部和后外侧 1/3 的骨性部。骨性部向后外以鼓室口开口于鼓室前壁；软骨部向前内以咽鼓管咽口开口于鼻咽部的侧壁。两部交界处称咽鼓管峡，是咽鼓管管腔的最窄处，内径仅 1～2mm。咽鼓管咽口平时处于闭合状态，当吞咽或尽力张口时开放，空气可进入鼓室，以保持鼓膜内外两侧气压的平衡。幼儿的咽鼓管较成人短而宽，腔也较大，故咽部感染易沿咽鼓管侵入鼓室，引起中耳炎。

（三）乳突窦和乳突小房

乳突小房 mastoid cells 为颞骨乳突部内的许多含气小腔隙，大小不等，形态不一，互相连通。腔内覆盖着黏膜，并与乳突窦和鼓室的黏膜相延续。乳突窦 mastoid sinus 是位于鼓室与乳突小房之间的小腔，向前开口于鼓室，向后通乳突小房。故中耳炎症可经乳突窦侵犯乳突小房而引起乳突炎（图 7-11，12）。

三、内耳

内耳 internal ear 又称迷路，位于颞骨岩部的骨质内，介于鼓室内侧壁与内耳道底之间，由一系列构造复杂的管腔组成，故称迷路，是前庭蜗器的主要部分（图 7-14）。迷路可分为骨迷路及嵌套在其内的膜迷路。骨迷路是由颞骨岩部骨密质所围成的不规则腔隙，膜迷路套于骨迷路内，是密闭的膜性管腔或囊。骨迷路与膜迷路之间充满外淋巴，膜迷路内充满内淋巴，内、外淋巴互不相通。位置觉、听觉感受器即位于膜迷路内。

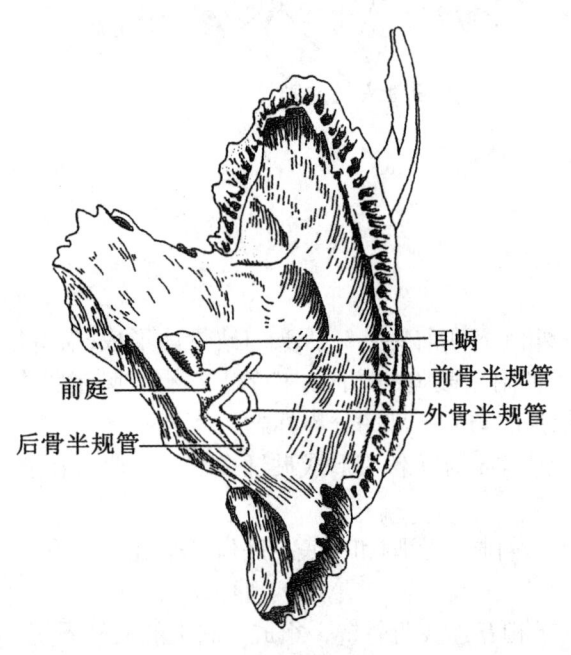

图 7-14 内耳在颞骨岩部的投影

（一）骨迷路

骨迷路 bony labyrinth 是由骨密质构成的管道，从前内向后外依次分为耳蜗、前庭和骨半规管，它们互相连通（图 7-15）。

1. 骨半规管 bony semicircular canals 由三个互相垂直的半环形小骨管组成，按其位置分别称前骨半规管、后骨半规管和外骨半规管。每个骨半规管都有两个骨脚连于前庭，一个细小为单骨脚；另一个膨大称壶腹骨脚，壶腹骨脚上膨大的部分称骨壶腹。因前、后骨半规管的单骨脚合成一个总骨脚，故三个骨半规管只有五个孔开口于前庭。

2. 前庭 vestibule 是位于骨迷路中部的一个不规则椭圆形腔隙。前庭的后部有五个小孔与三个骨半规管相通，前部借一大孔通耳蜗。前庭的外侧壁即鼓室的内侧壁，有前庭窗和蜗窗。前庭窗由镫骨底封闭，蜗窗由第 2 鼓膜封闭。前庭的内侧壁是内耳道底，有神经穿行。

3. 耳蜗 cochlea 位于前庭的前方，形似蜗牛壳（图 7-16）。底朝向后内，称蜗底；尖朝向前外方，称蜗顶。耳蜗实为蜗螺旋管（骨蜗管）围绕圆锥形的蜗轴约两圈半形成。蜗螺旋管起于前庭，以盲端终于蜗顶，其起始部突向鼓室形成岬。蜗轴由耳蜗中央的骨松质组成，它发出骨片伸入蜗螺旋管，称骨螺旋板。此板与膜迷路的蜗管相连，随蜗螺旋管绕至蜗顶，将蜗螺旋管分隔成上、下两半。故耳蜗内有 3 条管道，即上方的前庭阶，起自前庭窗；

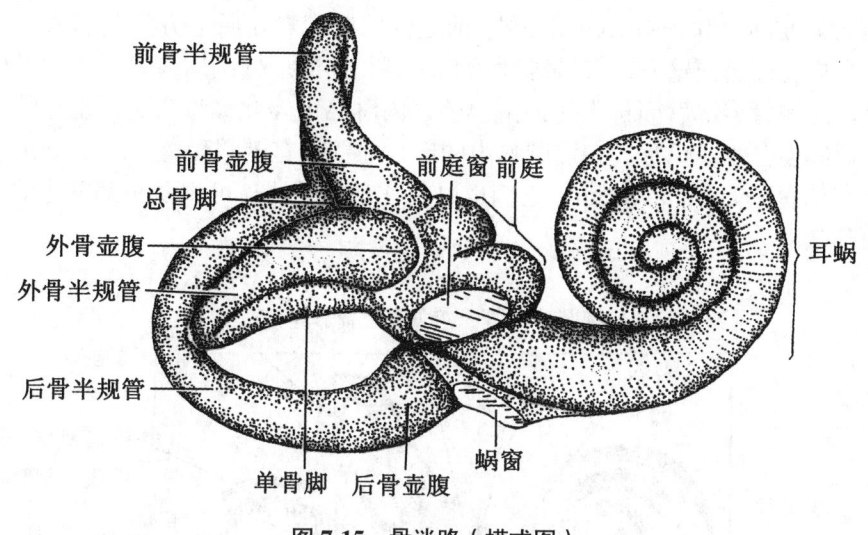

图 7-15 骨迷路（模式图）

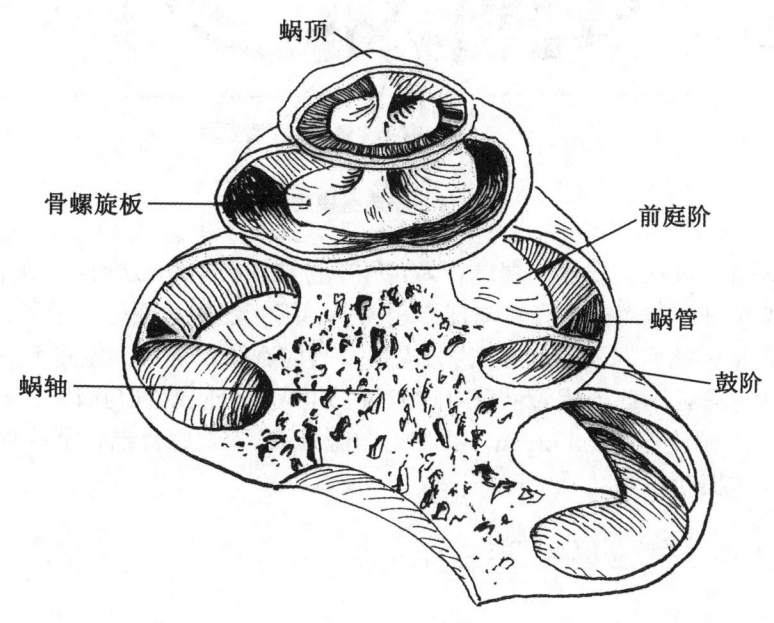

图 7-16 耳蜗

下方是鼓阶，终于蜗窗；中间是膜性的蜗管。前庭阶和鼓阶在蜗顶处借蜗孔彼此相通。

（二）膜迷路

膜迷路 membranous labyrinth 是套于骨迷路内封闭的膜性小管和囊（图 7-16，17），由膜半规管、椭圆囊和球囊及蜗管三部分组成。

1. 膜半规管 semicircular ducts 其形态与骨半规管相似，分别位于相应的骨半规管内，即前膜半规管、后膜半规管和外膜半规管。各膜半规管亦有相应呈球形的膨大部分，称膜壶腹，壁上有隆起的壶腹嵴，它们是位置觉感受器，能感受头部不同方向旋转变速运动的刺激。

2. 椭圆囊 utricle 和球囊 saccule 位于前庭内，椭圆囊在后上方，其后壁上借五个开口连通三个膜半规管。自前壁发出椭圆球囊管与球囊相连通。椭圆球囊管发出内淋巴管，穿经前庭内侧壁，至颞骨岩部后面扩大为内淋巴囊，内淋巴可经此囊渗透到周围血管丛。球囊居前下方，下端经连合管通蜗管。在椭圆囊内的底与前壁上有椭圆囊斑 macula utriculi，在球囊内的前壁上有球囊斑 macula sacculi，它们也是位置觉感受器，可感受头部静止的位置及直线变速运动的刺激。

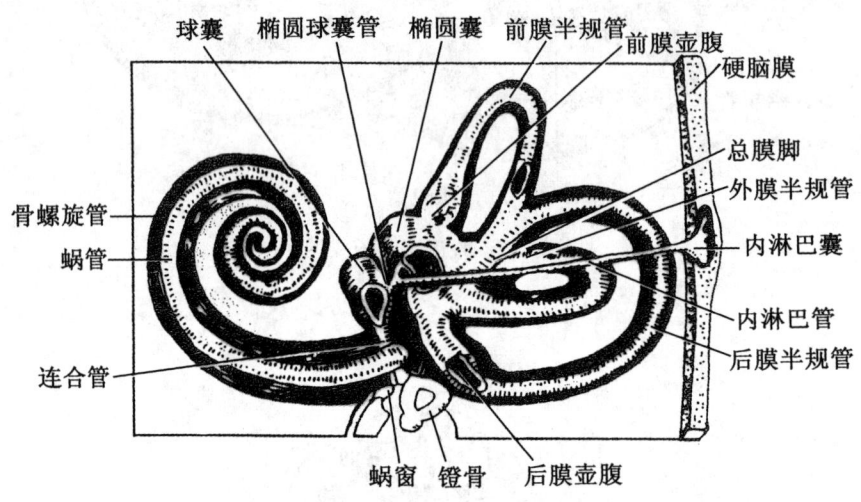

图 7-17 膜迷路模式图

3. 蜗管 cochlear duct 套在蜗螺旋管内，介于骨螺旋板与蜗螺旋管外侧壁之间。其尖端为盲端，终于蜗顶处，起端借连合管与球囊相连通。蜗管的横切面呈三角形，有上、外、下三壁。其上壁称蜗管前庭壁（前庭膜），分隔蜗管与前庭阶；外壁为蜗螺旋管内表面骨膜的增厚部分，富含血管；下壁由蜗管鼓壁（螺旋膜）组成，分隔蜗管与鼓阶。螺旋膜又称基底膜。在螺旋膜上有螺旋器 spiral organ，又称 Corti 器，是听觉感受器，从蜗底到蜗顶可以感受不同频率的声波振动。

考点：内耳的形态、组成及功能。

声音的传导

声波传入内耳感受器的途径有两条：一是空气传导；二是骨传导。在正常情况下以空气传导为主。

1. 空气传导 耳廓将收集的声波经外耳道传至鼓膜，引起鼓膜振动，经中耳的听小骨链传至前庭窗，引起前庭阶外淋巴的波动。外淋巴的波动经前庭膜引起蜗管中的内淋巴波动，刺激螺旋膜上的螺旋器，后者将刺激转变为神经冲动，经蜗神经传入脑产生听觉。前庭阶外淋巴的波动经蜗孔使鼓阶中的外淋巴也产生波动，封闭蜗窗的第 2 鼓膜亦随之振动。假若第 2 鼓膜固定不动，镫骨运动时，内、外淋巴只能有压力的改变而不产生波动，此时螺旋器将不产生正常的听觉冲动。当鼓膜和听小骨缺损时，声波可经第 2 鼓膜传入，产生部分听觉，但听力比正常显著减退。

2．骨传导　为声波经颅骨传入内耳的途径。声波的冲击和鼓膜的振动可经颅骨和骨迷路共振，使耳蜗内的淋巴波动，刺激基底膜上的螺旋器产生神经兴奋。临床上用于鉴别是传导性耳聋还是神经性耳聋的检查。将击响的音叉柄底直接压置于耳后乳突部，声波引起的振动经颅骨传至骨迷路，使耳蜗内的淋巴产生波动，刺激螺旋膜上的螺旋器产生神经冲动，传入脑引起听觉，但听力效能极微弱。

知识链接

外耳和中耳具有传导声波的作用，这些部位发生病变引起的听力减退称为传导性耳聋，如慢性中耳炎所引起的听力减退。内耳及听神经部位发生病变所引起的听力减退称为神经性耳聋。内耳的前庭神经管理平衡觉，蜗神经管理听觉。因此内耳的疾患可能有两种完全不同的症状。平衡失调、眩晕、呕吐及眼球震颤等是由半规管、球囊和椭圆囊的病变所致；而听力减退或全聋，则为空气传导的有关结构或蜗神经损害的结果。临床某些药物（如链霉素）可损伤听神经而引起耳鸣、耳聋，故使用这些药物时要慎重。

小结

视器由眼球和眼副器组成，能接受可见光波的刺激，产生神经冲动。眼球包括眼球壁和眼球内容物。眼球壁由外膜（纤维膜）、中膜（血管膜）和内膜（视网膜）构成；眼球内容物包括眼房、房水、晶状体和玻璃体。眼副器包括眼睑、结膜、泪器、眼球外肌及眶内结缔组织等结构，它们对眼球有保护、运动和支持作用。

前庭蜗器由外耳、中耳和内耳三部分组成。外耳包括耳廓、外耳道和鼓膜。中耳由鼓室、咽鼓管、乳突窦和乳突小房组成。外耳和中耳是收集和传导声波的结构，是前庭蜗器的附属结构；内耳又称迷路，位于颞骨岩部内，由骨迷路和膜迷路两部分组成。膜迷路内含内淋巴，膜迷路与骨迷路之间的间隙内含外淋巴，内、外淋巴互不相通。骨迷路是颞骨岩部内由骨密质围成的骨性隧道，分为骨半规管、前庭和耳蜗三部分。膜迷路为套在骨迷路内的膜性小管和小囊，由膜半规管、椭圆囊及球囊和蜗管组成。膜半规管、椭圆囊及球囊内的壶腹嵴、椭圆囊斑和球囊斑是位置觉感受器。蜗管的基底膜上有螺旋器，是听觉感受器。声波传入内耳有两种途径，即空气传导和骨传导，空气传导是主要的声波传导途径。

（王登科）

第八章 神经系统

学习目标

1. 掌握神经系统的组成、常用的术语；脊髓的位置、外形及内部结构；脑干的组成、外形及内部结构；小脑的位置、外形及分叶；间脑的位置和主要分部；大脑半球的位置、形态、分叶及重要的沟、回，大脑皮质的功能定位；感觉及运动传导通路的组成及特点；脑和脊髓被膜的名称及特点、形成结构；脑的动脉的来源和主要分支，大脑动脉环的位置和组成；脊神经的构成、区分和主要分支，各神经丛的主要分支及分布；胸神经前支的节段性分布。
2. 熟悉反射及反射弧的概念；脊髓节段与同序数椎骨的对应关系；背侧丘脑的位置和功能；下丘脑的位置；内、外侧膝状体的位置及一般功能；内囊的位置、分部和各部通过的纤维束；脑脊液的循环途径。
3. 了解神经系统的作用；脊髓的功能；下丘脑的功能；锥体外系的概念；硬脑膜窦的名称、位置及流注方向。

第一节 概 述

神经系统 nervous system 由脑、脊髓以及与脑和脊髓相连的周围神经组成。神经系统由数以亿万计的高度相互联系的神经细胞所组成，是人体结构和功能最复杂的系统，在人体完成功能活动时起主导作用。其主要功能是：①控制和调节其他系统的活动，使人体成为一个有机的整体。例如，当运动时，肌肉会发生强烈收缩，与此同时也出现呼吸加深和加快、心搏加速、出汗等一系列的变化，这些都是在神经系统的调节和控制下完成的。②维持机体与外环境间的平衡，如气温下降时，通过神经调节使周围小血管收缩，减少散热，使体温维持在正常水平。③感知客观世界，神经系统通过与它相连的各种感受器，接受内、外环境的各种刺激，经传入神经元传至中枢（脊髓和脑）的不同部位，产生各种感觉，它是人认识客观世界的物质基础。神经系统整合信息后发出相应的神经冲动，经传出神经元将冲动传至相应的效应器，以产生各种反应。

一、神经系统的区分

神经系统分为中枢神经系统 central nervous system 和周围神经系统 peripheral nervous system。中枢神经系统包括脑和脊髓，含有绝大多数神经元的胞体。周围神经系统是指与脑和脊髓相连的神经，即脑神经、脊神经和内脏神经，主要由感觉神经元和运动神经元的轴突组成。其中，脑神经与脑相连，脊神经与脊髓相连，内脏神经通过脑神经和脊神经附于脑和脊髓。根据周围神经在各器官、系统中所分布的对象不同，又可把周围神经系统分为躯体神经 somatic nerves 和内脏神经 visceral nerves，内脏运动神经又分交感神经和副交感神经。躯体神经分布于皮肤（包括部分黏膜）、骨、关节和骨骼肌；内脏神经分布于内脏、心血管、平滑肌和腺体。在周围神经中，感觉神经的冲动是自感受器传向中枢，故又称传入神经；运动神经的冲动是自中枢传向周围，故又称传出神经（图 8-1）。

二、神经系统的组成

神经系统由神经元 neuron 和神经胶质 neuroglia 组成。

神经元又称神经细胞 nerve cell，是神经系统结构和功能的基本单位，具有接受刺激和传导神经冲动的功能。不同神经细胞的大小和形态差异较大，其胞体有圆形、梭形和锥形等。尽管神经元的形态各异，但每个神经元都可以分为胞体和突起两部分。

胞体为神经元的代谢中心，胞体内的细微结构与其他细胞大致相似，有细胞膜、细胞核、细胞质和细胞器。除此之外，还有两个特殊结构，即尼氏体 nissl body 和神经原纤维 neurofibril，尼氏体的化学成分是核糖核酸和蛋白质，常被称为核蛋白体，是合成蛋白质的场所。神经原纤维对神经细胞有支持作用，并与神经细胞内的物质运输有关。

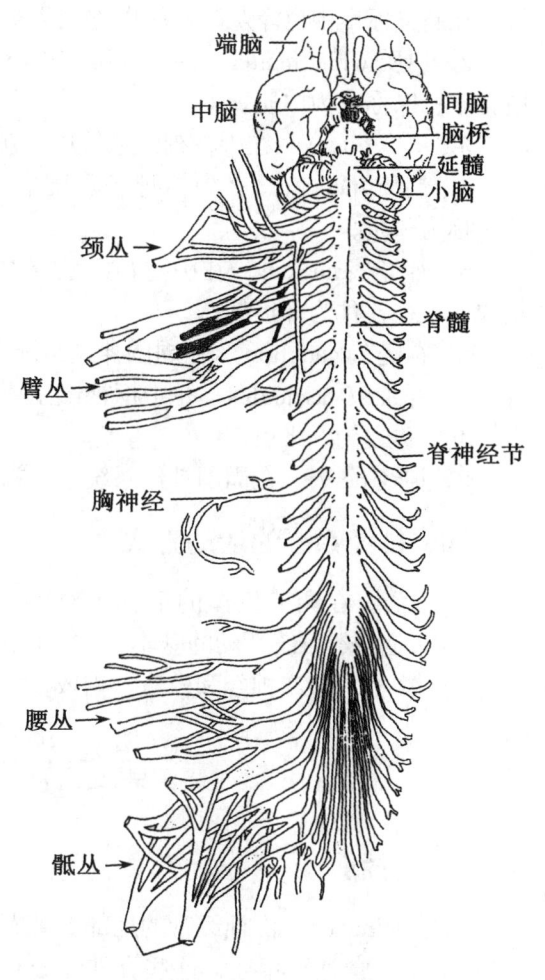

图 8-1 神经系统的区分

神经元的突起分为轴突 axon 和树突 dendrite。轴突是神经元发出神经冲动的主要传导装置，它能将信号从其起始部传到末端。轴突通常只有一条，常发出侧支。不同类型神经元的轴突粗细长短不一，直径 0.2～20mm，长度可达 1m 以上。轴突内因缺乏核糖体而不能合成蛋白质，所以神经元合成生物大分子及组装成细胞器的过程基本上都是在胞体内完成的。这些组装好的细胞器可以在胞体与轴突之间进行单向或双向流动，这种现象称为轴浆运输。一旦神经元胞体受损，轴突就会发生变性甚至死亡。树突为胞体本身向外伸出的树枝状突起，结构与胞体大致相同。树突的数量与配布方式在不同的神经元中往往不同，但一般均较短，可反复分支，逐渐变细而终止。多极神经元的树突上会出现小突起，称树突棘 dendrite spine，是接收信息的装置。

三、神经系统的常用术语

在中枢和周围神经系统中，神经元胞体和突起在不同部位有不同的组合方式，故用不同的术语表示。

1. **灰质 gray matter** 在中枢神经系统中，神经元胞体及其树突集聚在一起，因富含血管，在新鲜标本中色泽灰暗，所以称之为灰质。

2．白质 white matter 神经纤维在中枢神经系统中集聚的部位，因髓鞘含类脂质而色泽白亮，所以称之为白质。

3．皮质 cortex 在中枢神经系统中，灰质在大、小脑表面层层配布，称为皮质。

4．髓质 medulla 在中枢神经系统中，位于大脑和小脑的白质因被皮质包绕而位于深部，称为髓质。

5．神经核 nucleus 在中枢神经系统中，除皮质以外，形态和功能相似的神经元胞体聚集成团或柱，称为神经核。

6．神经节 ganglion 在周围神经系统中，神经元胞体聚集在一起，称为神经节。

7．纤维束 fasciculus 在中枢神经系统中，起止、行程和功能基本相同的神经纤维聚集在一起，称之为纤维束。

8．神经 nerve 在周围神经系统中，神经纤维聚集在一起，称之为神经。

四、神经系统的活动方式

神经系统在调节机体的活动中对内、外环境的各种刺激作出适宜的反应，称为反射 reflex，它是神经系统活动的基本方式。反射的形态学基础是反射弧 reflex arc，由感受器、传入神经、中枢、传出神经和效应器构成。

第二节 中枢神经系统

一、脊髓

脊髓 spinal cord 由神经管的尾部发育而来，与脑相比功能较低级，保留着明显的节段性。脊髓与 31 对脊神经相连，这些脊神经分布到躯干和四肢等处。脊髓与脑的各部之间有着广泛的联系，来自躯干、四肢的各种刺激通过脊髓传导到脑，能使人体产生感觉，脑发出的各种运动性冲动也要通过脊髓的传导来完成其功能。

（一）脊髓的位置和外形

脊髓位于椎管内，上端平枕骨大孔处与延髓相连，下端在成人平第 1 腰椎椎体下缘，全长 42～45cm，最宽处横径为 1～1.2cm。脊髓呈前后稍扁的圆柱形，全长粗细不等，有两个梭形的膨大：颈膨大 cervical enlargement 自第 4 颈节至第 1 胸节，腰骶膨大 lumbosacral enlargement 自第 2 腰节至第 3 骶节。这两个膨大的形成是因为内部的神经元数量相对较多，与四肢的神经纤维分布的数量有关。脊髓末端变细，称为脊髓圆锥 conus medullaris。包绕脊髓圆锥向下，延为细长的无神经组织的结构是终丝 filum terminale，长约 20cm，向下在第 2 骶椎水平以下由硬脊膜包裹，止于尾骨的背面。

脊髓表面可见 6 条纵行浅沟，前面正中较明显的沟称前正中裂 anterior median fissure，后面正中较浅的沟为后正中沟 posterior median sulcus。这 2 条纵沟将脊髓分为左右对称的两半。此外，还有 2 对外侧沟，即前外侧沟和后外侧沟，分别有脊神经前、后根的根丝附着（图 8-2）。

脊髓在外形上没有明显的节段性，但每一对脊神经前、后根的根丝附着范围内的脊髓即构成一个脊髓节段。人体有 31 对脊神经，故脊髓也可分为 31 个节段：8 个颈节（C）、12 个胸节（T）、5 个腰节（L）、5 个骶节（S）和 1 个尾节（Co）。

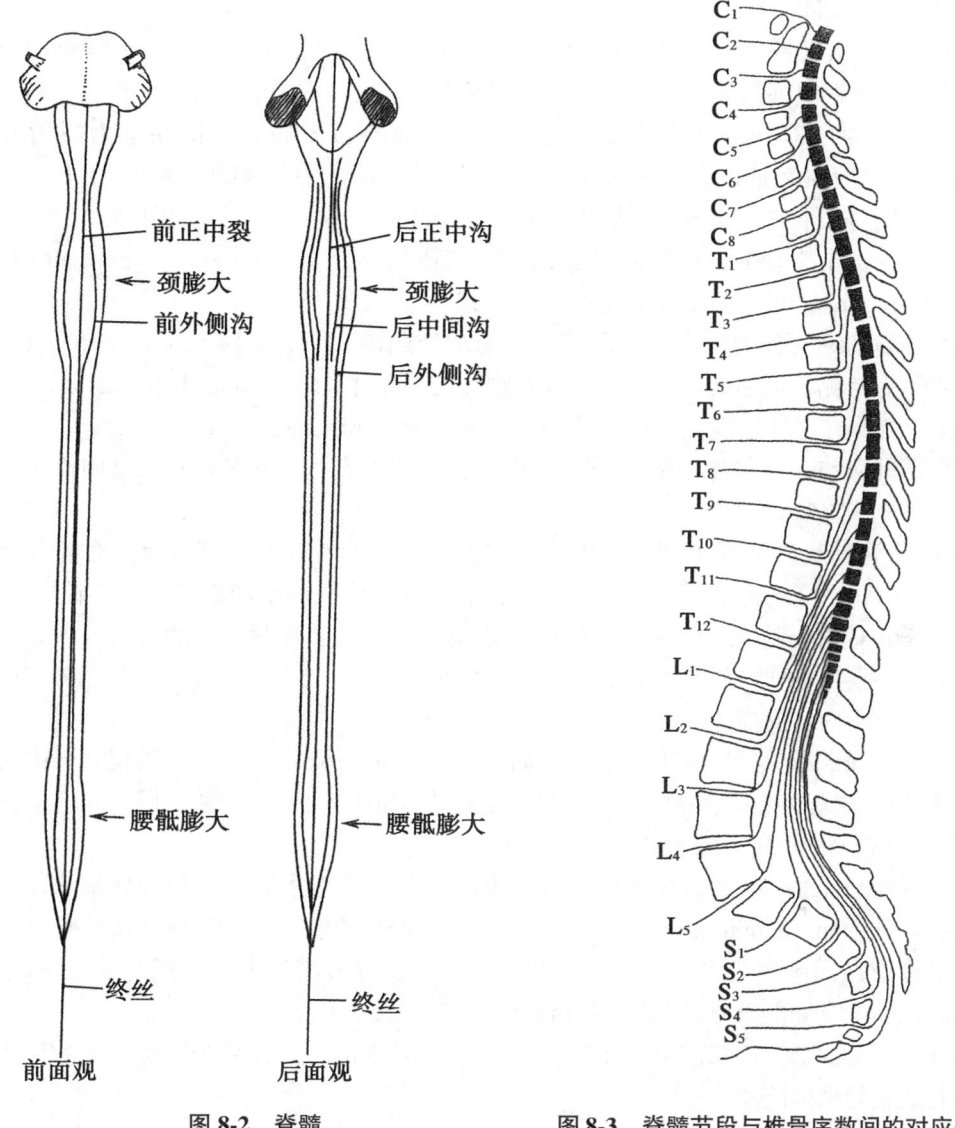

图 8-2 脊髓　　图 8-3 脊髓节段与椎骨序数间的对应关系

由于胚胎脊柱发育时椎骨生长速度比脊髓快，因此发育到成年时脊髓和脊柱的长度并不相等，脊柱要比脊髓长很多。了解脊髓节段与椎骨的对应关系，对判断病变部位和麻醉的定位具有重要意义。在成人，一般的推算方法为：上颈髓节（$C_1 \sim C_4$）大致与同序数椎骨相对应，下颈髓节（$C_5 \sim C_8$）和上胸髓节（$T_1 \sim T_4$）与同序数椎骨的上 1 节椎体平对，中胸部髓节（$T_5 \sim T_8$）约与同序数椎骨上 2 节椎体平对，下胸部髓节（$T_9 \sim T_{12}$）约与同序数椎骨上 3 节椎体平对，全部腰髓节约平对第 10～12 胸椎，全部骶、尾髓节约平对第 1 腰椎。

脊神经由连于脊髓的脊神经前、后根汇合形成，经相应的椎间孔向两侧离开椎管。因为脊髓比脊柱短，所以腰、骶、尾部的脊神经前、后根要在椎管的硬膜囊内下行一段距离才能到达相应的椎间孔。这些在脊髓末端平面以下的脊神经根称马尾 cauda equina。临床上常选择第 3、4 或第 4、5 腰椎棘突之间作为脊髓蛛网膜下隙穿刺或麻醉的进针部位，以避免损伤脊髓（图 8-3）。

(二)脊髓的内部结构

脊髓的内部主要由灰质和白质两部分组成。在脊髓的横切面上，中央有一细小的中央管 central canal，中央管周围是呈"H"形的灰质，灰质的外周为白质。

灰质一般分为三部分，前部扩大为前角 anterior horn 或前柱；后部狭细为后角或后柱 posterior column，它由后向前又可分为头、颈和基底三部分；在胸髓和上部腰髓（$L_1 \sim L_3$），前、后角之间有向外伸出的侧角或侧柱 lateral column；前、后角之间的区域为中间带 intermediate zone；中央管前、后的灰质分别称为灰质前连合 anterior gray commissure 和灰质后连合 posterior gray commissure，连接两侧的灰质。

白质借脊髓的纵沟分为3个索，前正中裂与前外侧沟之间为前索 anterior funiculus；前、后外侧沟之间为外侧索 lateral funiculus；后外侧沟与后正中沟之间为后索 posterior funiculus。在灰质前连合的前方有纤维横越，称白质前连合 anterior white commissure。

中央管纵贯脊髓，管内含少量脑脊液，此管上通第四脑室，下在脊髓圆锥内扩大为一梭形的终室，长8~10cm。

1. 灰质　脊髓灰质主要由神经元胞体、树突、神经胶质和血管等构成。脊髓灰质内有各种大小、形态和功能的神经元，其中大多数神经元的胞体往往集聚成群，称为板层。

根据 Rexed 对猫脊髓板层的研究，提出被普遍认可的人类脊髓灰质的板层模式，将脊髓灰质分为10个板层，这些板层从后向前分别用罗马数字Ⅰ~Ⅹ命名。Rexed 分层模式已被广泛用于对脊髓灰质构筑的描述。

板层Ⅰ（lamina Ⅰ）：又称边缘层，薄而边界不清楚，呈弧形，与白质相邻，内有粗细不等的纤维穿过，呈海绵状，故又称海绵带。此层在腰骶膨大处最清楚，层内含有后角边缘核 nucleus posteromarginalis，它接受后根的传入纤维。

板层Ⅱ（lamina Ⅱ）：占据灰质后角头之大部，由大量密集的小型神经元组成，呈胶状质样，故称胶状质 substantia gelatinosa。此层接受后根外侧部传入纤维侧支及从脑干下行的纤维，发出纤维在周围白质中，上、下行若干节段与相邻节段的Ⅰ~Ⅳ层神经元构成突触。此层对分析、加工脊髓的感觉信息特别是痛觉信息起重要作用。

板层Ⅲ（lamina Ⅲ）：与前两层平行。此层与板层Ⅱ相比，其神经元胞体多数略大，形态多样，但细胞的密度略小。

板层Ⅳ（lamina Ⅳ）：较厚，细胞排列较疏松，其大小不一。

板层Ⅲ和板层Ⅳ内较大的细胞群称后角固有核 nucleus proprius。

板层Ⅰ~Ⅳ相当于后角头，是皮肤感受外界痛、温、触、压等刺激的初级传入纤维终末和侧支的主要接受区。板层Ⅰ~Ⅳ发出纤维参与许多复杂的多突触反射通路，以及发出上行纤维束到更高的平面。

板层Ⅴ（lamina Ⅴ）：位于后角颈部，大部分可分内、外两部分。外侧部占1/3，细胞较大，与纵横交错的纤维交织在一起，形成网状结构 reticular formation；内侧部占2/3，与后索分界明显。

板层Ⅵ（lamina Ⅵ）：位于后角基底部。在颈膨大和腰骶膨大处最发达，分内、外侧两部。

板层Ⅴ~Ⅵ接受后根本体感觉性初级传入纤维，以及大脑皮质运动区、感觉区和皮质下结构的大量下行纤维。

板层Ⅶ（lamina Ⅶ）：占中间带的大部，此层含有的核团：①胸核 nucleus thoracicus，又称 Clarke 柱，仅见于 $C_8 \sim L_3$ 节段，位于后角基底部内侧。②中间外侧核 intermediolateral nucleus，位于 $T_1 \sim L_3$ 节段，其内含有交感神经节前神经元胞体，发出纤维加入到脊神经前根。③中间内侧核 intermediomedial nucleus，在第Ⅶ层的内侧，第Ⅹ层的外侧，占脊髓全长，接受后根传入的内脏感觉纤维。④在 $S_2 \sim S_4$ 节段，第Ⅶ板层的外侧部，有骶副交感核 sacral parasympathetic nucleus，其内含有副交感神经节前神经元胞体，发出纤维组成盆内脏神经。

板层Ⅷ（lamina Ⅷ）：由大小不等的细胞群组成。此层的细胞为中间神经元，接受邻近板层的纤维终末和一些下行纤维束的终末，发出纤维到第Ⅸ层。

板层Ⅸ（lamina Ⅸ）：是一些排列复杂的细胞群，由前角运动神经元和中间神经元组成，位于前角的最腹侧。在颈膨大和腰骶膨大处的前角运动神经元可分为内、外侧两大群。内侧群又称前角内侧核，支配躯干肌；外侧群又称前角外侧核，支配四肢肌。

板层Ⅹ（lamina Ⅹ）：位于中央管周围，包括灰质前、后连合。

2. 白质　脊髓白质主要由许多纤维束组成。纤维束一般是按它的起止命名。在正常成人的脊髓切片上观察，各种纤维束的边界不清。因此各纤维束的位置只是该纤维束最集中的部位。

纤维束可分为上行纤维束、下行纤维束和固有束。上行纤维束将不同的感觉信息上传到脑。下行纤维束从脑的不同部位将神经信息下传到脊髓。固有束起止均在脊髓，参与完成脊髓节段内和节段间的反射活动。

由躯干和四肢传入的冲动都经脊神经后根传入脊髓，后根进入脊髓时分内、外侧两部分。内侧部纤维粗，沿后角内侧部进入后索，它们的升支组成薄束、楔束；外侧部主要由细的无髓和有髓纤维组成，这些纤维进入脊髓后上升或下降 1～2 节，在胶状质背外侧聚成背外侧束 dorsolateral fasciculus。后根外侧部的细纤维主要传导痛觉、温度觉和内脏感觉信息，内侧部的粗纤维主要传导本体感觉和精细触觉（图 8-4）。

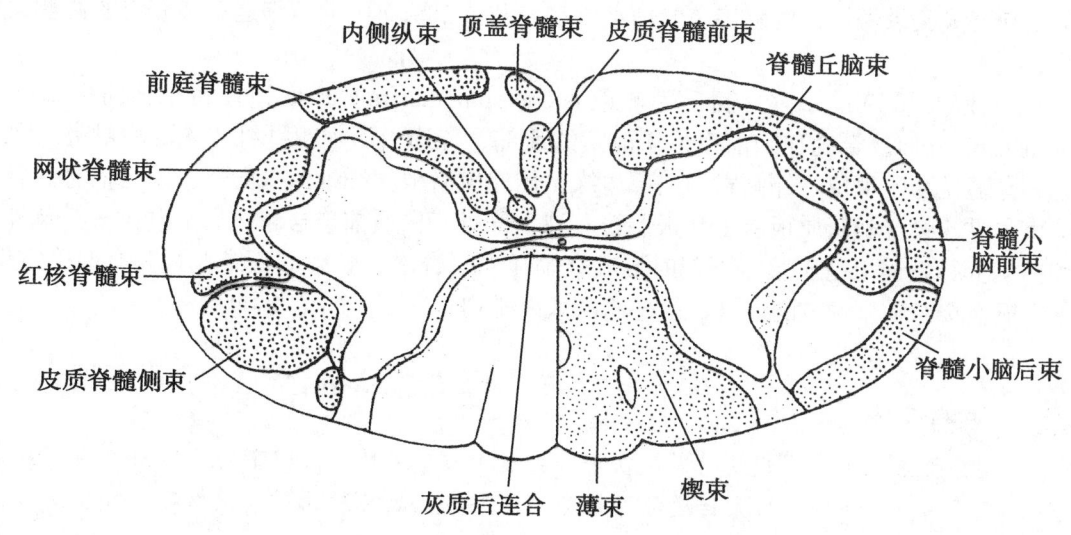

图 8-4　脊髓横切面上、下行传导束示意图

（1）上行传导束主要包括：薄束与楔束、脊髓小脑束和脊髓丘脑束等。

1）薄束 fasciculus gracilis 与楔束 fasciculus cuneatus：这两个束是由脊神经后根内侧部的

粗纤维在同侧后索内上行组成的。其中薄束起自同侧第5胸节以下脊神经节细胞的中枢突，楔束起自同侧第4胸节以上脊神经节细胞的中枢突。这些脊神经节细胞的周围突分别至肌肉、肌腱、关节和皮肤的本体感受器和精细性、辨别性感受器。

薄束、楔束在脊髓后索上行，分别止于延髓的薄束核和楔束核。薄束在第5胸节以下占据后索的全部，在第4胸节以上只占据后索的内侧部，楔束位于后索的外侧部。由于薄束、楔束的纤维是自骶、腰、胸、颈由下而上按顺序进入的，因此在后索中来自各节段的纤维有明确的定位。薄束、楔束分别传导来自同侧下半身和上半身的肌、腱、关节和皮肤的本体感觉和精细触觉信息。

知识链接

当脊髓后索出现病变时，本体感觉和精细触觉信息不能经脊髓向上传到大脑皮质，所以患者在闭目时不能准确定位自己肢体所处的位置，站立时出现身体摇晃、倾斜，也无法辨别物体的质地、纹理等。

2）脊髓小脑束

脊髓小脑后束 posterior spinocerebellar tract：位于外侧索边缘的后部，主要起自同侧板层Ⅶ的背核，上行经小脑下脚终于小脑皮质。由于背核位于胸髓和上腰髓，所以此束仅见于L_3以上脊髓节段。

脊髓小脑前束 anterior spinocerebellar tract：位于脊髓小脑后束的前方，主要起自腰骶膨大节段板层Ⅴ～Ⅶ的外侧部，大部分交叉至对侧上行，小部分在同侧上行，经小脑上脚进入小脑皮质。

此二束传递下肢和躯干下部的非意识性本体感觉至小脑。前束所传递的信息与整个肢体的运动和姿势关系密切，后束传递的信息可能与肢体个别肌肉的精细运动和姿势的协调关系密切。

3）脊髓丘脑束：分为脊髓丘脑侧束 lateral spinothalamic tract 和脊髓丘脑前束 anterior spinothalamic tract。脊髓丘脑前束位于前索的前部，传递由后根粗纤维传入的粗触觉、压觉信息。脊髓丘脑侧束位于外侧索的前部边缘，传递由后根细纤维传入的痛、温觉信息。脊髓丘脑束主要起自脊髓灰质板层Ⅰ和板层Ⅳ～Ⅶ，纤维经白质前连合越边后上升1～2节外侧索和前索上行，当上行至脑干下部时形成脊髓丘系。脊髓丘脑束的纤维在脊髓有明确定位，即来自骶、腰、胸、颈节的纤维，由外向内依次排列。

知识链接

一侧脊髓丘脑束发生损伤时，损伤平面对侧1～2脊髓节段以下的区域出现痛、温觉减退，甚至消失。但由于后索传递精细触觉仍然存在，故脊髓丘脑束损伤后，对触觉影响不大。

（2）下行传导束：也称运动传导束，起自脑的不同部位，止于脊髓前角。管理骨骼肌的下行纤维束分为锥体系和锥体外系两部分，前者包括皮质脊髓束和皮质核束，后者包括红核脊髓束、前庭脊髓束、顶盖脊髓束等。

1）皮质脊髓束 corticospinal tract：起自大脑皮质中央前回、中央旁小叶和其他一些皮质区域，下行至延髓锥体处形成交叉，其中大部分（约75%～90%）纤维交叉至对侧，形成皮质脊髓侧束 lateral corticospinal tract；少量未交叉的纤维在同侧下行，形成皮质脊髓前束 anterior corticospinal tract；另有少量不交叉的纤维沿同侧外侧索下行，称为 Barne 前外侧束 anterolateral tract of Barne。

皮质脊髓侧束：在脊髓外侧索后部，靠近脊髓灰质下行，直达骶髓，逐渐终于同侧灰质板层Ⅳ～Ⅸ，此束内纤维排列由内向外依次为到颈、胸、腰、骶髓处的纤维。

皮质脊髓前束：在前索最内侧下行，大多数纤维经白质前连合交叉终于对侧前角细胞。

Barne 前外侧束：由不交叉的纤维组成，沿皮质脊髓侧束的前外侧部下降，大部分纤维终于颈髓前角，小部分纤维可达腰、骶髓前角。

脊髓前角运动神经元主要接受来自对侧大脑半球的纤维，但也接受来自同侧的少量纤维。支配上、下肢的前角运动神经元只接受对侧半球来的纤维，而支配躯干肌的运动神经元接受双侧皮质脊髓束的支配。

2）红核脊髓束 rubrospinal tract：起自中脑红核，纤维交叉至对侧，在脊髓外侧索内下行，止于板层Ⅴ～Ⅶ，纤维仅投射至上3个颈髓段。此束对支配屈肌的运动神经元有较强兴奋作用，对肢体远端的肌肉运动发挥重要作用。

3）前庭脊髓束 vestibulospinal tract：起自前庭神经外侧核，在同侧前索外侧部下行，止于灰质板层Ⅷ和部分板层Ⅶ。此束主要兴奋躯干和四肢的伸肌，在调节身体平衡中起作用。

4）网状脊髓束 reticulospinal tract：起自脑桥和延髓的网状结构，大部分行于同侧白质前索和外侧索前内侧部，止于板层Ⅶ、Ⅷ。此束主要参与对躯干和肢体近端肌运动的控制。

5）顶盖脊髓束 tectospinal tract：起自中脑上丘，向脑干的腹侧走行，于中脑水管周围灰质腹侧经被盖背侧交叉越边，在前索内下行，终止于上段颈髓板层Ⅵ、Ⅷ。此束兴奋对侧颈肌，抑制同侧颈肌活动。

知识链接

1. **脊髓半横断** 可引起损伤平面以下位置觉、震动觉和精细触觉丧失，同侧肢体痉挛性瘫痪，损伤平面以下的对侧身体痛、温觉丧失。

2. **脊髓全横断** 脊髓突然完全横断后，横断平面以下全部感觉和运动丧失，反射消失，处于无反射状态，称脊髓休克。

3. **脊髓前角受损** 主要伤及前角运动神经元，表现为这些神经元所支配的骨骼肌呈弛缓性瘫痪，肌张力低下，腱反射消失，肌萎缩，生理反射无法引出，但感觉正常。如脊髓灰质炎患者。

（三）脊髓的功能

脊髓的功能表现在两方面：①神经传导；②反射中枢。

1. **脊髓的传导** 主要依靠脊髓内上、下行传导纤维，借此联系脑和躯体，传递感觉信息和执行脑发出的神经指令。

2. **脊髓反射** 指脊髓固有的反射，其活动在脊髓内完成，并不经过脑。但在正常情况下，脊髓反射活动是在脑的控制下进行的。最简单的脊髓反射弧包括一个传入神经元和一个传出神经元，组成单突触反射，一般只局限于一个或相邻脊髓节段内，也称节段内反射。大多数反射弧由两个以上的神经元组成，其反射称多突触反射，即在传入神经元和传出神经元之间还有中间神经元。

脊髓反射一般可分为躯体反射和内脏反射。

躯体反射是指骨骼肌的反射活动，如膝跳反射、屈曲反射、浅反射等。

内脏反射是指一些内脏-内脏反射和内脏-躯体反射，如竖毛反射、排尿反射、排便反射等。

二、脑

脑 encephalon 位于颅腔内，一般分为端脑、间脑、小脑、中脑、脑桥和延髓（图 8-5,6）。习惯将中脑、脑桥和延髓合称为脑干。

（一）脑干

脑干 brain stem 位于脊髓与间脑之间，自下而上分为延髓、脑桥和中脑三部分（图 8-7,8）。延髓和脑桥的腹侧面邻接枕骨斜坡，背侧面经小脑上、中、下脚与小脑相连，其间的腔隙为第四脑室，其向下与脊髓的中央管相续，向上经中脑水管连通第三脑室。

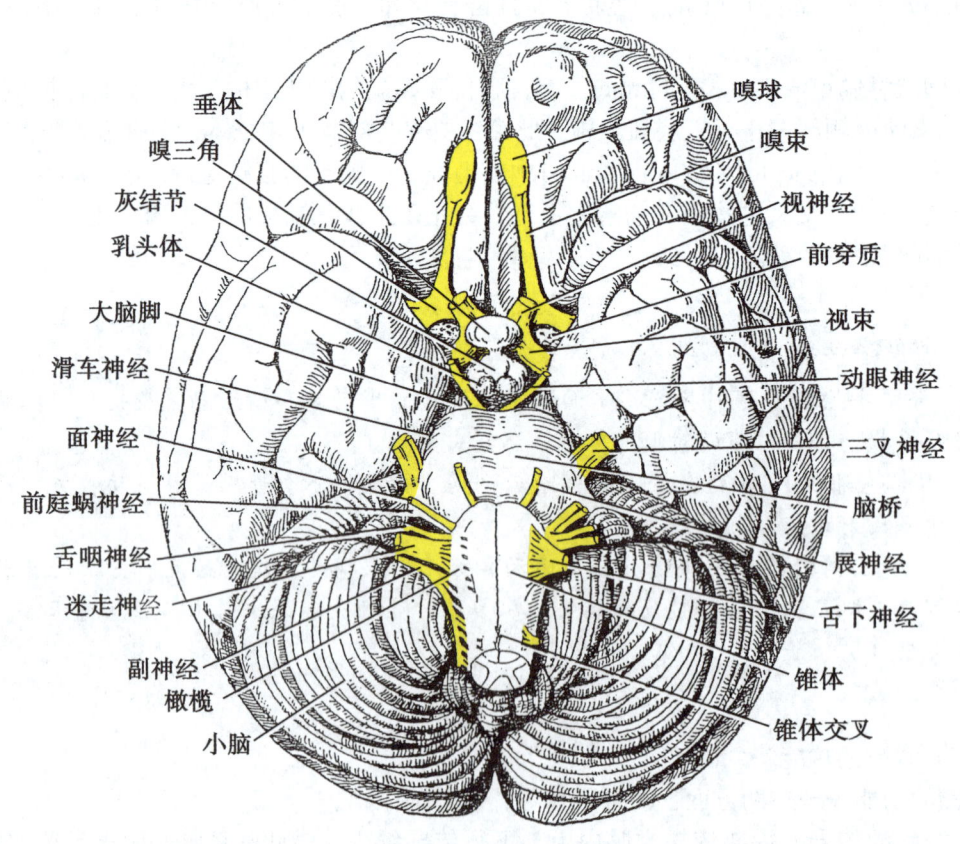

图 8-5 脑的底面

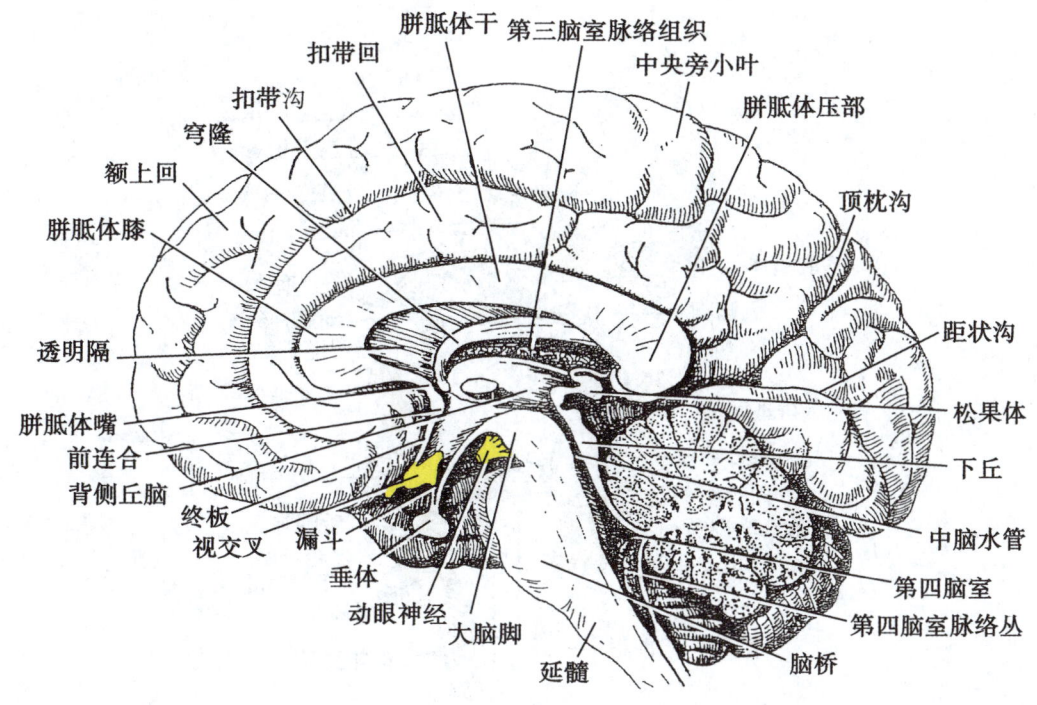

图 8-6 脑的正中矢状面

1. 脑干的外形

（1）腹侧面：脑干腹侧面有多处膨隆和凹陷，各部膨隆的深面有纵行的纤维束或神经核，凹陷处则有不同的脑神经穿出（图 8-7）。

延髓 medulla oblongata 形似倒置的圆锥体，下端平枕骨大孔处与脊髓相接，上端借横行的延髓脑桥沟与脑桥相隔开。其腹侧面正中为前正中裂，两侧的纵行隆起称为锥体 pyramid，主要由皮质脊髓束组成。延髓下端锥体内的大部分纤维越边至对侧，形成锥体交叉。锥体背外侧的卵圆形隆起称为橄榄 olive，其深面藏有下橄榄核。在锥体与橄榄之间的延髓前外侧沟中，有舌下神经（Ⅻ）根丝出脑。在橄榄的背侧，自上而下有舌咽神经（Ⅸ）、迷走神经（Ⅹ）和副神经（Ⅺ）根丝出入。

脑桥 pons 腹侧面的宽阔膨隆称为脑桥基底部 basilar part of pons，其正中线上的纵行浅沟为基底沟，容纳基底动脉。脑桥基底部向两侧逐渐变窄，移行为小脑中脚。在小脑中脚与脑桥基底部之间有三叉神经（Ⅴ）根出入。脑桥下缘与延髓交界处的延髓脑桥沟内，自内侧向外侧有展神经（Ⅵ）、面神经（Ⅶ）和前庭蜗神经（Ⅷ）根丝出入。

中脑 midbrain 的上界为间脑的视束，下界为脑桥上缘，腹侧面的一对粗大隆起结构称为大脑脚 cerebral peduncle，两脚之间的深窝为脚间窝，内有动眼神经（Ⅲ）根丝出脑。

（2）背侧面：脑干背侧面与小脑相连，由于延髓上半部和脑桥的中央管向后敞开而形成菱形窝，与小脑之间围成第四脑室（图 8-8）。

延髓下部的中央管未敞开，形似脊髓；脊髓后正中沟两侧的薄束、楔束向上延伸，分别扩展成膨隆的薄束结节和楔束结节，深面分别有薄束核和楔束核。楔束结节外上方的隆起为小脑下脚，与小脑相连。延髓上半部和脑桥的中央管敞开，共同形成一个菱形凹陷，称为菱

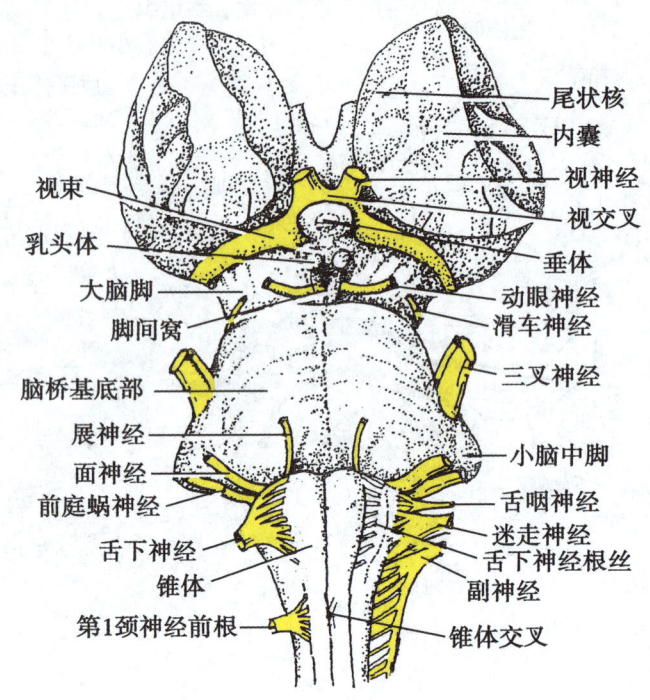

图 8-7 脑干腹侧面

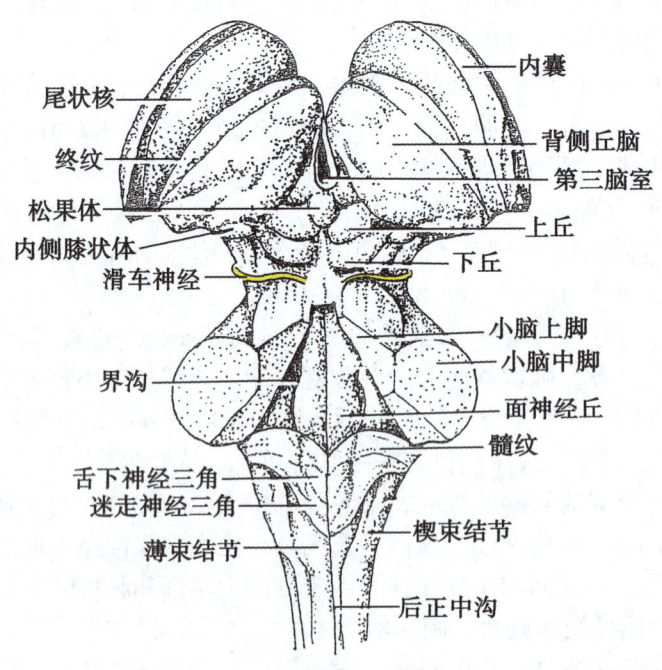

图 8-8 脑干背侧面

形窝，二者以横行的髓纹为界。

脑桥背侧面的中部为菱形窝上半部，其两侧为小脑上脚和小脑中脚，分别连于小脑。

中脑背侧面有两对圆形的隆起，上方的一对称为上丘 superior colliculus，与视觉反射有关；下方的一对称为下丘 inferior colliculus，与听觉反射有关。在上、下丘的外侧各有一横行的隆起，称为上丘臂和下丘臂，分别与间脑的外侧膝状体和内侧膝状体相连。在下丘下方有滑车神经（Ⅳ）根丝出脑。中脑内有中脑水管纵贯全长，向上、下分别连通第三脑室和第四脑室。

菱形窝 rhomboid fossa 又称为第四脑室底，呈菱形，由延髓上半部和脑桥内的中央管后壁敞开形成，中部横行的髓纹 striae medullares 可作为脑桥与延髓的分界线。菱形窝的外上界为两侧的小脑上脚，外下界自内下向外上依次为薄束结节、楔束结节和小脑下脚。菱形窝的正中有纵贯全长的正中沟，将其分为左、右侧对称的两部分。正中沟两侧各有一条与之相平行的界沟 sulcus limitans。界沟与正中沟之间的稍隆起结构为内侧隆起，其上有一较明显的圆形隆凸，称为面神经丘 facial colliculus，深面藏有展神经核和面神经膝（图 8-13）。在髓纹下方可见两个小的三角形区域，内上方者为舌下神经三角，深面是舌下神经核；外下方者为迷走神经三角，深面是迷走神经背核。界沟外侧的较宽阔三角形区域为前庭区，深面是前庭神经核。前庭区外侧角的一小隆起为听结节，深面是蜗神经核。

（3）第四脑室：第四脑室 fourth ventricle 位于延髓、脑桥与小脑之间，底为菱形窝，尖向后上伸向小脑蚓。第四脑室向上经中脑水管与第三脑室相通，向下可连通延髓和脊髓的中央管。第四脑室顶的前上部由两侧小脑上脚和上髓帆构成，后下部由下髓帆和第四脑室脉络组织构成。脉络组织内的部分血管反复分支缠绕形成第四脑室脉络丛，其产生的脑脊液经不成对的第四脑室正中孔和成对的第四脑室外侧孔流入蛛网膜下隙（图 8-6，9）。

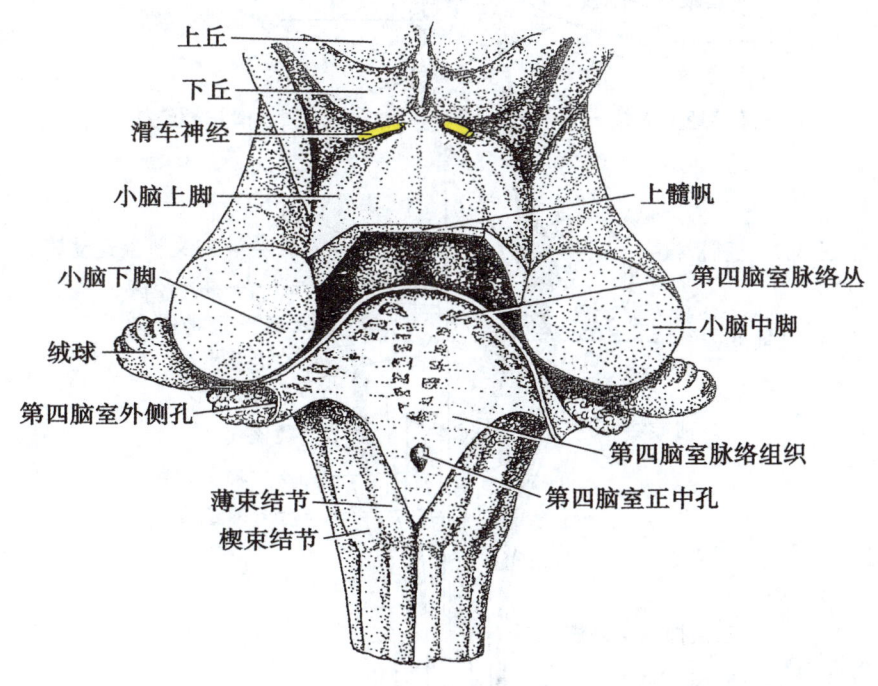

图 8-9 第四脑室脉络组织

知识链接

在延髓脑桥沟的外侧端，恰是延髓、脑桥与小脑的夹角处，临床上称为脑桥小脑三角，此部位的肿瘤常可侵及面神经和前庭蜗神经，导致患者出现面部表情肌瘫痪和听力减退等相应症状。

考点： 第Ⅲ～Ⅻ对脑神经出入脑干的部位。

2．脑干的内部结构　较脊髓的内部结构复杂，分为灰质、白质和网状结构。

（1）灰质：主要位于脑干背侧，分散成不连续的团块称为神经核。由于中央管向后敞开成为第四脑室，导致背腹侧排列的脊髓灰质成为自外侧向内侧的排列关系。脑干的神经核分为脑神经核和非脑神经核，非脑神经核即神经传导通路中的中继核团，如薄束核和楔束核等。

1）脑神经核：脑干内有与第Ⅲ～Ⅻ对脑神经相连的脑神经核（表8-1），其中第Ⅲ、Ⅳ对脑神经的神经核位于中脑，第Ⅴ～Ⅷ对脑神经的神经核多位于脑桥，第Ⅸ～Ⅻ对脑神经的神经核多位于延髓。根据脑神经核的功能，自中线向两侧将其分为4种性质的脑神经核（图8-10）：

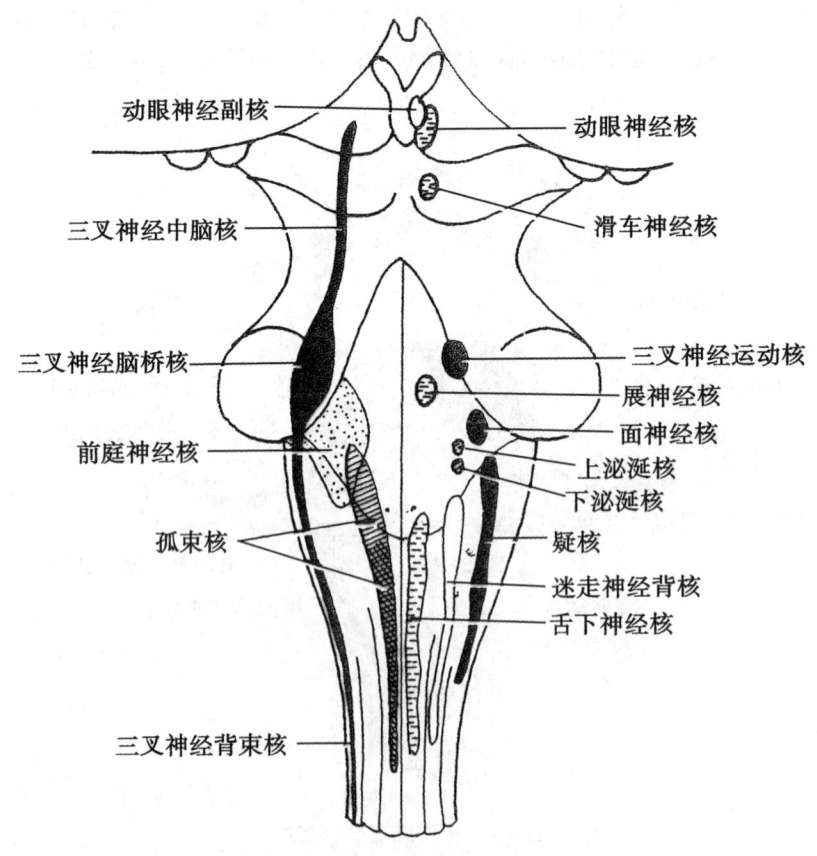

图8-10　脑神经核在脑干背侧面的投影

表 8-1 脑干内脑神经核的排列及其功能

神经核	位置	名称	功能
躯体运动神经核	上丘平面	动眼神经核（Ⅲ）	支配上、下、内直肌，下斜肌，上睑提肌
	下丘平面	滑车神经核（Ⅳ）	支配上斜肌
	脑桥中部	三叉神经运动核（Ⅴ）	支配咀嚼肌等
	脑桥中下部	展神经核（Ⅵ）	支配外直肌
	脑桥中下部	面神经核（Ⅶ）	支配表情肌等
	延髓上部	舌下神经核（Ⅶ）	支配舌肌
	延髓上部	疑核（Ⅸ、Ⅹ、Ⅺ）	支配咽喉肌等
	延髓下部、第 1～5 颈髓	副神经核（Ⅺ）	支配斜方肌、胸锁乳突肌
内脏运动神经核	上丘平面	动眼神经副核（Ⅲ）	支配瞳孔括约肌、睫状肌
	脑桥下部	上泌涎核（Ⅶ）	支配泪腺、舌下腺、下颌下腺等
	延髓上部	下泌涎核（Ⅸ）	支配腮腺
	延髓中下部	迷走神经背核（Ⅹ）	支配颈、胸腔、腹腔大部分脏器
内脏感觉神经核	延髓上中部	孤束核（Ⅶ、Ⅸ、Ⅹ）	接受味觉和一般内脏感觉
躯体感觉神经核	中脑	三叉神经中脑核（Ⅴ）	接受咀嚼肌的本体感觉、触觉
	脑桥中部	三叉神经脑桥核（Ⅴ）	接受头面部、口腔、鼻腔的触觉
	脑桥、延髓	三叉神经脊束核（Ⅴ）	接受头面部的痛觉和温度觉
	延髓与脑桥交界处	前庭神经核（Ⅷ）	接受内耳平衡觉
	延髓与脑桥交界处	蜗神经核（Ⅷ）	接受内耳听觉

躯体运动神经核 8 对，包括中脑的动眼神经核和滑车神经核，脑桥的三叉神经运动核、展神经核和面神经核，延髓的舌下神经核、疑核和副神经核。躯体运动神经核发出躯体运动纤维，分别支配由肌节衍化的眼球外肌、舌肌和由鳃弓衍化的表情肌、咀嚼肌、咽喉肌、胸锁乳突肌、斜方肌。①动眼神经核 nucleus of oculomotor nerve：发出的纤维参与组成动眼神经，支配除外直肌和上斜肌以外的所有眼球外肌的运动。②滑车神经核 nucleus of trochlear nerve：发出的纤维组成滑车神经，支配眼球外肌中的上斜肌的运动。③展神经核 nucleus of abducent nerve：发出的纤维组成展神经，支配眼球外肌中的外直肌的运动。④舌下神经核 nucleus of hypoglossal nerve：发出的纤维组成舌下神经，支配舌肌的运动。⑤三叉神经运动核 motor nucleus of trigeminal nerve：发出的纤维组成三叉神经运动根，出脑后加入下颌神经，主要支配咀嚼肌的运动。⑥面神经核 nucleus of facial nerve：发出的纤维参与组成面神经，主要支配面部表情肌的运动。⑦疑核 nucleus ambiguous：发出的纤维分别参与组成舌咽神经、迷走神经和副神经，支配咽喉肌等的运动。⑧副神经核 accessory nucleus：发出的纤维参与组成副神经，支配胸锁乳突肌和斜方肌的运动。

内脏运动神经核 4 对，又称为副交感神经核，包括中脑的动眼神经副核，脑桥的上泌涎核，延髓的下泌涎核和迷走神经背核。内脏运动神经核发出内脏运动（副交感）纤维，支配头、颈、胸、腹部平滑肌和心肌的收缩以及腺体的分泌。①动眼神经副核 accessory nucleus of oculomotor nerve：由此核发出的节前纤维行于动眼神经内，在副交感神经节内交换神经元后，节后纤维支配睫状肌和瞳孔括约肌的收缩。②上泌涎核 superior salivatory nucleus：由此核发出的节前纤维行于面神经内,在副交感神经节内交换神经元后,节后纤维支配泪腺、下颌下腺、舌下腺和口腔、鼻腔黏膜腺的分泌。③下泌涎核 inferior salivatory nucleus:由此核发出的节前纤维行于舌咽神经内,在副交感神经节内交换神经元后,节后纤维支配腮腺的分泌。④迷走神经背核 dorsal nucleus of vagus nerve:由此核发出的节前纤维行于迷走神经内,在副交感神经节内交换神经元后,节后纤维支配颈部、胸腔和腹腔内大部分脏器的运动。

内脏感觉神经核 1 对,即位于脑桥内的孤束核 nucleus of solitary tract,接受来自内脏器官、心血管系统的内脏感觉纤维。孤束核主要为一般内脏感觉神经核,上端属于特殊内脏感觉神经核,接受经舌咽神经和面神经传入的味觉纤维,故又称为味觉核;下部主要接受经迷走神经和舌咽神经传入的一般内脏感觉纤维。

躯体感觉神经核 5 对,包括中脑的三叉神经中脑核,脑桥的三叉神经脑桥核、前庭神经核和蜗神经核,延髓的三叉神经脊束核。躯体感觉神经核接受来自头面部皮肤、口腔、鼻腔黏膜的躯体感觉纤维和来自内耳的平衡觉、听觉纤维。①三叉神经中脑核 mesencephalic nucleus of trigeminal nerve:主要接受经三叉神经传入的头面部咀嚼肌的本体感觉纤维。②三叉神经脑桥核 pontine nucleus of trigeminal nerve:主要接受三叉神经传入的头面部触、压觉感觉纤维。③三叉神经脊束核 spinal nucleus of trigeminal nerve:主要接受经三叉神经传入的头面部痛、温觉感觉纤维,下部还接受来自面神经、舌咽神经和迷走神经的躯体感觉纤维。④前庭神经核 vestibular nuclei:主要接受前庭神经传入的平衡觉纤维,还接受来自小脑的传入纤维;发出纤维组成前庭脊髓束和内侧纵束,调节伸肌张力和参与完成视、听觉反射。⑤蜗神经核 cochlear nucleus:分为蜗神经腹侧核和蜗神经背侧核,接受内耳经蜗神经传入的听觉纤维。

2)非脑神经核:参与组成各种神经传导通路或反射通路。

薄束核 gracile nucleus 和楔束核 cuneate nucleus 位于延髓下部薄束结节和楔束结节的深面(图 8-11,12),分别接受脊髓后索内薄束和楔束的纤维,是向脑的高级部位传递躯干、四肢意识性本体感觉和精细触觉冲动的中继核团。

下橄榄核位于延髓橄榄的深面,接受大脑皮质、网状结构、红核和脊髓等处发来的纤

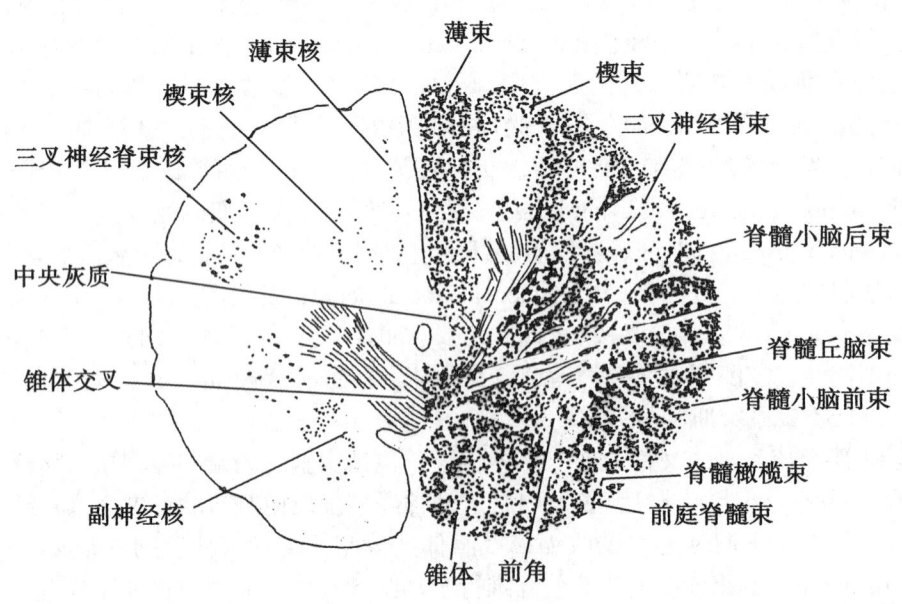

图 8-11 平延髓锥体交叉横切面

维，发出纤维主要组成橄榄小脑束，经小脑下脚止于小脑皮质。

上橄榄核位于脑桥中下部面神经核的腹侧（图8-13），主要接受来自双侧蜗神经核的上行纤维，发出的纤维加入外侧丘系的听觉纤维。

脑桥核分散存在于脑桥基底部（图8-14），接受来自同侧大脑皮质广泛区域的皮质脑桥纤维，发出纤维横行交叉至对侧，组成小脑中脚进入小脑。

红核 red nucleus 位于中脑上丘高度的被盖部（图8-15），呈圆柱状，主要接受来自小脑和大脑皮质的传入纤维，并发出红核脊髓束，交叉到对侧下行至脊髓，以调节屈肌的张力和协调运动。

黑质 substantia nigra 位于中脑被盖与大脑脚底之间（图8-15），呈半月形，占据中脑全长，可分为背侧的致密部和腹侧的网状部。致密部主要为多巴胺能神经元，其合成的多巴胺可经黑质纹状体纤维释放至纹状体，以调节纹状体的功能活动。

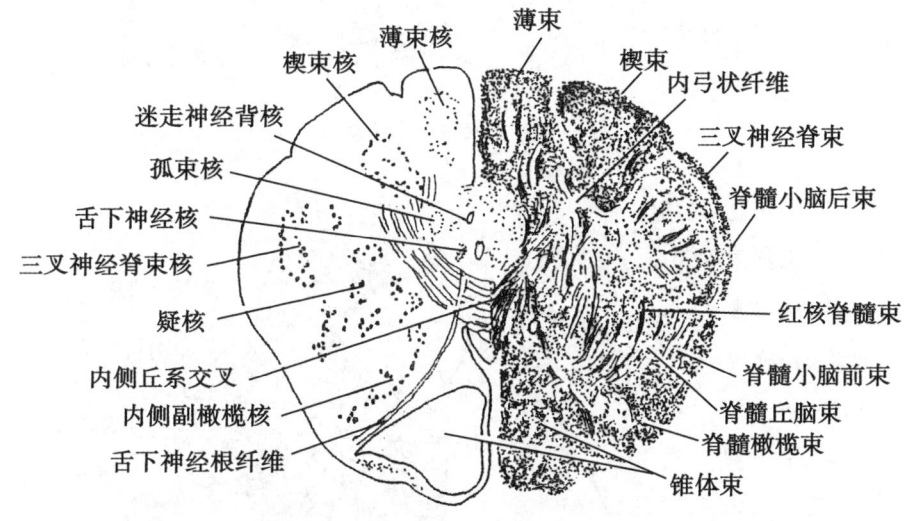

图 8-12 平延髓内侧丘系交叉横切面

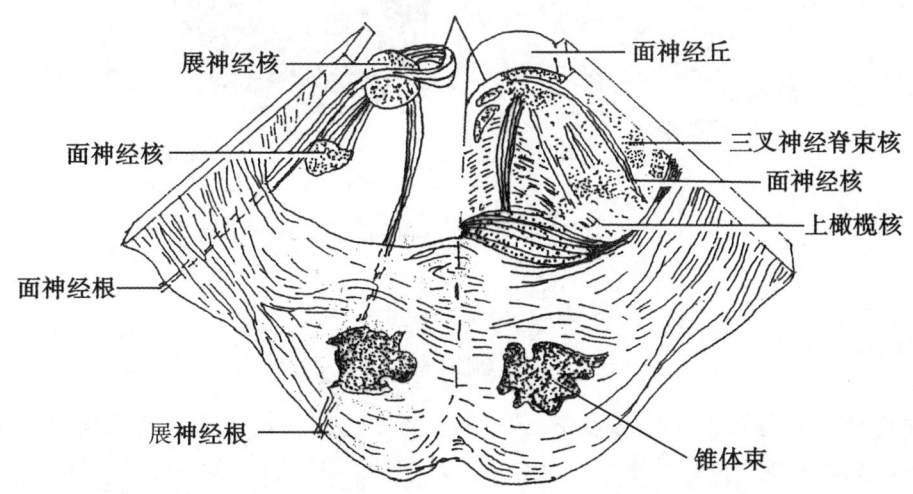

图 8-13 平脑桥面神经丘横切面（示面神经根纤维脑内段的走行）

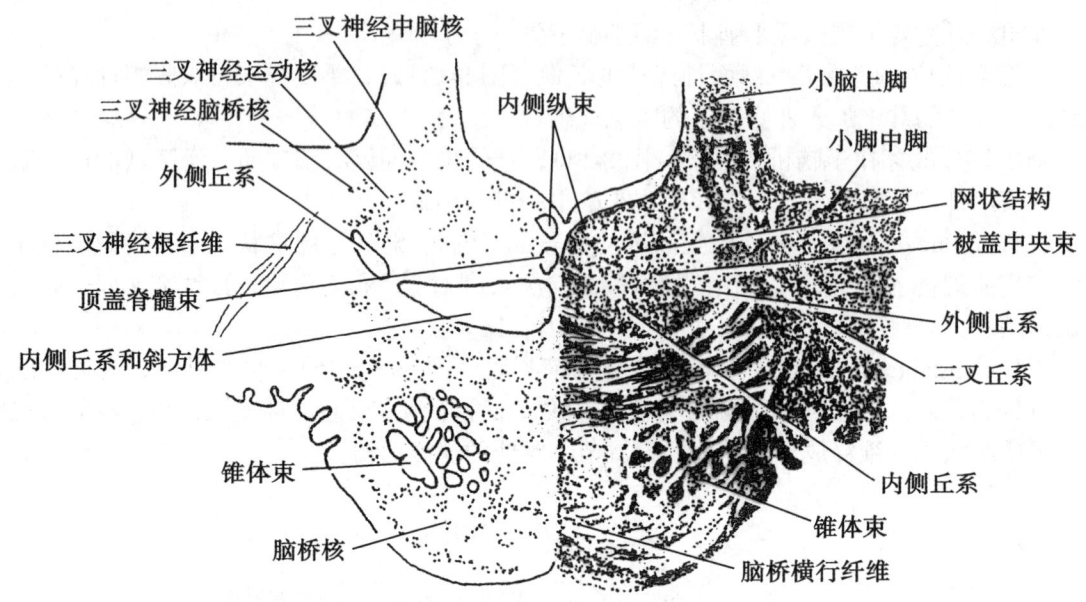

图 8-14 平脑桥中部横切面

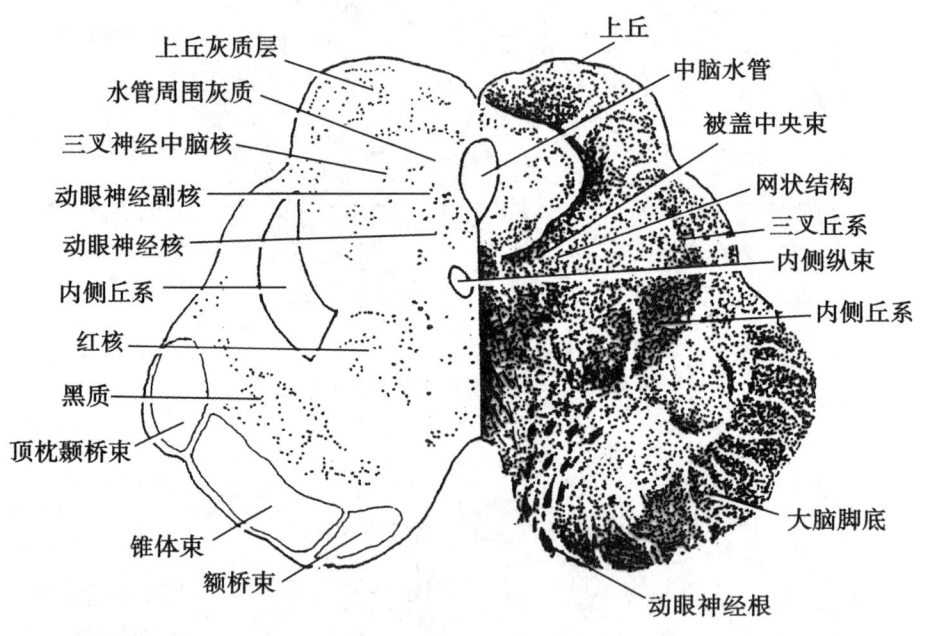

图 8-15 平中脑上丘横切面

 知识链接

震颤麻痹

震颤麻痹，称为 Parkinson 病，是由于黑质的多巴胺神经元因某些原因而发生变性，黑质和新纹状体内多巴胺水平降低所致。患者表现为肌肉强直，运动受限、减少并出现震颤。

考点：18 对脑神经核的性质及其所连的脑神经。

(2) 白质：主要由上、下行纤维束组成。

1) 上行纤维束：主要有内侧丘系、脊髓丘系、三叉丘系和外侧丘系（图 8-39，40）。

内侧丘系 medial lemniscus 由薄束核和楔束核发出传导躯干、四肢本体感觉和精细触觉的传入纤维呈弓状绕过中央管的腹侧，左、右侧交叉称为内侧丘系交叉（图 8-12），交叉后的纤维上行所组成。内侧丘系继续上行，终止于背侧丘脑的腹后外侧核。

脊髓丘系 lemniscus spinalis 由传导对侧躯干及四肢痛、温觉和粗略触、压觉的脊髓丘脑侧束、脊髓丘脑前束进入脑干后合在一起共同组成。脊髓丘系行于延髓的外侧和内侧丘系的背外侧，终止于背侧丘脑的腹后外侧核。

三叉丘系 trigeminal lemniscus 由三叉神经脊束核和三叉神经脑桥核发出的纤维交叉至对侧上行所形成。三叉丘系行于内侧丘系的背外侧，终止于背侧丘脑的腹后内侧核，传导对侧头面部的感觉。

外侧丘系 lateral lemniscus 由双侧蜗神经核发出的纤维在脑桥被盖部腹侧附近横行穿过内侧丘系，大部分纤维交叉至对侧，纤维交叉处形成斜方体（图 8-14），少部分纤维在同侧上行所共同形成。外侧丘系终止于间脑的内侧膝状体，传导双侧的听觉冲动。

2) 下行纤维束：主要有皮质脊髓束和皮质核束，两者合称为锥体束 pyramidal tract，控制骨骼肌的随意运动（图 8-43）。

皮质脊髓束 corticospinal tract 由大脑皮质中央前回中、上部和中央旁小叶前部的锥体细胞发出的轴突下行形成。皮质脊髓束在延髓处的大部分纤维越过中线交叉至对侧，形成锥体交叉（图 8-11），交叉后的纤维在对侧半脊髓侧索内下行，称为皮质脊髓侧束；小部分未交叉的纤维仍在同侧半脊髓前索内下行，称为皮质脊髓前束。皮质脊髓束终止于脊髓灰质前角运动神经元，支配对侧四肢肌和双侧躯干肌的随意运动。

皮质核束 corticonuclear tract 由大脑皮质中央前回下部的锥体细胞发出的轴突下行形成，在脑干内发出分支终止于除面神经核下部和舌下神经核以外的双侧躯体运动神经核，支配大部分双侧的头面部骨骼肌和对侧眼裂以下的表情肌及对侧舌肌。

考点：脑干内上、下行纤维束的起止、作用及损伤后的表现。

知识链接

延髓内侧综合征

延髓内侧综合征通常由椎动脉的延髓支阻塞所致。如为单侧损伤，又称为舌下神经交叉性偏瘫。其主要受损结构及临床表现为：①锥体束损伤导致对侧上、下肢肌瘫痪；②内侧丘系损伤导致对侧四肢、躯干意识性本体感觉和精细触觉障碍；③舌下神经根损伤导致同侧舌肌瘫痪，伸舌时舌尖偏向患侧。

(3) 网状结构：脑干内除神经核和上、下行纤维束外的区域，神经纤维纵横交织，其间散在有诸多大小不等的灰质团块，这些区域称为网状结构 reticular formation（图 8-14，15）。网状结构可形成上行网状激动系统，影响大脑皮质的兴奋性，还可形成下行网状激动系统，调节躯体运动、内脏活动等。

3．脑干的功能　脑干是端脑、间脑、小脑与脊髓之间信息联系的桥梁，是各种上、下行纤维束的必经之路，也是网状结构的主要部位。脑干是心血管、呼吸等重要生命中枢所在的位置，还有一些重要的反射中枢，如中脑的瞳孔对光反射中枢和脑桥的角膜反射中枢等。

（二）小脑

小脑 cerebellum 位于颅后窝内，前方借小脑上、中、下脚与脑干相连，上方隔小脑幕与大脑半球枕叶相邻。

1．小脑的外形及分叶

（1）小脑的外形：小脑的上面平坦，下面的中间部凹陷，两侧的膨隆部分称为小脑半球 cerebellar hemispheres，中间狭窄的部分为小脑蚓 vermis。小脑蚓下面自前向后依次为小结、蚓垂、蚓锥体和蚓结节，小结向两侧以绒球脚与位于小脑半球前缘的绒球相连。在小脑半球下面前内侧的突出结构，称为小脑扁桃体 tonsil of cerebellum。小脑表面有许多相互平行的浅沟，将其分为许多狭窄的小脑叶片。其中小脑上面前、中 1/3 交界处有一略呈"V"字形的深沟，称为原裂；小脑下面的绒球和小结后方的深沟为后外侧裂（图 8-16）。

（2）小脑的分叶：根据原裂、后外侧裂和小脑的发生，可将小脑分为前叶、后叶和绒球小结叶（图 8-17）。

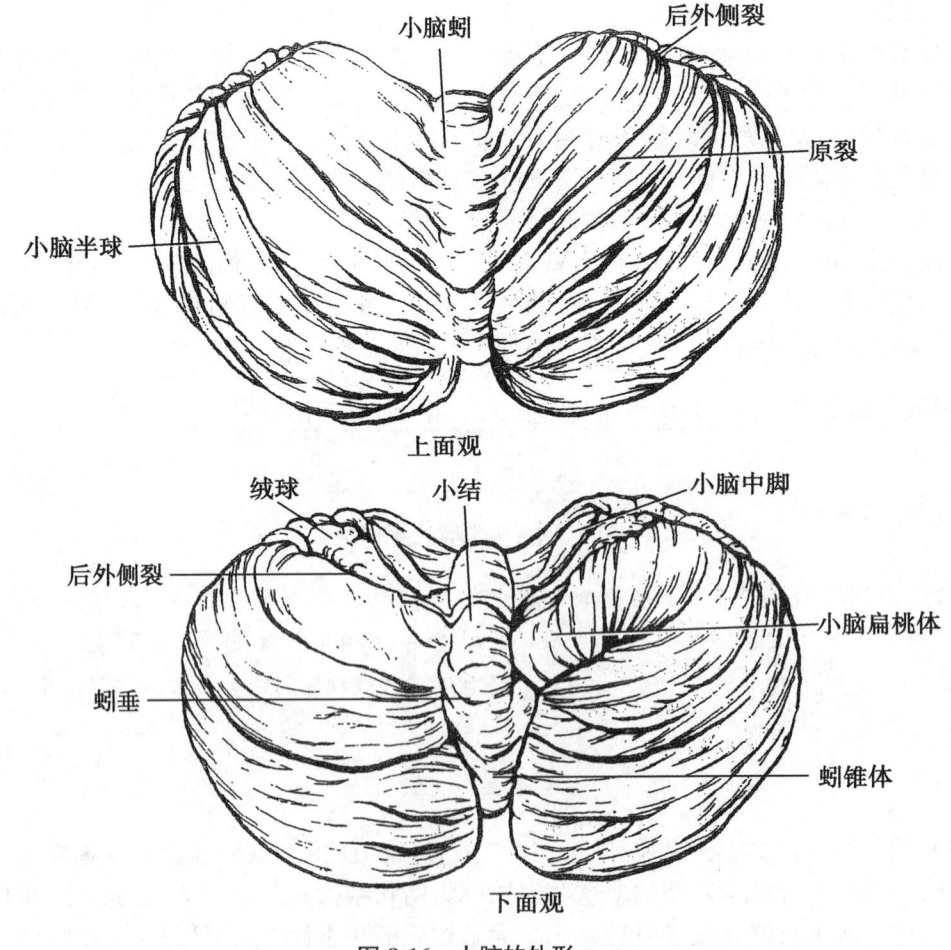

图 8-16　小脑的外形

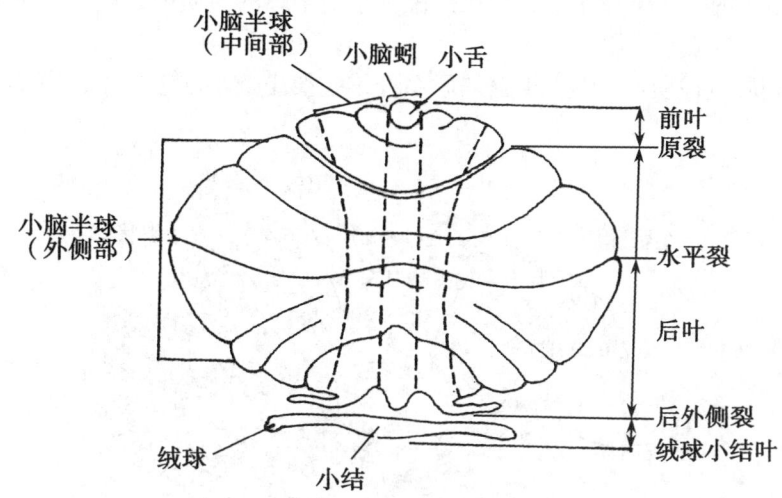

图 8-17 小脑分叶的示意图

绒球小结叶 flocculonodular lobe 位于小脑下面的前部，由小脑半球的绒球和小脑蚓前端的小结构成，二者之间以绒球脚相连。在种系发生上此叶出现最早，也称为原小脑 archicerebellum。

前叶 anterior lobe 是位于小脑上面的原裂以前的皮质结构。在种系发生上，前叶和小脑蚓下面的蚓垂、蚓锥体等出现较晚，统称为旧小脑 paleocerebellum。

后叶 posterior lobe 是位于小脑上面的原裂以后的大部分皮质结构（不包括蚓垂和蚓锥体等），在种系发生上出现最晚，与大脑皮质的高度发生有关，也称为新小脑 neocerebellum。

 知识链接

小脑扁桃体位于枕骨大孔上方、延髓的后方，当颅内病变（如脑炎、肿瘤或出血）引起颅内压增高时，脑组织受颅腔容积所限只能向枕骨大孔突出。如小脑扁桃体向下嵌入枕骨大孔，则可引起小脑扁桃体疝（或称枕骨大孔疝），挤压延髓的生命中枢，导致呼吸、心搏停止，危及生命。因此，对颅内压增高的患者应及早采取减压措施。

考点：小脑的形态分叶和种系发生分叶及两者间的关系。

2. **小脑的内部结构** 小脑的灰质和白质的配布与脊髓相反，即灰质主要集中在表面，称为小脑皮质；白质分布于深部，称为小脑髓质。髓质中尚有部分灰质团块，称为小脑核（图 8-18）。

（1）小脑皮质：位于小脑表面，并向内部深陷形成沟，将小脑表面分成许多大致平行的小脑叶片。小脑皮质由神经元的胞体和树突组成，其细胞构筑分为 3 层：由浅至深依次为分子层、梨状细胞层和颗粒层。

（2）小脑核：位于小脑内部，埋藏于小脑髓质内，共 4 对，自内侧向外侧依次为顶核、球状核、栓状核和齿状核。小脑核中最重要的是顶核和齿状核。顶核位于第四脑室顶的上方，小脑蚓的白质内，属于原小脑；齿状核位于小脑半球的白质内，最大，呈皱缩的口袋状，袋口朝向前内侧，属于新小脑。

(3) 小脑髓质（白质）：出入小脑的联系纤维主要组成小脑上、中、下脚（图8-19）。

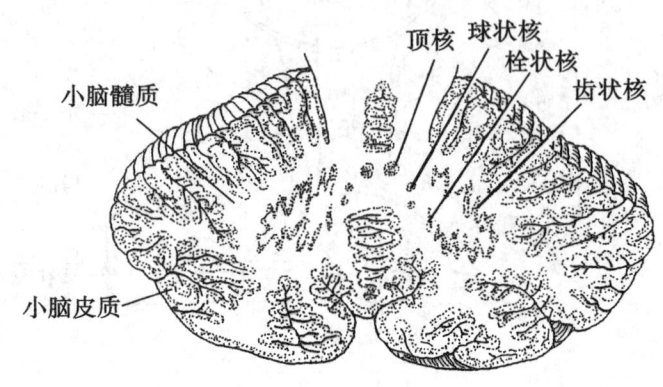

图8-18 小脑的内部结构

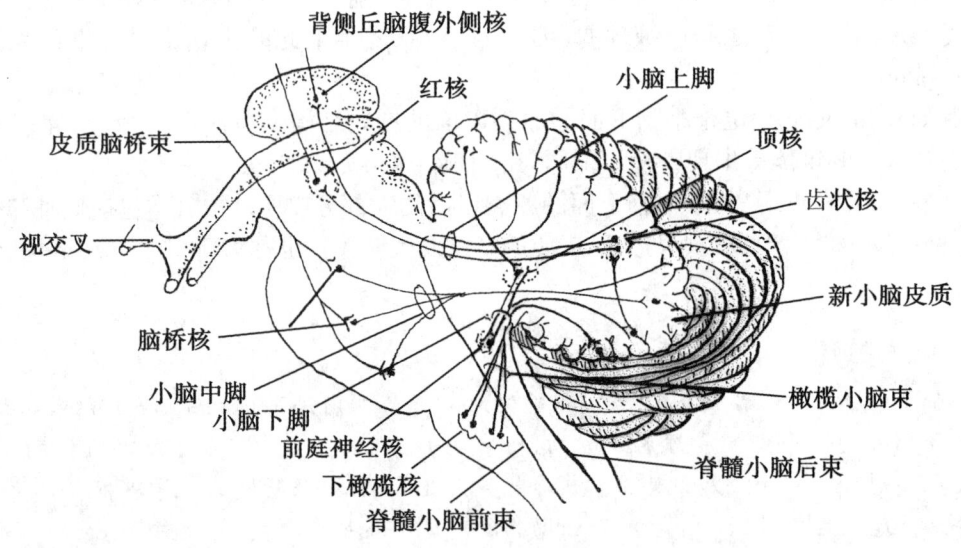

图8-19 小脑的纤维联系

小脑下脚 inferior cerebellar peduncle 连于小脑与延髓、脊髓之间，含有小脑的传入纤维和传出纤维。传入纤维有：起自前庭神经、前庭神经核、下橄榄核、延髓网状结构进入小脑的纤维和脊髓小脑后束、楔小脑束。传出纤维有：①发自绒球和部分小脑蚓部皮质，止于前庭神经核的小脑前庭束；②起自顶核，止于延髓的顶核延髓束。

小脑中脚 middle cerebellar peduncle 连于小脑与脑桥之间，为3个小脑脚中最粗大者。小脑中脚的主要成分为小脑传入纤维，由对侧脑桥核发出的脑桥小脑束组成。

小脑上脚 superior cerebellar peduncle 连于小脑与中脑、间脑之间。小脑上脚的主要成分为起自小脑中央核，止于对侧红核和背侧丘脑的小脑传出纤维。小脑传入纤维主要有脊髓小脑前束、三叉小脑束及起自顶盖和红核的顶盖小脑束、红核小脑束等。

> **知识链接**
>
> ### 新小脑综合征
>
> 新小脑综合征是指小脑半球损伤所出现的症状,多数病例旧小脑也同时被侵犯。患者患侧肢体出现:①肌张力低下;②共济失调,不能准确地用手指指鼻,不能做快速的交替动作;③意向性震颤,肢体运动时,产生不随意、有节奏的摆动,越接近目标时越加剧。

考点: 小脑上、中、下脚的连接部位及纤维组成。

3．小脑的功能　小脑是一个重要的运动调节中枢,主要接受端脑、脑干和脊髓的有关信息,传出纤维也主要与各运动中枢有关。原小脑通过与前庭神经核的联系,维持身体姿势和平衡。旧小脑主要与调节肌张力有关。新小脑主要协调骨骼肌的随意运动。如小脑损伤可出现平衡失调、肌张力降低和小脑共济失调等,同时有运动性震颤。

（张芬熙）

（三）间脑

间脑 diencephalon 位于脑干与端脑之间,连接中脑和大脑半球,间脑的两侧和背面被高度发达的大脑半球掩盖,仅腹侧的视交叉、视束、灰结节、漏斗、垂体和乳头体露于脑底。间脑中间有一窄腔,即第三脑室（图8-20,21）。虽然间脑的体积不到中枢神经系统的2%,但结构和功能却十分复杂,是仅次于端脑的中枢高级部位。间脑可分为5个部分:背侧丘脑、上丘脑、下丘脑、后丘脑和底丘脑。

1．背侧丘脑 dorsal thalamus　又称丘脑,由两个卵圆形的灰质团块借丘脑间黏合相连,其前端隆凸称丘脑前结节,后端膨大称丘脑枕。其外侧面与内囊相邻,背面和内侧面游离,内侧面参与组成第三脑室的侧壁（图8-20,21）。背侧丘脑灰质的内部被"Y"字形的内髓

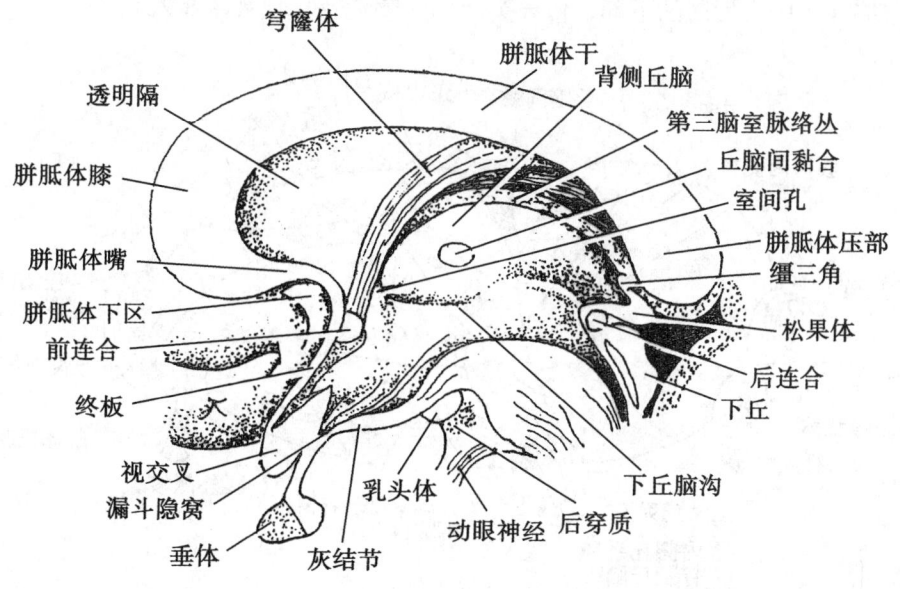

图8-20　间脑正中矢状切面

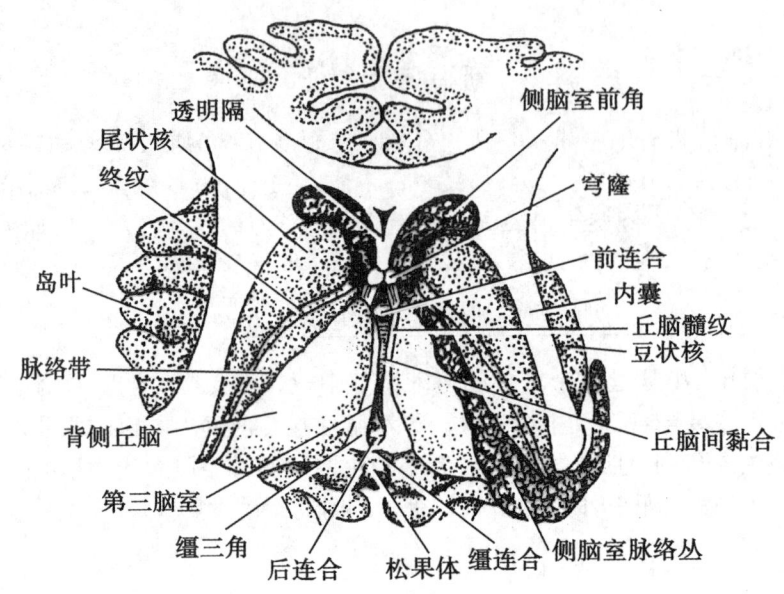

图 8-21 间脑背面

板 internal medullary lamina 分为三大核群：前核群、内侧核群和外侧核群。前核群位于内髓板分叉处的前方，其功能与内脏活动有关，是边缘系统的一个重要中继站；内侧核群位于内髓板的内侧，其功能与感觉冲动的整合有关；外侧核群位于内髓板的外侧，可分为背侧组和腹侧组，腹侧组又称为腹侧核群，由前向后可分为腹前核 ventral anterior nucleus、腹外侧核 ventral lateral nucleus（又称腹中间核）和腹后核 ventral posterior nucleus。腹后核又分为腹后外侧核和腹后内侧核，腹后外侧核接受内侧丘系和脊髓丘系的纤维，发出的纤维参与组成丘脑中央辐射，主要终止于大脑皮质中央后回的中、上部和中央旁小叶的后部，传导躯干和四肢的感觉。腹后内侧核接受三叉丘系及由孤束核发出的味觉纤维，发出的纤维参与组成丘脑中央辐射，终止于中央后回的下部，传导头面部的感觉及味觉（图 8-22）。

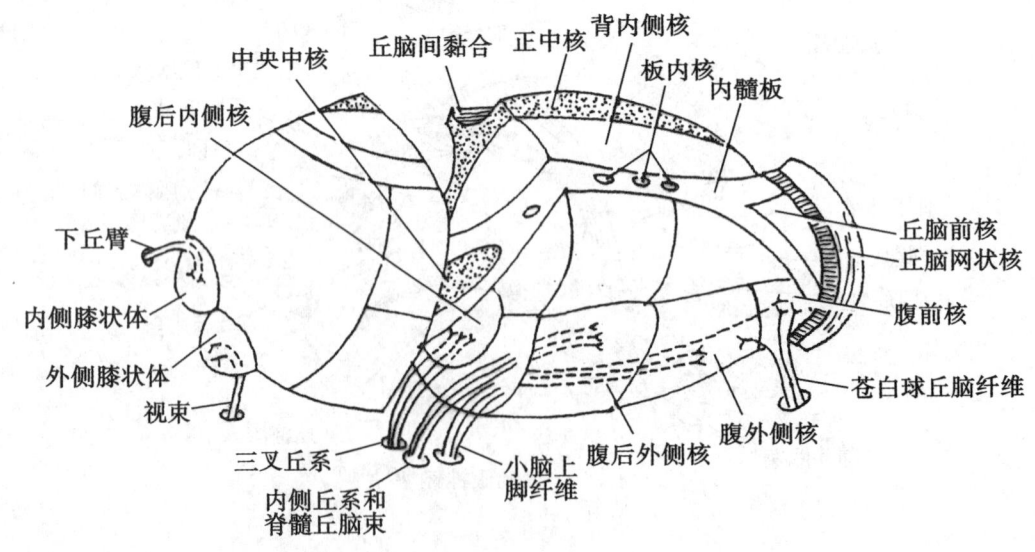

图 8-22 背侧丘脑核团示意图（右侧）

考点：背侧丘脑特异性核团。

知识链接

背侧丘脑不仅是皮质下感觉的最后中继站，而且也是复杂的整合中枢。在大脑皮质不发达的鸟类，背侧丘脑是重要的高级感觉中枢。在人类其功能已降为皮质下感觉中枢，但仍有粗略的感觉，并伴有愉快和不愉快的情绪。背侧丘脑受损害时，常见的症状是对侧偏身（包括面部）感觉缺失或减退，并常伴有患侧肢体的自发痛，即"丘脑痛"。

2．上丘脑 epithalamus　位于第三脑室顶部周围，包括丘脑髓纹、缰三角、缰连合、松果体 pineal body 等（图 8-21）。松果体为内分泌腺，16 岁以后，松果体钙化，可作为 X 线诊断颅内占位病变的定位标志。

3．后丘脑 metathalamus　位于丘脑枕的外下方，包括内侧膝状体 medial geniculate body 和外侧膝状体 lateral geniculate body（图 8-22）。内侧膝状体是听觉传导通路的最后一个中继站，接受听觉传导通路中来自下丘臂的纤维，发出纤维至颞叶的听觉中枢；外侧膝状体是视觉传导通路的最后一个中继站，接受视束的传入纤维，发出纤维至枕叶的视觉中枢。

4．底丘脑 subthalamus　位于间脑与中脑被盖的过渡区，内含底丘脑核，是锥体外系的重要结构。人类一侧底丘脑核受损，可使对侧肢体，尤其是上肢产生较为显著的不自主的舞蹈样动作，称半身舞蹈病。

5．下丘脑 hypothalamus　位于背侧丘脑的下方，组成第三脑室侧壁的下半和底壁。从脑底面由前向后可见视交叉 optic chiasma、灰结节 tuber cinereum、乳头体 mammillary body，灰结节向前下移行于漏斗 infundibulum，漏斗下端与垂体 pituitary gland 相接。

（1）下丘脑的主要核团：下丘脑内的核团主要有①视上核（supraoptic nucleus），在视交叉外端的背外侧；②室旁核 paraventricular nucleus，在第三脑室上部的两侧；③漏斗核 infundibular nucleus，位于漏斗深面；④乳头体核，在乳头体内（图 8-23）。

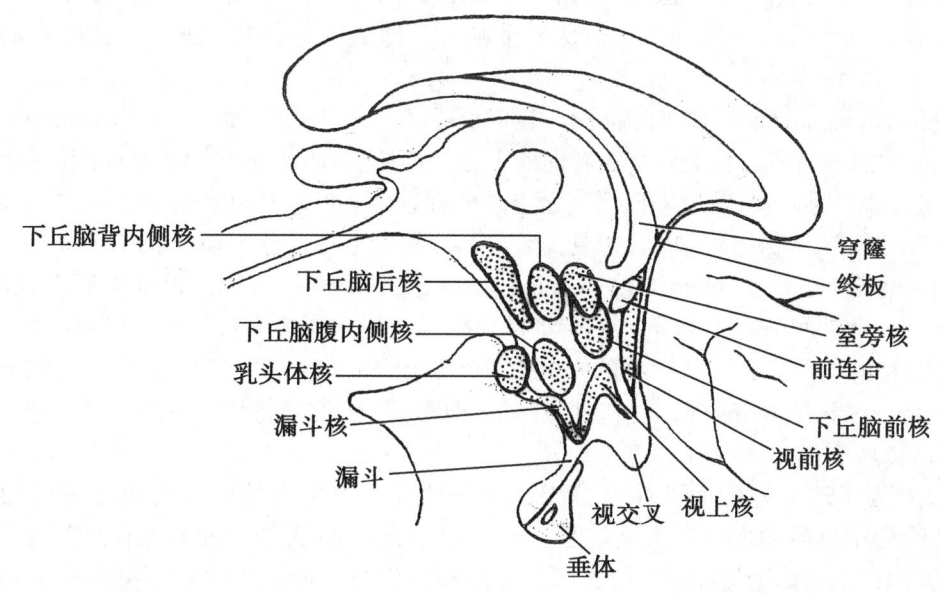

图 8-23　下丘脑的主要核团

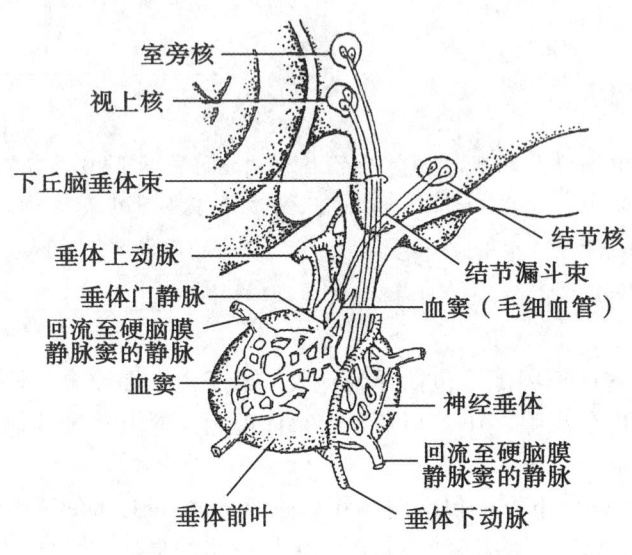

图 8-24 下丘脑与垂体间的联系

(2) 下丘脑的纤维联系：下丘脑的纤维与背侧丘脑、大脑边缘系统、垂体、脊髓和脑干均有联系。其中，下丘脑视上核产生的加压素（抗利尿激素）和室旁核产生的催产素，通过视上垂体束和室旁垂体束输送至神经垂体，再通过神经垂体的血管扩散到全身，是中枢神经系统对内分泌系统进行调节的一条重要通路（图 8-24）。

(3) 下丘脑的功能：下丘脑是神经内分泌的中心，它将神经调节和体液调节融为一体，是皮质下内脏活动的高级中枢，与大脑边缘系统共同调节内脏活动。下丘脑不仅对体温、摄食、生殖、性行为、水平衡等起着重要的调节作用，同时也参与睡眠和情绪反应等活动。

考点：下丘脑的主要核团及其与神经垂体的纤维联系。

(四) 端脑

端脑 telencephalon 是脑的最高级部位，被大脑纵裂分为左、右两个大脑半球。大脑纵裂深面有胼胝体相连。大脑半球表面的灰质为大脑皮质 cerebral cortex，深部的白质为大脑髓质，髓质内的灰质核团，称基底核 basal nuclei。大脑半球内的空腔，称侧脑室 lateral ventricle。

1. 端脑的外形和分叶　大脑表面凹凸不平，有众多深浅不一的沟或裂，称大脑沟 cerebral sulci。沟或裂间的隆起，称大脑回 cerebral gyri。每侧大脑半球分为上外侧面、内侧面和下面，借 3 条恒定的沟将其分为 5 个脑叶，即额叶、顶叶、颞叶、枕叶和岛叶（图 8-25，26）。

外侧沟 lateral sulcus 起自半球下面，行向后上方，至上外侧面。中央沟 central sulcus 起自半球上缘中点稍后方，在上外侧面斜向前下方。顶枕沟 parietooccipital sulcus 位于半球内侧面后部，起自距状沟，自前下斜向后上至上外侧面，为顶叶和枕叶的分界。中央沟前方、外侧沟上方部分为额叶 frontal lobe；中央沟后方、外侧沟上方部分为顶叶 parietal lobe；外侧沟下方部分为颞叶 temporal lobe；枕叶 occipital lobe 位于半球的后方，顶枕沟后下方的部分。顶叶、枕叶、颞叶间分界不明显。一般将自顶枕沟至枕前切迹（自枕叶后极向前约 4cm 处）的连线作为枕叶的前界；将从此线的中点到外侧沟后端的连线，作为顶叶与颞叶的分界。岛叶 insular lobe 又称脑岛 insula，藏在外侧沟的深部，呈三角形岛状，被额、顶、颞叶所覆盖（图 8-25，26）。

(1) 大脑半球上外侧面：在大脑半球上外侧面，中央沟的前方有与之平行的中央前沟，中央沟与中央前沟之间为中央前回 precentral gyrus。中央前沟的前方有两条与半球上缘平行的沟，分别为额上沟和额下沟。额上沟和额下沟将额叶上外侧面划分为额上回、额中回和额下回。在中央沟的后方有与之平行的中央后沟，中央沟与中央后沟之间为中央后回

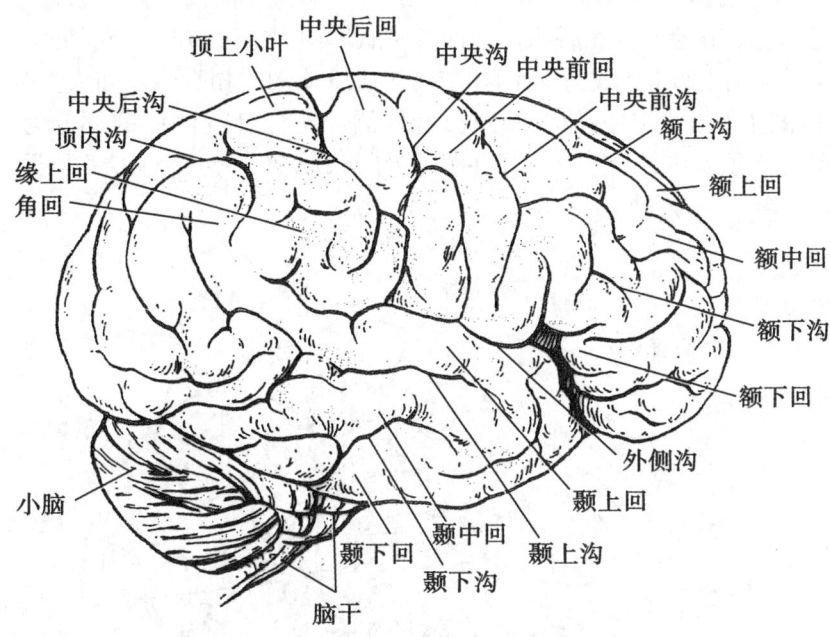

图 8-25 大脑半球上外侧面

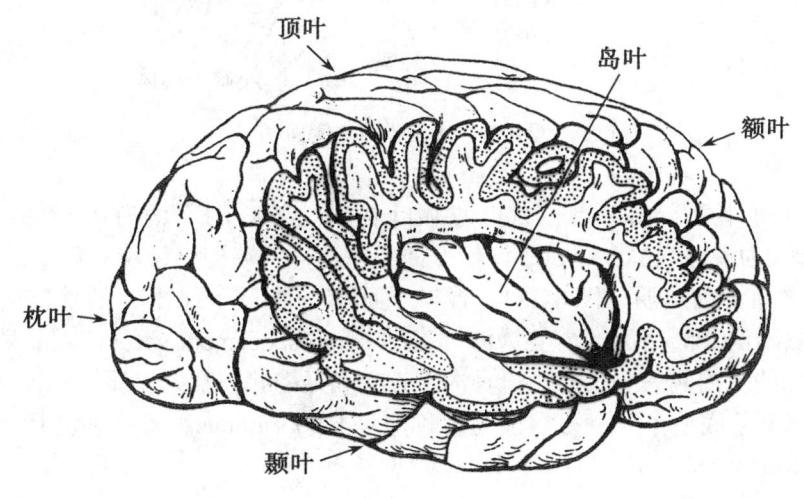

图 8-26 岛叶

postcentral gyrus，后方有与半球上缘平行的顶内沟，顶内沟上方为顶上小叶，下方为顶下小叶。顶下小叶又分为包绕外侧沟末端的缘上回 supramarginal gyrus 和包绕颞上沟末端的角回 angular gyrus。在外侧沟下方有与之平行的颞上沟和颞下沟，颞上沟的上方为颞上回。由颞上回转入外侧沟的下壁上，有 2～3 个短而横行的脑回，称颞横回 transverse temporal gyrus。颞上沟与颞下沟之间为颞中回，颞下沟的下方为颞下回（图 8-25）。

（2）大脑半球内侧面：大脑半球内侧面中部有前后方向略呈弓形的胼胝体 corpus callosum，胼胝体由连接左、右大脑半球的纤维构成。胼胝体下方弓形的纤维束为穹窿

fornix，两者间为薄层的透明隔 septum pellucidum。左、右透明隔间的狭隙称为透明隔腔，若与侧脑室相通则称为第五脑室。在胼胝体背面有胼胝体沟，绕过胼胝体的后端再向前下方移行于海马沟。胼胝体沟上方有与之平行的扣带沟，胼胝体沟与扣带沟之间为扣带回 cingulate gyrus。在扣带回的上方，由中央前、后回自背外侧面延伸到内侧面的部分为中央旁小叶 paracentral lobule。在顶枕沟的下端有弓形的距状沟 calcarine sulcus，顶枕沟与距状沟之间为楔叶 cuneus，距状沟下方为舌回（图 8-27）。

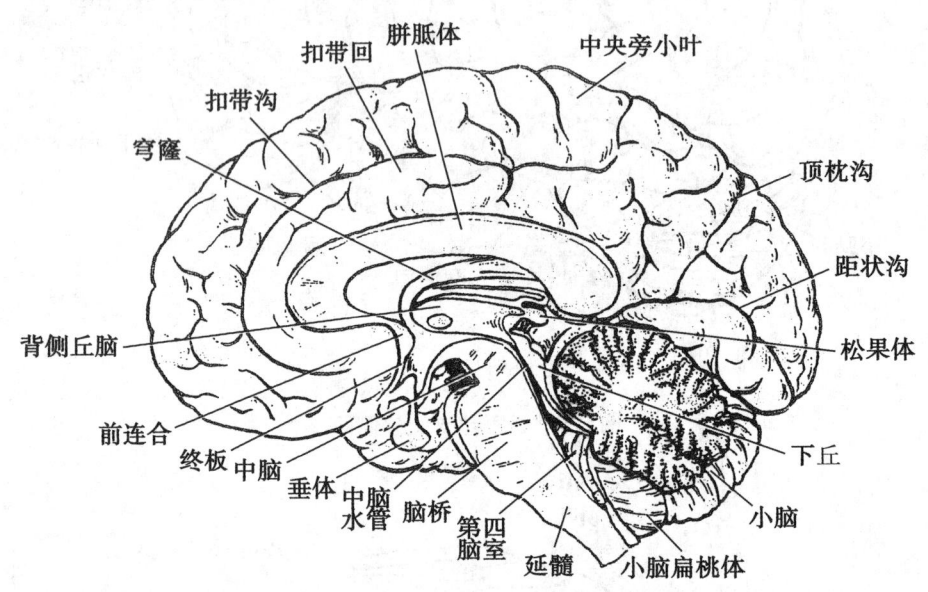

图 8-27 大脑半球内侧面

（3）大脑半球下面：由额叶、枕叶、颞叶构成。额叶的下面有纵行的嗅束 olfactory tract，其前端膨大为嗅球 olfactory bulb，与嗅神经相连，后端扩大为嗅三角 olfactory trigone。嗅三角与视束之间为前穿质（图 8-28）。颞叶下面有与半球下缘平行的枕颞沟，此沟内侧有与之平行的侧副沟，侧副沟的内侧为海马旁回 parahippocampal gyrus，其前端弯曲，称钩 uncus。海马旁回的上内侧为海马沟，海马沟上方有呈锯齿状的窄条皮质，称齿状回。在齿状回外侧、侧脑室下角底壁上有一弓状隆起，称海马 hippocampus。海马和齿状回构成海马结构 hippocampal formation（图 8-29）。

 知识链接

大量实验资料和临床观察表明，海马与学习、记忆有关。手术切除双侧颞叶的患者，如损伤了海马及其邻近结构，则引起近期记忆能力的丧失，丧失程度取决于受损部位的大小。临床还观察到，穹窿、下丘脑或乳头体丘脑束损伤后，也会导致患者丧失近期记忆功能。因此，一般认为与近期记忆有关的神经结构是一个环路结构，即海马→穹窿→下丘脑→乳头体→丘脑前核→扣带回→海马，这个回路称为海马回路。

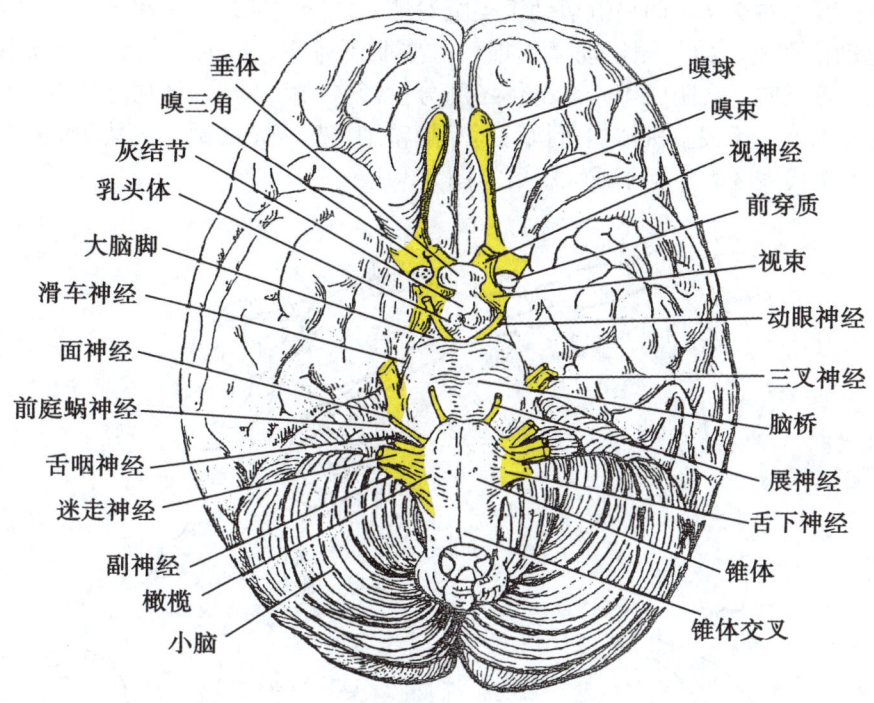

图 8-28 端脑底面

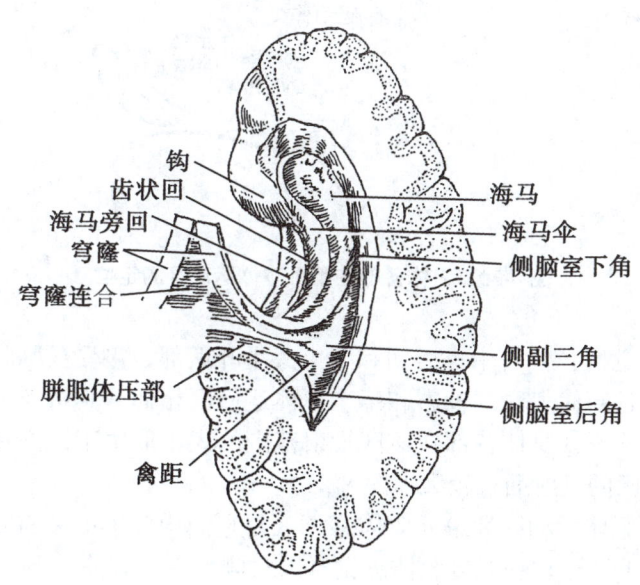

图 8-29 海马结构

2. 大脑皮质功能定位　大脑皮质是神经系统最高中枢，是高级神经活动的物质基础。不同的皮质区具有不同的功能，且不同的功能相对集中在某些特定的脑区。

（1）第Ⅰ躯体运动区：位于中央前回、中央旁小叶的前部。该中枢与骨骼肌运动的管理有一定的局部定位关系，其特点为：①上下颠倒，但头部正立；中央前回最上部和中央旁小叶前部与下肢、会阴部的运动有关，中部与躯干、上肢的运动有关，下部与面、舌、咽、喉的运动有关。②左右交叉,即一侧运动区支配对侧肢体的运动,但一些与联合运动有关的肌则受两侧运动区支配,故一侧运动区受损后这些肌不瘫痪,如面上部肌、眼球外肌、咽喉肌、咀嚼肌、呼吸肌、会阴肌等。③身体各部分投影区的大小与形体功能的重要性和复杂程度有关,与各部大小无关。机体内所执行运动越精细、越复杂的部分,其相应的皮质代表区也越大。如拇指代表区大于躯干或大腿区(图8-30)。

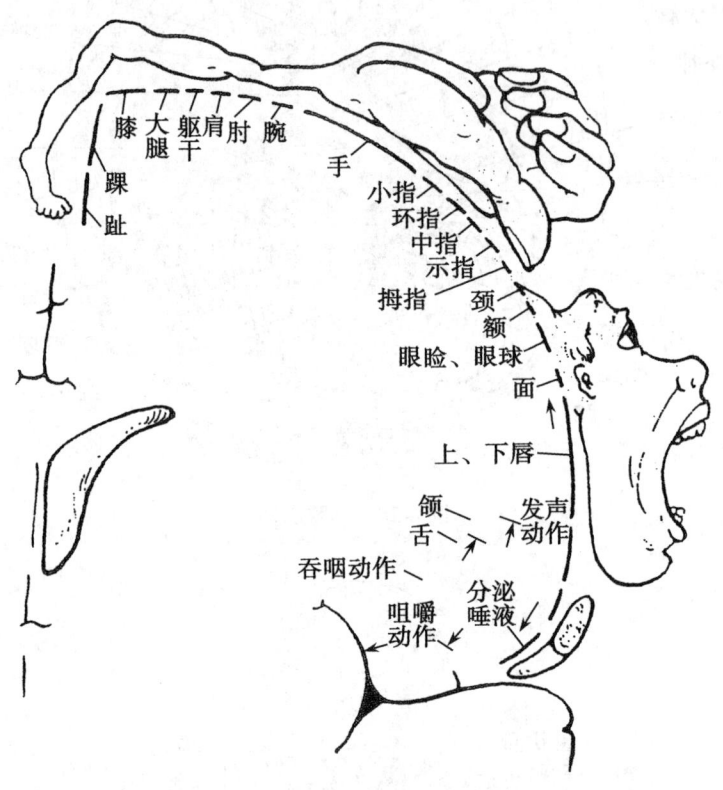

图8-30 人体各部在第Ⅰ躯体运动区的定位

(2) 第Ⅰ躯体感觉区:位于中央后回和中央旁小叶后部,接受丘脑腹后核传来的对侧浅感觉和深感觉,身体各部代表区的投影和第Ⅰ躯体运动区相似,其特点为:①上下颠倒,但头部正立;②左右交叉;③身体各部在该区投射范围的大小取决于该部感觉的敏感程度,如手指、唇、舌在感觉区的投射面积较大(图8-31)。

在人类还有第Ⅱ躯体运动区和第Ⅱ躯体感觉区,它们均位于中央前回和中央后回下的岛盖皮质,与对侧上、下肢运动和双侧躯体感觉(以对侧为主)有关。

(3) 视区:位于距状沟上、下方的枕叶皮质。一侧视区接受经外侧膝状体传来的同侧视网膜颞侧半和对侧视网膜鼻侧半的纤维。一侧视区损伤,可引起双眼视野同向性偏盲。

(4) 听区:位于颞横回,接受来自内侧膝状体的纤维。一侧听区接受来自两耳的信息。因此,一侧听区受损,不致引起两侧听觉丧失。

(5) 味觉区:可能在中央后回下部的岛盖附近,邻近中央后回舌、咽部一般感觉代表区。

(6) 平衡觉区:一般认为位于中央后回下部头面部代表区附近,但尚有争议。

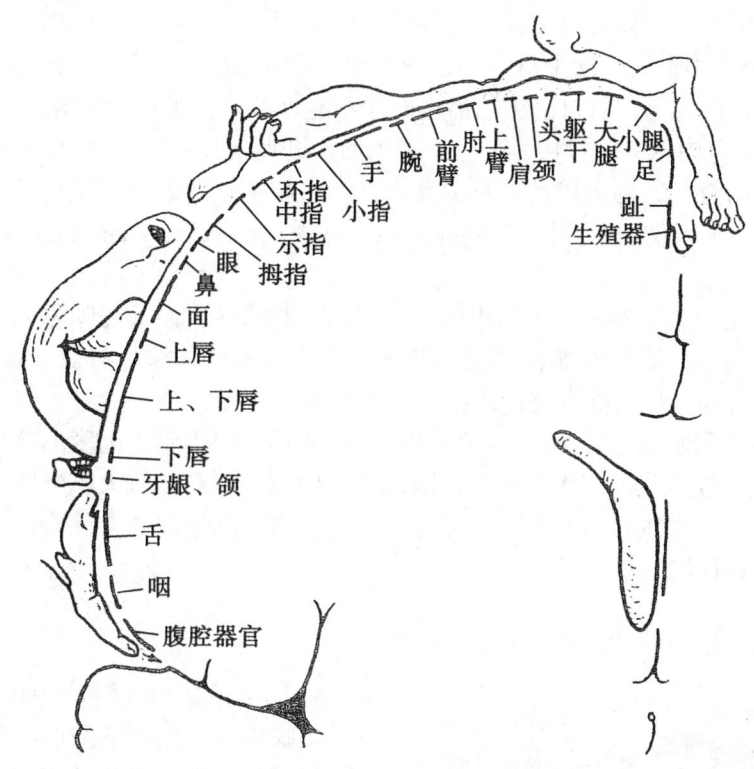

图 8-31 人体各部在第Ⅰ躯体感觉区的定位

(7) 嗅觉区：位于海马旁回内侧部、钩附近。

(8) 语言区：人类大脑能进行思维、意识等高级活动，并进行语言表达，所以在人类大脑皮质上具有相应的语言中枢。一般认为左侧半球是语言"优势半球"，90%以上失语症是左侧大脑半球损伤的结果。语言区包括说话、听话、书写、阅读4个区（图 8-32）。

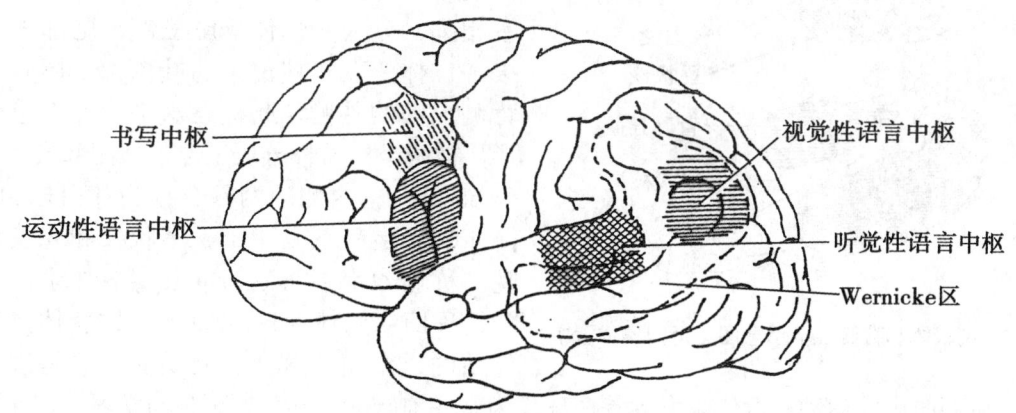

图 8-32 左侧大脑半球的语言中枢

1) 运动性语言中枢（说话中枢）：位于额下回后部，如果此区受损，患者虽能发声，却不能说出具有意义的语言，称运动性失语。

2) 书写中枢：位于额中回后部，若此区受损，手的运动功能虽然保存，但写字、绘图等精细动作发生障碍，称为失写症。

3）听觉性语言中枢（听话中枢）：位于颞上回后部，若此区受损，患者虽能听到别人讲话，但不理解讲话的意思，对自己讲的话也同样不能理解，称听觉性失语。

4）视觉性语言中枢（阅读中枢）：位于角回，若此区受损，患者虽无视觉障碍，但不能理解文字符号的意义，称失读症。听觉性语言中枢和视觉性语言中枢间无明显界线，合称 Wernicke 区，此区损伤产生的语言障碍称为感觉性失语症 sensory aphasia，是听觉性失语和失读症的统称。

除上述各特化的中枢外，其余的皮质区大都属于联络区。额叶与躯体运动、发声、语言及高级思维运动有关；顶叶与躯体感觉、味觉、语言等有关；枕叶与视觉信息的整合有关；颞叶与听觉、语言和记忆功能有关；边缘叶与内脏活动有关。

在长期的进化和发育过程中，大脑皮质的结构和功能都得到了高度的分化。左侧大脑半球与语言、意识、数学分析等密切相关，因此语言中枢主要在左侧大脑半球；右侧大脑半球则与音乐、图形和时空概念等非语言信息有关。左、右大脑半球各有优势，它们互相协调和配合完成各种高级神经、精神活动。

考点： 大脑皮质各中枢的位置、特点及功能。

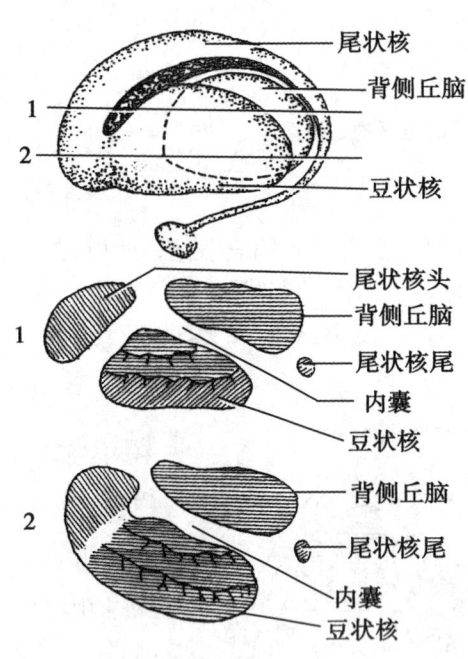

图 8-33　纹状体和背侧丘脑示意图（示内囊位置）

3．端脑的内部结构　大脑半球表面的灰质称大脑皮质，皮质下的白质称髓质。蕴藏在白质深部的灰质核团为基底核。端脑的内腔为侧脑室。

（1）基底核：位于白质内，靠近脑底，包括纹状体、屏状核和杏仁体（图 8-33，34）。

纹状体 corpus striatum 由尾状核 caudate nucleus 和豆状核 lentiform nucleus 组成。尾状核呈弓形，围绕豆状核和丘脑，全长与侧脑室相邻，分为头、体、尾三部，尾部末端连接杏仁体。豆状核位于岛叶深部，尾状核和背侧丘脑的外侧。此核在水平切面上呈三角形，被两个白质板分成三部，外侧部最大，称壳 putamen，内侧的两部合称为苍白球 globus pallidus。在种系发生上，尾状核和壳发生较晚，称新纹状体 neostriatum。苍白球较为古老，称旧纹状体 paleostriatum。纹状体是锥体外系的重要组成部分，其功能主要是维持肌张力，协调肌肉的运动。近年来发现苍白球作为基底前脑的一部分，可参与学习、记忆（图 8-34）。

屏状核为位于豆状核与岛叶间的薄层灰质板，其功能不明。屏状核与豆状核之间为外囊，屏状核与岛叶皮质之间为最外囊。

杏仁体 amygdaloid body 在侧脑室下角前端的上方，海马旁回钩的深面，属于边缘系统的一部分，与调节内脏活动和情绪的产生有关。

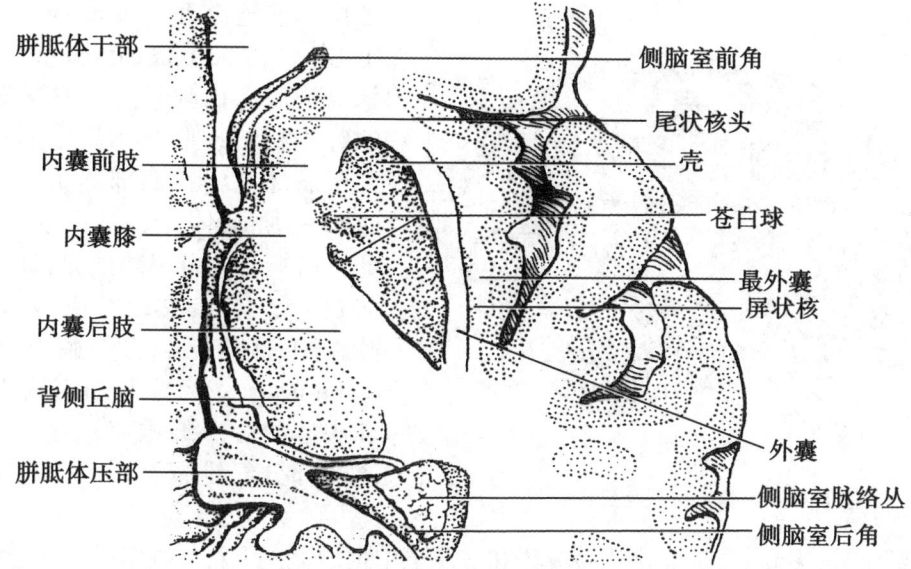

图 8-34 基底核、背侧丘脑和内囊

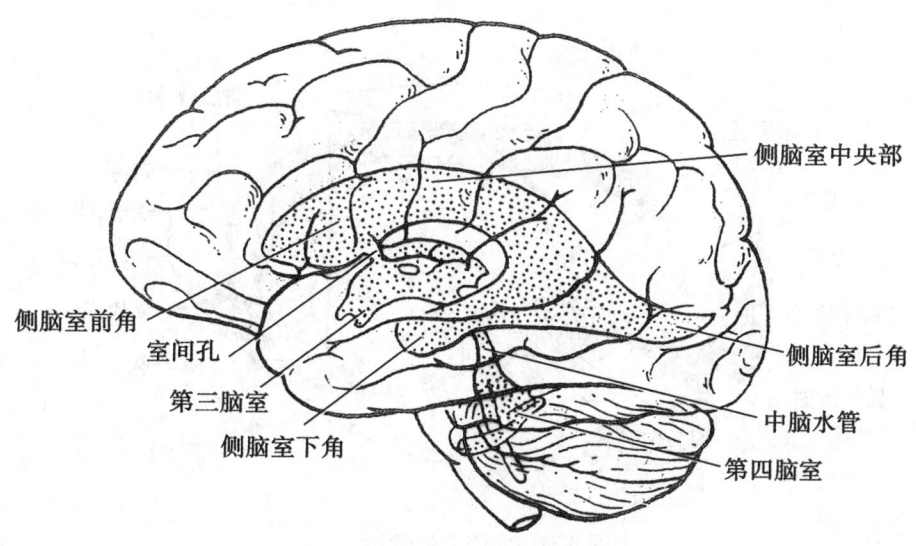

图 8-35 脑室投影图

（2）侧脑室 lateral ventricle：左、右各一，位于大脑半球内，延伸至半球的各个叶内。侧脑室分为四部分：中央部位于顶叶内；前角伸向额叶；后角伸入枕叶，下角伸至颞叶内。侧脑室经左、右室间孔 interventricular foramen 与第三脑室相通，室腔内有脉络丛（图 8-35）。

（3）大脑半球的髓质：大脑半球的髓质主要由联系皮质各部和皮质与皮质下结构的神经纤维组成，可分为三种，即联络纤维、连合纤维和投射纤维（图 8-36）。

联络纤维 association fibers 是联系同一侧半球各部皮质的纤维。其中，短纤维联系相邻脑回，称弓状纤维（图 4-12）。长纤维联系同侧半球各脑叶，有上纵束、下纵束、扣带束、钩束等。

连合纤维 commissural fibers 是连接左、右大脑半球皮质的纤维。连合纤维主要有胼

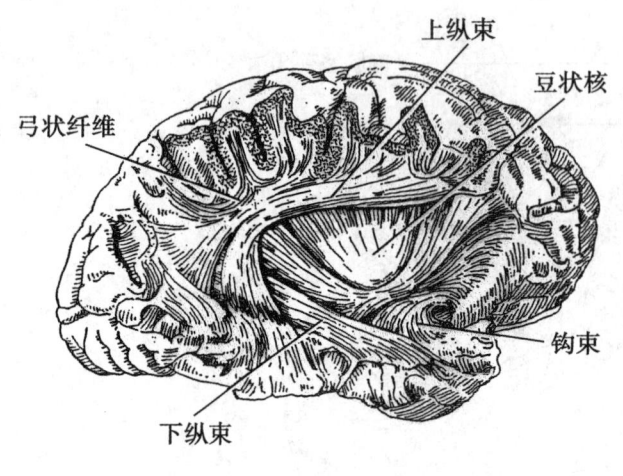

图 8-36 大脑半球联络纤维

胝体、前连合和穹窿连合（图 8-37）。①胼胝体 corpus callosum：位于大脑纵裂底，由连接左、右半球新皮质的纤维构成。胼胝体呈弓形，其前部称胼胝体嘴，弯曲部称胼胝体膝，中间部称胼胝体干，后部称胼胝体压部。胼胝体的下面构成侧脑室顶。②前连合：连接左、右嗅球和两侧颞叶。③穹窿 fornix 和穹窿连合 fornical commissure：穹窿是由海马至下丘脑乳头体的弓形纤维束，穹窿连合为穹窿的部分纤维越至对侧，连接对侧的海马。

投射纤维 projection fibers 由连接皮质和皮质下中枢的上、下行纤维组成，它们大部分经过内囊。

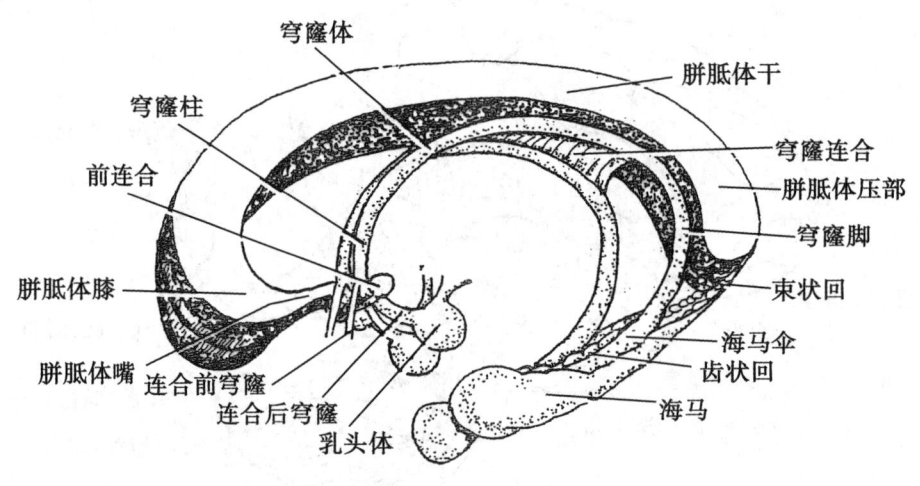

图 8-37 大脑半球连合纤维

内囊 internal capsule 是位于尾状核、背侧丘脑和豆状核之间宽厚的白质纤维板，在大脑水平切面上，左右略呈"＞＜"状。前部位于尾状核头部与豆状核之间，称内囊前肢，主要有额桥束和丘脑前辐射通过；后部位于豆状核与丘脑之间，称内囊后肢，主要有皮质脊髓束、皮质红核束、顶枕颞桥束、丘脑中央辐射、视辐射和听辐射通过；前、后肢之间的相交处称内囊膝，有皮质核束经此下行（图 8-38）。

内囊是上、下行纤维高度集中的区域，因此，当内囊损伤广泛时，患者会出现偏瘫（皮质脊髓束、皮质核束受损）、偏身感觉障碍（丘脑中央辐射受损）和偏盲（视辐射受损），即"三偏"症状。

考点：内囊的位置、分部及投射纤维。

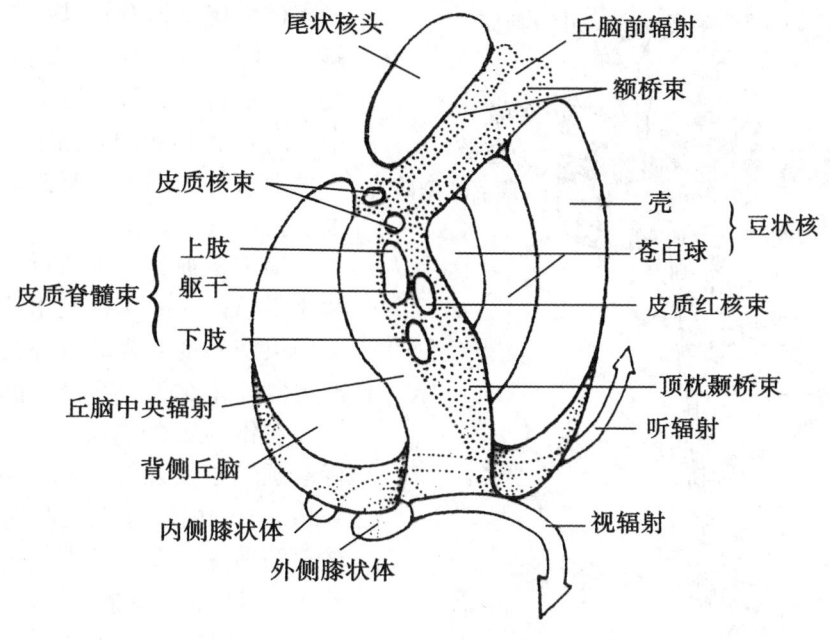

图 8-38 内囊示意图

4．边缘系统 在大脑半球内侧面，位于胼胝体周围和侧脑室下角底壁的一圆弧形结构，即隔区（包括胼胝体下回和终板旁回）、扣带回、海马旁回、海马和齿状回等共同组成边缘叶 limbic lobe。

边缘叶以及与其联系密切的皮质下结构（如乳头体、杏仁体、隔核、下丘脑、背侧丘脑的前核群等）共同组成边缘系统 limbic system。边缘系统的功能与内脏调节、情绪反应和生殖有关，许多研究还发现海马与学习、记忆关系密切。

（孟　健）

三、神经系统的传导通路

人体感受器接受内、外环境的各种刺激，并将其转换成神经冲动，冲动经传入神经元传递至中枢神经系统的相应部位，最后至大脑皮质而产生感觉，此上行传导通路称感觉传导通路 sensory pathway。中枢将感觉信息在大脑皮质进行分析、综合后，发出指令沿传出纤维经脑干和脊髓的运动神经元到达躯体和内脏效应器，引起反应，此下行的传导通路称运动传导通路 motor pathway。从总体上说，它们分别是反射弧组成中的传入和传出部，但只有不经过大脑皮质的上、下行传导通路才称为反射通路。

（一）感觉传导通路

1．本体感觉和精细触觉传导通路　本体感觉 proprioception 又称深感觉，是指肌、腱、关节等处器官在不同状态下（运动或静止时）产生的感觉（如在闭眼时能感知身体各部的位置），包括位置觉、运动觉和震动觉；其传导通路还传导皮肤的精细触觉（如辨别两点间的距离和物体的纹理、粗细等）。在此主要叙述躯干和四肢的深感觉传导通路（因头面部者尚不十分明确）。

第 1 级神经元为脊神经节细胞，胞体在脊神经节内。其周围突分布于肌、腱、关节等处

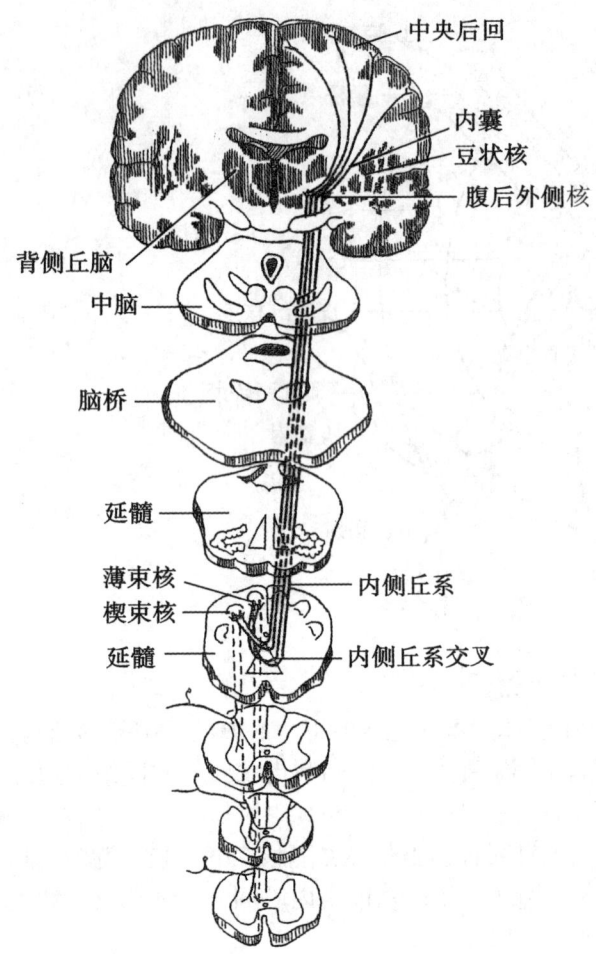

图 8-39　本体感觉和精细触觉传导通路

的本体觉感受器和皮肤的精细触觉感受器，中枢突经脊神经后根进入脊髓后索。其中，来自第5胸节以下的升支形成薄束；来自第4胸节以上的升支形成楔束。两束上行，分别止于延髓的薄束核和楔束核。

第2级神经元的胞体位于薄束核和楔束核内，此两核发出的纤维向前绕过中央灰质的腹侧，并左、右交叉，构成内侧丘系交叉。交叉后的纤维转折向上，在锥体束的背面呈前后方向排列，行于延髓中线两侧，称内侧丘系 medial lemniscus。内侧丘系在脑桥呈横位居于被盖的前缘，在中脑被盖则居于红核的外侧，最后止于背侧丘脑的腹后外侧核。

第3级神经元的胞体位于腹后外侧核内，发出的纤维称丘脑中央辐射 central thalamic radiations，经内囊后肢投射至大脑皮质中央后回的中、上部和中央旁小叶后部，部分纤维投射至中央前回（图 8-39）。

此通路若在不同部位（脊髓或脑干）损伤，则患者在闭眼时不能确定相应部位各关节的位置和运动方向以及两点间的距离。

考点：本体感觉传导通路的组成、各级神经元及交叉的位置、损伤后的主要表现。

2.痛觉、温觉、粗触觉和压觉传导通路　痛觉、温觉、粗触觉和压觉传导通路又称浅感觉传导通路，由3级神经元组成（图 8-40）。

（1）躯干和四肢的痛觉、温觉、粗触觉和压觉传导通路

第1级神经元为脊神经节细胞，其周围突分布于躯干和四肢皮肤内的感受器；中枢突经脊神经后根进入脊髓，止于脊髓后角固有核。

第2级神经元胞体主要位于第Ⅰ、Ⅳ～Ⅶ层，即后角固有核，它们发出纤维经白质前连合交叉到对侧的外侧索和前索内上行，组成脊髓丘脑侧束（传导痛、温觉）和脊髓丘脑前束（传导粗触觉和压觉）。脊髓丘脑束上行，终止于背侧丘脑的腹后外侧核。

第3级神经元的胞体在背侧丘脑的腹后外侧核，它们发出纤维加入丘脑中央辐射，经内囊后肢投射到中央后回中、上部和中央旁小叶后部。

在脊髓内，脊髓丘脑束自外侧向内侧、由浅入深，依次排列着来自骶、腰、胸、颈部的纤维。因此，当脊髓内肿瘤压迫一侧脊髓丘脑束时，痛、温觉障碍首先出现在身体对侧上半部（压迫来自颈、胸部的纤维），逐渐波及下半部（压迫来自腰、骶部的纤维）。若受到脊髓

外肿瘤压迫，则发生感觉障碍的顺序相反。

(2) 头面部的痛、温觉和触、压觉传导通路

第1级神经元主要为三叉神经节细胞，其周围突经相应的三叉神经分支分布于头面部皮肤和口、鼻黏膜的相关感受器，中枢突经三叉神经根入脑桥。其中传导痛、温觉的纤维入脑后下降为三叉神经脊束，止于三叉神经脊束核；传导触、压觉的纤维终止于三叉神经脑桥核。

第2级神经元的胞体在三叉神经脊束核和三叉神经脑桥核内，它们发出纤维交叉到对侧，组成三叉丘脑束，止于背侧丘脑的腹后内侧核。

第3级神经元的胞体在背侧丘脑的腹后内侧核，发出的纤维经内囊后肢投射到中央后回下部。

在延髓，三叉神经脊束和脊束核与脊髓丘系相距较近，若发生病变，可同时受累，出现交叉性浅感觉障碍，即同侧头面部及对侧躯干、四肢浅感觉障碍。

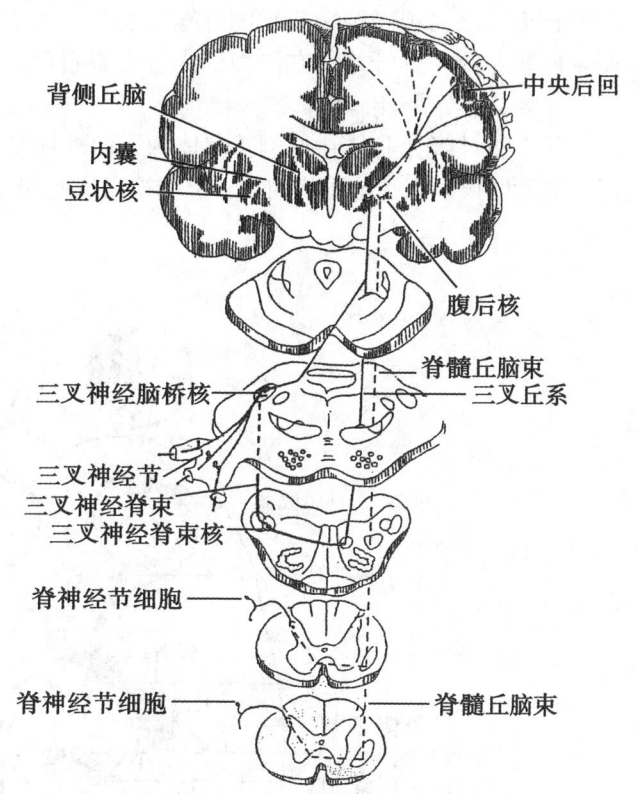

图 8-40　痛觉、温觉、粗触觉和压觉传导通路

　知识链接　**皮肤痛觉与传导通路**

当皮肤受到伤害性刺激时，先后出现两种性质不同的痛觉，即快痛和慢痛。快痛是一种尖锐而定位清楚的刺痛，它在受刺激时很快发生，停止刺激后很快消失。慢痛是一种定位不明确的烧灼痛，它在刺激后 0.5~1.0s 才能被感觉到，痛感强烈而难以忍受，停止刺激后还持续几秒钟，并伴有情绪反应及心血管和呼吸等方面的变化。痛觉的中枢传导通路比较复杂。痛觉传入纤维进入脊髓后，在后角更换神经元并发出纤维交叉到双侧，再经脊髓丘脑侧束上行到达丘脑的体感觉核，转而向皮质体表感觉区投射。此外，痛觉传入冲动还在脊髓内弥散上行，沿脊髓网状纤维、脊髓中脑纤维和脊髓丘脑内侧部纤维，到达脑干、丘脑内侧部和边缘系统，引起痛的情绪反应。

3. 视觉传导通路 visual pathway　包括3级神经元。

第1级神经元为视网膜的双极细胞，其周围突与视网膜内的视锥细胞和视杆细胞形成突触，中枢突与节细胞形成突触。

第2级神经元是节细胞，其轴突在视神经盘处集合成视神经，视神经经视神经管入颅腔，形成视交叉后延为视束。在视交叉中，来自两眼视网膜鼻侧半的纤维交叉，交叉后加入

对侧视束；来自视网膜颞侧半的纤维不交叉，进入同侧视束。因此，左侧视束内含有来自两眼视网膜左侧半的纤维，右侧视束内含有来自两眼视网膜右侧半的纤维。视束绕过大脑脚向后，主要终止于外侧膝状体。

第3级神经元胞体在外侧膝状体内，由外侧膝状体核发出纤维组成视辐射 optic radiation，经内囊后肢投射到端脑距状沟上、下的视区皮质 visual cortex，产生视觉（图8-41）。

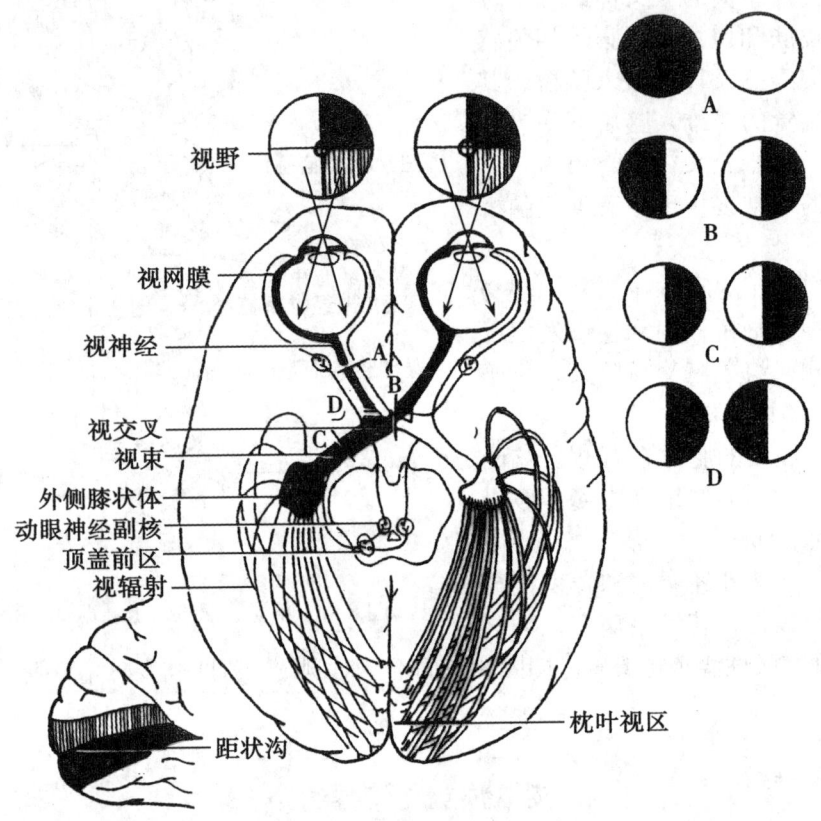

图 8-41 视觉传导通路和瞳孔对光反射通路

视束中尚有少数纤维经上丘臂终止于上丘和顶盖前区。上丘发出的纤维组成顶盖脊髓束，下行至脊髓，完成视觉反射。顶盖前区是瞳孔对光反射通路的一部分。

视野是指眼球固定向前平视时所能看到的空间范围。成像时，由于眼球屈光装置对光线的折射作用，鼻侧半视野的物像投射到颞侧半视网膜，颞侧半视野的物像投射到鼻侧半视网膜，上半视野的物像投射到下半视网膜，下半视野的物像投射到上半视网膜，反之亦然。

当视觉传导通路的不同部位受损时，可引起不同的视野缺损；视网膜损伤引起的视野缺损与损伤的位置和范围有关：①一侧视神经损伤，可引起该侧眼视野全盲；②视交叉中交叉纤维损伤，可致双眼视野颞侧半偏盲；③一侧视交叉外侧部的不交叉纤维损伤，则患侧眼视野的鼻侧半偏盲；④一侧视束及以上的视觉传导通路（视辐射、视区皮质）受损，则引起双眼病灶对侧半视野同向性偏盲（如右侧受损，则右眼视野鼻侧半和左眼视野颞侧半偏盲）。

4. 瞳孔对光反射通路 光照一侧眼的瞳孔，引起两眼瞳孔缩小的反应称为瞳孔对光反射 pupillary light reflex。其中，光照侧的反应称直接对光反射，光未照射侧的反应称间接对光反射。瞳孔对光反射的通路为：光→视网膜→视神经→视交叉→视束→上丘臂→顶盖前区→双侧动眼神经副核→动眼神经→睫状神经节→节后纤维→瞳孔括约肌收缩→双侧瞳孔缩小（图8-41）。

当一侧视神经受损时，信息传入中断，光照患侧眼的瞳孔，双侧瞳孔均无反应；光照健侧眼的瞳孔，则双眼对光反射均存在（此即患侧眼的瞳孔直接对光反射消失，间接对光反射存在）。若一侧动眼神经受损，由于信息传出中断，不论光照哪一侧眼，患侧眼的瞳孔对光反射都消失（患侧眼的瞳孔直接及间接对光反射消失），但健侧眼的瞳孔直接和间接对光反射存在。

| 考点：视觉传导通路和瞳孔对光反射通路各级神经元胞体及纤维束在中枢内的位置、损伤后的主要表现。

5. 听觉传导通路 auditory pathway　由4级神经元组成。

第1级神经元为蜗神经节内的双极细胞。其周围突分布于内耳的螺旋器（Corti器），中枢突组成蜗神经，与前庭神经一起入脑后，终止于蜗腹侧核和蜗背侧核（图8-42）。

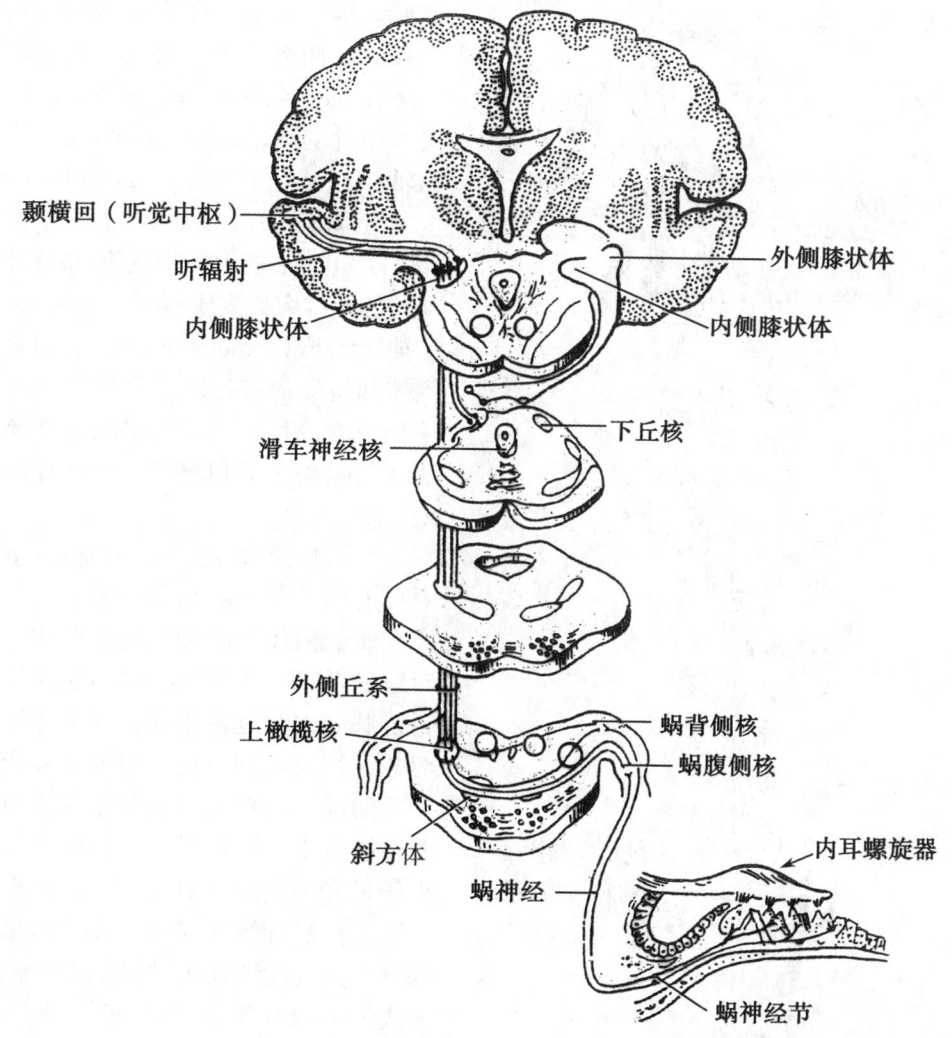

图8-42　听觉传导通路

第2级神经元胞体在蜗腹侧核和蜗背侧核,发出的纤维大部分在脑桥内形成斜方体并交叉至对侧,至上橄榄核外侧折向上行,称外侧丘系 lateral lemniscus。外侧丘系的纤维大多数止于下丘。

第3级神经元胞体在下丘,其纤维经下丘臂止于内侧膝状体。

第4级神经元胞体在内侧膝状体,发出纤维组成听辐射 acoustic radiation,经内囊后肢投射至大脑皮质颞横回。

少数蜗腹侧核和蜗背侧核的纤维不交叉,进入同侧外侧丘系;也有少数外侧丘系的纤维直接止于内侧膝状体,因此听觉冲动是双侧传导的。一侧通路在外侧丘系以上受损,不会产生明显症状,但若损伤了蜗神经、内耳或中耳,则将导致听觉障碍。

(二)运动传导通路

运动传导通路是指从大脑皮质至躯体运动效应器的神经联系,主要为锥体系和锥体外系。

1. 锥体系 pyramidal system 管理骨骼肌的随意运动,由上运动神经元和下运动神经元两级神经元组成。上运动神经元 upper motor neurons 是位于中央前回和中央旁小叶前部的巨型锥体细胞。其神经元的轴突组成锥体束 pyramidal tract,其中,下行至脊髓的纤维束称皮质脊髓束(图8-43);止于脑干内一般躯体和特殊内脏运动核的纤维束称皮质核束(图8-44)。下运动神经元 lower motor neurons 为脑神经一般躯体和特殊内脏运动核和脊髓前角的运动神经细胞,其轴突参与组成脑神经和脊神经,支配头面部和躯干、四肢骨骼肌的随意运动。

(1)皮质脊髓束 corticospinal tract:由中央前回上、中部和中央旁小叶前半部等处皮质的锥体细胞轴突集中而成,经内囊后肢的前部、大脑脚底中3/5的外侧部和脑桥基底部至延髓锥体。在锥体下端,大部分纤维交叉到对侧,形成锥体交叉。交叉后的纤维在对侧脊髓侧索内下行,称皮质脊髓侧束,此束沿途发出侧支,逐节终止于前角细胞(可达骶节),主要支配四肢肌。在延髓锥体交叉,皮质脊髓束中小部分未交叉的纤维在同侧脊髓前索内下行,称皮质脊髓前束,该束仅达上胸节,并经白质前连合逐节交叉至对侧,终止于前角运动神经元,支配躯干和四肢骨骼肌的运

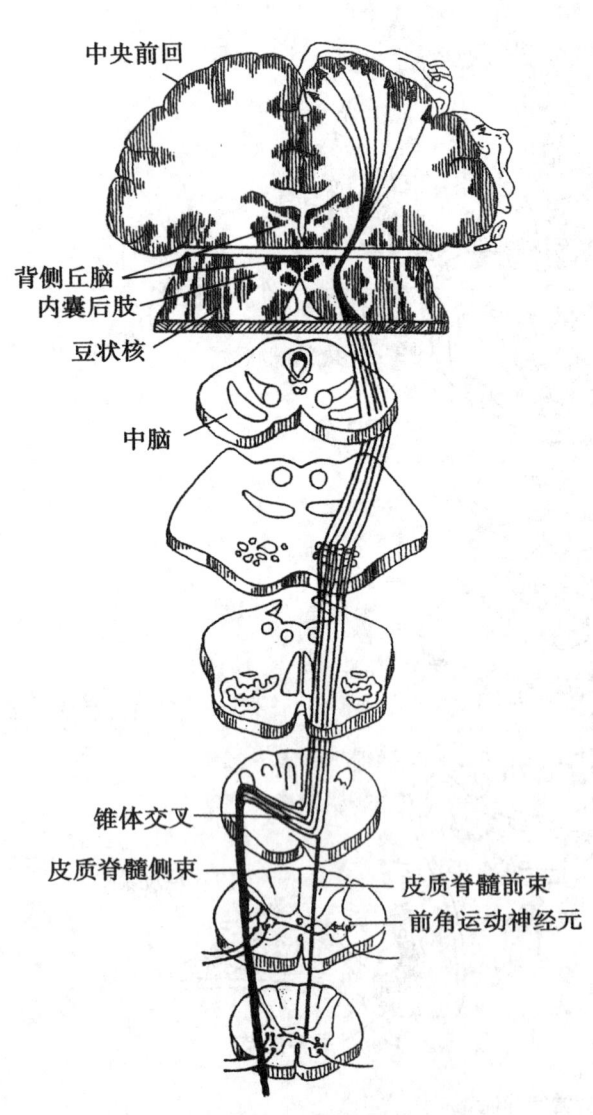

图8-43 锥体系中的皮质脊髓束

动。皮质脊髓前束中有一部分纤维始终不交叉而止于同侧脊髓前角运动神经元，主要支配躯干肌（图 8-43）。所以，躯干肌是受两侧大脑皮质支配的，而上、下肢肌只受对侧支配，故一侧皮质脊髓束在锥体交叉前受损，主要引起对侧肢体瘫痪，躯干肌运动不受明显影响；在锥体交叉后受损，主要引起同侧肢体瘫痪。

（2）皮质核束 corticonuclear tract：主要由中央前回下部锥体细胞的轴突集合而成，经内囊膝、大脑脚底中 3/5 的内侧部，并由此分出大部分纤维，终止于双侧脑神经运动核。接受双侧核束纤维的运动核有：动眼神经核、滑车神经核、展神经核、三叉神经运动核、面神经核上半部分细胞群、疑核和副神经核，这些核发出的纤维依次支配眼球外肌、咀嚼肌、面上部表情肌、胸锁乳突肌、斜方肌和咽喉肌。小部分纤维完全交叉到对侧，止于面神经核，支配面下部肌的神经元细胞群和舌下神经核（图 8-44），二者发出的纤维分别支配同侧面下部的面肌和舌肌。

因此，除支配面下部肌的面神经核和舌下神经核只接受单侧（对侧）皮质核束支配外，其他脑神经运动核均接受双侧皮质核束的纤维。一侧上运动神经元受损，可引起对侧眼裂以下的面肌和对侧舌肌瘫痪，表现为对侧鼻唇沟变浅或消失，不能鼓腮、露齿、流涎，伸舌时舌尖偏向病灶对侧，口角低垂并向病灶侧偏斜，临床上常称为核上瘫 supranuclear paralysis（图 8-45，46）。此时其他受双侧皮质核束支配的肌（如眼球外肌、咀嚼肌、面上部表情肌、胸锁乳突肌、斜方肌和咽喉肌）则不发生瘫痪。一侧面神经核的神经元受损，可致病灶侧所有的面肌瘫痪，表现为额横纹消失，眼睑不能闭合，口角下垂，鼻唇沟消失等；一侧舌下神

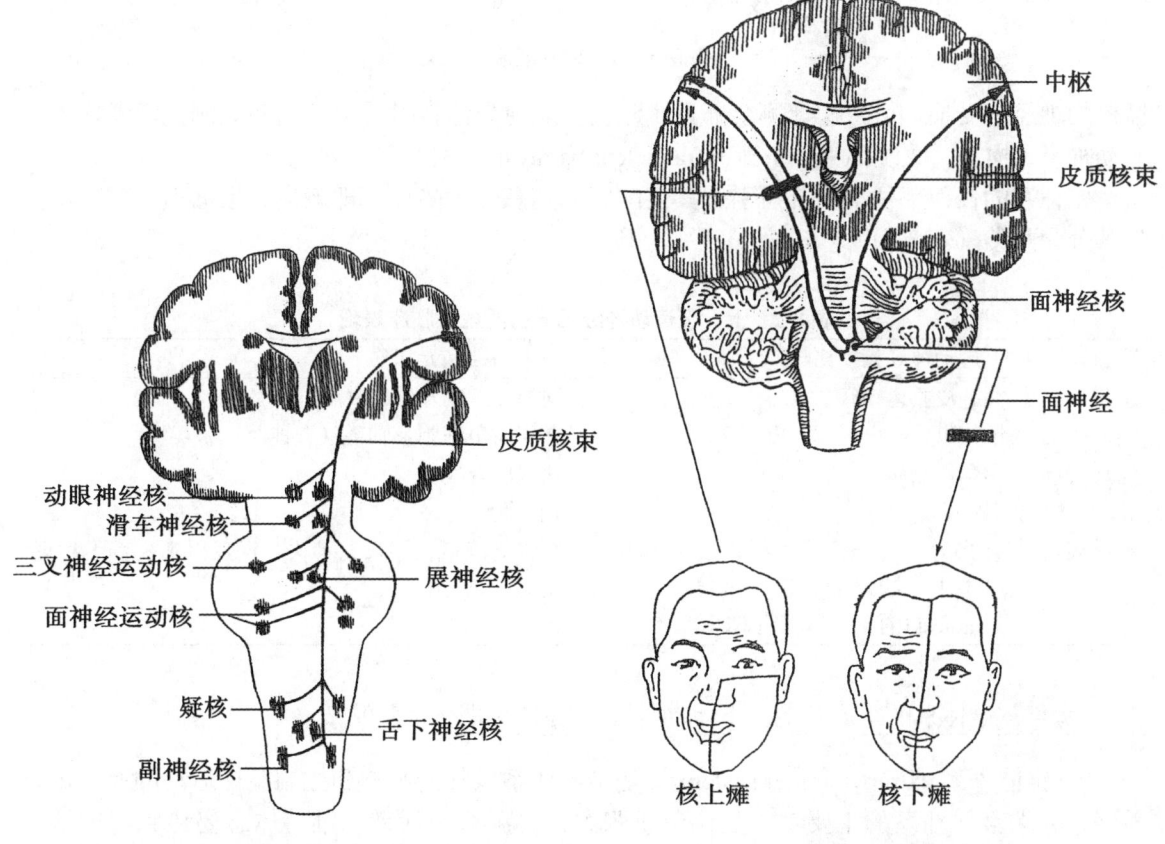

图 8-44 锥体系中的皮质核束　　　　　图 8-45 面肌瘫痪

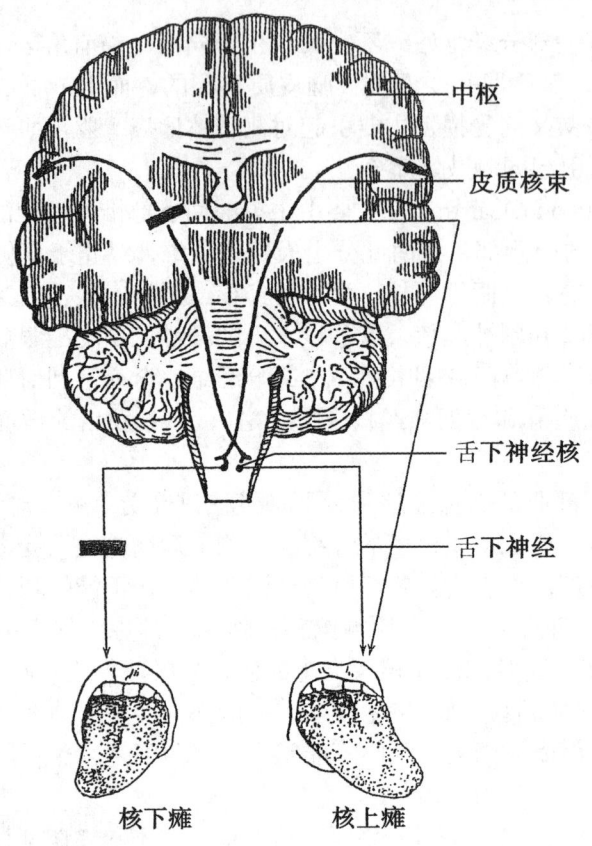

图 8-46 舌肌瘫痪

经核的神经元受损，可致病灶侧全部舌肌瘫痪，表现为伸舌时舌尖偏向病灶侧，两者均为下运动神经元损伤，故统称为核下瘫 infranuclear paralysis（图 8-45，46）。

锥体系的任何部位损伤都可引起其支配区的随意运动障碍，即瘫痪。根据损伤部位不同将其分为两类（表 8-2）。

表 8-2 上、下运动神经元损伤的主要临床表现

项目	上运动神经元损伤	下运动神经元损伤
损伤部位	大脑皮质运动区 锥体束	脑神经运动核及轴突（脑神经） 脊髓前角细胞及轴突（脊神经）
瘫痪特点	痉挛性瘫痪 （硬瘫）	弛缓性瘫痪 （软瘫）
临床表现	肌张力增高，呈折刀样；浅反射减弱或消失；深反射亢进；出现病理反射（Babinski 征）；肌萎缩不明显	肌张力降低；浅反射消失；深反射消失；无病理反射；肌萎缩明显

考点：锥体系的组成及上、下运动神经元损伤后的不同表现。

2．锥体外系 extrapyramidal system　是指锥体系以外的影响和控制躯体运动的所有传导通路。人类锥体外系的主要功能是调节肌张力、协调肌肉活动、维持体态姿势和习惯性动作（如走路时双臂自然协调地摆动）等。锥体系和锥体外系在运动功能上是不可分割的一个

整体，只有在锥体外系使肌张力稳定协调的前提下，锥体系才能支配完成一切精确的随意运动，如写字、刺绣等；另一方面，锥体外系对锥体系也有一定的依赖性，锥体系是运动的发起者，有些习惯性动作开始是由锥体系发起的，然后才处于锥体外系的管理之下，如骑车、游泳等。锥体外系的结构十分复杂，包括大脑皮质、纹状体、背侧丘脑、底丘脑、中脑顶盖、红核、黑质、脑桥核、前庭核、小脑和脑干网状结构等以及它们的纤维联系。锥体外系的纤维最后经红核脊髓束、网状脊髓束等中继，下行终止于脑神经运动核和脊髓前角运动神经元。下面简单介绍主要的锥体外系通路。

 知识链接 皮质运动区和锥体系

由于锥体系和锥体外系在皮质的起源互相重叠，因此皮质运动区的损伤效应就很难分清楚是属于锥体系还是锥体外系功能缺损。同时，锥体束下行经过脑干时，还有许多侧支进入皮质下核团调节锥体系的活动。所以，在皮质与脑干之间，各种病理过程导致的运动障碍往往是由于锥体系和锥体外系合并损伤的结果。但是到达延髓尾端水平，锥体束出现相对独立性，延髓椎体的损伤效应可以认为主要由锥体系功能缺陷所致。

（1）新纹状体—黑质回路：自新纹状体发出纤维止于黑质，再由黑质发出纤维返回新纹状体。黑质神经细胞能产生和释放多巴胺，当黑质变性后，则纹状体内的多巴胺含量亦降低，与帕金森病（Parkinson病）的发生有关。

 知识链接

帕金森病（Parkinson's disease，PD）又称震颤麻痹、帕金森症或帕金逊症，是一种影响患者活动，导致患者身体不同部位运动失调的神经系统疾病。主要由于黑质的多巴胺神经元因某些病因而发生变性，导致黑质和新纹状体内多巴胺生成减少，从而引起静止性震颤、肌强直、运动减少和姿势步态异常等主要临床表现。帕金森病是一种常见的中老年神经系统变性疾病，50岁以上人群患病率约为1%，男性较女性更容易患此病。

（2）皮质—新纹状体—背侧丘脑—皮质环路：大脑皮质躯体运动区和躯体感觉区发出纤维至新纹状体，后者发出的纤维主要止于苍白球。苍白球发出纤维止于背侧丘脑的腹外侧核和腹前核。自此两核发出的纤维投射到额叶皮质的躯体运动区。此环路对发出锥体束的皮质运动区有重要的反馈调节作用。

（3）苍白球—底丘脑环路：自苍白球发出纤维经内囊止于底丘脑核，后者发出纤维经同一途径返回苍白球。底丘脑对苍白球发挥抑制性反馈作用。一侧底丘脑核受损，丧失对同侧苍白球的抑制，对侧肢体出现大幅度震颤。

（4）皮质—脑桥—小脑—皮质环路：自大脑额、顶、枕、颞叶皮质起始的纤维分别组成额桥束和顶枕颞桥束，止于同侧脑桥核。由脑桥核发出纤维越过中线，经对侧小脑中脚止于对侧新小脑皮质。新小脑皮质将冲动传至齿状核，后者发出的纤维经小脑上脚，左、右侧纤维交叉后，止于背侧丘脑腹外侧核和腹前核。此两核发出纤维投射到大脑额叶皮质的躯体运动区。此环路是联系大、小脑皮质之间的重要反馈环路，人类此结构最为发达。由于小脑还接受来自脊髓的本体感觉纤维，因而能更好地协调肌肉运动。上述环路的任何部位损伤，都会导致共济失调，如行走蹒跚和醉汉步态等（图8-47）。

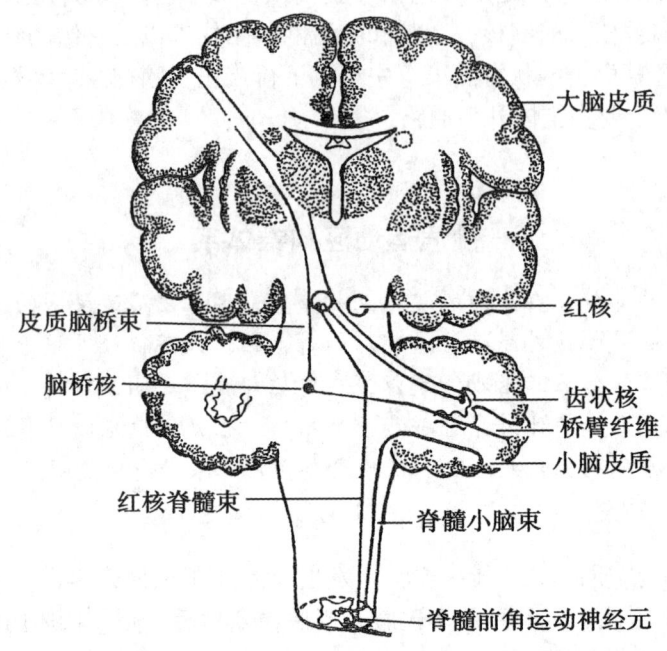

图 8-47　锥体外系的皮质—脑桥—小脑—皮质环路

知识链接

持续性植物状态（persistent vegetative state）也称类昏迷状态、永久植物状态、慢性植物状态、持续性生长状态和持续性发育状态，是指人在严重脑损伤经过一段时间后仍缺乏意识活动、丧失语言，而仅保留无意识的姿态调整和运动功能状态。

植物状态（vegetative state）指机体能生存和发展，但无意识和思维，缺乏对自身和周围环境的感知能力的生存状态。

患者有睡眠-觉醒周期，部分或全部保存下丘脑和脑干功能，但是缺乏任何适应性反应，缺乏任何接受信息和作出反应的功能性思维。植物状态可以是暂时的，也可以呈持续性。一般认为脑外伤导致植物状态持续至少1年，非外伤导致的植物状态至少超过3个月方可认为是持续性植物状态。

（李加善）

四、脑和脊髓的被膜、血管及脑脊液循环

（一）脑和脊髓的被膜

脑和脊髓的表面都包有3层被膜，由外向内依次为硬膜、蛛网膜和软膜，有支持、保护、营养脑和脊髓的作用。

1. 脊髓的被膜　由外向内依次为硬脊膜、脊髓蛛网膜和软脊膜（图8-48）。

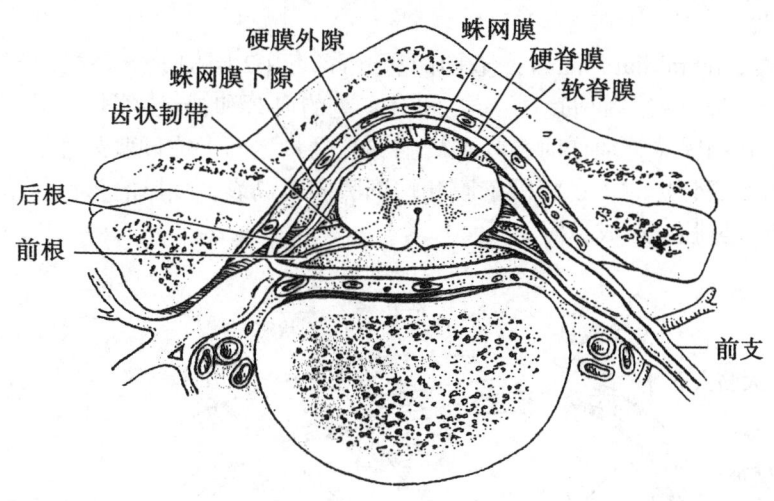

图 8-48 脊髓的被膜

（1）硬脊膜 spinal dura mater：由致密结缔组织构成，厚而坚韧，包裹脊髓，上端附着于枕骨大孔边缘，与硬脑膜相延续，下端达第 2 骶椎平面逐渐变细，包裹终丝，末端附着于尾骨。硬脊膜与椎管内面的骨膜及黄韧带之间的间隙称硬膜外隙 epidural space，内含疏松结缔组织、脂肪组织、淋巴管、椎内静脉丛等，间隙内为负压，有脊神经根通过。临床上进行硬膜外麻醉即将药物注入此隙，以阻滞脊神经根内的神经冲动传导。在硬脊膜与脊髓蛛网膜之间有潜在的硬膜下隙。

（2）脊髓蛛网膜 spinal arachnoid mater：为半透明的薄膜，紧贴硬脊膜内，向上与脑蛛网膜相续，下端达第 2 骶椎平面，包绕脊髓和马尾。脊髓蛛网膜向内发出许多结缔组织小梁与软脊膜相连，蛛网膜因此而得名。脊髓蛛网膜和软脊膜之间的间隙较宽，称蛛网膜下隙 subarachnoid space，间隙内充满脑脊液，该间隙下部在马尾周围扩大，称为终池 terminal cistern。临床上常在第 3、4 或 4、5 腰椎间行腰椎穿刺，以抽取脑脊液或注入药物，可避免损伤脊髓。脊髓蛛网膜下隙向上与脑蛛网膜下隙相通。

（3）软脊膜 spinal pia mater：薄而富含血管，紧贴脊髓表面，并延伸至脊髓的沟裂中，在脊髓末端移行为终丝。在脊髓两侧，脊神经前、后根之间，软脊膜形成齿状韧带，齿尖向外经蛛网膜附着于硬脊膜，有固定脊髓、减缓震荡的作用。齿状韧带还可作为椎管内手术的标志。

考点：脊髓的被膜层次，硬膜外隙、蛛网膜下隙、终池的概念。

 知识链接

硬膜外隙内略呈负压，与颅腔不相通。由于硬脊膜在椎间孔处延续为脊神经外膜，临床上进行硬膜外麻醉时，麻醉药物须穿透硬脊膜才能作用于脊神经根。硬膜外麻醉根据穿刺部位可分为高位、中位、低位及骶管阻滞。理论上讲，硬膜外阻滞可用于除头部以外的任何手术。但从安全角度考虑，硬膜外阻滞主要用于腹部及其平面以下的手术，包括泌尿系统、妇产科及下肢手术等。对于颈部、上肢及胸部，虽可应用硬膜外阻滞，但管理复杂。麻醉的全过程应密切注意掌握患者的反应及麻醉平面的变化。一般感觉消失平面要比运动阻滞平面约高出 2 个神经节段。

2．脑的被膜

（1）硬脑膜 cerebral dura mater：坚韧而有光泽，由2层构成，外层源于颅骨内膜，内层与硬脊膜相当，较外层厚而韧，两层之间有丰富的血管和神经（图8-49）。硬脑膜与颅盖骨结合疏松，当硬脑膜血管损伤时，易在硬脑膜与颅骨之间形成硬膜外血肿。硬脑膜与颅底骨结合紧密，当颅底骨折时，易将硬脑膜和蛛网膜同时撕裂，使脑脊液外漏。如颅前窝骨折时，脑脊液可流入鼻腔，形成鼻漏。

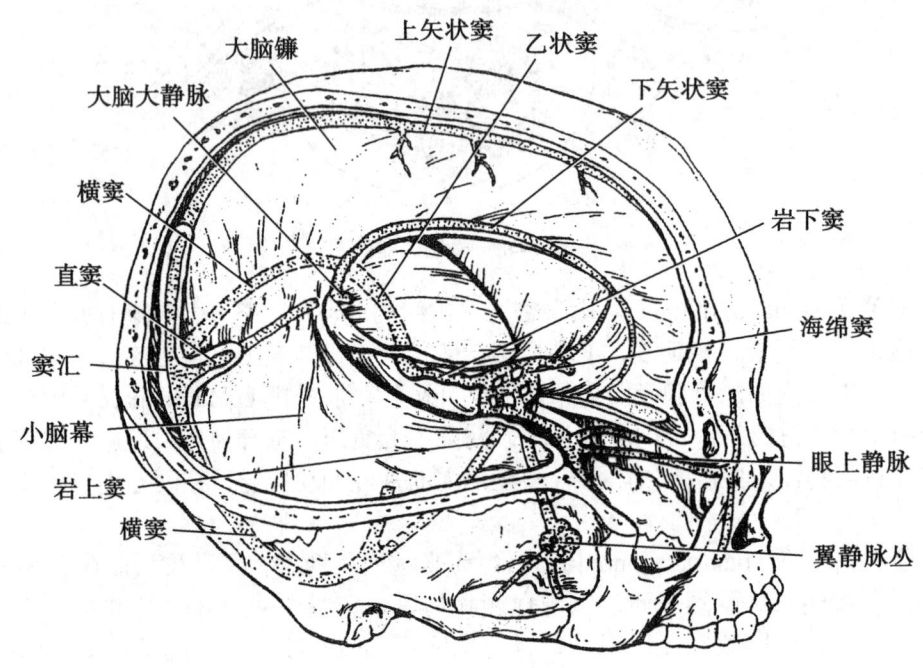

图 8-49　硬脑膜及硬脑膜窦

硬脑膜不仅包被在脑的表面，在某些部位，硬脑膜的内层还向内折叠形成若干板状突起，并伸入各脑部之间，对脑有固定和承托作用。这些硬脑膜形成的特殊结构包括：

1）大脑镰 cerebral falx：呈镰刀状伸入大脑纵裂，胼胝体的上方。前端附着于鸡冠、后端连于小脑幕的顶部。

2）小脑幕 tentorium of cerebellum：位于大脑与小脑之间，形似幕帐，后缘附着于横窦沟，前外侧缘附于颞骨岩部上缘，前缘游离，称小脑幕切迹，切迹前有中脑通过。小脑幕将颅腔不完全地分割成上、下两部。当幕上占位性病变引起颅内压增高时，两侧大脑海马旁回和钩可被挤压至小脑幕切迹下方，压迫中脑的大脑脚和动眼神经，形成小脑幕切迹疝。

硬脑膜窦 sinuses of dura mater 由硬脑膜的内、外两层在某些部位分离形成，内衬内皮细胞，是特殊的颅内静脉血回流通道。窦壁无平滑肌，不能收缩，故损伤出血时难以止血。主要的硬脑膜窦有：

①上矢状窦 superior sagittal sinus：位于大脑镰上缘，起自盲孔，自前向后注入窦汇。

②下矢状窦 inferior sagittal sinus：位于大脑镰下缘，较小，自前向后汇入直窦。

③直窦 straight sinus：位于大脑镰和小脑幕结合处，由大脑大静脉和下矢状窦汇合而成，向后在枕内隆凸处与上矢状窦汇合成窦汇。

④横窦 transverse sinus 和乙状窦 sigmoid sinus：横窦左、右各一，起自窦汇，沿横窦沟向两侧走行，至颞骨岩部后端转向下移行为乙状窦。乙状窦沿乙状窦沟达颈静脉孔，出孔后续为颈内静脉。

⑤海绵窦 cavernous sinus：位于颅中窝蝶鞍两侧，为硬脑膜两层间的不规则腔隙，腔隙内有许多结缔组织小梁，形似海绵而得名（图 8-50）。窦腔内侧壁有颈内动脉和展神经通过。窦腔外侧壁自上而下有动眼神经、滑车神经、眼神经和上颌神经通过。海绵窦与周围的静脉有广泛的交通和联系，面部感染可引起海绵窦炎和血栓形成，继而累及经过海绵窦的神经，出现相应的症状和体征。

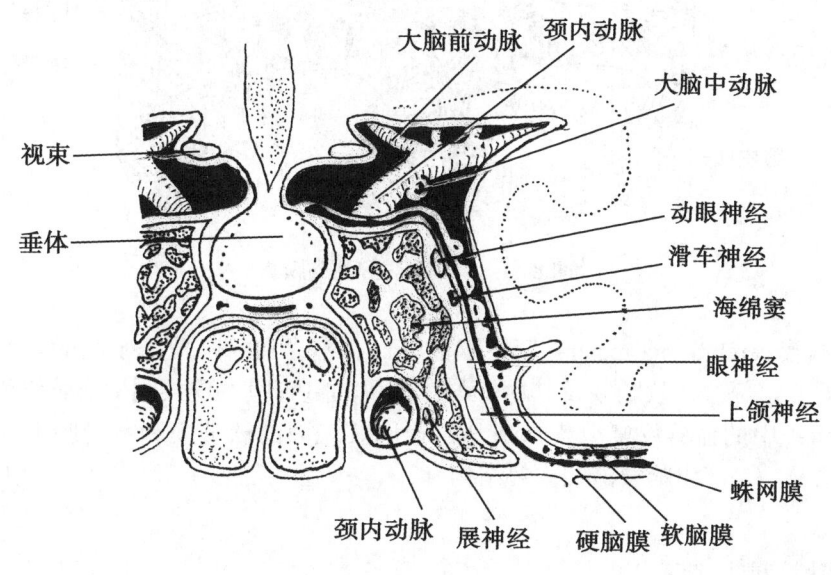

图 8-50　海绵窦

硬脑膜窦的血流方向如下：

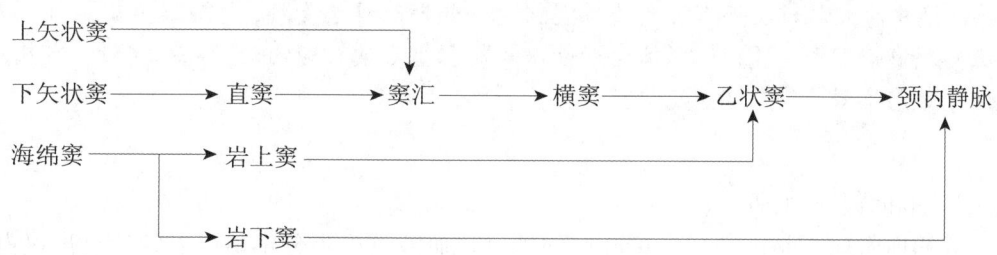

考点：硬脑膜窦及其血流方向。

（2）脑蛛网膜 cerebral arachnoid mater：薄而透明，缺乏血管和神经，包绕整个脑，但不深入脑沟内。该膜与硬脑膜之间有硬膜下隙，与软脑膜之间有蛛网膜下隙，内含脑脊液和较大的血管。脑蛛网膜下隙在枕骨大孔处与脊髓蛛网膜下隙相通。此隙在某些部位较宽大，称蛛网膜下池 subarachnoid cisterns，如小脑与延髓间的小脑延髓池、中脑脚间窝处的脚间池、桥池、(视)交叉池、四叠体池等。在上矢状窦附近，蛛网膜呈颗粒状突入窦内，称蛛网膜粒 arachnoid granulations，脑脊液通过这些蛛网膜粒渗入硬脑膜窦内，回流入静脉（图 8-51）。

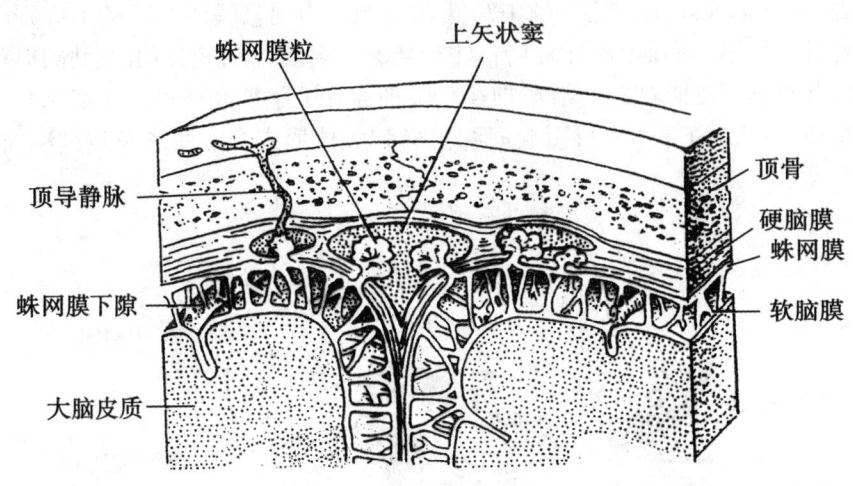

图 8-51　蛛网膜粒和硬脑膜窦

（3）软脑膜 cerebral pia mater：紧贴脑的表面，富含血管，覆盖于脑的表面并伸入沟裂内。在脑室的一定部位，软脑膜及其血管与该部位的室管膜上皮共同构成脉络组织。在某些部位，脉络组织中的血管反复分支形成丛，连同其表面的软脑膜和室管膜上皮一起突入脑室，形成脉络丛，是产生脑脊液的主要结构。

知识链接

海绵窦与周围静脉交通广泛，向前借眼静脉与面部的浅静脉相通，向后借基底静脉丛与椎静脉丛及腔静脉系相通，向下经卵圆孔借导血管与翼静脉丛相通。因此，面部、腹部和盆部的感染可蔓延至海绵窦，导致海绵窦炎或血栓形成，患者除出现发热、头痛、意识障碍等感染中毒症状外，还可出现海绵窦内、外侧壁脑神经受损，表现为瞳孔散大、对光反射消失、眼睑下垂、复视、眼球运动受限等。严重者波及颈内动脉海绵窦段，可出现偏瘫、偏身感觉障碍，甚至可并发脑膜炎。

（二）脑和脊髓的血管

1. 脑的血管　脑是体内代谢最旺盛的器官，血液供应十分丰富。人脑的重量仅占体重的 2%，但其氧耗量却是全身总氧耗量的 20%，因此脑细胞对缺血、缺氧非常敏感。脑血流阻断 5s 即可引起意识丧失，阻断 5min 可导致脑细胞不可逆损害。

知识链接

脑血管疾病（尤其是脑卒中）具有极高的致残率和病死率。脑卒中俗称脑中风，是指在脑血管疾病患者，因各种诱发因素引起脑内动脉狭窄、闭塞或破裂而造成急性脑血液循环障碍，临床上表现为一过性或永久性脑功能障碍的症状和体征。脑卒中分为缺血性脑卒中和出血性脑卒中。在脑卒中患者中，单纯脑动脉病变就占神经疾患的 50%。因此，熟悉脑内主要动脉的行程及分支，有助于更好地理解脑卒中综合征所表现的神经功能障碍。同时也有助于通过脑血管造影正确识别和评价脑血管系统的病理改变。

（1）脑的动脉：脑的动脉来源于颈内动脉和椎基底动脉（图 8-52）。以顶枕沟为界，颈内动脉供应大脑半球前 2/3 和部分间脑。椎基底动脉供应大脑半球后 1/3、间脑后部、小脑和脑干。二者都发出皮质支和中央支。皮质支供应端脑和小脑的皮质及浅层髓质；中央支供应间脑、基底核及内囊等。

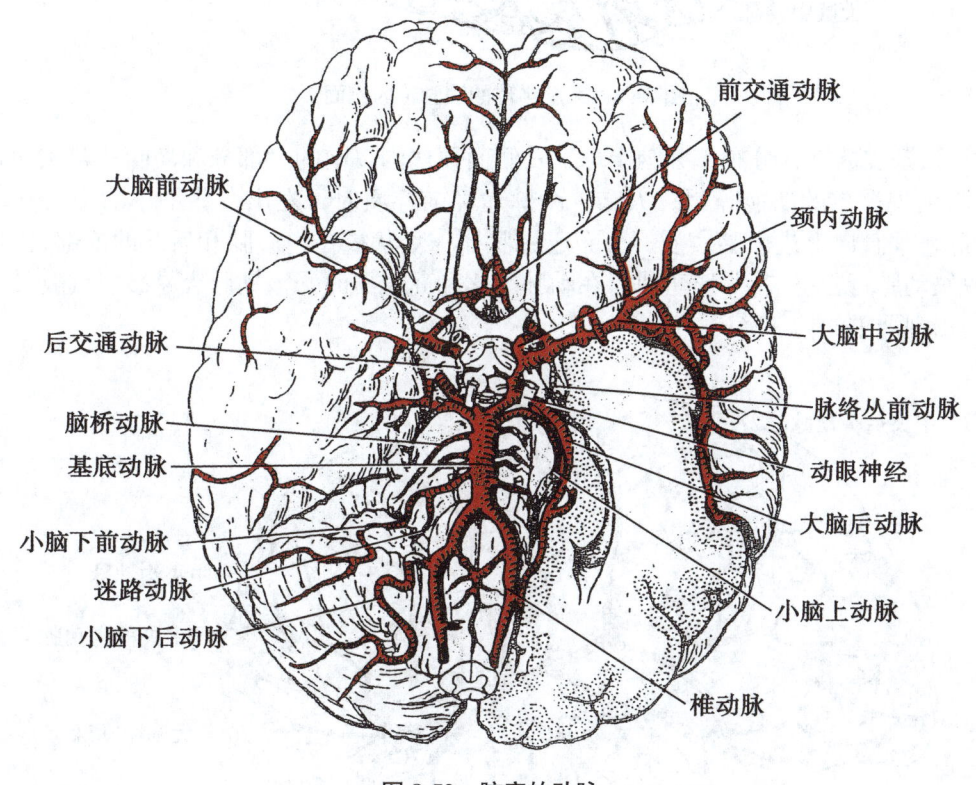

图 8-52 脑底的动脉

1）颈内动脉 internal carotid artery：起自颈总动脉，自颈内动脉管入颅后，向前穿过海绵窦内侧壁，至视交叉外侧，分为大脑前动脉和大脑中动脉等分支。

①大脑前动脉 anterior cerebral artery：经视神经上方斜行向前内，进入大脑纵裂，沿胼胝体上方向后行。左、右大脑前动脉进入大脑纵裂前有横支相连，称前交通动脉 anterior communicating artery。大脑前动脉的皮质支分布于顶枕沟以前的半球内侧面和额叶底面的一部分，以及额、顶叶上外侧面的上缘。中央支自大脑前动脉的近侧段发出，经前穿质入脑实质，分布于尾状核、豆状核前部和内囊前肢（图 8-53）。

②大脑中动脉 middle cerebral artery：是颈内动脉的直接延续，进入大脑外侧沟向后行，

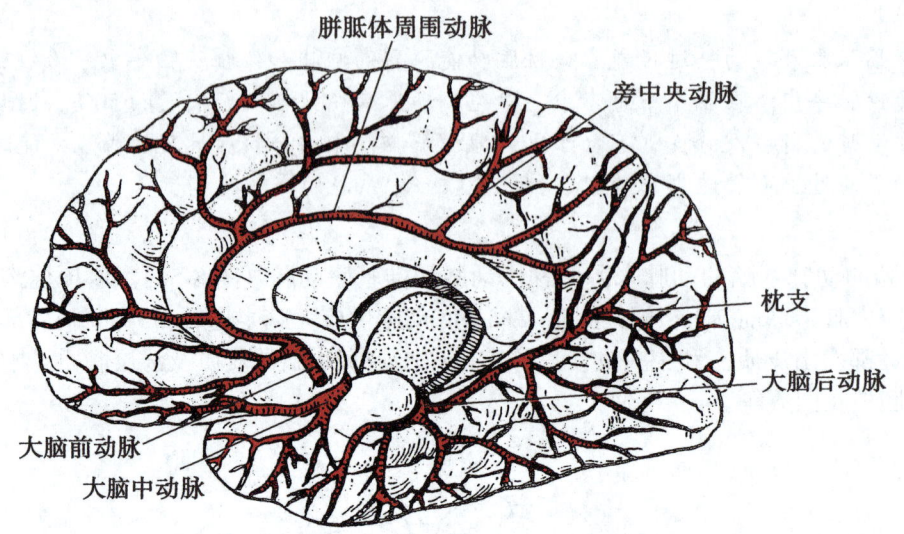

图 8-53 大脑半球的动脉（内侧面）

沿途发出数条皮质支，分布于大脑半球上外侧面顶枕沟以前的大部分和岛叶。若该动脉发生阻塞，将出现严重的功能障碍。大脑中动脉途经前穿质时，发出一些细小的中央支，又称豆纹动脉，垂直向上进入脑实质，分布于尾状核、豆状核、内囊膝和后肢的前部（图 8-54，55）。豆纹动脉行程呈"S"形弯曲，在动脉硬化和高血压时，该动脉容易破裂（故又称出血动脉），出现严重的功能障碍。

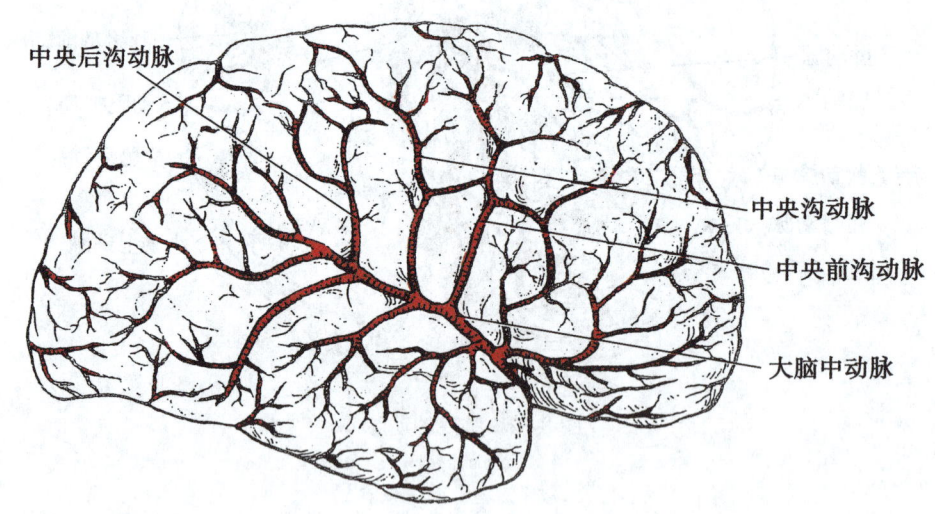

图 8-54 大脑半球的动脉（外侧面）

③脉络丛前动脉 anterior choroidal artery：沿视束下面向后外行，进入侧脑室下角，参与侧脑室脉络丛的形成，沿途发出分支供应外侧膝状体、内囊后肢的后下部、大脑脚底的中1/3 及苍白球等结构，此动脉细长，易发生栓塞。

④眼动脉：颈内动脉穿出海绵窦后发出，经视神经管入眶，分布于眶内结构及额部皮肤。

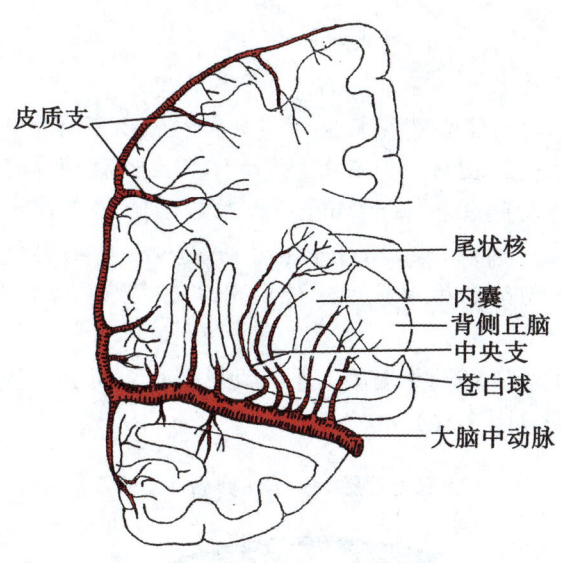

图 8-55 大脑中动脉的皮质支和中央支

⑤后交通动脉 posterior communicating artery：在视束的下面向后行，与大脑后动脉吻合，将颈内动脉系与椎基底动脉系吻合在一起。

2）椎动脉 vertebral artery：起自锁骨下动脉，向上穿第 6 至第 1 颈椎横突孔，经枕骨大孔入颅腔，沿延髓腹侧上行，至脑桥下缘，左、右椎动脉合成一条基底动脉 basilar artery。基底动脉沿脑桥腹侧的基底沟上行，至脑桥上缘分为左、右大脑后动脉（图 8-52）。

大脑后动脉 posterior cerebral artery 是基底动脉的终末分支，绕大脑脚向后，行向颞叶下面、枕叶内侧面。其皮质支分布于颞叶内侧面、底面及枕叶，中央支经后穿质入脑实质，供应背侧丘脑、内侧膝状体、下丘脑和底丘脑等。大脑后动脉起始部与小脑上动脉根之间夹有动眼神经，当颅内压增高时，海马旁回的钩可移至小脑幕切迹下方，使大脑后动脉向下移位，压迫动眼神经，导致动眼神经麻痹。

椎动脉在合成基底动脉前，还先后发出脊髓前、后动脉和小脑下后动脉，分别营养脊髓、小脑下面后部和延髓。基底动脉沿途发出小脑下前动脉、迷路动脉、脑桥动脉和小脑上动脉，分别营养小脑下面前部、内耳、脑桥和小脑上面等处。

3）大脑动脉环 cerebral arterial circle：又称 Willis 环（图 8-52），由两侧颈内动脉末段、大脑前动脉的起始段、前交通动脉、后交通动脉和大脑后动脉吻合而成。大脑动脉环位于脑底下方，围绕在视交叉、灰结节和乳头体周围。大脑动脉环使颈内动脉系与椎基底动脉系相交通，也使左、右大脑半球的动脉相联合。正常情况下，大脑动脉环两侧的血液不相混合。当构成此环的某一动脉血流减少或被阻断时，通过动脉环调节，可在一定程度上使血流重新分配和代偿，以维持脑的血液供应。

考点：颈内动脉和椎基底动脉的主要分支及分布范围。

知识链接

大脑动脉环作为一种代偿的潜在装置，其血管的管径可有变化，常见发育不良，有时甚至缺乏此环。血管造影表明，约有1/3的个体发生大脑动脉环不全或缺失，其中较常见的有：一侧后交通动脉管径小于1mm；大脑后动脉起于颈内动脉；两侧大脑前动脉起于一侧颈内动脉等。因此，在外科手术时，决不能假定某个患者存在一个有效而完整的动脉环。从颈内动脉和椎动脉注入造影剂，可获得血管在颅内分支状况的图像。

（2）脑的静脉：脑的静脉壁薄无瓣膜，不与动脉伴行，可分为浅、深两组，两组之间相互吻合，都注入硬脑膜窦（图8-56）。

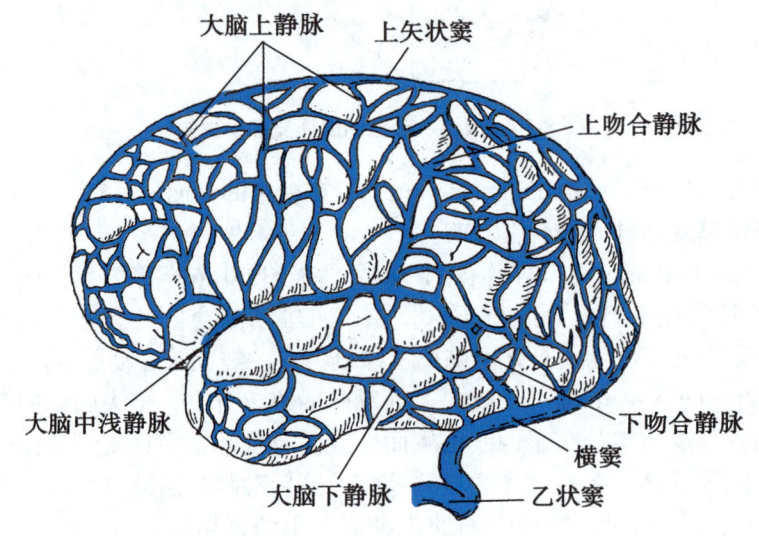

图8-56　脑的静脉（浅组）

1）浅静脉：浅静脉收集脑皮质及皮质下髓质的静脉血，主要有大脑上静脉、大脑中静脉和大脑下静脉。三者相互吻合成网，分别注入上矢状窦、海绵窦和横窦等。

2）深静脉：深静脉收集大脑深部的髓质、基底核、间脑、脑室脉络丛等处的静脉血，向后注入大脑大静脉（Galen大静脉），再注入直窦。

2．脊髓的血管

（1）脊髓的动脉：脊髓的动脉有两个来源（图8-57，58）：①椎动脉发出的脊髓前动脉anterior spinal artery和脊髓后动脉posterior spinal artery。②节段性动脉，为由颈升动脉、肋间后动脉和腰动脉发出的脊髓支，伴脊神经进入椎管与脊髓前、后动脉吻合，使脊髓前、后动脉不断得到增补、加强而延续到脊髓末端。在脊髓的胸1～4节、腰1节处，是两个动脉吻合的过渡带，血供较差，容易使脊髓发生横断性缺血、坏死，故称"危险区"。

（2）脊髓的静脉：脊髓的静脉较动脉多而粗，收集脊髓内的小静脉，最后汇集成脊髓前、后静脉，通过前、后根静脉注入硬膜外隙的椎内静脉丛，再转注入椎外静脉丛后返回心。

（三）脑脊液及其循环

脑脊液（cerebral spinal fluid，CSF）是充满脑室系统、蛛网膜下隙和脊髓中央管内的无

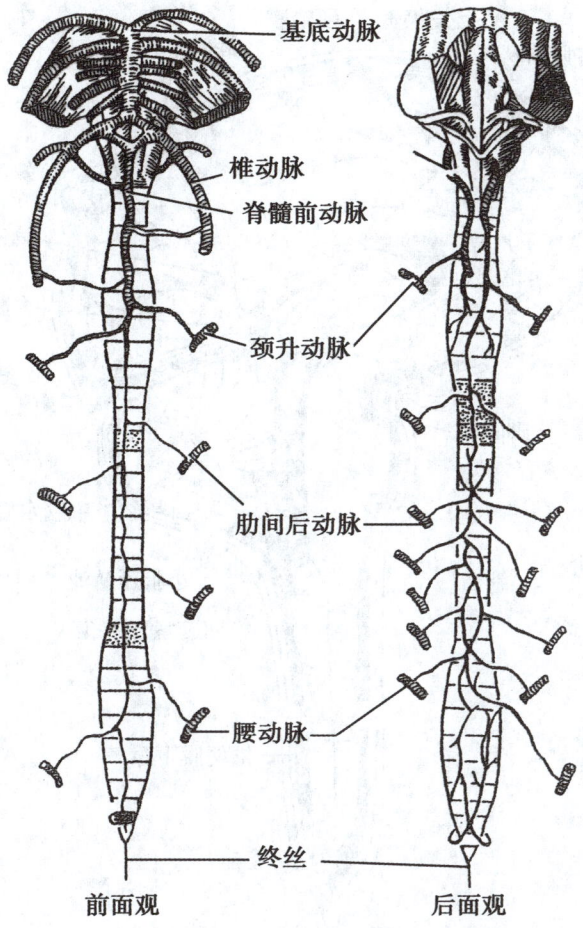

图 8-57 脊髓的动脉

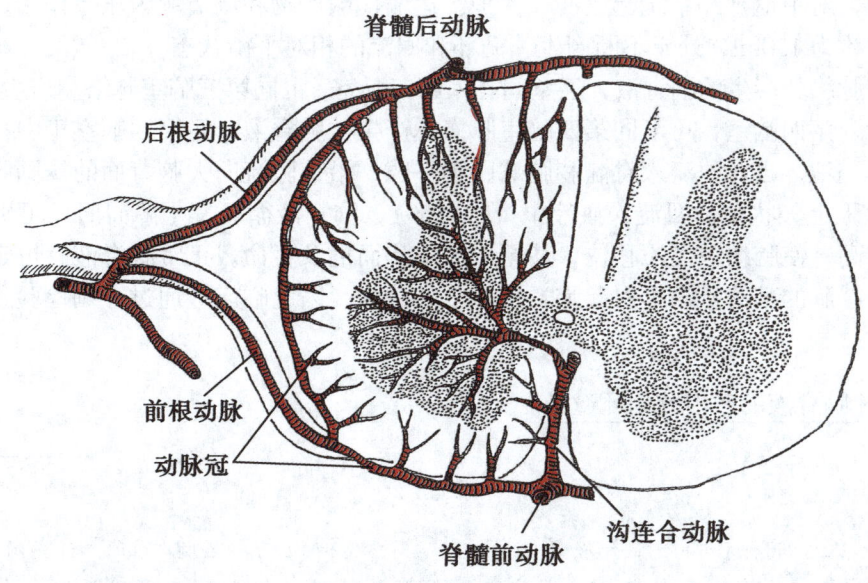

图 8-58 脊髓内部的动脉分布

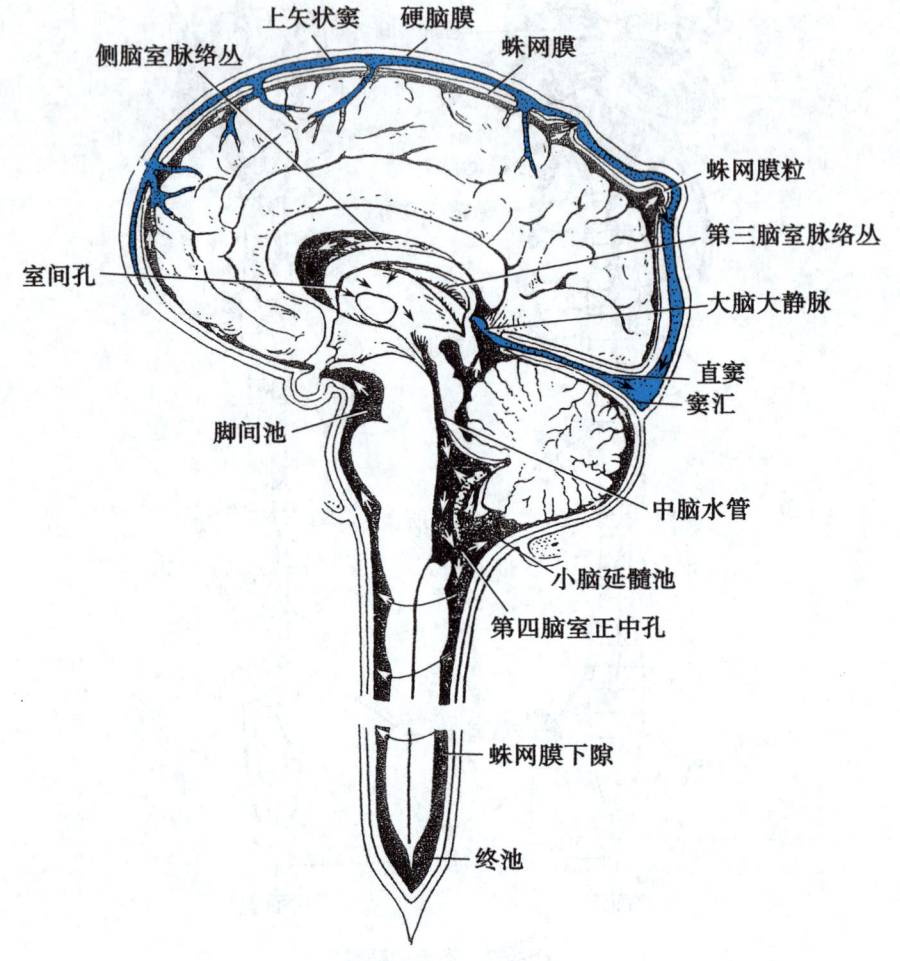

图 8-59 脑脊液循环模式图

色透明液体，对中枢神经系统起缓冲、保护、运输代谢产物和调节颅内压等作用。成人脑脊液总量平均约为150ml，处于不断产生、循环和回流的相对平衡状态。

侧脑室脉络丛产生的脑脊液，经室间孔入第三脑室；汇同第三脑室脉络丛产生的脑脊液，经中脑水管入第四脑室；再汇同第四脑室脉络丛产生的脑脊液，经第四脑室正中孔和外侧孔流入小脑延髓池，自此池流入脊髓和脑蛛网膜下隙，沿该隙流向大脑背面的蛛网膜下隙，经蛛网膜粒渗入上矢状窦，回流入血液中（图8-59）。脑脊液循环发生障碍时，可引起脑积水或颅内压增高，使脑组织受压移位，甚至形成脑疝而危及生命。正常脑脊液有恒定的化学成分和细胞数，脑的某些疾病可引起脑脊液成分的改变，因此临床上通过穿刺检验脑脊液，以协助诊断。

考点： 脑脊液的产生及循环途径。

知识链接

中枢神经系统存在接触脑脊液的神经元，称触液神经元。其胞体位于脑室内、室管膜内或脑实质中，借胞体或突起与脑脊液直接接触。此类神经元能感受脑脊液的各种刺激，并将神经活性物质（如肽类、胺类和氨基酸类等）释放至脑脊液中，从而发挥感受、分泌和调节的功能。因此，脑脊液与神经组织间存在交流信息的神经-体液回路。当神经系统出现病变时，可抽取脑脊液进行检测，也可经脑室注入药物进行治疗。

（孟 健）

第三节 周围神经系统

周围神经系统 peripheral nervous system 是指脑和脊髓以外的神经成分，根据与中枢神经系统相连部位的不同，可将其分为脑神经和脊神经两部分。其中与脑相连的部分称为脑神经 cranial nerves，共12对；与脊髓相连的部分称为脊神经 spinal nerves，共31对。根据周围神经系统在身体各系统、器官中分布对象的不同，周围神经系统又可分为：躯体神经 somatic nerves 分布于体表、骨、关节和骨骼肌；内脏神经 visceral nerves 分布于内脏、心血管、平滑肌和腺体。躯体神经和内脏神经都需经脑神经或脊神经与中枢神经系统相连。为了讲述方便，通常又把周围神经系统分为脊神经、脑神经和内脏神经三部分。

一、脊神经

脊神经共31对，包括颈神经 cervical nerves 8对、胸神经 thoracic nerves 12对、腰神经 lumbar nerves 5对、骶神经 sacral nerves 5对和尾神经 coccygeal nerve 1对。每对脊神经连于一个脊髓节段，每对脊神经借前根连于脊髓前外侧沟，借后根连于脊髓后外侧沟。前、后根均由许多根丝构成，前根属运动性，后根属感觉性，两者在椎间孔处合成一条脊神经。因此，脊神经既含感觉神经纤维，又含运动神经纤维，为混合性。脊神经后根在椎间孔附近有椭圆形的膨大，称脊神经节 spinal ganglion，其中含假单极的感觉神经元，其中枢突构成了脊神经后根，其周围突随脊神经分布至感受器。

脊神经都是混合性神经，每对脊神经均含有4种纤维成分：①躯体感觉纤维，分布于皮肤、骨骼肌、肌腱和关节，将皮肤的浅感觉（痛、温觉等）和肌、腱、关节的深感觉（运动觉、位置觉等）冲动传入中枢。②内脏感觉纤维，分布于内脏、心血管和腺体，将这些结构的感觉冲动传入中枢。③躯体运动纤维，分布于骨骼肌，支配其随意运动。④内脏运动纤维，分布于内脏、心血管和腺体，支配心肌、平滑肌的运动，控制腺体的分泌（图8-60）。

脊神经干很短，出椎间孔后主要分为前支和后支，均为混合性：①前支：粗大，主要分布于躯干前外侧及四肢的皮肤和骨骼肌。除胸神经前支保持明显的节段性分布外，其余脊神经前支则先相互交织形成4个神经丛，即颈丛、臂丛、腰丛和骶丛，由丛再分支分布于相应区域。②后支：细小，主要分布于项、背部皮肤及深群肌，节段性明显。

考点：脊神经的区分。

（一）颈丛

1. 颈丛的组成和位置 颈丛 cervical plexus 由第1~4颈神经前支组成，位于胸锁乳突肌上部深面，中斜角肌和肩胛提肌起始端的前方。

2. 颈丛的主要分支 颈丛的分支包括行向表浅的皮支和分布至颈部深层肌肉和膈的肌

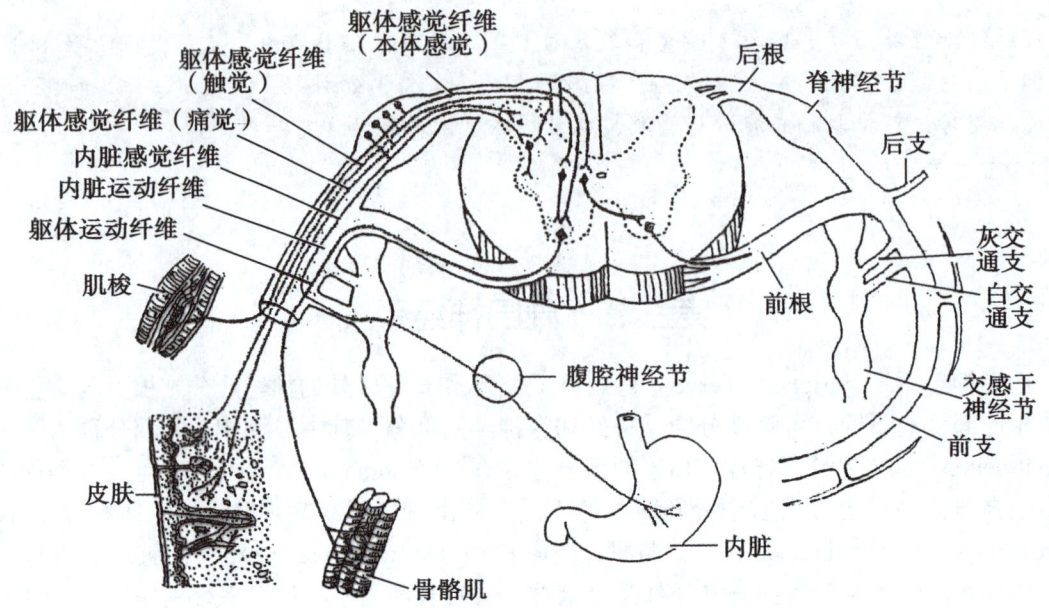

图 8-60 脊神经的组成和分布模式图

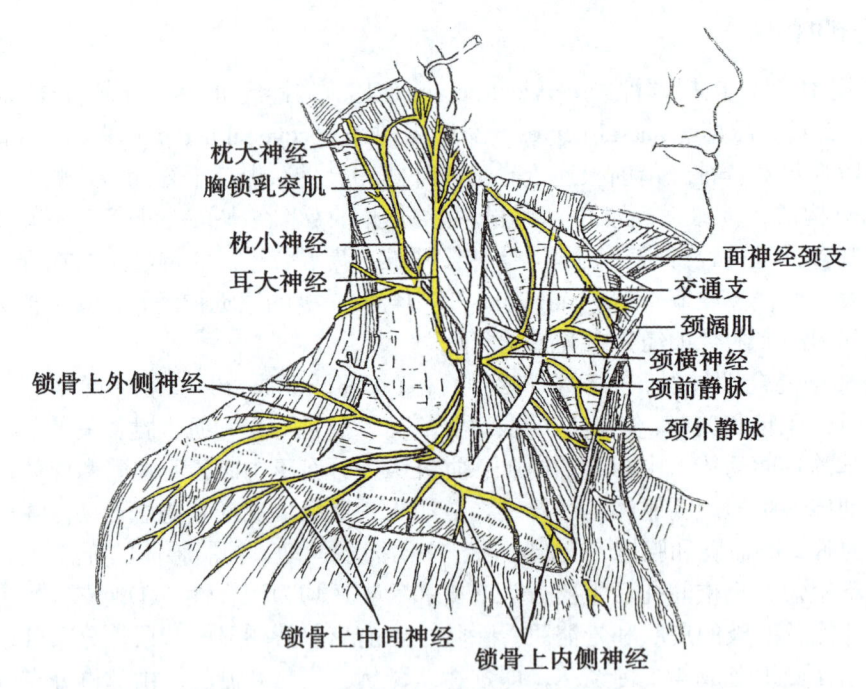

图 8-61 颈丛皮支

支（图 8-61，62）。皮支较集中，于胸锁乳突肌后缘中点附近浅出，主要分支有枕小神经、耳大神经、颈横神经和锁骨上神经，呈辐射状分布于枕部、耳后、颈部和肩部的皮肤。

膈神经 phrenic nerve 是颈丛中最重要的分支，经前斜角肌前面下降，在锁骨下动、静脉之间经胸廓上口进入胸腔，再经肺根前方下行至膈（图 8-62）。膈神经为混合性神经，其运动纤维支配膈肌，感觉纤维分布于胸膜、心包及膈下面的部分腹膜。膈神经损伤的主要表现是同侧半膈肌瘫痪，腹式呼吸减弱或消失，严重者可有窒息感。膈神经受刺激时可产生呃逆。

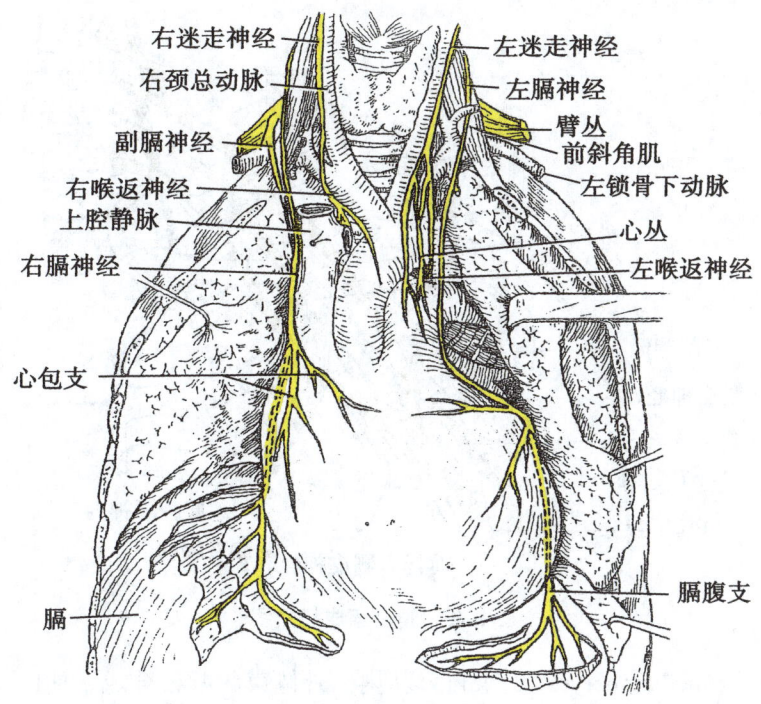

图 8-62 膈神经

考点：膈神经的行程和分布。

 知识链接

将局部麻醉药注入颈丛神经干周围，使其所支配的区域产生神经传导阻滞的麻醉方法称为颈丛神经阻滞麻醉（简称颈丛阻滞麻醉），是临床上常用的麻醉方法之一。颈丛阻滞麻醉按进针部位分为颈浅丛阻滞麻醉、颈深丛阻滞麻醉和膈神经阻滞麻醉3种。颈丛皮支较集中，于胸锁乳突肌后缘中点附近浅出，故颈浅丛阻滞麻醉的进针部位在胸锁乳突肌后缘中点处，由此将药物注入胸锁乳突肌深面。

（二）臂丛

1. 臂丛的组成和位置　臂丛 brachial plexus 由第 5～8 颈神经前支和第 1 胸神经前支大部分纤维组成，经斜角肌间隙穿出进入腋窝。行程中臂丛的 5 个神经根反复分支、组合，最后围绕腋动脉中段形成 3 个束，分别称为臂丛内侧束、后束和外侧束（图 8-63）。

2. 臂丛的主要分支　臂丛的分支较多，主要分布于上肢的肌和皮肤，也支配部分背部浅层肌和胸上肢肌。臂丛的主要分支有：

（1）胸长神经 long thoracic nerve：发自臂丛的神经根，沿胸侧壁前锯肌表面伴随胸外侧动脉下行，分布于前锯肌和乳房（图 8-64）。损伤此神经可引起前锯肌瘫痪，肩胛骨脊柱缘翘起，出现"翼状肩"体征。

（2）肌皮神经 musculocutaneous nerve：发自臂丛外侧束，向外侧斜穿喙肱肌，经肱二头肌与肱肌间下行，发出的肌支分布于此 3 块肌（图 8-64）。其终支延续为前臂外侧皮神经，分布于前臂外侧皮肤。

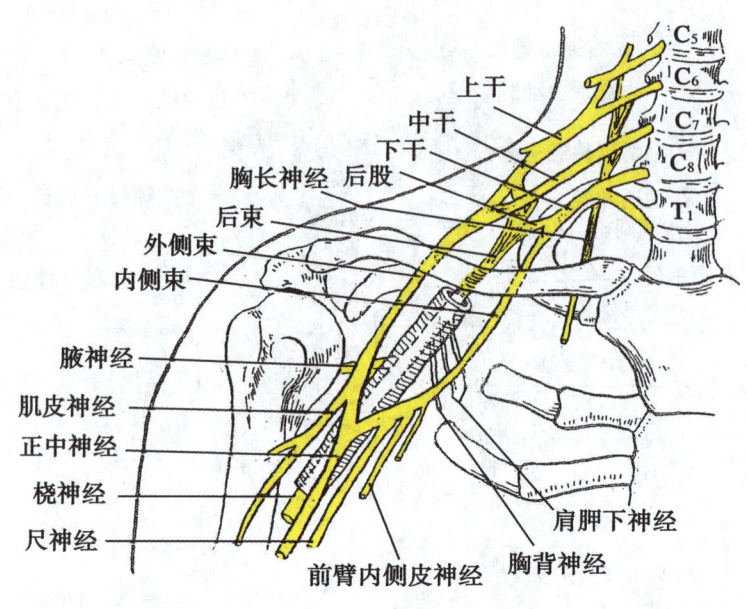

图 8-63 臂丛组成模式图

(3) 正中神经 median nerve：由来自臂丛内、外侧束的两根合成，伴肱动脉沿肱二头肌内侧沟下行至肘窝，继而沿前臂正中下行，经腕管至手掌（图 8-64）。正中神经在臂部一般无分支。在肘部及前臂部发出许多肌支，分布于除肱桡肌、尺侧腕屈肌和指深屈肌尺侧半以外的所有前臂前群肌。在手部，正中神经分布于第 1、2 蚓状肌及鱼际肌（拇收肌除外），掌心、桡侧 3 个半指掌面及其中节和远节指背面的皮肤（图 8-66，68）。正中神经损伤可导致前臂不能旋前、屈腕力弱、皮支分布区感觉障碍等，如鱼际肌萎缩可出现"猿手"特征（图 8-69）。

(4) 尺神经 ulnar nerve：发自臂丛内侧束，沿肱动脉内侧、肱二头肌内侧沟下行，经尺神经沟转至前臂内侧，与尺动脉伴行至手部（图 8-64）。尺神经在臂部未发分支，在前臂上部分支分布于尺侧腕屈肌和指深屈肌尺侧半。在手部，尺神经分布于小鱼际肌、拇收肌、骨间掌侧肌、骨间背侧肌及第 3、4 蚓状肌，其皮支分布于小鱼际、小指和无名指尺侧半掌面皮肤以及手背尺侧半和尺侧 2 个半手指背侧皮肤（图 8-66，67，68）。尺神经损伤后可导致屈腕力减弱、拇指不能内收等，肌萎缩时呈"爪形手"特征（图 8-69）。

(5) 桡神经 radial nerve：发自臂丛后束，紧贴肱骨背面的桡神经沟并伴肱深动脉向下外行，在肱骨外上髁上方穿过臂外侧肌间隔至肱桡肌与肱肌之间，在肱骨外上髁前方分为浅、深两终支（图 8-64，65）。桡神经粗大，支配整个上肢背侧的肌和皮肤，在手背的皮支分布于手背桡侧半和桡侧 2 个半手指近节背面的皮肤（图 8-67，68）。肱骨骨干骨折容易合并桡神经损伤，表现为不能伸腕和伸指、"虎口"区皮肤感觉丧失以及"垂腕"特征（图 8-69）。

(6) 腋神经 axillary nerve：发自臂丛后束，与旋肱后血管伴行向后外，绕肱骨外科颈至三角肌深面，发出的肌支分布于三角肌和小圆肌；其皮支分布于肩部、臂外侧区上部的皮肤（图 8-65）。肱骨外科颈骨折、肩关节脱位或被腋杖压迫，都可造成腋神经损伤而导致三角肌瘫痪，臂不能外展。由于三角肌萎缩，肩部可失去圆隆的外形，骨突耸出，呈现为"方形肩"特征。

考点：肌皮神经、正中神经、尺神经、桡神经和腋神经的行程和分布。

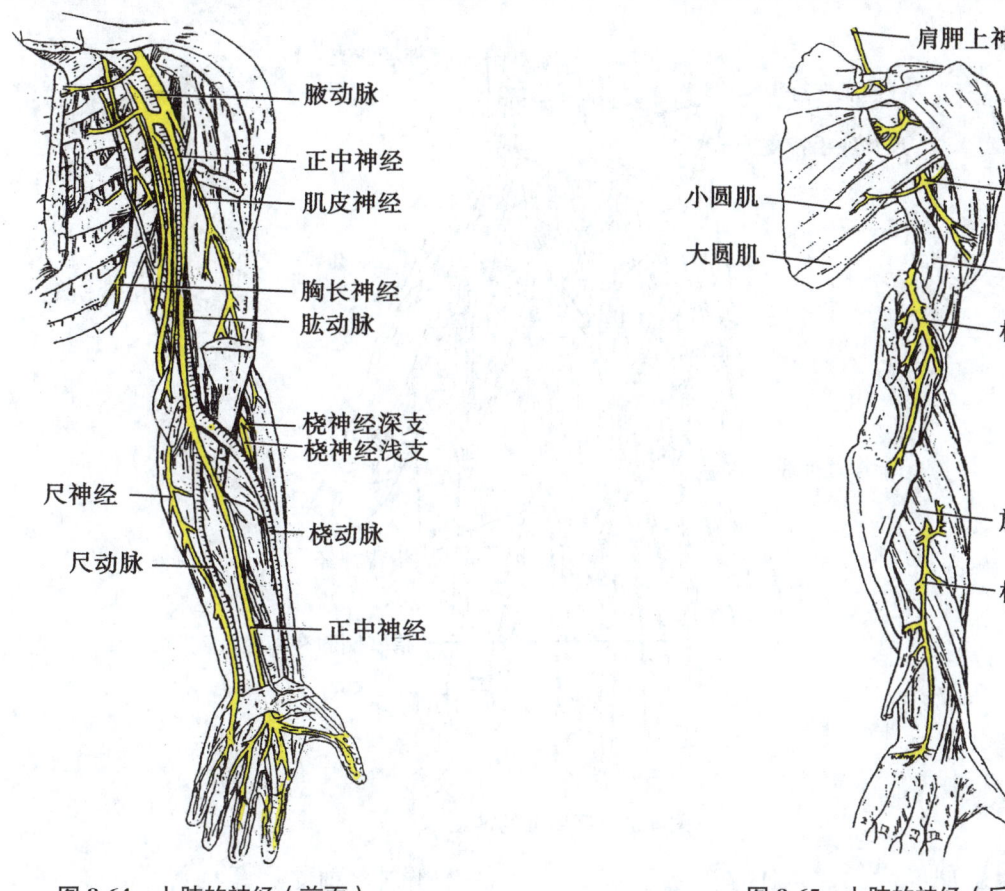

图 8-64 上肢的神经（前面）

图 8-65 上肢的神经（后面）

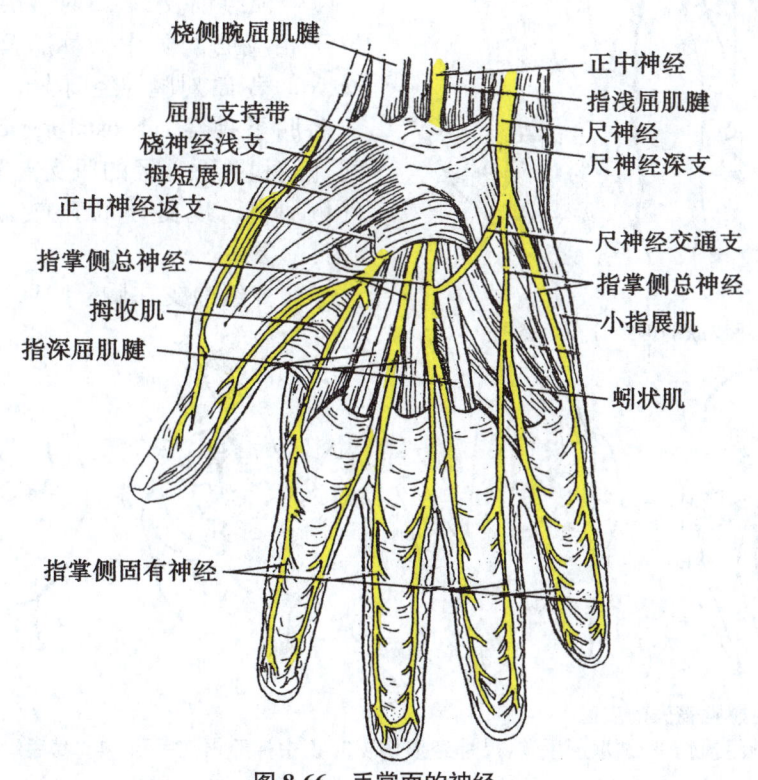

图 8-66 手掌面的神经

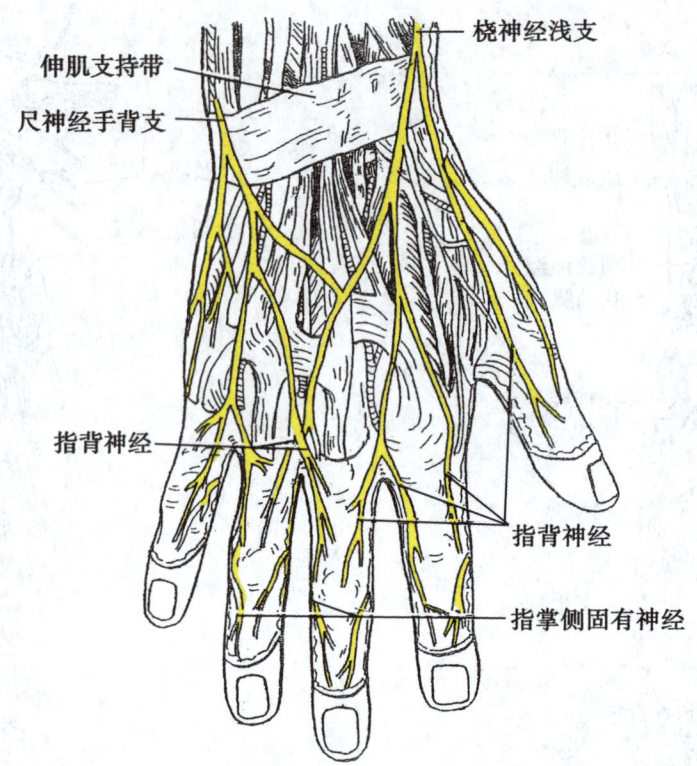

图 8-67 手背面的神经

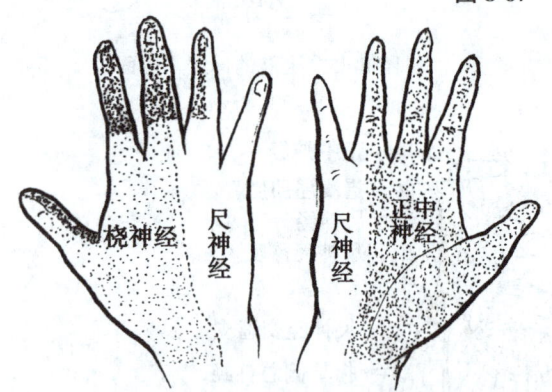

图 8-68 手皮肤的神经分布示意图

(三)胸神经前支

胸神经前支共 12 对,第 1～11 对各自位于相应肋间隙中,称肋间神经 intercostal nerve,第 12 对胸神经前支位于第 12 肋下方,故名肋下神经 subcostal nerve(图 8-70)。肋间神经和肋下神经的肌支支配肋间肌和腹前外侧肌群,皮支分布于胸、腹壁皮肤和胸、腹膜壁层。

胸神经前支在胸、腹壁皮肤的节段性分

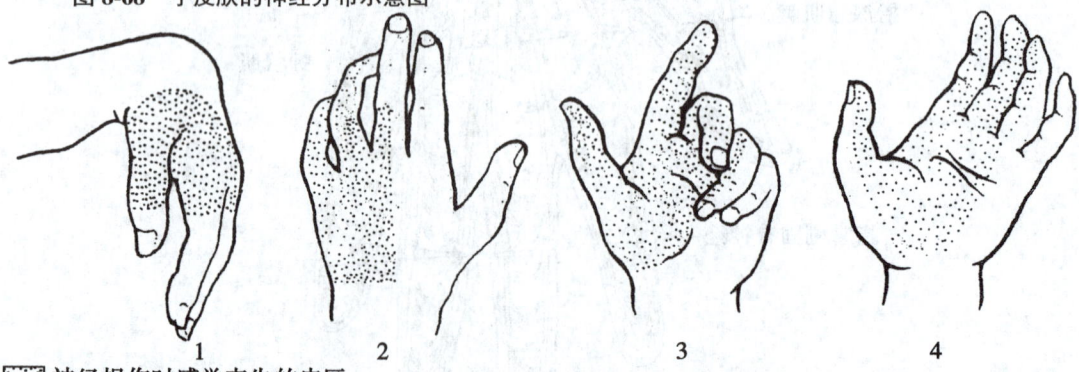

▨ 神经损伤时感觉丧失的皮区
1."垂腕"(桡神经损伤) 2."爪形手"(尺神经损伤) 3.正中神经损伤手形 4."猿手"(正中神经损伤)

图 8-69 神经损伤时的手形及皮肤感觉丧失区

布最为明显，由上向下按顺序依次排列。如 T_2 分布区相当于胸骨角平面，T_4 相当于乳头平面，T_6 相当于剑胸结合平面，T_8 相当于肋弓平面，T_{10} 相当于脐平面，T_{12} 则分布于脐与耻骨联合连线中点平面（图 8-70）。临床常以节段性分布区的感觉障碍来推断脊髓损伤平面位置。

考点：胸神经前支的节段性分布特点。

（四）腰丛

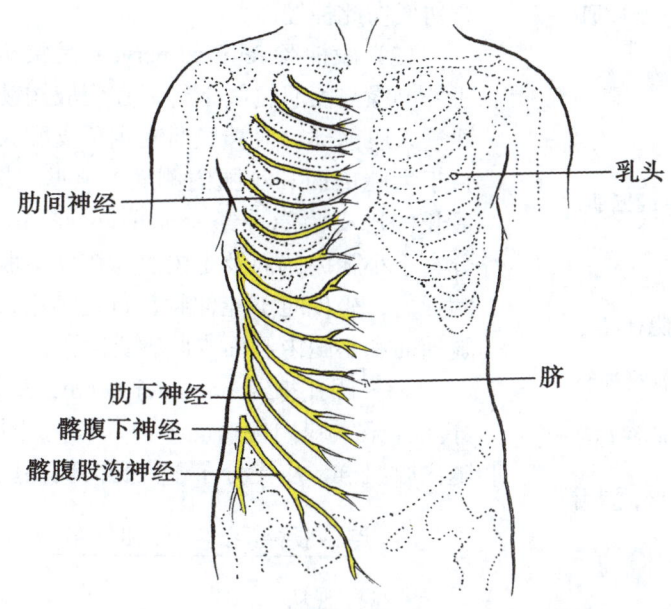

图 8-70　胸神经前支的分布

1. **腰丛的组成和位置**　腰丛 lumbar plexus 位于腰大肌的深面，由第 12 胸神经前支的一部分、第 1～3 腰神经前支及第 4 腰神经前支的一部分组成（图 8-71）。

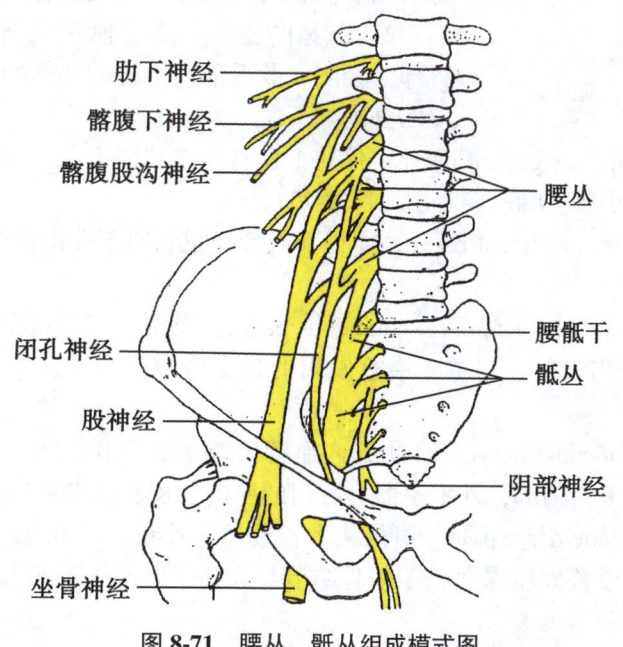

图 8-71　腰丛、骶丛组成模式图

2. 腰丛的主要分支 腰丛发出的分支主要分布于腹股沟区及大腿的前部和内侧面,腰丛的主要分支如下:

(1) 髂腹下神经 iliohypogastric nerve 和髂腹股沟神经 ilioinguinal nerve:为平行的上、下 2 条细支,在髂嵴上方进入腹前外侧壁肌层内行向前内(图 8-70,71)。它们分布于腹股沟区的肌肉和皮肤。在腹股沟疝修补术时,应注意勿损伤此神经。

(2) 股神经 femoral nerve:是腰丛最大分支,于腰大肌外侧缘与髂肌之间下行,在腹股沟韧带中点稍外侧的深面进入股前部。股神经肌支主要支配大腿肌前群,皮支分布于大腿前面和小腿内侧面的皮肤(图 8-71,72)。其中最长的皮支为隐神经 saphenous nerve,与大隐静脉伴行,分布于小腿内侧面及足内侧缘皮肤。股神经损伤后出现屈髋无力,坐位时不能伸膝,行走困难,膝跳反射消失,大腿前面和小腿内侧面皮肤感觉障碍。

(3) 闭孔神经 obturator nerve:从腰大肌内侧缘穿出,穿闭孔至大腿内侧(图 8-71,72)。闭孔神经肌支支配大腿内收肌群,皮支分布于大腿内侧面皮肤。

考点:股神经的行程和分布。

(五) 骶丛

1. 骶丛的组成及位置 骶丛 sacral plexus 是全身最大的脊神经丛,由部分第 4 腰神经前支和第 5 腰神经前支合成的腰骶干及全部骶神经和尾神经前支组成(图 8-71)。骶丛位于盆腔内,骶骨和梨状肌的前面。

2. 骶丛的主要分支 骶丛发出的分支分布于盆壁、臀部、会阴、股后部、小腿和足部的肌肉及皮肤,骶丛主要的分支如下:

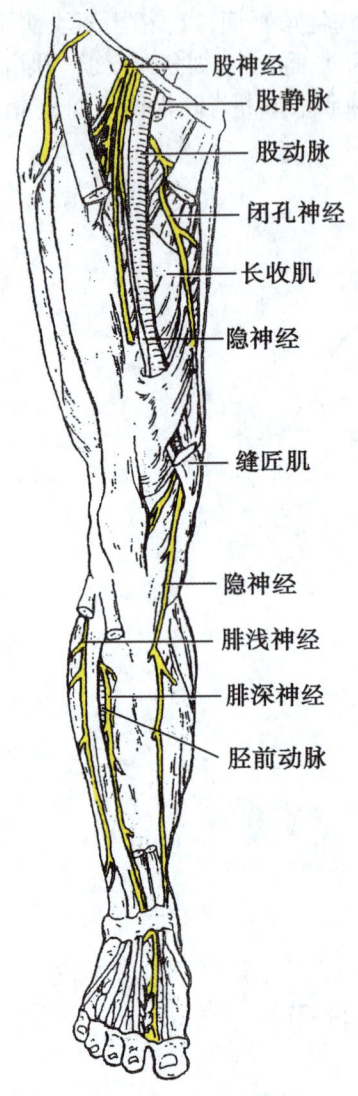

图 8-72 下肢的神经(前面)

(1) 臀上神经 superior gluteal nerve:伴臀上血管经梨状肌上孔出盆腔,行于臀中、小肌之间,分布于臀中、小肌和阔筋膜张肌(图 8-73)。

(2) 臀下神经 inferior gluteal nerve:伴臀下血管经梨状肌下孔出盆腔,行于臀大肌深面,分布于臀大肌(图 8-73)。

(3) 股后皮神经 posterior femoral cutaneous nerve:发出后穿梨状肌下孔出盆腔,在臀大肌深面行至其下缘浅出下行,自本干沿途发出的分支分布于臀区、股后区和腘窝处的皮肤(图 8-73)。

(4) 阴部神经 pudendal nerve:伴阴部内血管出梨状肌下孔,绕过坐骨棘经坐骨小孔进入坐骨肛门窝,分布于会阴部、外生殖器、肛门的肌肉和皮肤(图 8-71,73)。

(5) 坐骨神经 sciatic nerve:是全身最粗大、最长的神经,起始段最宽可达 2cm,经梨状肌下孔出盆腔后,位于臀大肌深面,在坐骨结节与大转子之间下行至股后区,继而在股二头肌长头深面下行，一般在腘窝上方分为胫神经和腓总神经两大终支。坐骨神经干在股后区发出肌支分布于大腿肌后群（图8-71，73）。

胫神经 tibial nerve 为坐骨神经本干的直接延续，于股后区下部沿中线下行入腘窝，与其深面的腘血管伴随下行，继而在小腿后区、比目鱼肌深面伴胫后血管下行，经内踝后方分为足底内、外侧神经进入足底区（图8-73）。胫神经分布于小腿肌后群和足底肌、小腿后面和足底的皮肤。胫神经损伤时可导致足不能跖屈、不能屈趾和足内翻，呈现"钩状足"畸形（图8-74）。感觉障碍在小腿后面及足底较为明显。

腓总神经 common peroneal nerve 由坐骨神经分出后，自腘窝上角沿股二头肌内侧缘走向外下，继而绕过腓骨颈，穿过腓骨长肌达小腿前面，分为腓浅神经和腓深神经（图8-73）。腓浅神经在腓骨长、短肌之间下行，肌支支配腓骨长、短肌，皮支分布于小腿外侧、足背和趾背的皮肤。腓深神经与胫前血管伴行，其分支分布于小腿前群肌、足背肌和第1、2趾相对缘的皮肤。腓总神经绕行腓骨颈处位置表浅，易受损伤。腓总神经受损伤后，足不能背屈，不能伸趾，足下垂且内翻，呈现"马蹄内翻足"畸形（图8-74）。行走时呈"跨阈步态"。感觉障碍在小腿前外侧及足背较为明显。

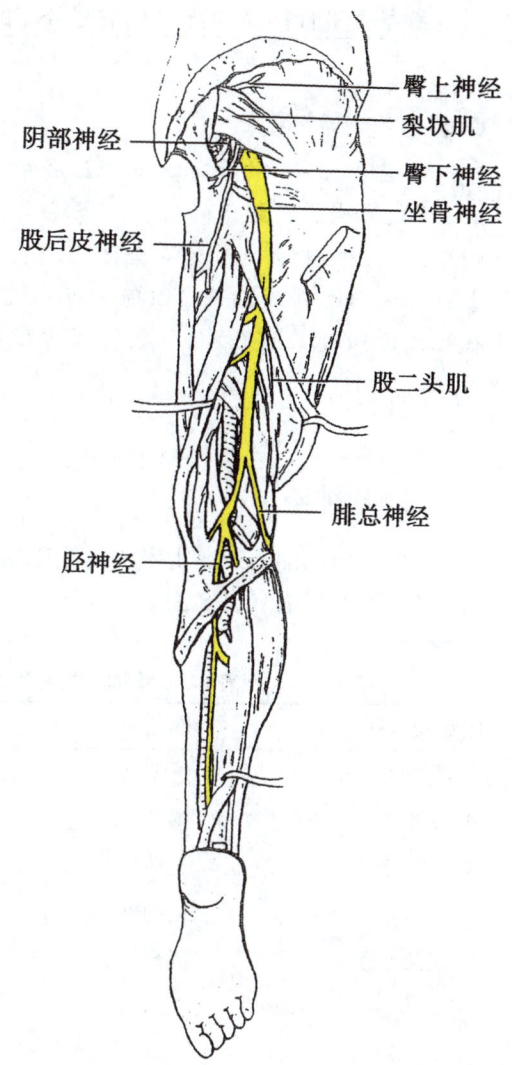

图8-73 下肢的神经（后面）

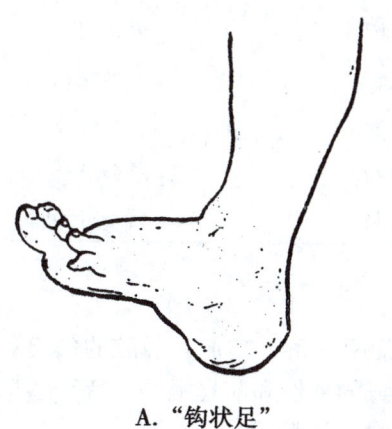

A. "钩状足"

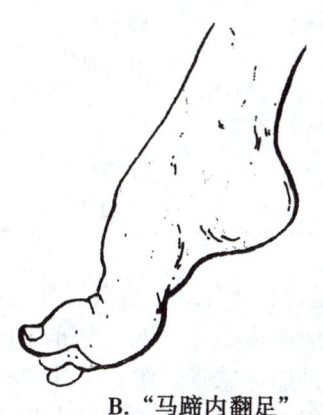

B. "马蹄内翻足"

图8-74 "钩状足"和"马蹄内翻足"

考点：坐骨神经的行程及主要分支的分布。

知识链接

自坐骨结节和大转子之间连线的中点，向下至股骨内、外侧髁之间的中点连线，此线上 2/3 段为坐骨神经干的投影。根据坐骨神经在臀部的走行特点，可以将臀部分为内、外两个区域，其外上部称为安全区，内下部称为危险区。臀部的安全区远离坐骨神经，临床上在此区内行臀大肌肌内注射，可以避免损伤坐骨神经。另外，臀部的安全区肌层厚实，在此区行肌内注射可以使注射的药物容易被吸收。

（郭新庆）

二、脑神经

脑神经 cranial nerves 是指与脑相连的周围神经部分，共 12 对（图 8-75），其排列顺序通常用罗马数字表示（表 8-3）。

表 8-3　脑神经的名称、性质、与脑连接及出入颅腔的部位

序数及名称	性质	与脑连接部位	出入颅腔部位
Ⅰ 嗅神经	感觉性	端脑	筛孔
Ⅱ 视神经	感觉性	间脑	视神经管
Ⅲ 动眼神经	运动性	中脑	眶上裂
Ⅳ 滑车神经	运动性	中脑	眶上裂
Ⅴ 三叉神经	混合性	脑桥	第 1 支眼神经经眶上裂
			第 2 支上颌神经经圆孔
			第 3 支下颌神经经卵圆孔
Ⅵ 展神经	运动性	脑桥	眶上裂
Ⅶ 面神经	混合性	脑桥	内耳门→茎乳孔
Ⅷ 前庭蜗神经	感觉性	脑桥	内耳门
Ⅸ 舌咽神经	混合性	延髓	颈静脉孔
Ⅹ 迷走神经	混合性	延髓	颈静脉孔
Ⅺ 副神经	运动性	延髓	颈静脉孔
Ⅻ 舌下神经	运动性	延髓	舌下神经管

脑神经含有 7 种纤维成分，较脊神经复杂：

1．一般躯体感觉纤维　分布于皮肤、肌、肌腱和眶腔、口腔、鼻腔的黏膜。
2．特殊躯体感觉纤维　分布于外胚层衍化形成的视器和前庭蜗器等特殊感觉器官。
3．一般内脏感觉纤维　分布于头、颈、胸、腹部的脏器。
4．特殊内脏感觉纤维　分布于味蕾和嗅器。

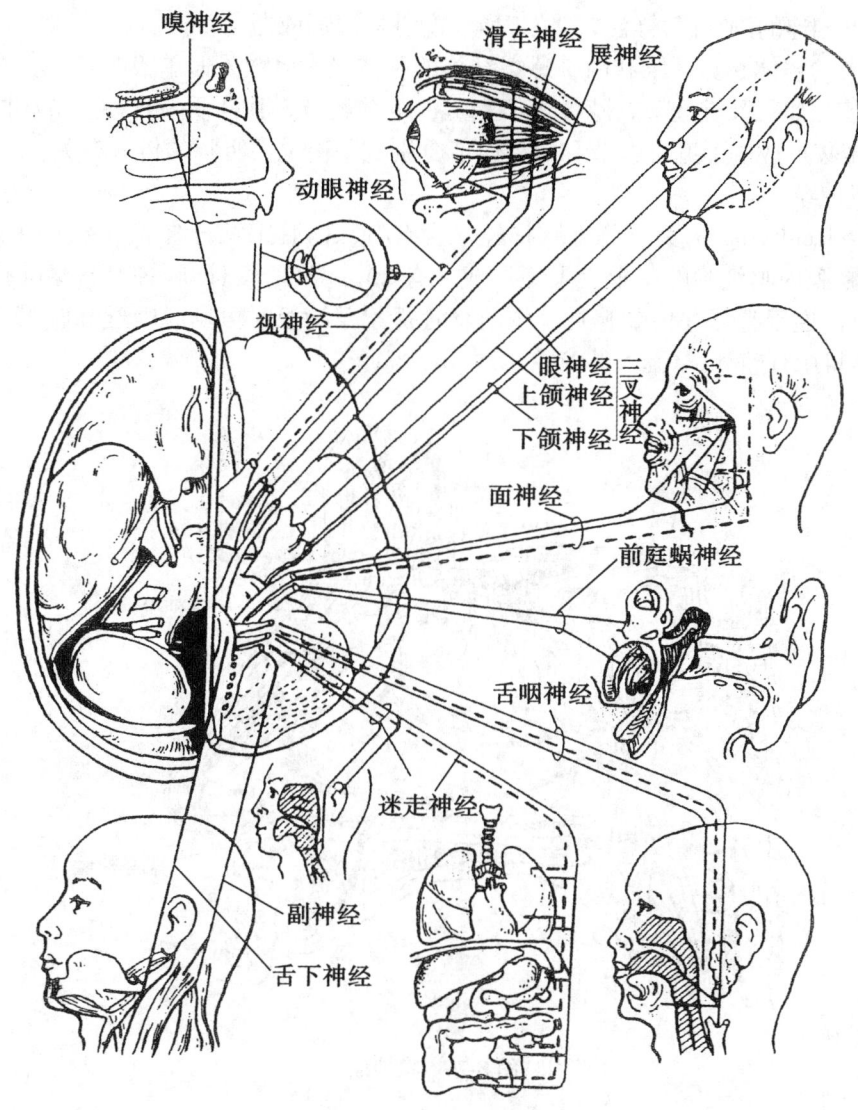

图 8-75　脑神经的分布概况

5．一般躯体运动纤维　支配眼球外肌和舌肌。

6．一般内脏运动纤维　支配平滑肌、心肌运动和控制腺体分泌。

7．特殊内脏运动纤维　支配鳃弓衍化来的横纹肌，如咀嚼肌、面肌、咽喉肌、胸锁乳突肌和斜方肌等。

脑神经与脊神经的不同之处主要有：①脑神经分为感觉性、运动性和混合性 3 种，而每一对脊神经均是混合性的。②头部分化出特殊的感觉器，出现了与之相连的第Ⅰ、Ⅱ、Ⅷ对脑神经。③脑神经中的一般内脏运动纤维均属副交感成分，且仅存在于第Ⅲ、Ⅶ、Ⅸ、Ⅹ对脑神经中；而脊神经中的一般内脏运动纤维主要是交感成分，且每一对脊神经中均存在，仅在第 2～4 骶神经中含有副交感成分。

第Ⅲ、Ⅶ、Ⅸ对脑神经中的一般内脏运动纤维自中枢发出后，先止于相应的副交感神经节，在神经节内交换神经元后再发出节后纤维分布于平滑肌和腺体。与第Ⅹ对脑神经的一般内脏运动纤维相连的副交感神经节多位于所支配脏器附近或器官壁内。

脑神经中的躯体感觉纤维和内脏感觉纤维的胞体绝大多数是假单极神经元，在脑外聚集成感觉神经节，如三叉神经节，膝神经节和上、下神经节，其性质与脊神经节相同。由双极神经元胞体聚集形成的前庭神经节和蜗神经节分别与平衡觉、听觉的传入有关。

(一) 嗅神经

嗅神经 olfactory nerve 为感觉性脑神经，含有特殊内脏感觉纤维，由上鼻甲及与其相对应的鼻中隔黏膜内嗅细胞的中枢突聚集形成，有20多条嗅丝（即嗅神经）穿筛孔进入颅前窝（图8-76），连于嗅球并传导嗅觉。颅前窝骨折累及筛板时可撕脱嗅丝和脑膜，从而导致嗅觉障碍，同时脑脊液也可流入鼻腔。

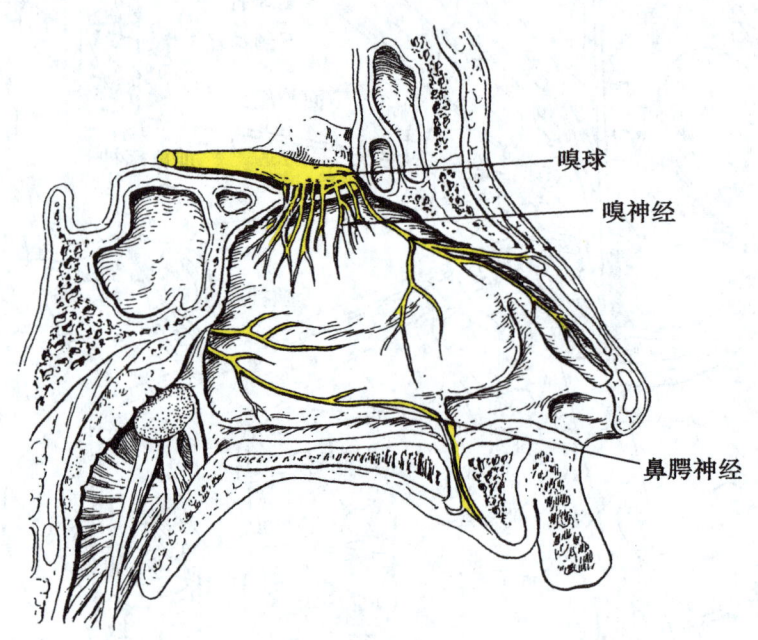

图 8-76　嗅神经

(二) 视神经

视神经 optic nerve 为感觉性脑神经，含有传导视觉冲动的特殊躯体感觉纤维，由视网膜节细胞的轴突在视神经盘处聚集穿过巩膜而形成。视神经在眶腔内行向后内侧，穿过视神经管进入颅中窝，在垂体前方连于视交叉，再经视束连于间脑的外侧膝状体。由于视神经是胚胎发生时间脑向外突出形成视器过程中的一部分，故视神经外面包裹有3层由脑膜延续而来的被膜，脑蛛网膜下隙也随之延伸至视神经周围，因此颅内压增高时常出现视神经盘水肿。

(三) 动眼神经

动眼神经 oculomotor nerve 为运动性脑神经，含有一般躯体运动纤维和一般内脏运动纤维，分别起自中脑的动眼神经核和动眼神经副核（图8-77，78）。动眼神经自中脑腹侧的脚间窝出脑，紧贴小脑幕切迹缘和后床突侧方前行，进入海绵窦外侧壁上部，再经眶上裂入眶后分为上、下支。上支较细小，支配上睑提肌和上直肌。下支较粗大，支配下直肌、内直肌和下斜肌。下斜肌支分出一小支，称睫状神经节短根，由一般内脏运动纤维组成，进入睫状神经节内交换神经元后，其节后纤维分布于眼球内的睫状肌和瞳孔括约肌，参与调

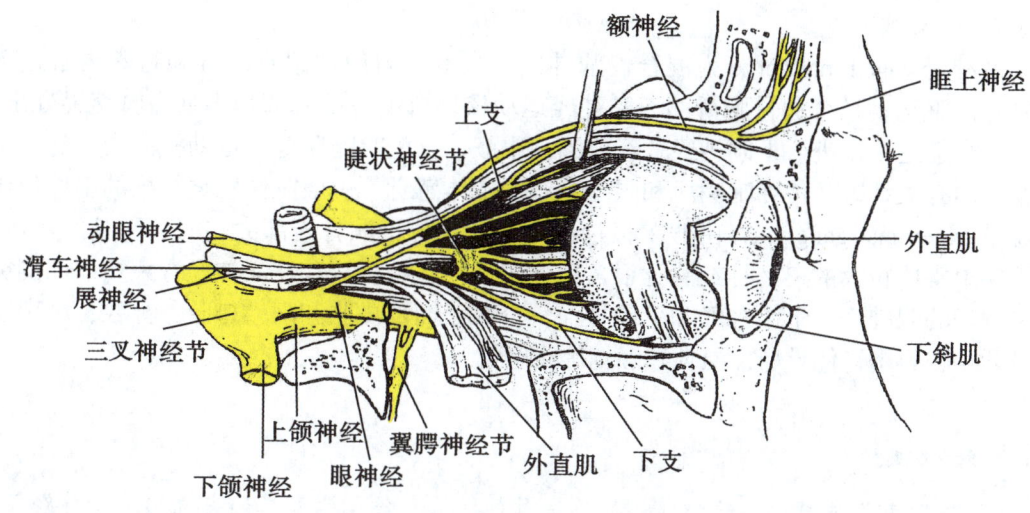

图 8-77 动眼、滑车、展神经的纤维成分及分布（侧面观）

节瞳孔对光反射。

睫状神经节 ciliary ganglion 为副交感神经节，位于视神经与外直肌之间，有副交感根、交感根和感觉根：①副交感根，即睫状神经节短根，来自动眼神经，在此神经节内交换神经元，其节后纤维加入睫状短神经进入眼球，支配睫状肌和瞳孔括约肌。②交感根，来自颈内动脉丛，穿经神经节加入睫状短神经，进入眼球后支配瞳孔开大肌和眼血管。③感觉根，来自鼻睫神经，穿经神经节加入睫状短神经，传导眼球的一般感觉。

动眼神经损伤可导致上睑提肌、上直肌、下直肌、内直肌和下斜肌瘫痪，出现上睑下垂、瞳孔斜向外下方和瞳孔散大、对光反射消失等症状。

（四）滑车神经

滑车神经 trochlear nerve 为运动性脑神经，含有一般躯体运动纤维，起自中脑的滑车神经核（图 8-78，79）。滑车神经自中脑的下丘下方出脑后，绕大脑脚外侧前行，穿经海绵窦外侧壁，经眶上裂进入眶，越过上直肌和上睑提肌向前内侧走行，支配上斜肌。

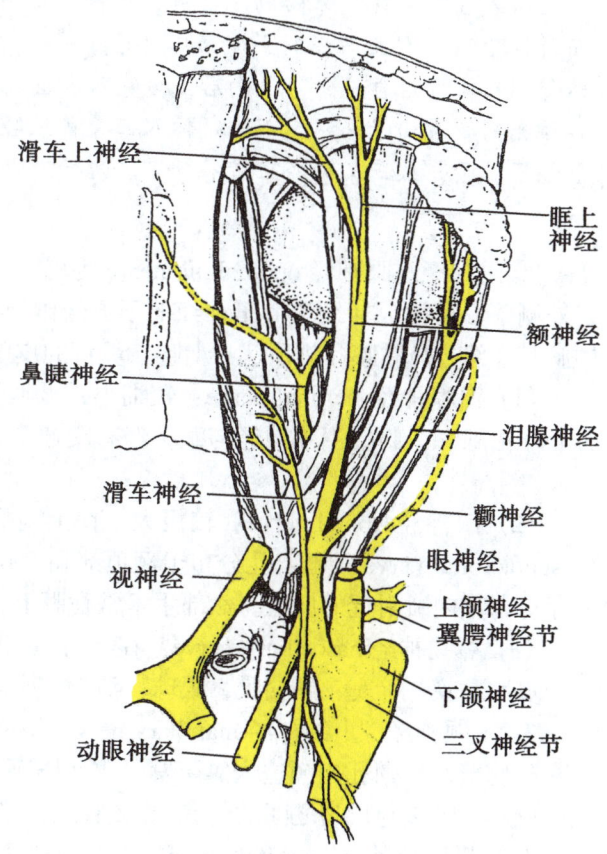

图 8-78 眶内的神经（上面观）

(五) 三叉神经

三叉神经 trigeminal nerve 为混合性脑神经，含有一般躯体感觉纤维和特殊内脏运动纤维。特殊内脏运动纤维起自脑桥的三叉神经运动核，自脑桥基底部与小脑中脚交界处出脑，组成三叉神经运动根进入下颌神经，经卵圆孔出颅，支配咀嚼肌等。运动根内尚含有三叉神经中脑核的有关纤维，传导咀嚼肌和眼球外肌的本体感觉。一般躯体感觉纤维的胞体位于三叉神经节 trigeminal ganglion，由假单极神经元形成，位于颞骨岩部尖端的三叉神经压迹处，其中枢突聚集成粗大的三叉神经感觉根，止于三叉神经脑桥核和三叉神经脊束核；周围突组成三叉神经的眼神经、上颌神经和下颌神经，分布于面部皮肤和眶、口腔、鼻腔、鼻旁窦的黏膜及牙、脑膜等，传导痛、温觉和触觉等浅感觉。

> **知识链接**
>
> 三叉神经节为半月形，凸向前，又称半月神经节，位于颞骨岩部尖端的三叉神经压迹处，被包裹于两层硬脑膜之间的腔隙即三叉神经腔内。蛛网膜和蛛网膜下隙也延伸入三叉神经腔内，包裹三叉神经根和三叉神经节的后部。临床上对三叉神经痛患者可采用注射无水乙醇或 5%~10% 苯酚的三叉神经节阻滞进行治疗，阻滞途径是自颧弓后 1/3 下方，口角外侧 2.5 cm 稍上方正对上颌第二磨牙处进针，沿下颌支内面刺向后内侧至翼突基部，到达卵圆孔前方后再退针，改向后上方穿入卵圆孔，然后伸入三叉神经压迹处的三叉神经节内注射药物。由于蛛网膜下隙延伸入三叉神经腔内，即使少量药物误入脑脊液内也会迅速扩散至脑干，故三叉神经阻滞术应谨慎施行，以防止严重并发症的发生。

1．眼神经 眼神经 ophthalmic nerve 为感觉性脑神经，自三叉神经节发出后，穿经海绵窦外侧壁，在动眼神经和滑车神经的下方经眶上裂进入眶，分布于眶、眼球、泪腺、结膜、硬脑膜、部分鼻黏膜和额顶部、上睑、鼻背的皮肤。其主要分支有：

（1）泪腺神经 lacrimal nerve：较细小，沿眶外侧壁和外直肌上方行向前外侧（图 8-78），分布于泪腺和上睑。泪腺神经与颧神经有交通支，来自面神经的副交感纤维加入，控制泪腺分泌。

（2）额神经 frontal nerve：较粗大，在上睑提肌上方前行，分为 2~3 支，其中眶上神经 supraorbital nerve 经眶上孔分布于额顶部和上睑的皮肤；滑车上神经 supratrochlear nerve 分布于鼻背和内眦附近的皮肤。额部手术常在眶上孔处进行麻醉。

（3）鼻睫神经 nasociliary nerve：在上直肌与视神经之间前行到达眶内侧壁，发出分支分布于鼻腔黏膜、筛窦、硬脑膜、眼球、泪囊、眼睑和鼻背的皮肤等。

2．上颌神经 上颌神经 maxillary nerve 为感觉性脑神经，自三叉神经节发出后，穿经海绵窦外侧壁，经圆孔出颅进入翼腭窝，再经眶下裂进入眶，延续为眶下神经。上颌神经分布于硬脑膜、眼裂与口裂之间的皮肤、上颌牙齿、鼻腔和口腔黏膜。其主要分支有：

（1）眶下神经 infraorbital nerve：为上颌神经主干的终末支，经眶下裂进入眶，再经眶下沟、眶下管出眶下孔，然后分为数支，分布于下睑、鼻翼、上唇的皮肤及黏膜。上颌部手术常在眶下孔处进行麻醉。

（2）颧神经 zygomatic nerve：较细小，在翼腭窝处分出后经眶下裂进入眶，分布于颧、颞部皮肤。来自面神经的副交感节前纤维在翼腭神经节内交换神经元后，其节后纤维经颧神经和交通支加入泪腺神经，控制泪腺分泌。

(3) 翼腭神经 pterygopalatine nerve：为 2～3 支细小的神经，起自翼腭窝处的上颌神经，向下连于翼腭神经节，分布于腭、鼻腔的黏膜和腭扁桃体。

(4) 上牙槽神经 superior alveolar nerve：分为上牙槽后、中、前神经，其中上牙槽后神经在翼腭窝内自上颌神经主干发出，在上颌体后方穿入骨质；上牙槽中、前神经分别在眶下沟和眶下管内发自眶下神经。上牙槽后、中、前神经相互吻合形成上牙槽神经丛，分布于上颌牙齿、牙龈和上颌窦黏膜。

3. 下颌神经　下颌神经 mandibular nerve 为混合性脑神经，自卵圆孔出颅后，在翼外肌深面分为前、后干。前干较细小，除发出肌支支配咀嚼肌、鼓膜张肌外，还分出颊神经。后干较粗大，除分布于硬脑膜、下颌牙齿及牙龈、舌前 2/3 及口腔底的黏膜和口裂以下的皮肤外，尚有分支支配下颌舌骨肌和二腹肌前腹。其主要分支有（图 8-79）：

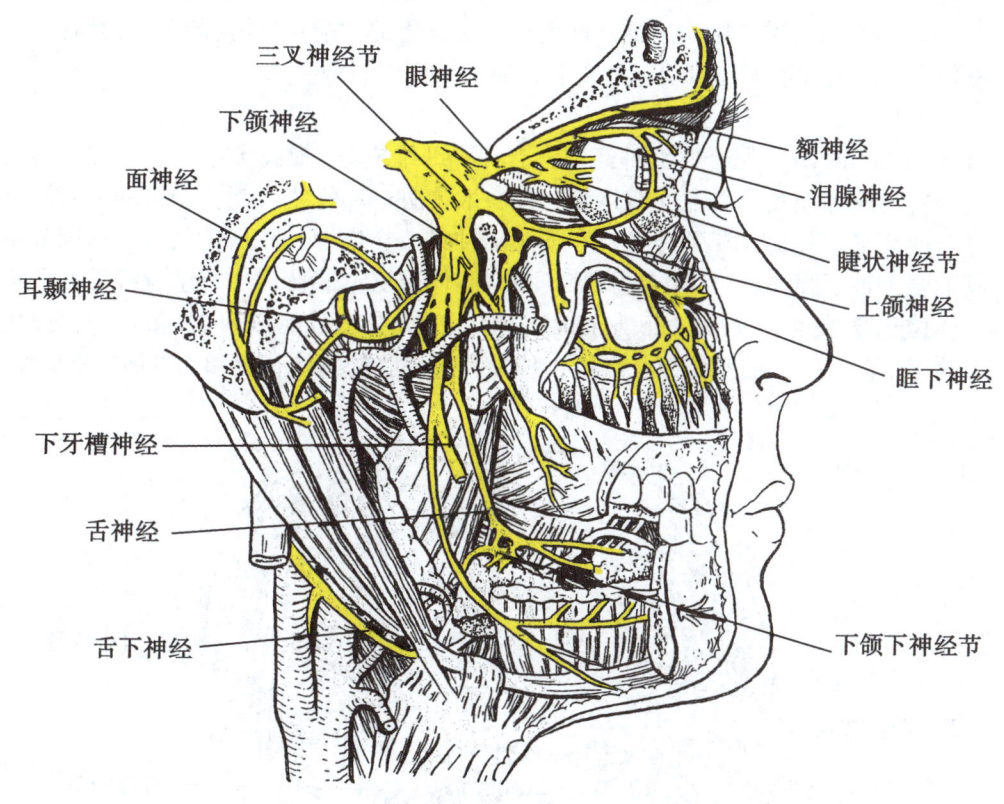

图 8-79　三叉神经的分支

(1) 耳颞神经 auriculotemporal nerve：起自下颌神经后干，以两根夹持脑膜中动脉，然后向后汇合成一支，经下颌颈内侧与颞浅血管相伴行，穿过腮腺上行，分布于颞区皮肤。来自舌咽神经的副交感纤维经耳颞神经分布于腮腺，控制腮腺分泌。

(2) 颊神经 buccal nerve：沿颊肌浅面行向下，分布于颊部皮肤及黏膜。

(3) 舌神经 lingual nerve：在下颌支内侧下行，沿舌骨舌肌外侧呈弓形越过下颌下腺上方，向前到达口腔黏膜深面，分布于口腔底及舌前 2/3 的黏膜，司痛、温、触觉等浅感觉。来自面神经的鼓索（含有副交感纤维和味觉纤维）加入舌神经，其中的味觉纤维分布于舌前

2/3 的味蕾，司味觉；副交感纤维至下颌下神经节内交换神经元后，其节后纤维控制下颌下腺和舌下腺分泌。

（4）下牙槽神经 inferior alveolar nerve：在舌神经的后方沿翼内肌外侧下行，经下颌孔进入下颌管，在管内发出分支组成下牙槽神经丛，分布于下颌牙齿及牙龈。其终末支自颏孔浅出，称颏神经，分布于颏部和下唇的皮肤及黏膜。颏部手术常在颏孔处进行麻醉。下牙槽神经中的运动纤维支配下颌舌骨肌和二腹肌前腹。

（5）咀嚼肌神经：含有特殊内脏运动纤维，其分支有咬肌神经、颞深神经、翼内肌神经和翼外肌神经，分别支配 4 块咀嚼肌。

一侧三叉神经损伤时可出现同侧面部皮肤和眼、口、鼻腔黏膜感觉消失，角膜反射消失；患侧咀嚼肌瘫痪及萎缩，张口时下颌偏向患侧。

（六）展神经

展神经 abducent nerve 为运动性脑神经，含有一般躯体运动纤维，起自脑桥的展神经核（图 8-78）。展神经自延髓脑桥沟出脑，向前行至颞骨岩部尖端穿入海绵窦，再经眶上裂进入眶，支配外直肌。展神经损伤可引起外直肌瘫痪而导致内斜视。

（七）面神经

面神经 facial nerve 为混合性脑神经，含有 4 种纤维成分（图 8-80）：①特殊内脏运动纤维，起自脑桥的面神经核，支配面肌运动。②一般内脏运动纤维，起自脑桥的上泌涎核，属于副交感节前纤维，分别在翼腭神经节和下颌下神经节交换神经元后，其节后纤维分布于泪腺、下颌下腺、舌下腺和鼻、腭的黏膜腺，控制腺体分泌。③特殊内脏感觉纤维，即味觉纤维，其胞体位于膝神经节 geniculate ganglion，周围突分布于舌前 2/3 的味蕾，中枢突止于脑干的孤束核上半部。④一般躯体感觉纤维，传导耳部皮肤的躯体感觉和面部肌的本体感觉。

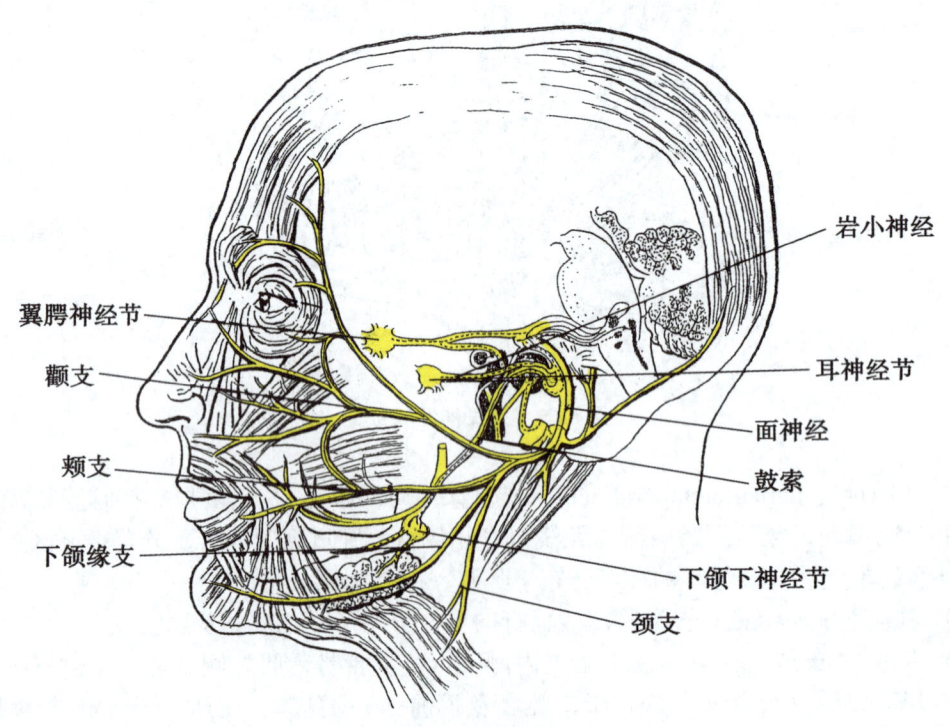

图 8-80 面神经的纤维成分及分布

面神经由运动根和混合根（感觉纤维和副交感纤维）组成，自延髓脑桥沟的外侧部出脑，进入内耳门后汇合成一干，穿过内耳道底进入面神经管，在面神经管起始部有膨大的膝神经节，然后经茎乳孔出颅，向前穿过腮腺到达面部。

1. 面神经的管内分支

（1）鼓索 chorda tympani：自面神经出茎乳孔前约 6 mm 处发出，行向前上进入鼓室，继而经岩鼓裂穿出鼓室至颞下窝，行向前下加入舌神经。鼓索含有 2 种纤维：味觉纤维随舌神经分布于舌前 2/3 的味蕾，传导味觉；副交感纤维进入下颌下神经节内交换神经元，其节后纤维分布于下颌下腺和舌下腺，控制腺体分泌。

（2）岩大神经 greater petrosal nerve：含有一般内脏运动纤维，自膝神经节处分出后，经岩大神经裂孔行向前，穿过破裂孔至颅底，与来自颈内动脉丛的岩深神经汇合成翼管神经，穿过翼管至翼腭窝，副交感纤维进入翼腭神经节内交换神经元，其节后纤维分布于泪腺、腭和鼻腔黏膜，控制腺体分泌。

（3）镫骨肌神经 stapedial nerve：支配鼓室内的镫骨肌。

2. 面神经的管外分支　面神经穿出茎乳孔后发出数条小支，支配枕肌、耳周围肌、二腹肌后腹和茎突舌骨肌。面神经主干行向前进入腮腺，在腮腺内发出分支组成腮腺内丛，由丛再发出分支自腮腺前缘呈辐射状穿出，支配面部表情肌。其主要分支有（图 8-80）：

（1）颞支 temporal branches：3 支，支配额肌和眼轮匝肌等。

（2）颧支 zygomatic branches：3～4 支，支配眼轮匝肌和颧肌。

（3）颊支 buccal branches：3～4 支，支配颊肌、口轮匝肌和其他口周围肌。

（4）下颌缘支 marginal mandibular branch：沿下颌体下缘行向前，支配下唇诸肌。

（5）颈支 cervical branch：在颈阔肌深面行向前下，支配颈阔肌。

与面神经有关的副交感神经节有：

（1）翼腭神经节 pterygopalatine ganglion：位于翼腭窝上部的上颌神经下方，为一不规则的扁平小体，有 3 个根：①副交感根，来自面神经的岩大神经，在神经节内交换神经元，其节后纤维分布于泪腺、腭和鼻的黏膜，控制腺体分泌；②交感根，来自颈内动脉丛；③感觉根，来自上颌神经的翼腭神经。

（2）下颌下神经节 submandibular ganglion：位于下颌下腺与舌神经之间，有 3 个根：①副交感根，来自鼓索，随舌神经至神经节内交换神经元，其节后纤维分布于下颌下腺和舌下腺，控制腺体分泌；②交感根，来自面动脉丛；③感觉根，来自舌神经。

面神经损伤的部位不同，可有不同的临床表现：面神经管外损伤主要表现为损伤侧表情肌瘫痪，出现患侧额纹消失，鼻唇沟变浅；口角偏向健侧，不能鼓腮；角膜反射消失等。面神经管内损伤除表情肌瘫痪外，还可出现听觉过敏、舌前 2/3 味觉消失和泪腺、下颌下腺、舌下腺分泌障碍等。

（八）前庭蜗神经

前庭蜗神经 vestibulocochlear nerve 由前庭神经和蜗神经组成，属于特殊躯体感觉性脑神经。

1. 前庭神经 vestibular nerve　传导平衡觉。其双极神经元的胞体在内耳道底聚集成前庭神经节 vestibular ganglion，周围突穿过内耳道底分布于内耳的球囊斑、椭圆囊斑和壶腹嵴，中枢突组成前庭神经，经内耳门入颅，止于脑干的前庭神经核。

2. 蜗神经 cochlear nerve　传导听觉。其双极神经元的胞体在内耳蜗轴内聚集成蜗神经节 cochlear ganglion，其周围突分布于内耳的螺旋器（Corti 器），中枢突组成蜗神经，自内耳门进入颅，经延髓脑桥沟外侧部止于脑干的蜗神经核。

前庭蜗神经损伤表现为患侧耳聋和平衡功能障碍，并伴有恶心、呕吐等症状。

（九）舌咽神经

舌咽神经 glossopharyngeal nerve 为混合性脑神经，含有 5 种纤维成分（图 8-81）：①特殊内脏运动纤维，起自延髓的疑核，支配茎突咽肌。②一般内脏运动纤维，起自延髓的下泌涎核，在耳神经节内交换神经元后，其节后纤维分布于腮腺，控制腮腺分泌。③一般内脏感觉纤维，其胞体位于颈静脉孔处的舌咽神经下神经节，中枢突止于延髓的孤束核下部，周围突分布于咽、舌后 1/3 黏膜、咽鼓管、鼓室等处的黏膜和颈动脉窦、颈动脉小球。④特殊内脏感觉纤维，其胞体也位于颈静脉孔处的舌咽神经下神经节，中枢突止于孤束核上部，周围突分布于舌后 1/3 的味蕾。⑤一般躯体感觉纤维，其胞体位于舌咽神经上神经节，中枢突止于延髓的三叉神经脊束核，周围突分布于耳后皮肤。

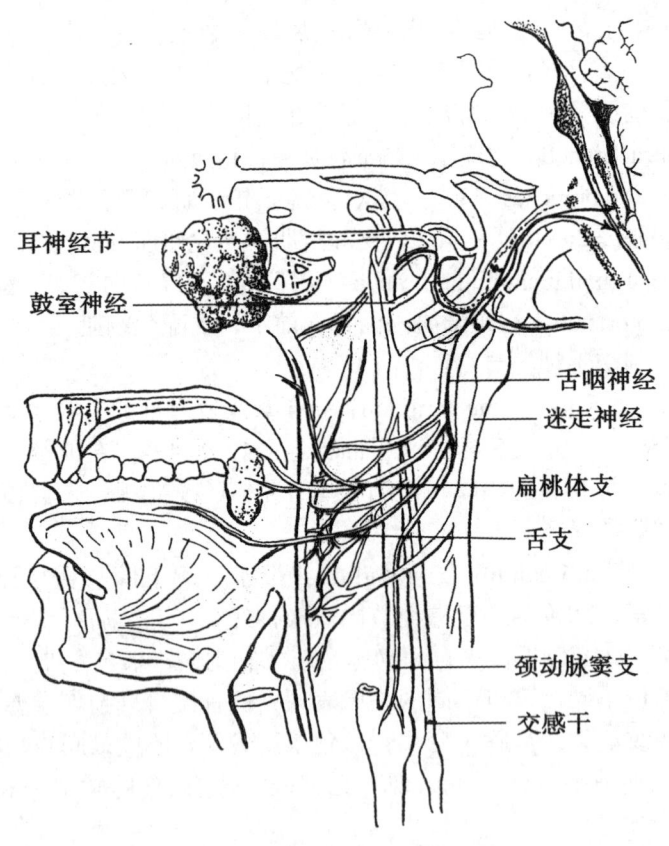

图 8-81 舌咽神经的纤维成分及分布

舌咽神经自延髓橄榄后沟出颅，与迷走神经、副神经共同经颈静脉孔出颅。在颈静脉孔内的神经干上有膨大的上神经节 superior ganglion，出孔时又形成稍大的下神经节 inferior ganglion。舌咽神经出颅后经颈内动、静脉之间下行，继而呈弓形行向前，经舌骨舌肌内侧到达舌根。其主要分支有：

1. 鼓室神经 tympanic nerve 发自下神经节，经颅底进入鼓室，在鼓室内侧壁黏膜内与交感神经纤维共同形成鼓室丛,发出数个分支分布于鼓室、乳突小房和咽鼓管黏膜,传导一般内脏感觉。鼓室神经的终末支为岩小神经,含有来自下泌涎核的副交感纤维,穿出鼓室到达耳神经节内交换神经元后,其节后纤维随耳颞神经分布于腮腺,控制腮腺分泌。

2．颈动脉窦支 carotid sinus branch 1～2支,自颈静脉孔下方的神经干发出,沿颈内动脉下行,分布于颈动脉窦和颈动脉小球,分别感受动脉血压和血液中二氧化碳浓度的变化,可反射性地调节血压和呼吸。

3．舌支 lingual branch 为舌咽神经的终末支,经舌骨舌肌深面,分布于舌后1/3黏膜和味蕾,传导一般内脏感觉和味觉。

4．咽支 pharyngeal branch 3～4支,与迷走神经和交感神经的咽支相互交织成咽丛,由丛再发出分支分布于咽部。

耳神经节 otic ganglion 为副交感神经节,位于卵圆孔下方,贴附于下颌神经的内侧。耳神经节有4个根:①副交感根,来自岩小神经,在神经节内交换神经元后,其节后纤维随耳颞神经分布于腮腺,控制腮腺分泌;②交感根,来自脑膜中动脉丛;③运动根,来自下颌神经,支配鼓膜张肌和腭帆张肌;④感觉根,来自耳颞神经。

(十) 迷走神经

迷走神经 vagus nerve 为混合性脑神经,含有4种纤维成分(图8-82):①一般内脏运动

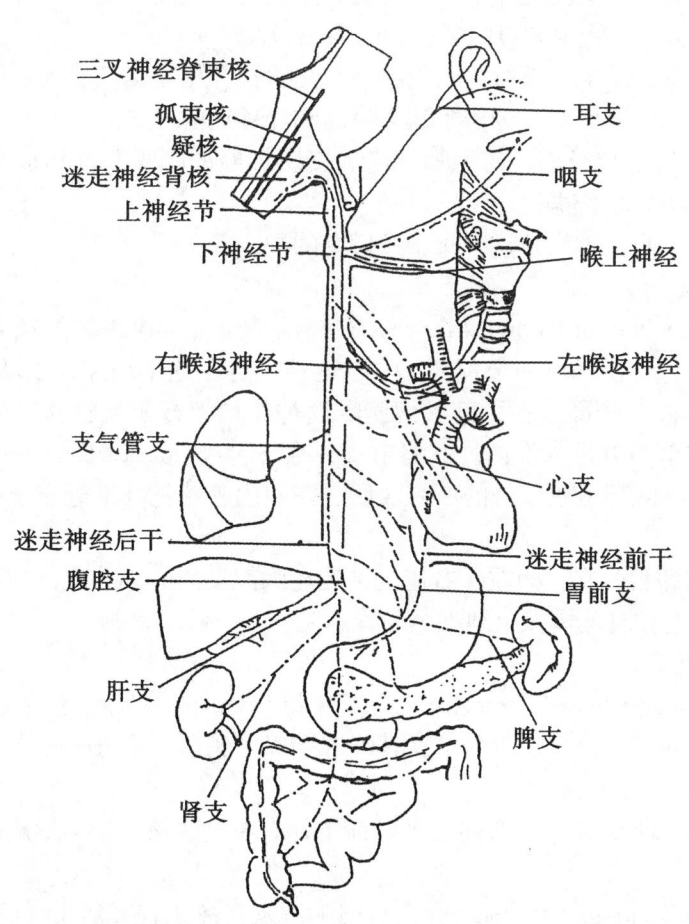

图8-82 迷走神经的纤维成分及分布

纤维，起自延髓的迷走神经背核，分布于颈、胸、腹部脏器，在器官旁节或器官内节内交换神经元后，其节后纤维支配平滑肌、心肌运动和控制腺体分泌。②一般内脏感觉纤维，其胞体位于迷走神经的下神经节 inferior ganglion，中枢突止于孤束核，周围突分布于颈、胸、腹部脏器。③一般躯体感觉纤维，其胞体位于迷走神经的上神经节 superior ganglion，中枢突止于三叉神经脊束核，周围突分布于耳廓、外耳道的皮肤和硬脑膜。④特殊内脏运动纤维，起自延髓的疑核，支配咽喉肌。

迷走神经自橄榄后沟出延髓，经颈静脉孔出颅，在颈静脉孔处有膨大的迷走神经上、下神经节。迷走神经干在颈部位于颈动脉鞘内，经颈内静脉与颈内动脉或颈总动脉之间向后方下行至颈根部。左迷走神经在左颈总动脉与左锁骨下动脉之间下行，越过主动脉弓前方，经左肺根后方至食管前方，分为数个细支形成左肺丛和食管前丛，在食管下端又聚集延续为迷走神经前干 anterior vagal trunk。右迷走神经经右锁骨下动脉前方，沿气管右侧下行，经右肺根后方到达食管后方，发出分支形成右肺丛和食管后丛，向下聚集延续为迷走神经后干 posterior vagal trunk。迷走神经前、后干向下与食管共同穿过膈的食管裂孔进入腹腔，分布于胃前、后壁。迷走神经沿途发出许多分支，其中较重要的分支有：

1．颈部的分支

（1）喉上神经 superior laryngeal nerve：起自下神经节，经颈内动脉内侧下行，在舌骨大角水平分为内、外支。外支支配环甲肌；内支为感觉支，伴随喉上动脉穿过甲状舌骨膜进入喉腔，分布于咽、会厌、舌根和声门裂以上的喉黏膜。

（2）心支：有上、下支，下行进入胸腔，与交感神经相互交织形成心丛。

（3）耳支：起自上神经节，分布于耳廓后面和外耳道的皮肤。

（4）咽支：起自下神经节，与舌咽神经和交感神经的咽支共同形成咽丛，分布于咽缩肌、软腭的骨骼肌和咽部黏膜。

（5）脑膜支：起自上神经节，分布于颅后窝的硬脑膜。

2．胸部的分支

（1）喉返神经 recurrent laryngeal nerve：右喉返神经自右迷走神经经右锁骨下动脉前方处发出，并勾绕锁骨下动脉返回至颈部。左喉返神经自左迷走神经经主动脉弓前方处发出，并勾绕主动脉弓返回至颈部。在颈部，两侧喉返神经均上行于气管食管间沟内，至甲状腺侧叶深面和环甲关节后方进入喉内。其终末支称喉下神经 inferior laryngeal nerve，含有特殊内脏运动纤维，支配除环甲肌以外的所有喉肌。一般内脏感觉纤维分布于声门裂以下的喉黏膜。

（2）支气管支和食管支：为左、右迷走神经在胸部发出的小分支，与交感神经的分支共同形成肺丛和食管丛，自丛再发出细支至气管、支气管、肺和食管。

3．腹部的分支

（1）胃前支 anterior gastric branch：在贲门附近自迷走神经前干发出，沿胃小弯行向右，沿途发出4～6支，分布于胃前壁，其终末支以"鸦爪"形分支分布于幽门部前壁（图8-83）。

（2）肝支 hepatic branch：起自迷走神经前干，有1～3条，参与形成肝丛，分布于肝和胆囊等处。

（3）胃后支 posterior gastric branch：在贲门附近发自迷走神经后干，经胃小弯深部走行，沿途发出分支分布于胃后壁，其终末支以"鸦爪"形分支分布于幽门窦和幽门管后壁（图8-83）。

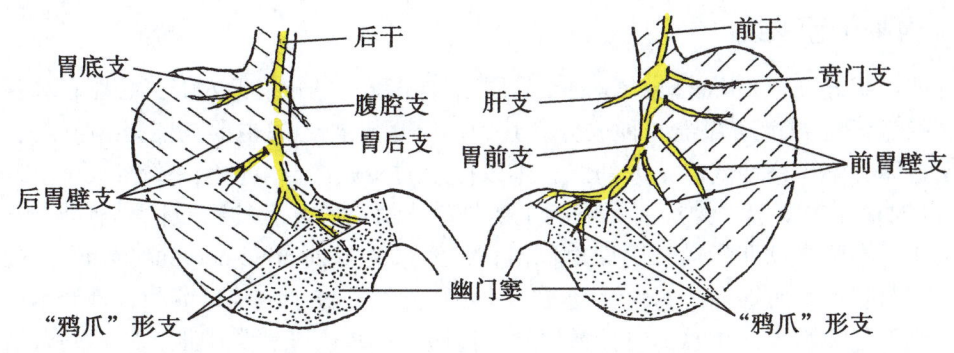

图 8-83 迷走神经在胃部的分支

（4）腹腔支 celiac branch：起自迷走神经后干，与交感神经共同形成腹腔丛，伴随腹腔干、肠系膜上动脉和肾动脉等走行，分布于肝、胆、胰、脾、肾和结肠左曲以上的消化管。

迷走神经主干损伤后导致内脏活动障碍的主要表现为脉搏加快、心悸、恶心、呕吐、呼吸深慢和窒息等。由于咽喉感觉障碍和骨骼肌瘫痪，患者可出现声音嘶哑、语言和吞咽困难，腭垂偏向患侧等症状。

 知识链接

> 胃溃疡的常用手术治疗方法有胃大部切除术和迷走神经切断术两种。胃大部切除术切除溃疡的好发部位和大部分胃体，可阻断胃酸分泌。高选择性迷走神经切断术是保留肝支、腹腔支和胃前、后支的"鸦爪"形支，切断胃前、后支在胃小弯处的其他分支，此方法既可减少胃酸分泌，达到治疗溃疡的目的，又可保留胃的排空功能和避免肝、胆、胰、肠的功能障碍。但高选择性迷走神经切断术后胃溃疡的复发率较高，主要原因是迷走神经的解剖变异和手术操作困难，该切断的迷走神经分支不能完全被切断。

（十一）副神经

副神经 accessory nerve 为运动性脑神经，有颅根和脊髓根。颅根由特殊内脏运动纤维组成，起自延髓的疑核，自迷走神经下方出脑，与其脊髓根相伴行，经颈静脉孔出颅，加入迷走神经，支配咽喉肌。脊髓根由特殊内脏运动纤维组成，起自副神经核，自脊神经前、后根之间出脊髓，在椎管内上行并经枕骨大孔进入颅腔，与其颅根汇合共同经颈静脉孔出颅，然后与其颅根分开，绕颈内静脉行向外下方，经胸锁乳突肌深面继续向外下斜行进入斜方肌，支配胸锁乳突肌和斜方肌。

（十二）舌下神经

舌下神经 hypoglossal nerve 为运动性脑神经，含有一般躯体运动纤维，起自延髓的舌下神经核。舌下神经自延髓前外侧沟出脑，经舌下神经管出颅，下行于颈内动、静脉之间，呈弓形向前到达舌骨舌肌浅面，在舌神经和下颌下腺管下方穿过颏舌肌进入舌，支配舌内肌和大部分舌外肌。

一侧舌下神经损伤时则患侧舌肌瘫痪，伸舌时舌尖偏向患侧。

三、内脏神经系统

内脏神经系统 visceral nervous system 是周围神经系统中分布于内脏、心血管和腺体的部分，含有感觉纤维和运动纤维两种成分。其中内脏运动神经的主要功能是调节内脏、心血管运动和腺体分泌，这种调节是人的意志难以控制的，故称自主神经系统 autonomic nervous system；同时由于内脏运动神经所影响的主要是动、植物所共有的物质代谢活动，并不参与控制动物所特有的骨骼肌运动，因而也称植物神经系统 vegetative nervous system。内脏感觉神经分布于内脏和心血管各处的内感受器，其初级神经元位于脑神经节和脊神经节内。内感受器可以感受各种刺激，并通过内脏感觉神经传递到各级内脏感觉中枢，中枢整合后作出反应，通过内脏运动神经调节相应脏器的活动，以维持机体内、外环境的动态平衡。

（一）内脏运动神经

内脏运动神经无论在形态结构还是功能上，与躯体运动神经都存在许多不同之处，在形态结构上的差异主要表现在以下方面：

（1）所支配对象不同：躯体运动神经支配骨骼肌，而内脏运动神经则支配平滑肌、心肌和腺体。

（2）纤维成分不同：躯体运动神经只有一种纤维成分，而内脏运动神经则有交感纤维和副交感纤维两种成分，且多数内脏器官同时接受交感神经和副交感神经双重支配。

（3）神经元数目不同：躯体运动神经自低级中枢至骨骼肌只有一个神经元，而内脏运动神经自低级中枢至效应器则有两个神经元（肾上腺髓质除外）。第一个神经元的胞体位于脑干和脊髓内，称节前神经元 preganglionic neuron，其轴突称节前纤维 preganglionic fiber；第二个神经元的胞体位于周围部的植物性神经节内，称节后神经元 postganglionic neuron，其轴突称节后纤维 postganglionic fiber。节后神经元的数目较多，一个节前神经元可以与多个节后神经元形成突触。

（4）分布形式不同：躯体运动神经以神经干的形式分布于效应器，而内脏运动神经的节后纤维则常攀附脏器或血管形成神经丛，再由神经丛发出分支分布于平滑肌、心肌和腺体。

（5）纤维种类不同：躯体运动神经常为较粗的有髓纤维，而内脏运动神经则为薄髓（节前纤维）和无髓（节后纤维）的细纤维。

（6）受机体控制的程度不同：躯体运动神经通常在人的意识控制下对效应器进行支配，而内脏运动神经在一定程度上是不受人的意识控制的。

内脏运动神经依据其形态、功能和药理学特点，可分为交感神经和副交感神经（图 8-84）。

1．交感神经　交感神经 sympathetic nerve 的低级中枢位于脊髓 $T_1 \sim L_3$ 节段灰质侧柱的中间外侧核，由此处发出节前纤维。交感神经的周围部由交感干、交感神经节以及由节发出的分支和交感神经丛等组成。

（1）交感神经节：依据交感神经节所处的位置可分为椎旁神经节和椎前神经节。

1）椎旁神经节：位于脊柱两旁，借节间支连成左、右 2 条交感干 sympathetic trunk，故也称交感干神经节 ganglia of sympathetic trunk。左、右交感干沿脊柱两侧走行，向上至颅底，向下至尾骨，在尾骨前方左、右交感干合并。交感干可分为颈、胸、腰、骶、尾部，每侧由 19～24 个神经节连接而成，其中颈部有 3～4 个、胸部 10～12 个、腰部 4 个、骶部 2～3 个，尾部合成 1 个奇神经节（图 8-85）。

2）椎前神经节：位于脊柱前方的腹主动脉脏支的根部，呈不规则的团块状，可分为

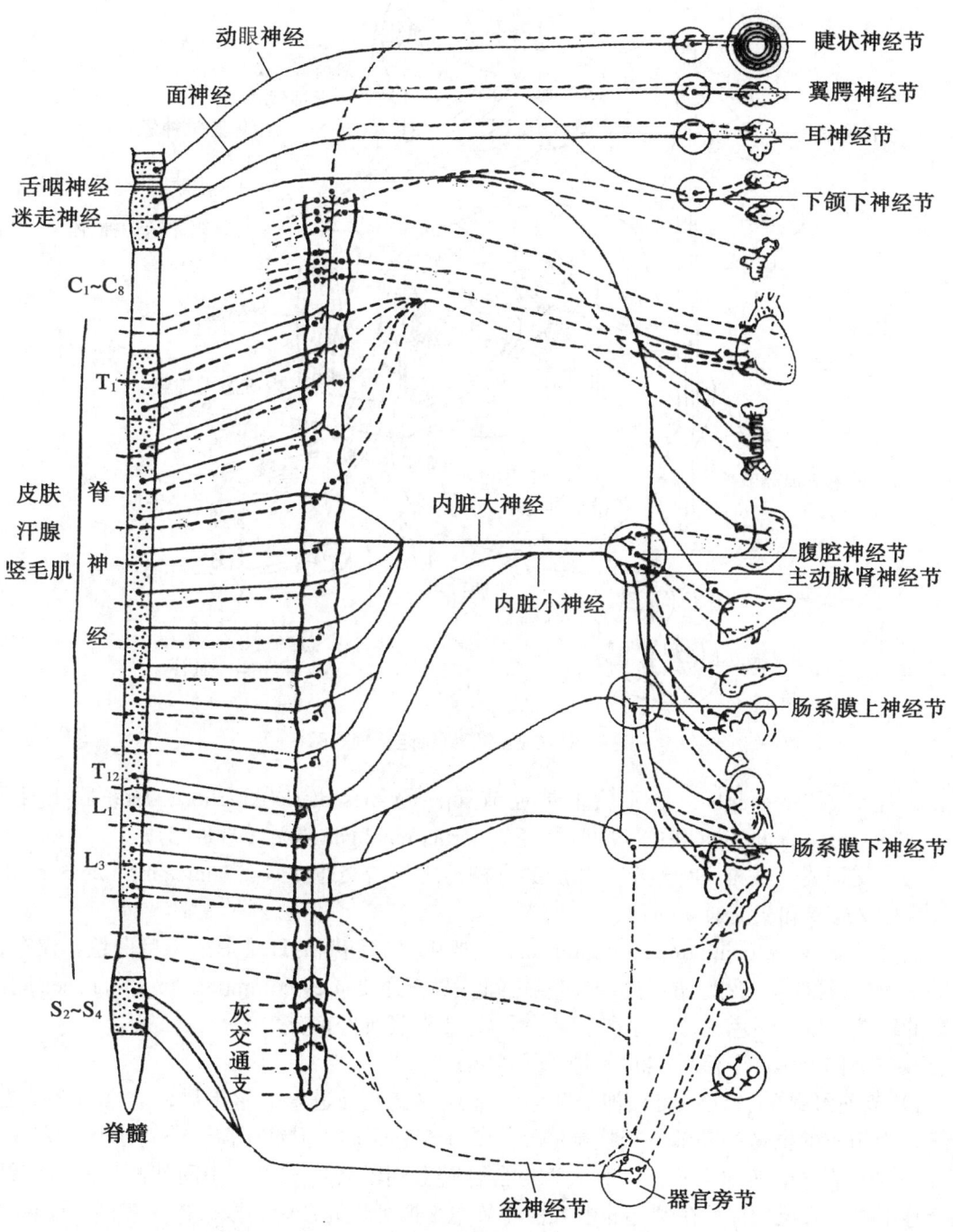

图 8-84 内脏运动神经概况示意图

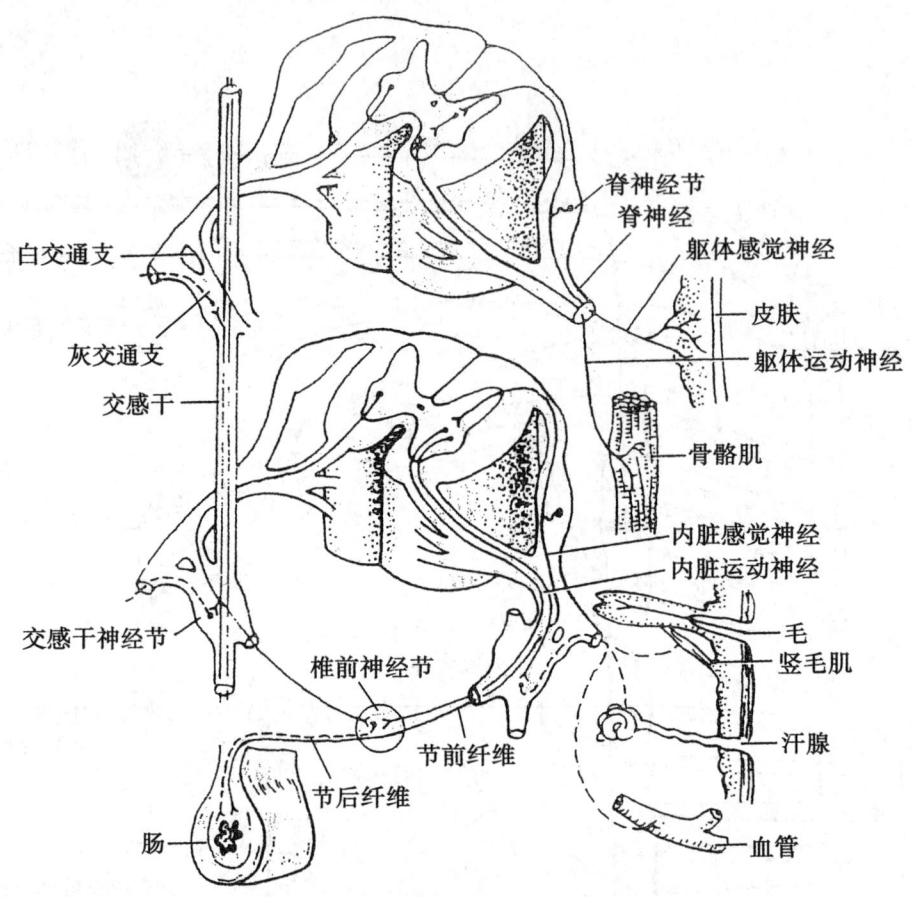

图 8-85 交感神经纤维走行模式图

腹腔神经节 celiac ganglia、肠系膜上神经节 superior mesenteric ganglion、肠系膜下神经节 inferior mesenteric ganglion 和主动脉肾神经节 aorticorenal ganglion（图 8-85）。

（2）交通支：在椎旁神经节与相应的脊神经之间借交通支 communicating branches 相连，可分为白交通支和灰交通支两种。

白交通支 white communicating branches 主要由具有髓鞘的纤维形成，呈白色，仅存在于 $T_1 \sim L_3$ 脊神经前支与相应的交感干神经之间。灰交通支 grey communicating branches 则由无髓鞘的纤维形成，颜色灰暗，存在于交感干与 31 对脊神经前支之间。

（3）节前纤维和节后纤维的去向（图 8-85）

1）节前纤维的去向：交感神经节前纤维经白交通支进入交感干后，通常有 3 种去向：①终止于相应的椎旁神经节并交换神经元。②在交感干内上升或下降，终止于其上方或下方的椎旁神经节并交换神经元。一般认为来自脊髓上胸段（$T_1 \sim T_5$）中间外侧核的节前纤维，在交感干内上升至颈部，在颈部的椎旁神经节内交换神经元；中胸段（$T_6 \sim T_{10}$）节前纤维在交感干内上升或下降，在其他胸部交感神经节内交换神经元；下胸段和腰段（$T_{11} \sim L_3$）节前纤维在交感干内下降，在腰骶部的交感神经节内交换神经元。③穿过椎旁神经节，至椎前神经节内交换神经元。

2）节后纤维的去向：交感神经的节前纤维在椎旁神经节、椎前神经节内交换神经元后，其节后纤维也有 3 种去向：①经灰交通支返回 31 对脊神经，随脊神经分布于头颈部、躯干、四肢的血管、汗腺和竖毛肌等。②攀附动脉走行，在动脉外膜处形成相应的神经丛，并随动脉分布到所支配的脏器。③由交感神经节发出分支直接分布到所支配的脏器。

(4) 交感神经的分布：交感神经的节后纤维在人体的分布可分为颈、胸、腰、盆部。

1) 颈部：颈交感干位于颈动脉鞘的后方和颈椎横突的前方，每侧常有 3～4 对椎旁神经节，分别称为颈上、颈中、颈下神经节。

颈上神经节 superior cervical ganglion 位于第 2、3 颈椎横突前方和颈内动脉后方，最大，呈梭形；颈中神经节 middle cervical ganglion 位于第 6 颈椎横突处，最小，有时缺如；颈下神经节 inferior cervical ganglion 位于第 7 颈椎处的椎动脉起始部后方，常与第 1 胸神经节合并成颈胸神经节 cervicothoracic ganglion 或星状神经节 stellate ganglion。

自颈交感神经节发出的节后纤维的分布，可概括如下：①经灰交通支返回 8 对颈神经，随颈神经分布于头颈部和上肢的血管、汗腺、竖毛肌等。②攀附邻近的动脉，形成颈内动脉丛、颈外动脉丛、锁骨下动脉丛和椎动脉丛等，伴随动脉分布于头颈部的腺体（泪腺、唾液腺和口腔、鼻腔黏膜内的腺体等）、竖毛肌、血管和瞳孔开大肌。③自神经节发出咽支直接进入咽壁，与迷走神经、舌咽神经的咽支共同形成咽丛。④3 对颈交感神经节分别发出颈上、颈中、颈下心神经，下行进入胸腔并加入心丛。

知识链接

颈交感神经对所支配的血管具有强大的舒缩调节作用。星状神经节阻滞被广泛地应用于治疗头颈部、颌面部和肢体疾患，是疼痛治疗中较为常用的方法。临床上施行星状神经节阻滞常在气管旁入路，即在胸锁关节上方 2.5 cm 与前正中线外侧 1.5 cm 相交处，从第 7 颈椎横突基部刺入，用手指将颈总动脉推向外侧。待针尖遇到骨质后，回抽无血、无脑脊液，即可注射药物。如星状神经节阻滞有效，则可出现手指温度升高和 Horner 综合征。临床上操作时应注意防止气胸、全脊髓麻醉和喉返神经阻滞等并发症的发生。

2) 胸部：胸交感干位于肋骨小头的前方，每侧有 10～12 对胸交感干神经节。自胸交感干神经节发出的节后纤维的分布，可概括如下：①经灰交通支返回 12 对胸神经，随胸神经分布于胸、腹壁的血管、汗腺、竖毛肌等。②上 5 对胸交感干神经节可发出数个分支，参与形成胸主动脉丛、食管丛、肺丛和心丛等。③内脏大神经 greater splanchnic nerve 由穿经第 6～9 胸交感干神经节的节前纤维组成，沿椎体前方斜向下行，穿过膈脚，主要终止于腹腔神经节。④内脏小神经 lesser splanchnic nerve 由穿经第 10～12 胸交感干神经节的节前纤维组成，下行穿过膈脚，主要终止于主动脉肾神经节。由腹腔神经节和主动脉肾神经节等发出的节后纤维，分布于肝、肾、脾等实质性脏器和结肠左曲以上的消化管。

3) 腰部：腰交感干位于腰椎椎体前外侧与腰大肌内侧缘之间，每侧有 4 对椎旁神经节。自腰交感干神经节发出的节后纤维的分布，可概括如下：①经灰交通支返回 5 对腰神经，随腰神经分布。②腰内脏神经 lumbar splanchnic nerves 由穿经腰神经节的节前纤维组成，终止于腹主动脉丛和肠系膜下丛内的椎前神经节，交换神经元后其节后纤维分布于结肠左曲以下的消化管和盆腔脏器，部分纤维还伴随血管分布于下肢。

4) 盆部：盆交感干位于骶骨前方和骶前孔内侧，有 2～3 对骶交感干神经节和 1 个奇神经节 ganglion impar。自盆交感干神经节发出的节后纤维的分布，可概括如下：①经灰交通支返回骶、尾神经，分布于下肢和会阴的血管、汗腺、竖毛肌。②部分分支加入盆丛，分布于盆腔脏器。

综上所述，交感神经的节前、节后纤维的分布具有一定规律性：①来自脊髓上胸段（$T_1 \sim T_5$）的节前纤维，交换神经元后其节后纤维支配头颈部、胸腔脏器和上肢的血管、汗腺、竖毛肌。②来自脊髓中、下胸段（$T_6 \sim T_{12}$）的节前纤维，交换神经元后其节后纤维支配肝、脾、肾等实质性脏器和结肠左曲以上的消化管。③来自脊髓上腰段（$L_1 \sim L_3$）的节前纤维，交换神经元后其节后纤维支配结肠左曲以下的消化管、盆腔脏器和下肢的血管、汗腺、竖毛肌。

2．副交感神经　副交感神经 parasympathetic nerve 的低级中枢位于脑干的一般内脏运动神经核和脊髓骶部第 2～4 节段灰质的骶副交感核，由这些核发出节前纤维至周围部的副交感神经节内交换神经元，其节后纤维到达所支配的脏器。副交感神经节多位于脏器附近或脏器壁内，分别称器官旁节和器官内节。位于颅部的副交感神经节体积较大，如睫状神经节、下颌下神经节、翼腭神经节和耳神经节等。身体其他部位的副交感神经节体积较小，肉眼难以辨别，需借助显微镜才能看到，如位于心丛、肺丛、膀胱丛、子宫阴道丛内的器官旁节和位于支气管、消化管壁内的器官内节等。

（1）颅部副交感神经：其节前纤维起自脑干的副交感神经核，参与组成第Ⅲ、Ⅶ、Ⅸ、Ⅹ对脑神经：

1）动眼神经副核发出的副交感节前纤维：伴随动眼神经走行，到达眶腔内的睫状神经节并交换神经元，其节后纤维进入眼球，分布于瞳孔括约肌和睫状肌。

2）上泌涎核发出的副交感节前纤维：伴随面神经走行，一部分节前纤维经岩大神经至翼腭窝内的翼腭神经节内交换神经元，其节后纤维分布于泪腺和鼻腔、口腔、腭黏膜的腺体；另一部分节前纤维经鼓索加入舌神经，在下颌下神经节内交换神经元，其节后纤维分布于下颌下腺和舌下腺。

3）下泌涎核发出的副交感节前纤维：伴随舌咽神经走行，其节前纤维经鼓室神经至鼓室丛，然后随岩小神经走行，至卵圆孔下方的耳神经节内交换神经元，其节后纤维随耳颞神经分布于腮腺。

4）迷走神经背核发出的副交感节前纤维：伴随迷走神经走行，并随其分支到达胸腔、腹腔脏器附近或器官壁内的副交感神经节内交换神经元，其节后纤维分布于胸腔、腹腔脏器（降结肠、乙状结肠和盆腔脏器除外）。

（2）骶部副交感神经　由脊髓骶部第 2～4 节段的骶副交感核发出节前纤维，随骶神经出骶前孔，然后自骶神经中分出形成盆内脏神经 pelvic splanchnic nerve，加入盆丛并随盆丛分布于盆部脏器附近或器官壁内的副交感神经节内交换神经元，其节后纤维分布于结肠左曲以下的消化管和盆腔脏器。

3．交感神经与副交感神经的主要区别　内脏运动神经分为交感神经和副交感神经，大多数脏器常同时接受这两种纤维的双重支配，但两者在神经来源、形态结构、分布范围和功能上又有显著区别。

（1）低级中枢不同：交感神经的低级中枢位于脊髓胸、腰部灰质的中间外侧核，而副交感神经的低级中枢则位于脑干的一般内脏运动神经核和脊髓骶部的骶副交感核。

（2）周围部神经节的位置不同：交感神经节分为椎旁神经节和椎前神经节，分别位于脊柱两旁和脊柱前方；副交感神经节分为器官旁节和器官内节，分别位于所支配的器官附近或器官壁内。因此副交感神经的节前纤维较交感神经的节前纤维长，而副交感神经的节后纤维则较短。

（3）节前神经元与节后神经元的比例不同：一个交感节前神经元的轴突可与多个节后神经元形成突触，而一个副交感节前神经元的轴突则与较少的节后神经元形成突触。因此，交感神经的作用范围较广泛，而副交感神经的作用则较局限。

（4）分布范围不同：交感神经的分布范围较广泛，除分布于头颈部和胸、腹腔脏器外，尚遍及全身血管、腺体、竖毛肌等，而副交感神经的分布不如交感神经广泛，一般认为大部分血管、腺体、竖毛肌和肾上腺髓质均无副交感神经支配。

（5）对同一脏器所起的作用不同：交感神经和副交感神经对于同一脏器的作用既相互拮抗又相互统一。例如：当机体运动加强时，交感神经兴奋，而副交感神经受到抑制，此时心率加快、血压升高、支气管扩张、瞳孔开大和消化活动受到抑制，表明机体的代谢增强，能量消耗加快，以适应环境的剧烈变化。反之，机体处于安静或睡眠状态下，副交感神经兴奋，而交感神经受到抑制，出现心率减慢、血压降低、支气管收缩、瞳孔缩小和消化活动增强等，有利于体力恢复和能量储存。

4．内脏神经丛　内脏神经在分布于脏器的过程中，往往会形成内脏神经丛 splanchnic plexus，再由神经丛发出分支分布于相应脏器。这些神经丛主要攀附于头、颈部和胸、腹腔内的动脉周围，或者分布于脏器附近和器官壁内。多数内脏神经丛由交感神经、副交感神经和内脏感觉神经的纤维相互交织形成。少数内脏神经丛则没有副交感神经参与，如颈内动脉丛、颈外动脉丛、锁骨下动脉丛和椎动脉丛等。

（1）心丛 cardiac plexus：交感纤维来自交感干的颈上、颈中、颈下神经节和第 1～4 胸神经节发出的心支，副交感纤维来自迷走神经的心支。心丛可分为心浅丛和心深丛，位于主动脉弓下方的为心浅丛，位于主动脉弓与气管杈之间的为心深丛。心丛内的心神经节为副交感神经节，来自迷走神经的副交感节前纤维在此交换神经元。心丛的分支又组成心房丛和左、右冠状动脉丛，随动脉分布于心肌。

（2）肺丛 pulmonary plexus：交感纤维来自交感干的第 2～5 胸神经节，副交感纤维来自迷走神经的支气管支。肺丛位于肺根的前、后方，其分支随支气管和肺血管进入肺。

（3）腹腔丛 celiac plexus：交感纤维主要来自腹腔神经节、肠系膜上神经节、主动脉肾神经节等和胸交感干的内脏大、小神经，副交感纤维则来自迷走神经后干的腹腔支。来自内脏大、小神经的交感节前纤维在神经丛内交换神经元，来自迷走神经的副交感节前纤维则在所分布的脏器附近或肠管壁内交换神经元。腹腔丛位于腹腔干和肠系膜上动脉根部周围，伴随动脉的分支可分为许多副丛，如肝丛、胃丛、脾丛、肾丛和肠系膜上丛等，各副丛则分别沿同名血管分布于各脏器。

（4）腹主动脉丛 abdominal aortic plexus：位于腹主动脉的前方及两侧，由腹腔丛在腹主动脉表面向下延续形成，同时还接受第 1、2 腰交感干神经节的分支。腹主动脉丛的一部分纤维进入盆腔，参与腹下丛的形成；另一部分纤维攀附髂总动脉和髂外动脉，形成同名神经丛，随动脉分布于下肢血管、汗腺、竖毛肌。此外，腹主动脉丛还分出肠系膜下丛，沿同名动脉分布于结肠左曲以下至直肠上段的肠管。

（5）腹下丛 hypogastric plexus：可分为上腹下丛和下腹下丛。上腹下丛位于第 5 腰椎椎体前方和两侧髂总动脉之间，是腹主动脉丛向下的延续部分，从两侧接受下位 2 个腰神经节发出的腰内脏神经，在肠系膜下神经节内交换神经元。下腹下丛即盆丛 pelvic plexus，由上腹下丛延续到直肠两侧，并接受骶交感干的节后纤维和第 2～4 骶神经的副交感节前纤维。此丛伴随髂内动脉的分支组成直肠丛、膀胱丛、前列腺丛、子宫阴道丛等，并随动脉分布于盆腔各脏器。

（二）内脏感觉神经

内脏神经系统不仅有交感纤维和副交感纤维两种运动成分，还有感觉纤维成分，即内脏感觉神经 visceral sensory nerve。内脏感觉神经元为假单极神经元，其胞体位于脑神经节和脊神经节内，周围突是粗细不等的有髓纤维或无髓纤维，伴随交感神经、舌咽神经、迷走神经和骶部副交感神经分布于内脏器官；中枢突伴随舌咽神经、迷走神经进入脑干止于孤束核，或伴随交感神经和盆内脏神经进入脊髓止于灰质后角。机体内感受器将来自内脏的刺激传递至内脏感觉神经，由此将内脏感觉性冲动传到中枢，中枢可直接通过内脏运动神经调节各内脏器官的活动，也可以间接通过体液调节起作用。在中枢内，内脏感觉纤维一方面经过传导途径将冲动传导到大脑皮质而产生内脏感觉，另一方面直接或经中间神经元与内脏运动神经元联系以完成内脏 - 内脏反射，或与躯体运动神经元联系形成内脏 - 躯体反射。

内脏感觉神经虽然在形态结构上与躯体感觉神经相似，但仍有某些不同之处：

1．痛阈较高　内脏感觉纤维的数目较少，且多数为细纤维，故痛阈较高，对于一般强度的刺激难以产生主观感觉。例如，在外科手术挤压、切割或烧灼内脏时，患者并不感觉到疼痛。但在脏器进行较强烈的活动时则可产生内脏感觉，传递感觉的纤维多与副交感神经相伴行进入脑干，如胃的收缩引起的饥饿感和直肠、膀胱充盈引起的膨胀感等。此外，在病理条件或极强烈刺激下也可产生痛觉，一般认为内脏感觉纤维与交感神经相伴行进入脊髓。例如，内脏器官因过度膨胀而受到牵张或平滑肌发生痉挛，以及由于缺血而导致代谢产物积聚等，均可因刺激神经末梢而产生内脏痛。

2．定位不准确　内脏感觉的传入途径比较分散，即一个脏器的感觉纤维经过多个节段的脊神经进入中枢，而一条脊神经又包含来自数个脏器的感觉纤维。因此，内脏痛往往是弥散且定位不准确的。例如，心的痛觉纤维伴随交感神经（主要是心中、心下神经）经第 1～5 胸神经进入脊髓，肾、输尿管和盆腔部分脏器的痛觉纤维伴随交感神经经 T_{11}～L_2 脊神经进入脊髓。

3．牵涉痛　牵涉痛 referred pain 是指当某些内脏器官发生病变时，常在体表一定区域产生感觉过敏或疼痛感觉的现象。牵涉痛可发生在患病脏器邻近的皮肤区域，也可以发生在距离患病脏器较远的皮肤区域。例如，心绞痛时常在胸前区和左臂内侧皮肤感到疼痛，肝胆疾患时常在右肩部感到疼痛等（图 8-86）。

内脏器官发生病变时，除在一定区域有感觉过敏外，还可以伴有该区域的骨骼肌反射性僵硬、血管运动和汗腺分泌障碍等症状，临床上将这些体征发生的部位称海德带 Head zones，有助于内脏疾病的定位诊断。

关于牵涉痛的发生机制仍不十分明确，根据有关内脏疾患的临床分析，发生牵涉痛的体表部位与病变脏器往往受同一节段的脊神经支配，认为传导病变脏器冲动的内脏感觉神经与牵涉痛区皮肤的感觉性神经进入同一脊髓节段，并在脊髓后角内密切联系。因此，从病变脏器传来的冲动可以扩散或影响到邻近的躯体感觉神经元，从而产生牵涉痛。

（赵太平）

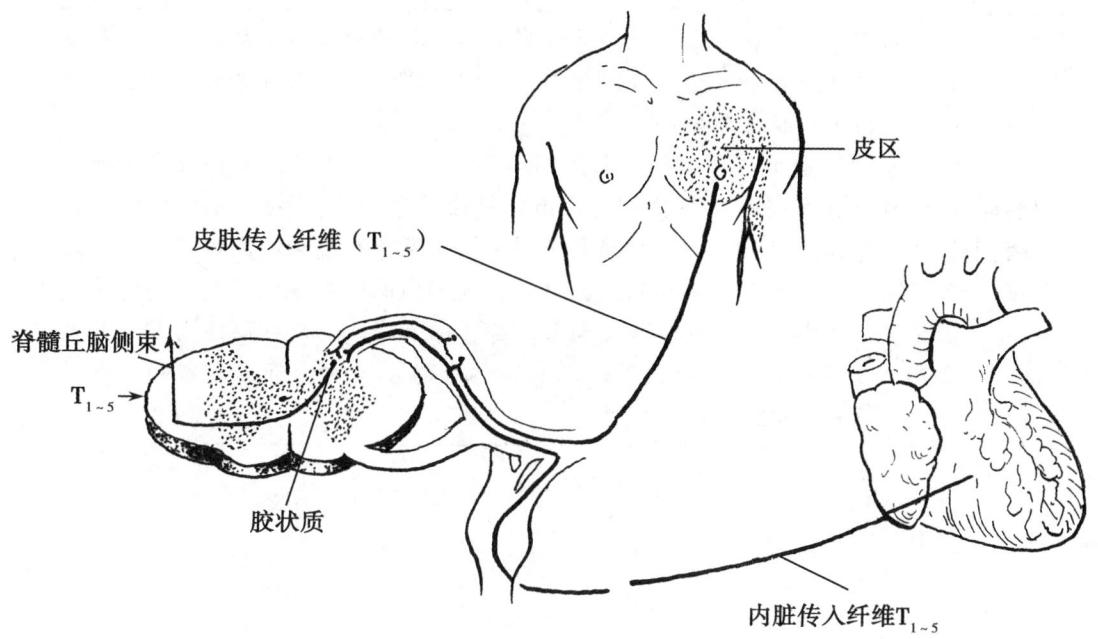

图 8-86 牵涉痛示意图

| 小结 | 神经系统包括中枢神经系统和周围神经系统。
中枢神经系统包括脊髓和脑。脊髓位于椎管内，与脑的各部之间有着广泛的联系。来自躯干、四肢的各种刺激通过脊髓传导到脑能产生感觉，脑发出的各种运动性冲动也要通过脊髓的传导来完成其功能。脑分为端脑、间脑、中脑、脑桥、延髓和小脑等六部分，延髓向下经枕骨大孔连于脊髓，习惯上将中脑、脑桥和延髓合称为脑干。脑干外部不同部分的结构分别连接着 10 对脑神经，其内部包括灰质、白质及网状结构。灰质包括脑神经核（共 18 对）和非脑神经核（中继核团）。白质主要由长的上、下行纤维束组成。网状结构分布较广泛，可形成上行网状激动系统，影响大脑皮质的兴奋性等。小脑位于颅后窝，由小脑半球和小脑蚓组成。小脑的主要功能是维持身体姿势平衡、调节肌张力和协调骨骼肌的随意运动。间脑位于脑干与端脑之间，可分为 5 个部分：背侧丘脑、上丘脑、下丘脑、后丘脑和底丘脑。其中下丘脑是重要的神经内分泌调节中心。端脑是脑的最高级部位，大脑半球的表面灰质为大脑皮质，是不同功能的中枢；深部的白质为大脑髓质，包括联络纤维、连合纤维和投射纤维 3 种。髓质内的灰质核团称基底核。大脑半球内的空腔称侧脑室。
脑和脊髓有 3 层被膜，从外向内依次为硬膜、蛛网膜和软膜。它们分别形成不同的结构保护脑和脊髓。脑的动脉来源于颈内动脉和椎基底动脉。脑脊液是充满脑室系统、蛛网膜下隙和脊髓中央管内的无色透明液体，由脑室系统脉络丛产生，经过各脑室及脊髓和脑的蛛网膜下隙内循环，最终经蛛网膜粒渗入上矢状窦，回流入血液中。脑脊液有保护脑和脊髓，以及调节颅内压的作用。 |
| --- | --- |

小结

周围神经系统与中枢神经系统有着形态和功能上的联系，是指脑和脊髓以外的神经成分。为了叙述方便，通常把周围神经系统分为脊神经、脑神经和内脏神经三部分。

脊神经是指与脊髓相连的周围神经部分，共31对，主要分布于躯干和四肢。脑神经是指与脑相连的周围神经部分，共12对。脑神经纤维的性质与脊神经不同，比脊神经复杂得多，而且每对脑神经的神经纤维性质都不同，其功能也各不相同，损伤后出现不同的临床症状。内脏神经是周围神经系统中分布于内脏、心血管和腺体的部分。其中内脏运动神经的主要功能是调节内脏、心血管运动和腺体分泌，这种调节不受人的意志控制，故称自主神经系统。

（孟　健）

第九章　内分泌系统

内分泌系统 endocrine system 是由存在于身体各部独立的内分泌腺和位于其他器官内的内分泌细胞团以及散在于全身各组织器官内的内分泌细胞组成。

内分泌腺 endocrine gland 与一般腺体在结构上最显著的不同之处是没有排泄管，因而又称无管腺。其分泌的物质称为激素 hormone，激素进入毛细血管和毛细淋巴管，随血液和淋巴液运输至全身，作用于特定的靶器官而发挥作用，称为远距分泌 telecrine；亦可通过组织液对附近器官和细胞起调节作用，称为旁分泌 paracrine。另外，下丘脑内具有内分泌功能的神经细胞，它们合成的激素经轴浆流动运送至神经末梢并释放，称为神经内分泌 neuroendocrine。内分泌组织以细胞团或内分泌细胞分散存在于人体的器官或组织内，如消化道、呼吸道、神经组织、胰岛、睾丸间质细胞、卵巢内的卵泡和黄体等。人体内的内分泌腺或内分泌组织主要有垂体、甲状腺、甲状旁腺、肾上腺、胰岛、松果体、胸腺和性腺等（图9-1）。

内分泌腺的体积和重量较小，其结构和功能活动有显著的年龄变化。内分泌系统是机体内重要的功能调节系统。它与神经系统密切联系，相互配合，共同调节机体的新陈代谢、生长、发育、生殖等功能，维持机体内环境的相对稳定。近年来发现免疫系统也参与神经和内分泌系统对机体生命活动的调节，这一复杂的调节，称神经免疫内分泌网络系统。

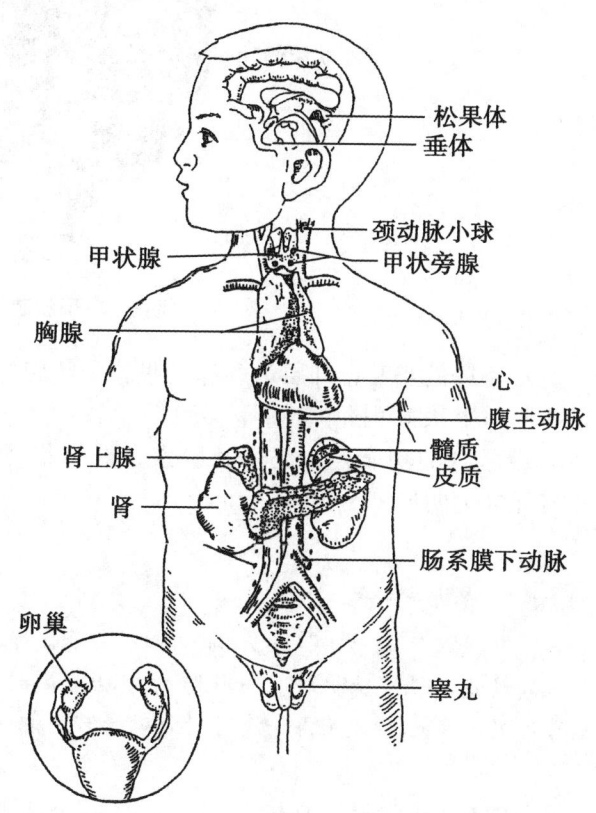

图 9-1　内分泌腺分布概观

一、甲状腺

甲状腺 thyroid gland（图9-2，3）是人体内最大的内分泌腺，位于颈前部，呈"H"形，由左、右侧叶和甲状腺峡组成。侧叶位于喉下部和气管上部的侧面，上至甲状软骨中部，下达第6气管软骨环，后方平对第5～7颈椎高度；峡多位于第2～4气管软骨环前方，少数人缺如。约有半数人自甲状腺峡向上伸出一锥状叶。甲状腺的外面由2层被膜包裹，内层为纤维囊（临床上称真被膜），包裹甲状腺的表面，并随血管和神经深入腺实质，将腺分为若

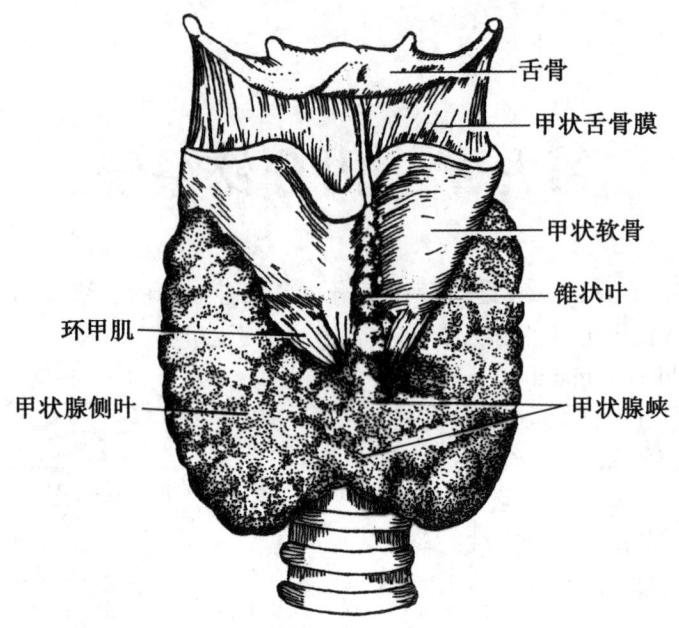

图 9-2 甲状腺（前面观）

干大小不等的小叶；外层为颈深筋膜。甲状腺侧叶和甲状软骨、环状软骨之间有韧带相连，故吞咽时甲状腺可随喉上、下移动。

甲状腺的功能是分泌甲状腺素，调节机体基础代谢和生长发育，对骨骼和神经系统的作用尤为明显。

 知识链接

甲状腺分泌甲状腺素，调节机体基础代谢并影响生长和发育。甲状腺素分泌过剩时，可引起突眼性甲状腺肿。甲状腺素分泌不足时，成人易患黏液性水肿，小儿则患呆小症。碘对甲状腺的活动有调节作用，缺碘时可引起甲状腺组织增生、肿大。

考点： 甲状腺的形态、位置、结构特点及临床意义。

二、甲状旁腺

甲状旁腺 parathyroid gland 的数目和位置差异较大，通常有上、下 2 对，为呈棕黄色的扁椭圆形小体，略似黄豆（图 9-3）。上甲状旁腺位置比较恒定，在甲状腺侧叶后缘上、中 1/3 交界处；下甲状旁腺的位置变异较大，多位于甲状腺侧叶后缘近下端的甲状腺下动脉附近。甲状旁腺也可位于鞘外或埋入甲状腺组织中。

甲状旁腺的功能是调节钙、磷代谢，维持血钙平衡。如甲状腺手术不慎将甲状旁腺切除，则可引起血钙降低、手足抽搐，肢体出现对称性疼痛与痉挛；若甲状旁腺功能亢进，则引起骨质过度溶解，患者易发生骨折。

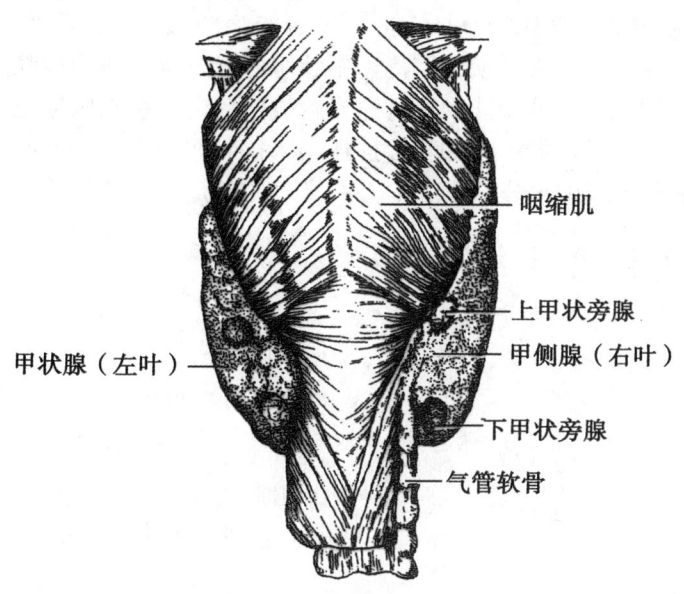

图 9-3 甲状旁腺（后面观）

三、肾上腺

肾上腺 suprarenal gland 位于腹膜之后，左、右肾的上方，与肾共同包裹在肾筋膜内（图 9-1）。左侧者近似半月形，右侧者呈三角形。腺的前面有不太明显的肾上腺门，是血管、神经和淋巴管进出之处。

肾上腺实质由周围的皮质和中央的髓质两部分构成。肾上腺皮质可分泌调节体内水盐代谢的盐皮质激素、调节糖代谢的糖皮质激素、影响性行为和副性征的性激素。肾上腺髓质可分泌肾上腺素和去甲肾上腺素，与交感神经系统构成交感-肾上腺髓质系统，共同完成应激反应。

四、垂体

垂体 pituitary gland 是机体内最重要的内分泌腺，可分泌多种激素，调控其他多种内分泌腺。垂体借垂体柄与下丘脑相连（图 9-4）。它在神经系统与内分泌腺的相互作用中处于重要地位。

垂体位于垂体窝内，呈椭圆形，前后径约为 1.0cm，横径为 1.0～1.5cm，高 0.5cm。成年男性垂体重 0.35～0.8g，女性垂体重 0.45～0.9g。垂体占垂体窝的大部分，其余空间多被静脉窦所填充。垂体可分为腺垂体和神经垂体两部分。腺垂体包括远侧部、结节部和中间部；神经垂体由神经部和漏斗组成。

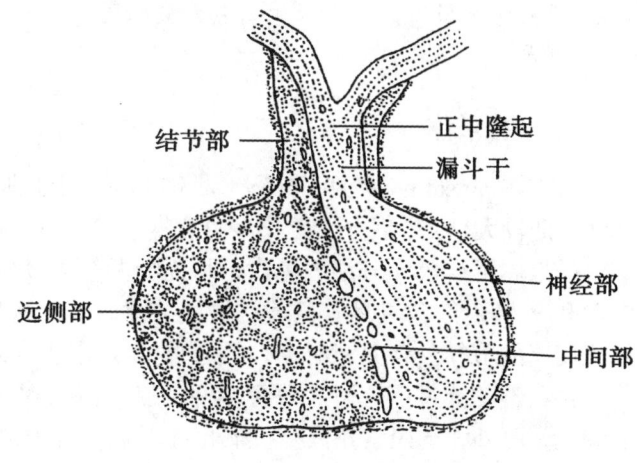

图 9-4 垂体

腺垂体远侧部和结节部合称为垂体前叶,能分泌生长激素、促甲状腺激素、促肾上腺皮质激素和促性腺激素,后三种激素分别促进甲状腺、肾上腺皮质和性腺的分泌活动。生长激素具有促进骨和软组织生长的功能,在骨骼发育成熟后期可引起肢端肥大症。垂体后叶包括中间部和神经部。神经垂体能贮存和释放加压素(抗利尿激素)及催产素。加压素作用于肾,增加对水的重吸收,减少水分随尿液排出;催产素有促进子宫收缩和乳腺泌乳的功能。

考点: 垂体分为几部分,能分泌哪些激素?

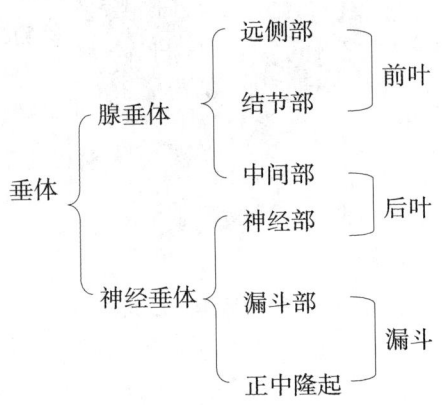

知识链接

鞍区的解剖与疾病

鞍区的主要结构有:蝶鞍、垂体、鞍隔、视神经与视交叉、海绵窦、脑底动脉环、蝶窦。发生在鞍区的病变很多,最常见的是肿瘤,其次为血管疾病、炎症和囊肿等。当鞍区组织结构(如垂体、海绵窦、脑膜、脑动脉、神经或骨组织等)发生病变时,可对鞍区的某些组织和邻近结构造成推移、压迫、侵蚀、破坏等影响,从而出现相应临床征象和综合征。鞍区病变常引起垂体内分泌发生异常改变。

幼年时垂体生长激素分泌不足——侏儒症;分泌过盛——巨人症

骨骼发育成熟后,成人生长激素分泌过多——肢端肥大症

五、松果体

松果体 pineal body 为一椭圆形小体,位于上丘脑缰连合的后上方(图9-1)。人的松果体在幼儿期较大,7岁后开始退化,青春期前萎缩并钙化。

松果体可合成和分泌褪黑素,从而使两栖类动物的皮色变浅。哺乳类动物松果体内的褪黑素和5-羟色胺含量具有显著的昼夜节律改变,它们参与调节生殖系统的发育及动情周期、月经周期的节律。在儿童时期,松果体病变引起其功能不足时,可出现性早熟或生殖器官过度发育;若功能过盛,可导致青春期延迟。褪黑素有促进睡眠的作用,并参与昼夜睡眠节律的调控。此外,褪黑素还具有抗氧化和增强免疫力的功能。

六、胸腺

胸腺 thymus 属淋巴器官，兼有内分泌功能。胸腺位于上纵隔的前部，功能较为复杂，通常可分为扁条状不对称的左、右两叶，质软（图 9-5）。胸腺有明显的年龄变化，新生儿和幼儿的胸腺甚为发达，性成熟后胸腺发育至最高峰，由淋巴组织组成，此后逐渐萎缩、退化，成人的胸腺通常被结缔组织所替代。

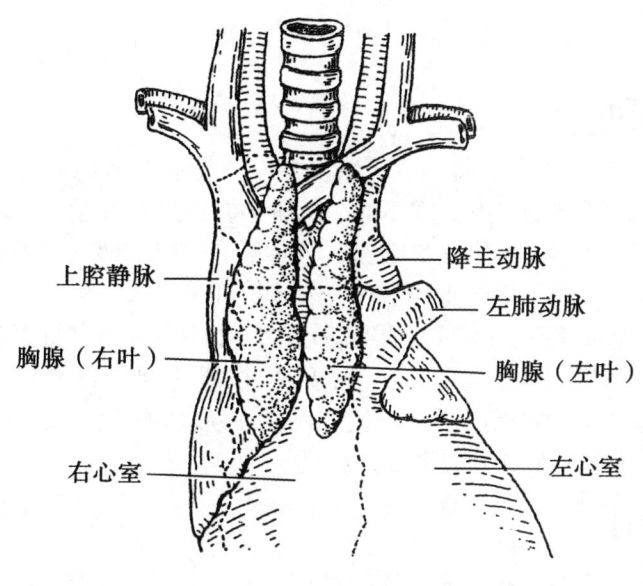

图 9-5 胸腺

胸腺可分泌胸腺素和促胸腺生成素等具有激素作用的活性物质。胸腺素可将来自骨髓、脾等处的原始淋巴细胞转化为具有免疫能力的 T 淋巴细胞，参与细胞免疫反应。促胸腺生成素可诱导 T 细胞分化成熟，参与增强细胞免疫应答能力。

小结	内分泌系统 endocrine system 由存在于身体各部独立的内分泌腺和内分泌细胞团组成。这些腺体与一般腺体在结构上最显著的不同之处是没有排泄管，其分泌的物质称激素 hormone，随血液和淋巴液运输至全身，作用于特定的靶器官而发挥作用。人体内的内分泌腺或内分泌组织主要有：垂体、甲状腺、甲状旁腺、肾上腺、胰岛、松果体、胸腺和性腺等。它们分泌不同的激素，最终作用于人体不同器官内的细胞，实现其对人体细胞功能的调节。

（包翠芬）

《人体解剖学》教学大纲

(供高职高专护理专业用)

一、课程性质和任务

《人体解剖学》是护理专业的基础主干课程之一。人体解剖学是阐述正常人体器官位置、形态、结构、相关功能及其发生发展规律的一门科学。通过本课程的学习,使学生掌握和熟悉人体各部器官的形态、结构、位置与毗邻;学会正确运用本课程知识和术语,为学习后期其他医学基础课和临床实践打下必要的基础。人体解剖学是医学生学好其他相关的基础课及专业课的前提。只有掌握正常人体器官的形态结构,才能对疾病进行正确的诊治。因此,对于护理专业的医学生,人体解剖学是一门非常重要的医学基础课程之一。

本课程的内容包括运动系统、消化系统、呼吸系统、泌尿系统、生殖系统、脉管系统、感觉器、神经系统和内分泌系统九大系统。

二、课程教学目标

依据高职高专护理专业"高素质技能型护理人才"的培养目标,本课程教学目标是:培养学生具有良好的职业素质及专业知识与技能;掌握和熟悉人体各器官的形态、结构、位置与毗邻;学会正确运用本课程知识和术语,为以后学习其他医学基础课和临床实践打下必要的理论基础。

【知识教学目标】

1. 掌握人体解剖学的定义;构成人体正常器官的位置、形态、结构及毗邻。
2. 熟悉人体的构成;构成人体器官的功能;学习人体解剖学的方法。
3. 了解人体解剖学的分科及发展历程;人体器官的变异与畸形。

【能力培养目标】

1. 通过对人体器官标本的观察,使学生具有较高的观察能力、想象能力、理解能力。
2. 通过对人体解剖学相关问题的探讨,提高学生发现问题的能力、分析问题的能力以及解决问题的能力。

【素质教育目标】

1. 通过研究人体,使学生了解人体,帮助自己及他人的身心更加健康。
2. 通过学生对人体的熟悉和了解,培养学生认真学习的治学态度和刻苦的学习精神,为将来学生能够更好地从事临床护理工作奠定基础。

三、教学基本内容及要求

绪 论

【知识教学目标】

1．掌握解剖常用术语。
2．熟悉人体器官、系统的概念。
3．了解人体解剖学的定义和分科，人体的变异和畸形。
【能力培养目标】
能理解人体解剖学姿势，判断人体器官的位置。
【素质教育目标】
具有浓厚的学习解剖学兴趣和积极的学习态度。
【教学内容】
人体解剖学的定义和分科；人体器官、系统的概念；解剖学常用术语；人体的变异和畸形。

第一章 运动系统

【知识教学目标】
1．掌握骨的基本构造；椎骨的一般形态、结构，各部椎骨的形态结构特点；胸骨和肋的一般形态结构；颅骨的形态结构及颅骨的整体观；上、下肢骨的名称及形态；关节的基本结构和辅助结构；椎骨间连接中各结构位置、形态、特点、功能；脊柱的生理弯曲；骨性胸廓的组成及其功能；颞下颌关节的构成和运动特点；肩、肘、桡腕关节的构成、结构特点和运动方式；髋、膝和踝关节的构成、结构特点和运动方式；骨盆的组成、分部；骨骼肌的基本结构和肌的辅助装置（筋膜、滑膜囊、腱鞘）；咀嚼肌的位置、起止和作用；胸锁乳突肌的形态、位置及功能；斜方肌、背阔肌、竖脊肌（骶棘肌）、胸大肌、肋间内肌、肋间外肌的位置及起止和作用；膈的位置、结构特点和功能；腹直肌、腹外斜肌、腹内斜肌和腹横肌的位置及形态；三角肌、肱二头肌、肱三头肌、前臂前群诸肌的起止与作用；臀大肌、股四头肌、缝匠肌、股二头肌、半腱肌、半膜肌、胫骨前肌、趾长伸肌、腓骨长肌、腓骨短肌、小腿三头肌的位置、起止和作用。

2．熟悉骨的化学成分和物理性质；新生儿颅的特征及其出生后的变化；腕骨和跗骨的排列及其基本形态；骨连结的分类及功能意义；胸锁关节和拇指腕掌关节的构成、结构特点和运动方式；骨盆的功能及性别差异；足弓的构成及功能；全身骨骼肌的分类；表情肌的组成、分布特点；咀嚼肌的组成；背深层肌的位置和组成；前锯肌的位置、起止和作用；腹股沟管的位置及形态特点；腹直肌鞘的组成和特点。

3．了解骨的发生和发育、骨的可塑性；颅顶的外面观和内面观；跖骨、趾骨的基本形态、位置与排列；直接连接的基本结构和功能；脊柱前、后面观的形态；颅连结的主要形式——缝；上肢腕骨间关节、掌指关节、指间关节的构成和运动方式；下肢小腿骨间连结、跗骨间关节、跖趾关节、趾关节的构成、结构特点和运动方式；肌群的配布原则；肌的血管和神经；背部筋膜的位置和配布；腹前外侧肌群的组成；腹后肌群的位置、作用；手肌的分群和各肌的位置与作用；腕管的组成与境界。

【能力培养目标】
熟知运动系统的组成，全身骨的名称、位置、形态及特点。全身重要的关节及结构的组成、特点。全身重要骨骼肌的位置、形态及功能。

【素质教育目标】
具有浓厚的学习解剖学兴趣和积极的学习态度，并了解人体运动系统的组成以及各器官的功能。

【教学内容】
第一节　骨
第二节　骨连结
第三节　骨骼肌

第二章　消化系统

【知识教学目标】

1．掌握内脏的概念；消化系统的组成，上、下消化道、咽峡的概念；消化管各部的位置、形态、结构特征；阑尾根部和胆囊底的体表投影；肝的形态和位置，肝外胆道系统组成。

2．熟悉胸、腹部标志线和腹部的分区；胰、唾液腺的形态及开口部位；咽淋巴环的概念。

3．了解内脏的组成，实质性和空腔器官的基本形态特点；舌肌的配布和功能，消化管壁的基本构造；肝的体表投影和肝的功能；胰的功能。

【能力培养目标】

能够判断消化系统各器官的位置、形态及功能。

【素质教育目标】

具有浓厚的学习解剖学兴趣和积极的学习态度，并了解人体消化系统的组成及各器官的功能。

【教学内容】
第一节　消化管
第二节　消化腺

第三章　呼吸系统

【知识教学目标】

1．掌握呼吸系统的组成；上、下呼吸道的概念；呼吸道各部的形态、位置和结构特征；鼻旁窦位置及其开口；肺的形态、位置和分叶；胸膜和胸膜腔的概念，胸膜的分部；肺下界和胸膜下界的体表投影；纵隔的概念。

2．熟悉喉的软骨及其连结；肺门及肺根的结构。

3．了解鼻的形态结构；气管的构造特点；纵隔的分区及其组成结构。

【能力培养目标】

能够判断呼吸系统各器官的位置、形态及功能。

【素质教育目标】

具有浓厚的学习解剖学兴趣和积极认真的学习态度。

【教学内容】
第一节　呼吸道
第二节　肺
第三节　胸膜
第四节　纵隔

第四章　泌尿系统

【知识教学目标】

1．掌握泌尿系统组成；肾的形态、位置和构造，肾的被膜，肾门的体表投影；输尿管的形态、分部及毗邻，输尿管的狭窄；膀胱的形态、位置和毗邻，膀胱三角的位置和特点；

女性尿道的形态特点。

2．熟悉膀胱与腹膜的关系及临床意义。

3．了解肾的血供以及畸形肾。

【能力培养目标】

能够判断泌尿系统各器官的位置、形态及功能。

【素质教育目标】

具有浓厚的学习解剖学兴趣和积极认真的学习态度。

【教学内容】

第一节　肾

第二节　输尿管

第三节　膀胱

第四节　尿道

第五章　生殖系统

【知识教学目标】

1．掌握男性生殖系统的组成；睾丸及附睾的形态位置；输精管的形态特征、分部和行程；前列腺的形态及毗邻；男性尿道的分部、狭窄和弯曲的部位；女性生殖系统的组成；卵巢的位置、形态及固定装置；输卵管的位置、分部及各部的形态；子宫的形态、位置、分部和固定装置；阴道穹的构成和毗邻；女性乳房的形态、位置和构造特点；会阴的定义与分区；盆膈及尿生殖膈的概念；腹膜的定义，腹膜形成的网膜形态特点，直肠子宫陷凹的位置和临床意义。

2．熟悉精囊腺的组成和位置；射精管的构成和开口；前列腺的分叶；阴茎的形态、分部和构成；女性外阴结构，卵巢随年龄的变化；阴道的形态、位置；腹膜内、外和间位器官的定义，腹膜形成的结构、韧带、陷凹等。

3．了解睾丸和附睾的功能；精囊与尿道球腺的形态、位置和腺管开口的位置；睾丸的被膜及年龄变化；子宫的构造及年龄变化；前庭大腺的位置。

【能力培养目标】

能够判断生殖系统各器官的位置、形态及功能；乳腺癌的解剖学表现；会阴分区。

【素质教育目标】

具有浓厚的学习解剖学兴趣和积极认真的学习态度，开拓进取的治学精神。

【教学内容】

第一节　男性生殖系统

第二节　女性生殖系统

附：乳房、会阴、腹膜

第六章　脉管系统

【知识教学目标】

1．掌握心血管系统的组成；大、小循环的途径及特点；心的位置、形态、传导系统组成、血供及心包；全身主要动脉的位置、行程、主要分支及分布，体表投影及常用止血部位；全身重要静脉（如肝门静脉、奇静脉以及四肢的浅静脉）的位置、行程及回流关系；淋巴系统的组成及各部的形态特点；淋巴干及淋巴导管的位置、收集范围及回流部位；脾、胸腺的形态、位置、特点。

2．熟悉静脉的配布特点；心的体表投影；子宫动脉与输尿管的位置关系；面部静脉与颅内的交通关系；全身主要淋巴结的位置、分群、收集范围及临床意义。

3．了解血管的一般构造；主要关节血管网的构成及临床意义；血管分布的常见变异；"颈领"的位置及组成；肘、腘淋巴结配布；肝、食管、肺的淋巴回流途径。

【能力培养目标】

能够熟知脉管系统各器官的位置、形态及分布；血液在体内的循环途径。

【素质教育目标】

具有浓厚的学习解剖学兴趣和积极认真的学习态度，开拓进取的治学精神。

【教学内容】

第一节　心血管系统

第二节　淋巴系统

第七章　感觉器

【知识教学目标】

1．掌握眼球的构造及各部形态特点；房水循环途径及临床意义；眼睑、结膜的结构特点；眼球外肌的配布特点及作用；外耳道的形态结构特点，鼓膜的位置和形态；中耳鼓室六个壁的形态结构及重要毗邻；咽鼓管的位置、形态、开口及小儿咽鼓管特征；膜迷路的分部及形态结构。

2．熟悉泪器的组成及排出的途径；眼动脉、静脉、神经的分布；晶状体与眼的调节；中耳听小骨的名称、形态、排列；骨迷路的分布及形态结构。

3．了解眼球轴、眶脂体与眶筋膜；光线通过眼的结构；外耳的组成；乳突窦、乳突小房的位置；内耳的位置，内耳道底的形态及内耳道通过物；声波传导途径。

【能力培养目标】

1．能总结出光线进入眼球经过的结构以及屈光的装置。

2．能总结出声波传导主要经过的结构。

【素质教育目标】

具有浓厚的学习解剖学兴趣和积极认真的学习态度，开拓进取的治学精神。

【教学内容】

第一节　视器

第二节　前庭蜗器

第八章　神经系统

【知识教学目标】

1．掌握神经系统的组成；常用神经术语的概念；脊髓的位置、外形；脊髓的内部结构及各部分灰质和主要传导束的功能；脑的位置、分部，脑干的内部结构，脑神经核的位置和功能，主要的上、下行传导束的位置、功能；间脑的位置、分部和各部的主要形态结构；第三、四和侧脑室的位置和交通；小脑的位置、外形和分叶；端脑的分叶及各叶的主要沟回及功能定位；基底核的位置、组成；内囊的位置、分部和通过内囊的主要纤维束排列关系与临床意义；躯干和四肢的本体感觉和痛、温觉传导通路；头面部浅感觉的传导路径；视觉传导通路的组成及各级神经元胞体所在位置与纤维交叉位置，向大脑皮质的投射部位；锥体束的组成、行程及对各神经核的支配和不同部位损伤的不同表现；脑和脊髓表面三层被膜的名称、位置及形成的结构；脊神经的构成、纤维成分及分支分布概况；颈丛、臂丛、腰丛、骶丛的组成、位置，主要分支分布；胸神经前支的分布特点；重要脑神经的名称、连脑的部位、出入颅的部位及脑神经的构成纤维性质、行程、分支、分布。交感神经低级中枢部位，交感干的组成，椎前节的名称、位置，节后纤维分布；副交感神经的低级中枢部位。

2．熟悉反射、反射弧的概念；脊髓中间外侧核与副交感核的功能意义；脑干外形与脑干网状结构的分布概况；薄束核、楔束核、红核和黑质的位置；背侧丘脑、后丘脑的主要核团名称和功能；小脑的中央核团的概况；瞳孔对光反射路径；听觉传导通路的组成；脑的营养血管；脑脊液的产生及循环途径；颈丛、臂丛、腰丛和骶丛主要分支损伤引起的临床表现；三叉神经主要分支的行程；面神经不同部位损伤的临床表现；前庭蜗神经的行程；交感神经节和副交感神经节的名称及位置；内脏运动神经与躯体运动神经在形态结构上的差异；灰、白交通支的概念及节前后纤维的一般分布规律；骶副交感神经的分布概况；交感神经与副交感神经的主要差异。

3．了解神经元的形态、分类；脊髓的节段及其与椎骨的对应关系；脊髓灰质的板层学说；脊髓小脑前、后束以及红核脊髓束、顶盖脊髓束、网状脊髓束的位置和功能；上丘脑、下丘脑、底丘脑的位置及相关核团的功能；下橄榄核的位置；大脑边缘叶与边缘系统的概念；平衡觉传导通路；内脏感觉传导通路；锥体外系的组成及功能；营养脊髓的血管；心、肺、支气管、胃肠道、膀胱的神经支配概况；舌咽神经、迷走神经不同部位损伤的临床表现；内脏神经的概念；内脏感觉神经的部位及分部；牵涉痛的概念；锥体外系的概念。

【能力培养目标】
能够熟知神经系统各器官的位置、形态及功能；能够总结出不同结构、部位损伤出现的各种临床症状。

【素质教育目标】
具有浓厚的学习解剖学兴趣和积极认真的学习态度，开拓进取、不怕困难的治学精神。

【教学内容】
第一节　概述
第二节　中枢神经系统
第三节　周围神经系统

第九章　内分泌系统

【知识教学目标】

1．掌握内分泌系统的组成；内分泌腺及激素的概念；垂体、甲状腺、肾上腺、胰岛的位置和形态。

2．熟悉甲状旁腺、松果体、胸腺、性腺的位置和形态

3．了解各内分泌腺（组织）分泌的主要激素和功能。

【能力培养目标】
能熟知内分泌器官的位置和功能，并能解释内分泌相关的疾病。

【素质教育目标】
具有浓厚的学习解剖学兴趣和积极认真的学习态度。

【教学内容】
内分泌系统的概念和组成。内分泌腺和内分泌组织及激素的概念。垂体、甲状腺、甲状旁腺、肾上腺、松果体、胰岛、胸腺、性腺的位置和形态以及主要激素的生理功能。

四、实验教学环节与要求

教学内容	实训内容	能力培养要求	教学方式
第一章 运动系统	骨、关节、骨骼肌	能正确辨认全身骨骼和重要骨骼肌及关节	示教、观察
第二~五章 内脏篇	消化、呼吸、泌尿、生殖	能正确辨认内脏各系统的器官的形态、位置	示教、观察
第六章 脉管系统	心、动脉、静脉及淋巴	能正确辨认心的位置、形态及血管的名称	示教、观察
第七、九章 感觉器、内分泌系统	视器、前庭蜗器、内分泌系统	能正确辨认视器和前庭蜗器以及内分泌器官的形态、位置及结构	示教、观察
第八章 神经系统	脑、脊髓、周围神经系统	能正确辨认脑和脊髓的位置、外形及内部构造,周围神经系统的脑神经和脊神经走行、功能	示教、观察

五、教学时数分配

教学内容		总学时	其中	
			理论学时	实训学时
	绪论		1	1
第一章	运动系统	12	8	4
第二章	消化系统	5	4	1
第三章	呼吸系统	3	2	1
第四章	泌尿系统	3	2	1
第五章	生殖系统	5	4	1
第六章	脉管系统	13	9	4
第七章	感觉器	6	3	3
第八章	神经系统	22	18	4
第九章	内分泌系统	2	1	1
合计		71	52	21

六、使用说明

1. 本大纲适用于三年制高职高专护理专业和五年一贯制护理专业,亦可供其他专业参考使用。

2. 本大纲的教学目标分为知识教学目标、能力培养目标和素质教育目标。知识教学目标分掌握、熟悉、了解三个层次,其中掌握和熟悉的内容为教学的重点;能力培养目标主要培养学生发现问题、分析问题以及解决问题的能力;素质教育目标在于培养学生的爱心、责任心，以及对待工作认真负责的态度和良好的道德品质。

  3．教师在教学中必须以大纲为中心，注意本课程与其他课程之间的联系和衔接；突出人体解剖学的特点，加强解剖学理论知识的学习，满足学生参加护士执业资格考试和就业考试的需要。教学方法以理论讲授为主，自学为辅，结合人体器官标本的观察、多媒体教学等多种直观教学方法和手段，以提高教学质量和学生的动手能力。

  4．考核考试方法主要采用课堂提问、平时测验、理论考试、实训考核等方法综合评价学生成绩。

主要参考文献

[1] 斯坦丁．格式解剖学．徐群渊，译．39版．北京：北京大学医学出版社，2008年．
[2] 柏树令．系统解剖学．7版．北京：人民卫生出版社，2009年．
[3] 王效杰．系统解剖学．北京：高等教育出版社，2011年．
[4] 王云祥．人体解剖学．6版．长春：吉林科学技术出版社，2000年．
[5] 刘执玉．系统解剖学．2版．北京：科学出版社，2007年．

中英文专业词汇对照表

A

X 线解剖学 X-ray anatomy

B

白线 white line
白质 white matter
白质前连合 anterior white commissure
板障 diploe
板障静脉 diploic vein
半腱肌 semitendinosus
半膜肌 semimembranosus
半奇静脉 hemiazygos vein
半月板 menisci
膀胱 urinary bladder
膀胱三角 trigone of bladder
膀胱上动脉 superior vesical artery
膀胱下动脉 inferior vesical artery
膀胱子宫陷凹 vesicouterine pouch
背侧 dorsal
背侧丘脑 dorsal thalamus
背阔肌 latissimus dorsi
贲门 cardia
本体感觉 proprioception
鼻 nose
鼻唇沟 nasolabial sulcus
鼻骨 nasal bone
鼻泪管 nasolacrimal canal
鼻旁窦 paranasal sinuses
鼻前庭 nasal vestibule
鼻腔 nasal cavity
鼻咽 nasopharynx
鼻阈 limen nasi
鼻中隔 nasal septum
比目鱼肌 soleus
闭孔 obturator foramen
闭孔动脉 obturator artery
闭孔膜 obturator membrane
闭孔神经 obturator nerve
壁腹膜 parietal peritoneum
壁胸膜 parietal pleura
臂丛 brachial plexus
边缘系统 limbic system
边缘叶 limbic lobe
扁骨 at bone
髌骨 patella
髌韧带 patellar ligament
玻璃体 vitreous body
薄束 fasciculus gracilis
薄束核 gracile nucleus
不规则骨 irregular bone

C

苍白球 globus pallidus
侧脑室 lateral ventricle
侧支循环 collateral circulation
长骨 long bone
肠系膜 mesentery
肠系膜上动脉 superior mesenteric artery
肠系膜上静脉 superior mesenteric vein
肠系膜下动脉 inferior mesenteric artery
肠系膜下静脉 inferior mesenteric vein
肠脂垂 epiploic appendices
持续性植物状态 persistent vegetative state
尺侧腕屈肌 exor carpi ulnaris
尺动脉 ulnar artery

尺骨 ulna
尺骨粗隆 ulnar tuberosity
尺骨茎突 styloid process of ulna
尺神经 ulnar nerve
齿状线 dentate line
耻骨 pubis
耻骨结节 pubic tubercle
耻骨联合 pubic symphysis
耻骨联合面 symphysial surface
耻骨前弯 prepubic curvature
耻骨梳 pecten pubis
耻骨下弯 subpubic curvature
传导通路 conductive pathway
垂体 pituitary gland
垂体窝 pituitary fossa
垂直轴 vertical axis
锤骨 malleus

D

大肠 large intestine
大骨盆 greater pelvis
大脑动脉环 cerebral arterial circle
大脑沟 cerebral sulci
大脑后动脉 posterior cerebral artery
大脑回 cerebral gyri
大脑脚 cerebral peduncle
大脑镰 cerebral falx
大脑皮质 cerebral cortex
大脑前动脉 anterior cerebral artery
大脑中动脉 middle cerebral artery
大网膜 greater omentum
大循环 greater circulation
大翼 greater wing
大隐静脉 great saphenous vein
大转子 greater trochanter
胆囊 gallbladder
胆囊静脉 cystic vein
胆囊切迹 notch of gallbladder
胆囊体 body of gallbladder
胆囊窝 fossa for gallbladder

胆总管 common bile duct
弹性圆锥 conus elasticus
岛叶 insular lobe
镫骨 stapes
镫骨肌 stapedius
骶丛 sacral plexus
骶副交感核 sacral parasympathetic nucleus
骶骨 sacrum
骶管裂孔 sacral hiatus
骶棘韧带 sacrospinous ligament
骶角 sacral cornu
骶结节韧带 sacrotuberous ligament
骶髂关节 sacroiliac joint
骶神经 sacral nerves
骶子宫韧带 sacrouterine ligament
第四脑室 fourth ventricle
蝶窦 sphenoidal sinus
蝶骨 sphenoid bone
蝶筛隐窝 sphenoethmoidal recess
顶骨 parietal bone
顶叶 parietal lobe
顶枕沟 parietooccipital sulcus
动脉 artery
动脉韧带 arterial ligament
动脉圆锥 conus arteriosus
动眼神经副核 accessory nucleus of oculomotor nerve
动眼神经核 nucleus of oculomotor nerve
豆状核 lentiform nucleus
窦房结 sinuatrial node
端脑 telencephalon
短骨 short bone
断层解剖学 sectional anatomy

E

额窦 frontal sinus
额骨 frontal bone
额叶 frontal lobe
腭 palate
腭扁桃体 palatine tonsil
腭垂 uvula

腭帆 velum palatinum
腭骨 palatine bone
腭舌弓 palatoglossal arch
腭咽弓 palatopharyngeal arch
耳廓 auricle
耳蜗 cochlea
二尖瓣复合体 mitral complex

F

反射 reflex
方叶 quadrate lobe
房间隔 interatrial septum
房室结 atrioventricular node
房室束 atrioventricular bundle
房水 aqueous humor
腓侧 fibular
腓肠肌 gastrocnemius
腓动脉 peroneal artery
腓骨 fibula
腓骨长肌 peroneus longus
腓骨短肌 peroneus brevis
腓骨颈 neck of fibula
腓骨头 fibular head
腓总神经 common peroneal nerve
肺 lung
肺动脉瓣 pulmonary valve
肺动脉干 pulmonary trunk
肺动脉口 orifice of pulmonary trunk
肺根 root of lung
肺静脉 pulmonary vein
肺门 hilum of lung
肺循环 pulmonary circulation
缝 suture
缝匠肌 sartorius
跗骨 tarsal bones
附睾 epididymis
附脐静脉 paraumbilical vein
副半奇静脉 accessory hemiazygos vein
副神经核 accessory nucleus
腹侧 ventral

腹股沟（海氏）三角 inguinal (Hesselbach) triangle
腹股沟管 inguinal canal
腹股沟管浅（皮下）环 superficial inguinal ring
腹股沟管深（腹）环 deep inguinal ring
腹股沟镰 inguinal falx
腹股沟淋巴结 inguinal lymph node
腹股沟韧带 inguinal ligament
腹横肌 transversus abdominis
腹后核 ventral posterior nucleus
腹膜 peritoneum
腹膜腔 peritoneal cavity
腹膜外组织 extraperitoneal tissue
腹内斜肌 obliquus internus abdominis
腹前核 ventral anterior nucleus
腹腔干 coeliac trunk
腹腔淋巴结 celiac lymph node
腹外侧核 ventral lateral nucleus
腹外斜肌 obliquus externus abdominis
腹直肌 rectus abdominis
腹直肌鞘 sheath of rectus abdominis
腹主动脉 abdominal aorta

G

干骺端 metaphysis
肝 liver
肝蒂 hepatic pedicle
肝静脉 hepatic veins
肝裂 hepatic fissure
肝裸区 bare area of liver
肝门 porta hepatis
肝门静脉 hepatic portal veins
肝十二指肠韧带 hepatoduodenal ligament
肝胃韧带 hepatogastric ligament
肝胰壶腹 hepatopancreatic ampulla
肝胰壶腹括约肌 sphincter of hepatopancreatic ampulla
肝圆韧带 ligament teres hepatis
肝总动脉 common hepatic artery
肝总管 common hepatic duct
感觉传导通路 sensory pathway
感觉器 sensory organs

感受器 receptor
橄榄 olive
冈上窝 supraspinous fossa
冈下窝 infraspinous fossa
肛瓣 anal valves
肛窦 anal sinuses
肛管 anal canal
肛门外括约肌 sphincter ani externus
肛区 anal region
肛梳 anal pecten
肛提肌 levator ani
肛柱 anal columns
睾丸 testis
睾丸动脉 testicular artery
睾丸静脉 testicular veins
睾丸鞘膜 tunica vaginalis testis
睾丸输出小管 efferent ductules of testis
睾丸小叶 lobules of testis
睾丸纵隔 mediastinum testis
隔缘肉柱 septomarginal trabecula
膈 diaphragm
膈面 diaphragmatic surface
膈神经 phrenic nerve
膈胸膜 diaphragmatic pleura
跟骨 calcaneus
跟腱 tendo calcaneus
弓状线 arcuate line
肱动脉 brachial artery
肱二头肌 biceps brachii
肱骨 humerus
肱骨滑车 trochlea of humerus
肱骨头 head of humerus
肱骨小头 capitulum of humerus
肱桡肌 brachioradialis
肱三头肌 triceps brachii
巩膜 sclera
巩膜静脉窦 sinus venosus sclerae
钩 uncus
孤立淋巴滤泡 solitary lymphatic follicles
孤束核 nucleus of solitary tract

股动脉 femoral artery
股二头肌 biceps femoris
股骨 femur
股骨颈 neck of femur
股骨头 femoral head
股骨头韧带 ligament of the head of the femur
股后皮神经 posterior femoral cutaneous nerve
股三角 femoral triangle
股神经 femoral nerve
股四头肌 quadriceps femoris
骨 bone
骨半规管 bony semicircular canals
骨干 diaphysis
骨迷路 bony labyrinth
骨密质 compact bone
骨膜 periosteum
骨内膜 endosteum
骨盆 pelvis
骨松质 spongy bone
骨髓 bone marrow
骨性鼻腔 bony nasal cavity
骨性结合 synostosis
骨性口腔 oral cavity
鼓部 tympanic part
鼓膜 tympanic membrane
鼓膜张肌 tensor tympani
鼓室 tympanic cavity
固有口腔 oral cavity proper
关节 articulation
关节唇 articular labrum
关节面 articular surface
关节囊 articular capsule
关节盘 articular disc
关节腔 articular cavity
关节软骨 articular cartilage
关节盂 glenoid cavity
冠突 coronoid process
冠状窦 coronary sinus
冠状窦口 orifice of coronary sinus
冠状缝 coronal suture

冠状沟 coronary sulcus
冠状面 coronal plane
冠状韧带 coronary ligament
贵要静脉 basilic vein
腘动脉 popliteal artery
腘淋巴结 popliteal lymph node

H

海马 hippocampus
海马结构 hippocampal formation
海马旁回 parahippocampal gyrus
海绵窦 cavernous sinus
含气骨 pneumatic bone
核上瘫 supranuclear paralysis
核下瘫 infranuclear paralysis
黑质 substantia nigra
恒牙 permanent teeth
横窦 transverse sinus
横结肠 transverse colon
横结肠系膜 transverse mesocolon
横切面 transverse plane
横突 transverse process
横突孔 transverse foramen
红核 red nucleus
红核脊髓束 rubrospinal tract
虹膜 iris
喉 larynx
喉结 laryngeal prominence
喉口 aditus laryngis
喉腔 laryngeal cavity
喉咽 laryngopharynx
喉中间腔 intermedial cavity of larynx
骺 epiphysis
骺软骨 epiphysial cartilage
骺线 epiphysial line
后 posterior
后交叉韧带 posterior cruciate ligament
后交通动脉 posterior communicating artery
后角边缘核 nucleus posteromarginalis

后角固有核 nucleus proprius
后尿道 posterior urethra
后丘脑 metathalamus
后室间沟 posterior interventricular groove
后室间支 posterior interventricular branch
后索 posterior funiculus
后斜角肌 scalenus posterior
后囟（枕囟）posterior fontanelle
后正中沟 posterior median sulcus
后正中线 posterior median line
后柱 posterior column
后纵隔 posterior mediastinum
呼吸系统 respiratory system
滑车切迹 trochlear notch
滑车神经核 nucleus of trochlear nerve
滑膜 synovial membrane
滑膜关节 synovial joint
滑膜囊 synovial bursa
踝关节 ankle joint
环杓关节 cricoarytenoid joint
环甲正中韧带 median cricothyroid ligament
环状软骨 cricoid cartilage
寰椎 atlas
黄斑 macula lutea
黄骨髓 yellow bone marrow
黄韧带 ligamenta ava
灰结节 tuber cinereum
灰质 gray matter
灰质后连合 posterior gray commissure
灰质前连合 anterior gray commissure
回肠 ileum
回肠动脉 ileal arteries
回结肠动脉 ileocolic artery
回盲瓣 ileocecal valve
会阴 perineum
会阴浅隙 super cial perineal space
会阴深隙 deep perineal space
喙肱肌 coracobrachialis
喙突 coracoid process

J

功能解剖学 functional anatomy
肌 muscle
肌腹 muscle belly
肌腱 tendon
肌皮神经 musculocutaneous nerve
基底动脉 basilar artery
基底核 basal nuclei
棘孔 foramen spinosum
棘突 spinous process
集合淋巴滤泡 aggregated lymphatic follicles
脊神经 spinal nerve
脊神经节 spinal ganglion
脊髓 spinal cord
脊髓丘脑侧束 lateral spinothalamic tract
脊髓丘脑前束 anterior spinothalamic tract
脊髓丘系 lemniscus spinalis
脊髓圆锥 conus medullaris
脊髓蛛网膜 spinal arachnoid mater
脊柱 vertebral column
岬 promontory
颊 cheek
颊肌 buccinator
甲状颈干 thyrocervical trunk
甲状软骨 thyroid cartilage
甲状腺上动脉 superior thyroid artery
甲状腺下动脉 inferior thyroid artery
尖牙 canine teeth
间脑 diencephalon
肩峰 acromion
肩关节 shoulder joint
肩胛冈 spine of scapula
肩胛骨 scapula
肩胛下窝 subscapular fossa
肩胛线 scapular line
剑突 xiphoid process
腱滑膜鞘 synovial sheath of tendon
腱膜 aponeurosis
腱鞘 tendinous sheath
腱索 tendinous cords
腱纤维鞘 brous sheath of tendon
浆膜心包 serous pericardium
降结肠 descending colon
胶状质 substantia gelatinosa
角回 angular gyrus
角膜 cornea
角切迹 angular incisure
节制索 moderator band
拮抗肌 antagonistic muscles
结肠 colon
结肠带 colic bands
结肠袋 haustra of colon
结膜 conjunctiva
睫状肌 ciliary muscle
睫状体 ciliary body
睫状突 ciliary processes
解剖颈 anatomical neck
解剖学姿势 anatomical position
界沟 sulcus limitans
界嵴 crista terminalis
近侧 proximal
茎乳孔 stylomastoid foramen
茎突 styloid process
晶状体 crystalline lens
精囊 seminal vesicle
精索 spermatic cord
精索内筋膜 internal spermatic fascia
精索外筋膜 external spermatic fascia
颈丛 cervical plexus
颈动脉窦 carotid sinus
颈动脉管 carotid canal
颈动脉小球 carotid glomera
颈阔肌 platysma
颈内动脉 internal carotid artery
颈内静脉 internal jugular vein
颈膨大 cervical enlargement
颈前淋巴结 anterior cervical lymph node
颈神经 cervical nerve
颈外侧淋巴结 lateral cervical lymph node

颈外动脉 external carotid artery
颈外静脉 external jugular vein
颈椎 cervical vertebrae
颈总动脉 common carotid artery
胫侧 tibial
胫骨 tibia
胫骨粗隆 tibial tuberosity
胫骨后肌 tibialis posterior
胫骨前肌 tibialis anterior
胫后动脉 posterior tibial artery
胫前动脉 anterior tibial artery
胫神经 tibial nerve
静脉 vein
静脉瓣 venous valve
旧纹状体 paleostriatum
旧小脑 paleocerebellum
局部解剖学 regional anatomy
距骨 talus
距小腿关节 talocrural joint
距状沟 calcarine sulcus
菌状乳头 fungiform papillae

K

颏孔 mental foramen
颏舌肌 genioglossus
髁间隆起 intercondylar eminence
壳 putamen
空肠 jejunum
空肠动脉 jejunal arteries
口轮匝肌 orbicularis oris
口腔 oral cavity
口腔前庭 oral vestibule
口咽 oropharynx
扣带回 cingulate gyrus
髋骨 hip bone
髋关节 hip joint
髋臼 acetabulum
眶 orbit
眶上裂 superior orbital fissure
眶下孔 infraorbital foramen

眶下裂 inferior orbital fissure

L

阑尾 vermiform appendix
阑尾动脉 appendicular artery
阑尾系膜 mesoappendix
肋 ribs
肋膈隐窝 costodiaphragmatic recess
肋弓 costal arch
肋沟 costal sulcus
肋骨 costal bone
肋横突关节 costotransverse joint
肋间内肌 intercostales interni
肋间神经 intercostal nerve
肋间外肌 intercostales externi
肋角 costal angle
肋结节 costal tubercle
肋颈 costal neck
肋软骨 costal cartilages
肋体 shaft of rib
肋头 costal head
肋头关节 joint of costal head
肋下神经 subcostal nerve
肋胸膜 costal pleura
肋椎关节 costovertebral joint
肋纵隔隐窝 costomediastinal recess
泪点 lacrimal punctum
泪骨 lacrimal bone
泪囊 lacrimal sac
泪器 lacrimal apparatus
泪腺 lacrimal gland
泪小管 lacrimal canaliculi
梨状肌 piriformis
梨状肌下孔 infrapiriform foramen
梨状隐窝 piriform recess
犁骨 vomer
连合纤维 commissural fibers
联合腱 conjoint tendon
联络纤维 association fibers
镰状韧带 falciform ligament

淋巴导管 lymphatic duct
淋巴干 lymphatic trunk
淋巴管 lymphatic vessel
淋巴结 lymph node
菱形窝 rhomboid fossa
隆椎 prominent vertebra
漏斗 infundibulum
颅 skull
颅侧 cranial
颅顶肌 epicranius
颅后窝 posterior cranial fossa
颅前窝 anterior cranial fossa
颅囟 cranial fontanelles
颅中窝 middle cranial fossa
卵巢 ovary
卵巢固有韧带 proper ligament of ovary
卵巢静脉 ovarian veins
卵巢悬韧带 suspensory ligament of ovary
卵圆孔 foramen ovale
卵圆窝 fossa ovalis
轮廓乳头 vallate papillae
螺旋襞 spiral fold
螺旋器（Corti 器）spiral organ

M

马尾 cauda equina
脉管系统 vascular system
脉络膜 choroid
盲肠 caecum
毛细淋巴管 lymphatic capillary
毛细血管 capillary
帽状腱膜 galea aponeurotica
迷走神经背核 dorsal nucleus of vagus nerve
泌尿系统 urinary system
面动脉 facial artery
面静脉 facial vein
面神经核 nucleus of facial nerve
面神经丘 facial colliculus
膜半规管 semicircular ducts
膜部 membranous part

膜迷路 membranous labyrinth
磨牙 molars
拇对掌肌 opponens pollicis
拇收肌 adductor muscle of thumb
拇指腕掌关节 carpometacarpal joint of thumb

N

内 internal
内侧 medial
内侧髁 medial condyle
内侧丘系 medial lemniscus
内侧膝状体 medial geniculate body
内侧楔骨 medial cuneiform bone
内耳 internal ear
内耳门 internal acoustic pore
内踝 medial malleolus
内囊 internal capsule
内上髁 medial epicondyle
内生殖器 internal genital organs
内髓板 internal medullary lamina
内脏 viscera
内脏神经 visceral nerves
内眦静脉 angular vein
男性尿道 male urethra
脑 brain（encephalon）
脑岛 insula
脑干 brain stem
脑脊液 cerebral spinal uid
脑膜中动脉 middle meningeal artery
脑桥 pons
脑桥基底部 basilar part of pons
脑神经 cranial nerves
脑蛛网膜 cerebral arachnoid mater
尼氏体 nissl body
尿道海绵体 cavernous body of urethra
尿道球腺 bulbourethral glands
尿生殖膈 urogenital diaphragm
尿生殖区 urogenital region
颞骨 temporal bone
颞横回 transverse temporal gyrus

颞肌 temporalis
颞浅动脉 superficial temporal artery
颞下颌关节 temporomandibular joint
颞下窝 infratemporal fossa
颞叶 temporal lobe
女性尿道 female urethra
女性生殖系统 female reproductive system

P

皮质 cortex
皮质核束 corticonuclear tract
皮质脊髓侧束 lateral corticospinal tract
皮质脊髓前束 anterior corticospinal tract
皮质脊髓束 corticospinal tract
脾 spleen
脾动脉 splenic artery
脾静脉 splenic vein
脾切迹 splenic notch
胼胝体 corpus callosum
破裂孔 foramen lacerum
盆膈 pelvic diaphragm

Q

奇静脉 azygos vein
脐动脉 umbilical artery
气管 trachea
气管杈 bifurcation of trachea
气管隆嵴 carina of trachea
髂腹股沟神经 ilioinguinal nerve
髂腹下神经 iliohypogastric nerve
髂骨 ilium
髂后上棘 posterior superior iliac spine
髂嵴 iliac crest
髂结节 tubercle of iliac crest
髂内动脉 internal iliac artery
髂内静脉 internal iliac vein
髂前上棘 anterior superior iliac spine
髂外动脉 external iliac artery
髂外静脉 external iliac vein
髂腰肌 iliopsoas

髂总动脉 common iliac artery
髂总静脉 common iliac vein
前 anterior
前交叉韧带 anterior cruciate ligament
前交通动脉 anterior communicating artery
前角 anterior horn
前锯肌 serratus anterior
前列腺 prostate
前列腺部 prostatic part
前列腺沟 sulcus of prostate
前磨牙 premolars
前尿道 anterior urethra
前室间沟 anterior interventricular groove
前室间支 anterior interventricular branch
前索 anterior funiculus
前庭 vestibule
前庭襞 vestibular fold
前庭大腺 greater vestibular gland
前庭脊髓束 vestibulospinal tract
前庭球 vestibular bulb
前庭神经核 vestibular nuclei
前庭蜗器 vestibulocochlear organ
前斜角肌 scalenus anterior
前囟（额囟）anterior fontanelle
前叶 anterior lobe
前正中裂 anterior median fissure
前正中线 anterior median line
前纵隔 anterior mediastinum
浅 superficial
浅筋膜 superficial fascia
腔静脉沟 sulcus for vena cava
腔静脉孔 vena caval foramen
鞘膜腔 vaginal cavity
切牙 incisors
穹窿 fornix
穹窿连合 fornical commissure
丘脑中央辐射 central thalamic radiations
球囊 saccule
球囊斑 macula sacculi
躯体神经 somatic nerve

颧骨 zygomatic bone
颧突 zygomatic process

R

桡侧 radial
桡侧腕长伸肌 extensor carpi radialis longus
桡动脉 radial artery
桡骨 radius
桡骨粗隆 radial tuberosity
桡骨头 head of radius
桡神经 radial nerve
桡神经沟 sulcus for radial nerve
桡腕关节 radiocarpal joint
人体解剖学 human anatomy
人字缝 lambdoid suture
韧带 ligament
绒球小结叶 occulonodular lobe
肉柱 trabeculae carneae
乳房 mamma, breast
乳头肌 papillary muscles
乳头体 mammillary body
乳突 mastoid process
乳突窦 mastoid sinus
乳突小房 mastoid cells
乳牙 deciduous teeth
软腭 soft palate
软骨连结 cartilaginous joint
软脊膜 spinal pia mater
软脑膜 cerebral pia mater

S

腮腺 parotid gland
腮腺管 parotid duct
腮腺管乳头 papilla of parotid duct
三叉丘系 trigeminal lemniscus
三叉神经脊束核 spinal nucleus of trigeminal nerve
三叉神经脑桥核 pontine nucleus of trigeminal nerve
三叉神经运动核 motor nucleus of trigeminal nerve
三叉神经中脑核 mesencephalic nucleus of trigeminal nerve

三尖瓣 tricuspid valve
三尖瓣复合体 tricuspid valve complex
三角肌 deltoid
三角肌粗隆 deltoid tuberosity
筛窦 ethmoidal sinuses
筛骨 ethmoid bone
筛小房 ethmoidal cellules
上 superior
上鼻道 superior nasal meatus
上颌动脉 maxillary artery
上颌窦 maxillary sinus
上颌骨 maxilla
上泌涎核 superior salivatory nucleus
上腔静脉 superior vena cava
上腔静脉口 orifice of superior vena cava
上丘 superior colliculus
上矢状窦 superior sagittal sinus
上运动神经元 upper motor neuron
杓状软骨 arytenoid cartilage
舌 tongue
舌扁桃体 lingual tonsil
舌动脉 lingual artery
舌根 root of tongue
舌骨 hyoid bone
舌会厌正中襞 median glossoepiglottic fold
舌尖 apex of tongue
舌内肌 intrinsic lingual muscles
舌乳头 papillae of tongue
舌体 body of tongue
舌外肌 extrinsic lingual muscles
舌系带 frenulum of tongue
舌下襞 sublingual fold
舌下阜 sublingual caruncle
舌下神经核 nucleus of hypoglossal nerve
舌下腺 sublingual gland
射精管 ejaculatory duct
深筋膜 deep fascia
神经 nerve
神经核 nucleus
神经胶质 neuroglia

神经节 ganglion
神经系统 nervous system
神经细胞 nerve cell
神经元 neuron
肾 kidney
肾蒂 renal pedicle
肾动脉 renal artery
肾窦 renal sinus
肾筋膜 renal fascia
肾静脉 renal veins
肾门 renal hilum
肾上腺静脉 suprarenal veins
肾上腺中动脉 middle suprarenal artery
肾盂 renal pelvis
升结肠 ascending colon
升主动脉 ascending aorta
生殖系统 reproductive system
声襞 vocal fold
声带 vocal cord
声门裂 ssure of glottis
声门下腔 infraglottic cavity
十二指肠 duodenum
十二指肠大乳头 major duodenal papilla
十二指肠空肠曲 duodenojejunal exure
十二指肠球 duodenal bulb
十二指肠小乳头 minor duodenal papilla
十二指肠悬肌 suspensory muscle of duodenum
十二指肠悬韧带 suspensory ligament of duodenum, ligament of Treitz
十二指肠纵襞 longitudinal fold of duodenum
食管 esophagus
食管裂孔 esophageal hiatus
矢状缝 sagittal suture
矢状面 sagittal plane
矢状轴 sagittal axis
视辐射 optic radiation
视交叉 optic chiasma
视觉传导通路 visual pathway
视区皮质 visual cortex
视上核 supraoptic nucleus

视神经 optic n.
视神经管 optic canal
视神经盘 optic disc
视网膜 retina
视网膜中央动脉 central retinal artery
室间隔 interventricular septum
室间孔 interventricular foramen
室旁核 paraventricular nucleus
室上嵴 supraventricular crest
收肌腱裂孔 adductor tendinous opening
收肌结节 adductor tubercle
手舟骨 scaphoid bone
枢椎 axis
梳状肌 pectinate muscles
输精管 ductus deferens
输精管壶腹 ampulla ductus deferentis
输卵管 uterine tube
输卵管伞 mbria of uterine tube
输尿管 ureter
树突 dendrite
竖脊肌 erector spinae
水平面 horizontal plane
丝状乳头 liform papillae
松果体 pineal body
髓腔 medullary cavity
髓纹 striae medullares
髓质 medulla
锁骨 clavicle
锁骨下动脉 subclavian artery
锁骨下静脉 subclavian vein
锁骨下淋巴结 infraclavicular lymph node
锁骨中线 midclavicular line

T

提睾肌 cremaster
体循环 systemic circulation
听辐射 acoustic radiation
听觉传导通路 auditory pathway
听小骨 auditory ossicles
瞳孔 pupil

瞳孔对光反射 pupillary light reflex
瞳孔开大肌 dilator pupillae
瞳孔括约肌 sphincter pupillae
头臂干 brachiocephalic trunk
头臂静脉 brachiocephalic vein
头静脉 cephalic vein
投射纤维 projection fibers
骰骨 cuboid bone
透明隔 septum pellucidum
透明软骨结合 synchondrosis
臀大肌 gluteus maximus
臀肌粗隆 gluteal tuberosity
臀上神经 superior gluteal nerve
臀下神经 inferior gluteal nerve
臀中肌 gluteus medius
椭圆囊 utricle
椭圆囊斑 macula utriculi
唾液腺 salivary gland

W

外 external
外鼻 external nose
外侧 lateral
外侧沟 lateral sulcus
外侧髁 lateral condyle
外侧丘系 lateral lemniscus
外侧索 lateral funiculus
外侧膝状体 lateral geniculate body
外耳道 external acoustic meatus
外踝 lateral malleolus
外科颈 surgical neck
外上髁 lateral epicondyle
外生殖器 external genital organs
豌豆骨 pisiform bone
腕骨 carpal bones
腕骨间关节 intercarpal joint
腕关节 wrist joint
腕管 carpal canal
腕掌关节 carpometacarpal joint
网膜 omentum

网膜孔 omental foramen（Winslow 孔）
网膜囊 omental bursa
网状脊髓束 reticulospinal tract
网状结构 reticular formation
尾侧 caudal
尾骨 coccyx
尾神经 coccygeal nerve
尾状核 caudate nucleus
尾状叶 caudate lobe
胃 stomach
胃大弯 greater curvature of stomach
胃底 fundus of stomach
胃膈韧带 gastrophrenic ligament
胃结肠韧带 gastrocolic ligament
胃脾韧带 gastrosplenic ligament
胃体 body of stomach
胃小弯 lesser curvature of stomach
胃右静脉 right gastric vein
胃左动脉 left gastric artery
胃左静脉 left gastric vein
纹状体 corpus striatum
蜗管 cochlear duct
蜗神经核 cochlear nucleus

X

膝关节 knee joint
膝交叉韧带 cruciate ligaments of knee
系统解剖学 systematic anatomy
细胞 cells
下 inferior
下鼻道 inferior nasal meatus
下鼻甲 inferior nasal concha
下颌骨 mandible
下颌后静脉 retromandibular vein
下颌角 angle of mandible
下颌颈 neck of mandible
下颌孔 mandibular foramen
下颌头 head of mandible
下颌下腺 submandibular gland
下颌支 ramus of mandible

下泌涎核 inferior salivatory nucleus
下腔静脉 inferior vena cava
下腔静脉瓣 valve of inferior vena cava
下腔静脉口 orifice of inferior vena cava
下丘 inferior colliculus
下丘脑 hypothalamus
下矢状窦 inferior sagittal sinus
下运动神经元 lower motor neuron
下纵隔 inferior mediastinum
纤维连结 fibrous joint
纤维膜 fibrous membrane
纤维囊 fibrous capsule
纤维软骨联合 symphysis
纤维束 fasciculus
纤维心包 fibrous pericardium
消化管 alimentary canal
消化系统 alimentary system
消化腺 digestive gland
小肠 small intestine
小骨盆 lesser pelvis
小结节 lesser tubercle
小脑 cerebellum
小脑半球 cerebellar hemispheres
小脑扁桃体 tonsil of cerebellum
小脑幕 tentorium of cerebellum
小脑上脚 superior cerebellar peduncle
小脑下脚 inferior cerebellar peduncle
小脑蚓 vermis
小脑中脚 middle cerebellar peduncle
小腿三头肌 triceps surae
小网膜 lesser omentum
小循环 lesser circulation
小翼 lesser wing
小隐静脉 small saphenous vein
小鱼际 hypothenar
小转子 lesser trochanter
楔束 fasciculus cuneatus
楔束核 cuneate nucleus
楔叶 cuneus
协同肌 synergic muscles

斜方肌 trapezius
斜角肌间隙 scalene fissure
斜坡 clivus
心 heart
心包 pericardium
心包窦 pericardial sinus
心包横窦 transverse sinus of pericardium
心包腔 pericardial cavity
心包斜窦 oblique sinus of pericardium
心传导系统 conducting system of heart
心大静脉 great cardiac vein
心底 cardiac base
心尖 cardiac apex
心尖切迹 cardiac apical incisure
心前静脉 anterior cardiac vein
心小静脉 small cardiac vein
心血管系统 cardiovascular system
心中静脉 middle cardiac vein
新纹状体 neostriatum
新小脑 neocerebellum
杏仁体 amygdaloid body
胸长神经 long thoracic nerve
胸大肌 pectoralis major
胸导管 thoracic duct
胸骨 sternum
胸骨柄 manubrium sterni
胸骨角 sternal angle
胸骨旁线 parasternal line
胸骨体 body of sternum
胸核 nucleus thoracicus
胸廓 thoracic cage
胸廓内动脉 internal thoracic artery
胸肋关节 sternocostal joint
胸肋三角 sternocostal triangle
胸膜 pleura
胸膜顶 cupula of pleura
胸膜腔 pleural cavity
胸膜隐窝 pleural recesses
胸神经 thoracic nerve
胸锁关节 sternoclavicular joint

胸锁乳突肌 sternocleidomastoid
胸腺 thymus
胸小肌 pectoralis minor
胸主动脉 thoracic aorta
胸椎 thoracic vertebrae
嗅球 olfactory bulb
嗅三角 olfactory trigone
嗅束 olfactory tract
旋内 medial rotation
旋前方肌 pronator quadratus
旋前圆肌 pronator teres
旋外 lateral rotation
旋支 circum ex branch
旋转 rotation
血管吻合 vascular anastomosis

Y

牙槽突 alveolar process
牙根 root of tooth
牙根尖孔 apical foramen
牙骨质 cementum
牙冠 crown of tooth
牙颈 neck of tooth
牙腔 dental cavity
牙髓 dental pulp
牙龈 gingiva
牙质 dentine
牙周膜 periodontal membrane
咽 pharynx
咽扁桃体 pharyngeal tonsil
咽鼓管 auditory tube
咽鼓管扁桃体 tubal tonsil
咽鼓管咽口 pharyngeal opening of auditory tube
咽鼓管圆枕 tubal torus
咽峡 isthmus of fauces
咽隐窝 pharyngeal recess
延髓 medulla oblongata
岩部（锥体）petrous part（pyramid）
眼动脉 ophthalmic artery
眼睑 eyelids

眼轮匝肌 orbicularis oculi
眼球 eyeball
眼球外肌 extraocular muscles
眼神经 ophthalmic n.
腰丛 lumbar plexus
腰骶膨大 lumbosacral enlargement
腰方肌 quadratus lumborum
腰肋三角 lumbocostal triangle
腰淋巴结 lumbar lymph node
腰神经 lumbar nerve
腰椎 lumbar vertebrae
咬肌 masseter
叶状乳头 foliate papillae
腋动脉 axillary artery
腋后线 posterior axillary line
腋淋巴结 axillary lymph node
腋前线 anterior axillary line
腋神经 axillary nerve
腋窝 axillary fossa
腋中线 midaxillary line
胰 pancreas
胰岛 pancreas islet
胰管 pancreatic duct
胰体 body of pancreas
胰头 head of pancreas
胰尾 tail of pancreas
疑核 nucleus ambiguous
乙状窦 sigmoid sinus
乙状结肠 sigmoid colon
乙状结肠动脉 sigmoid arteries
乙状结肠系膜 sigmoid mesocolon
翼点 pterion
翼内肌 medial pterygoid
翼突 pterygoid process
翼外肌 lateral pterygoid
翼状襞 alar folds
阴部内动脉 internal pudendal artery
阴部神经 pudendal nerve
阴道 vagina
阴道前庭 vaginal vestibule

阴道穹 fornix of vagina
阴蒂 clitoris
阴阜 mons pubis
阴茎包皮 prepuce of penis
阴茎根 root of penis
阴茎海绵体 cavernous body of penis
阴茎体 body of penis
阴茎头 glans penis
阴囊 scrotum
阴囊中隔 septum of scrotum
蚓状肌 lumbricales
隐神经 saphenous nerve
鹰嘴 olecranon
硬腭 hard palate
硬脊膜 spinal dura mater
硬膜外隙 epidural space
硬脑膜 cerebral dura mater
硬脑膜窦 sinuses of dura mater
幽门 pylorus
幽门部 pyloric part
幽门窦 pyloric antrum
幽门管 pyloric canal
右房室口 right atrioventricular orice
右肺动脉 right pulmonary artery
右冠状动脉 right coronary artery
右结肠动脉 right colic artery
右淋巴导管 right lymphatic duct
右束支 right bundle branch
右心耳 right auricle
右心房 right atrium
右心室 right ventricle
釉质 enamel
鱼际 thenar
原小脑 archicerebellum
圆孔 foramen rotundum
缘上回 supramarginal gyrus
远侧 distal
月状面 lunate surface
运动解剖学 locomotive anatomy

Z

脏腹膜 visceral peritoneum
脏面 visceral surface
脏胸膜 visceral pleura
展神经核 nucleus of abducent nerve
掌侧 palmar
掌长肌 palmaris longus
掌骨 metacarpal bones
掌骨间关节 intermetacarpal joint
掌浅弓 supercial palmar arch
掌深弓 deep palmar arch
掌指关节 metacarpophalangeal joint
砧骨 incus
枕骨 occipital bone
枕骨大孔 foramen magnum
枕内隆凸 internal occipital protuberance
枕外隆凸 external occipital protuberance
枕叶 occipital lobe
正中神经 median nerve
正中矢状面 median sagittal plane
支气管肺段 bronchopulmonary segments
脂肪囊 adipose capsule
直肠 rectum
直肠膀胱陷凹 rectovesical pouch
直肠骶曲 sacral exure of rectum
直肠横襞 horizontal folds of rectum（Houston 瓣）
直肠壶腹 ampulla of rectum
直肠会阴曲 perineal exure of rectum
直肠上动脉 superior rectal artery
直肠下动脉 inferior rectal artery
直肠子宫陷凹 rectouterine pouch
直窦 straight sinus
植物状态 vegetative state
跖骨 metatarsal bones
指背腱膜 extensor aponeurosis
指骨 phalanges of ngers
指骨间关节 interphalangeal joint of hand
指浅屈肌 exor digitorum supercialis
指深屈肌 exor digitorum profundus

323

趾长屈肌　exor digitorum longus
趾长伸肌 extensor digitorum longus
趾骨 phalanges of toes，bones of toes
中鼻道 middle nasal meatus
中耳 middle ear
中间带 intermediate zone
中间内侧核 intermediomedial nucleus
中间外侧核 intermediolateral nucleus
中间楔骨 intermediate cuneiform bone
中结肠动脉 middle colic artery
中脑 midbrain
中枢神经系统 central nervous system
中斜角肌 scalenus medius
中央凹 fovea centralis
中央沟 central sulcus
中央管 central canal
中央后回 postcentral gyrus
中央旁小叶 paracentral lobule
中央前回 precentral gyrus
中纵隔　middle mediastinum
终池 terminal cistern
终丝　　lum terminale
舟状窝 navicular fossa
周围神经系统　peripheral nervous system
轴突 axon
肘关节 elbow joint
肘淋巴结 cubital lymph node
肘正中静脉 median cubital vein
蛛网膜粒 arachnoid granulations
蛛网膜下池 subarachnoid cisterns
蛛网膜下隙 subarachnoid space
主动脉 aorta
主动脉瓣 aortic valve
主动脉窦 aortic sinus
主动脉弓 aorta arch
主动脉裂孔 aortic hiatus
主动脉前庭 vestibule of aorta
主动脉小球 aortic glomera
主支气管 primary bronchus
椎动脉 vertebral artery

椎弓 vertebral arch
椎弓板 lamina of vertebral arch
椎弓根 pedicle of vertebral arch
椎骨 vertebrae
椎管 spinal canal
椎间孔 intervertebral foramina
椎间盘 intervertebral disc
椎孔 vertebral foramen
椎体 vertebral body
锥体外系 extrapyramidal system
锥体 pyramid
锥体束 pyramidal tract
锥体系 pyramidal system
籽骨 sesamoid bone
子宫 uterus
子宫底 fundus of uterus
子宫动脉 uterine artery
子宫附件 uterine appendages
子宫颈 neck of uterus
子宫颈管 cervical canal of uterus
子宫颈阴道部 vaginal part of cervix
子宫颈阴道上部 supravaginal part of cervix
子宫阔韧带 broad ligament of uterus
子宫腔 cavity of uterus
子宫体 body of uterus
子宫峡 isthmus of uterus
子宫圆韧带 round ligament of uterus
子宫主韧带 cardinal ligament of uterus
纵隔 mediastinum
纵隔后淋巴结 posterior mediastinal lymph node
纵隔前淋巴结 anterior mediastinal lymph node
纵隔胸膜 mediastinal pleura
足背动脉 dorsal artery of foot
足舟骨 navicular bone
组织 tissue
左、右髂总动脉 left and right common iliac artery
左房室口 left atrioventricular ori ce
左肺动脉 left pulmonary artery
左冠状动脉 left coronary artery
左结肠动脉 left colic artery

左颈总动脉 left common carotid artery
左室后支 posterior branch of left ventricle
左束支 left bundle branch
左锁骨下动脉 left subclavian artery
左心耳 left auricle
左心房 left atrium
左心室 left ventricle

坐骨 ischium
坐骨大切迹 greater sciatic notch
坐骨肛门窝 ischioanal fossa
坐骨棘 ischial spine
坐骨结节 ischial tuberosity
坐骨神经 sciatic nerve
坐骨小切迹 lesser sciatic notch